DSM-5-TR®

DSM-5-TR 임상사례집

DSM-5-TR® CLINICAL CASES

John W. Barnhill, M.D. 편저
강진령 역

AMERICAN PSYCHIATRIC ASSOCIATION

학지사

DSM-5-TR™ CLINICAL CASES

EDITED BY

John W. Barnhill, M.D.

Professor of Clinical Psychiatry
DeWitt Wallace Senior Scholar
Vice Chair for Psychosomatic Medicine
Department of Psychiatry
Weill Cornell Medical College

Chief, Consultation-Liaison Service
New York-Presbyterian Hospital/
Weill Cornell Medical Center

Faculty, Columbia University Center
for Psychoanalytic Training & Research
New York, New York

DSM-5-TR® Clinical Cases
by John W. Barnhill. MD

First Published in the United States by American Psychiatric Association Publishing, Washington, DC.

역자 서문

2022년 미국정신의학회American Psychiatric Association(APA)는 DSM-5-TR을 출간했다. 이는 1952년에 시작되어 DSM-II(1968), DSM-III(1980), DSM-III-R(1987), DSM-IV(1994), DSM-IV-TR(2000), DSM-5(2013), DSM-5-TR(2022)로 이어지는 정신의학계 쾌거의 한 축이다. 이러한 역사의 굴레 속에서 APA는 2014년 『DSM-5 Clinical Cases』, 즉 『DSM-5 임상사례집』을 출간했다. 이는 임상가들의 DSM-5에 근거한 진단을 돕기 위한 노력의 결실이었다. 그 후, 10년도 채 되지 않아 2023년 『DSM-5-TR Clinical Cases』가 세상에 모습을 드러냈다.

『DSM-5-TR 임상사례집』은 DSM-5-TR 제III편에 수록된 진단 범주를 모체로, ① 사례, ② 진단과정에 관한 논의, ③ 사례에 대한 진단, ④ 읽을거리 순으로 구성되어 있다. 각 진단 범주에는 정신건강 관련 기관을 찾는 사람의 비율에 따라, 적게는 1개 사례(11장/배설장애)에서 많게는 12개 사례(4장/우울장애)가 수록되어 있다. 이 책의 백미白眉는 APA에서 엄선한 각 분야의 전문가들이 각자의 풍부한 경험과 전문지식을 기반으로 진단 범주별 실제 임상사례를 소개 · 분석한 후, 작성한 진단과정에 대한 논의가 소상히 기술되어 있다는 점이다.

이에 역자는 저자가 전달하려는 의미를 정확하면서도 섬세하게 우리말로 옮기는 것이 역자 본연의 사명이자 책임이라는 평소의 신념을 이 책의 번역과정에서도 그대로 실천하고자 했다. 이를 위해 『DSM-5-TR』에서 사용되는 주요 용어를 우리말로 일관성 있게 옮기는 한편, 본문의 맥락에 따라 사용되는 유사어들은 최대한 서로 다른 우리말 용어들로 구분하여 옮김으로써, 저자들의 의도를 정확하게 독자들에게 전달하고자 했다. 그러다 보니 때로 『DSM-5-TR』 한국어판의 용어와 일치하지 않는 상황을 피할 수 없었다. 예컨대, 한국어판에서는 본문의 맥락에 따라 'disorder'를 '질환'(예 'mental disorder'를 '정신질환'으로 번역함) 또는 '장애'(예 'autism spectrum disorder'를 '자폐스펙트럼장애'로 번역함)로, 'illness'를 '질병'(예 'illness anxiety disorder'를 '질병불안장애'로 번역함) 또는 '질환'(예 'mental illness'를 '정신질환'으로 번역함)으로 번역하고 있다.

그러나 이 책에서는 최대한 『DSM-5-TR』 한국어판에 제시된 용어(예 질병불안장애)를 준용하되, 저자들의 의도와 언어학적으로 일치하지 않거나 일관되지 않다고 판단되는 일부 용어는 다른 우리말로 번역함으로써, 저자들이 각각 다른 용어를 사용한 의도와 용어에 따른 뉘앙스를 차별성 있고 일관성 있게 전달하고자 했다(예 'mental disorder'는 '정신장애', 'mental illness'는 '정신질환', 'disturbance'는 '장애'가 아니라 '장해'). 또한 '~mania'는 '~광狂'[예 'pyromania'는 '방화광', 'kleptomania'는 '도벽광'(한국어판에서는 각각 '병적 방화' '병적 도벽'으로 번역됨)]으로, '~ disorder' 같은 복합어는 '~ 장애'(예 'hoarding disorder'는 '수집광'이 아니라 '수집장애')로 일관되게 번역함으로써, 맥락에 따라 다른 용어 사용으로 인한 독자들의 혼란을 최소화하는 한편, 언어학적 질서를 유지하고자 했다. 이러한 일련의 선택은 잘된 번역은 번역된 내용을 다시 원어로, 원어를 다시 국문으로 번역하더라도 원저서의 내용과 큰 차이가 없어야 한다는 역자의 평소 소신에 따른 고육지책苦肉之策이었다(만일 '병적 방화'를 원어로 역逆번역한다면, 'pathological arson' 또는 'pathological arsonist'가 될 것임).

추가로, 이 책의 가독성을 극대화하기 위한 노력은 다음과 같은 조치로 이어졌다. 첫째, 환자의 연령, 젠더, 인종, 및/또는 결혼상태는 일괄적으로 소괄호 안에 제시하여 환자의 기본적인 인적사항을 염두에 두고 사례를 읽어 나갈 수 있도록 했다. 둘째, 주의가 요망되는 진단명, 핵심 용어, 환자가 사용한 특정한 어휘 또는 표현 문구는 작은따옴표로 묶어 가독성을 높이고자 했고, 문장으로 제시된 환자의 진술 내용은 큰따옴표로 묶어 직접 인용함으로써 임상적 현장감을 더하고자 했다. 셋째, 필요한 경우, 약물 또는 물질의 명칭을 비롯한 전문용어는 원어명과 함께 '역자 주'를 달아 독자들의 이해를 돕고자 했다. 넷째, 핵심 용어는 원어를 위첨자로 병기하여 우리말 용어뿐 아니라, 저자들이 사용한 용어를 참조할 수 있게 했다. 다섯째, 영문을 그대로 옮기는 경우, 관용적인 의미와 문화적 차이로 인해 이해하는 데 어려움을 주거나 혼란을 초래할 수 있는 용어와 문장은 풀어서 가독성을 높이고자 했다.

끝으로, 역자에게 선뜻 번역을 제안해 주신 김진환 사장께 감사의 인사를 드린다. 또 정확하고 깔끔한 역서가 나올 수 있도록 편집에 심혈을 기울여 준 편집부의 정은혜 차장께 진심 어린 감사의 마음을 전한다. 모쪼록 이 책이 정신건강 전문가를 비롯한 모든 사람이 정신장애를 더 깊이 이해하고, 정신장애로 고통받는 사람들을 돕는 데 유용한 지침서가 되기를 소망한다.

2024년 3월

역자

차례

CHAPTER 2 조현병 스펙트럼 및 기타 정신병적 장애 31

CHAPTER 3 양극성 및 관련 장애 65

CHAPTER 18 성격장애 475

CHAPTER 19 변태성욕장애 523

기여한 분들

Jamie Miller Abelson, M.S.W.
Program Manager, Curtis Center for Health Equity Research and Training, University of Michigan (Ann Arbor, MI)

Stewart Adelson, M.D.
Clinical Associate Professor of Psychiatry, Weill Cornell Medicine (New York City)

Anthony O. Ahmed, Ph.D.
Associate Professor of Psychology in Clinical Psychiatry, Weill Cornell Medicine (White Plains, NY)

Salman Akhtar, M.D.
Professor of Psychiatry, Thomas Jefferson Medical College (Philadelphia, PA)

George S. Alexopoulos, M.D.
Professor Emeritus of Psychiatry, Weill Cornell Medicine (White Plains, NY)

Margaret Altemus, M.D.
Associate Professor of Psychiatry, Yale University School of Medicine (New Haven, CT)

Paul S. Appelbaum, M.D.
Elizabeth K. Dollard Professor of Psychiatry, Medicine, and Law, Vagelos College of Physicians and Surgeons, Columbia University (New York City)

Evelyn Attia, M.D.
Professor of Psychiatry, Vagelos College of Physicians and Surgeons, Columbia University and Professor of Clinical Psychiatry, Weill Cornell Medicine (New York City)

Elizabeth L. Auchincloss, M.D.
Clinical Professor of Psychiatry, Weill Cornell Medicine (New York City)

Jonathan Avery, M.D.
Stephen P. Tobin and Dr. Arnold M. Cooper Associate Professor in Consultation–Liaison Psychiatry, Weill Cornell Medicine (New York City)

Richard Balon, M.D.
Professor of Clinical Psychiatry and Anesthesiology, Wayne State University School of Medicine (Detroit, MI)

John W. Barnhill, M.D.
Professor of Clinical Psychiatry and De-Witt Wallace Senior Scholar, Weill Cornell Medicine, and Adjunct Clinical Professor of Psychiatry, Vagelos College of Physicians and Surgeons, Columbia University (New York City)

Anne E. Becker, M.D., Ph.D.
Maude and Lillian Presley Professor of Global Health and Social Medicine,

Harvard Medical School (Boston, MA)

Eugene Beresin, M.D.
Professor of Psychiatry, Harvard Medical School (Boston, MA)

Silvia Bernardi, M.D.
Assistant Professor of Clinical Psychiatry, Vagelos College of Physicians and Surgeons, Columbia University (New York City)

Carlos Blanco, M.D., Ph.D.
Director, Division of Epidemiology, Services, and Prevention Research, National Institute on Drug Abuse, National Institutes of Health (Bethesda, MD)

Susan Bögels, Ph.D.
Professor in Psychology, University of Amsterdam (Amsterdam, Netherlands)

Robert Boland, M.D.
Brown Foundation Endowed Chair and Professor of Psychiatry, Baylor College of Medicine (Houston, TX)

James A. Bourgeois, O.D., M.D.
Professor of Psychiatry, University of California Davis School of Medicine (Sacramento, CA)

Benjamin Brody, M.D.
Associate Professor of Clinical Psychiatry, Weill Cornell Medicine (New York City)

Deborah L. Cabaniss, M.D.
Professor of Clinical Psychiatry, Vagelos College of Physicians and Surgeons, Columbia University (New York City)

Kristin Cadenhead, M.D.
Professor of Psychiatry, University of California San Diego School of Medicine (La Jolla, CA)

Jason P. Caplan, M.D.
Chair of Psychiatry, St. Joseph's Hospital and Medical Center (Phoenix, AZ)

Emil F. Coccaro, M.D.
George T. Harding III, M.D., Endowed Chair in Psychiatry and Professor, Department of Psychiatry and Behavioral Health, Wexner Medical Center, Ohio State University (Columbus, OH)

Victoria E. Cosgrove, Ph.D.
Clinical Associate Professor of Psychiatry, Stanford University School of Medicine (Stanford, CA)

Catherine Crone, M.D.
Associate Professor of Psychiatry, George Washington University School of Medicine (Washington, DC)

Jessica Daniels, M.D.
Psychiatrist, Edward P. Boland Department of Veterans Affairs Medical Center (Leeds, MA)

Lori L. Davis, M.D.
Clinical Professor of Psychiatry, University of Alabama Health System (Birmingham, AL)

Anna Dickerman, M.D.
Associate Professor of Clinical Psychiatry, Weill Cornell Medicine (New York City)

Andrea DiMartini, M.D.
Professor of Psychiatry, Surgery, and Clinical and Translational Science, University of Pittsburgh School of Medicine (Pittsburgh, PA)

Arden D. Dingle, M.D.
Professor of Psychiatry & Behavioral Sciences, School of Medicine, University of Nevada (Reno, NV)

Coreen Domingo, D.P.H., M.P.H.
Assistant Professor of Psychiatry and Behavioral Sciences, Baylor College of Medicine (Houston, TX)

Carlo Faravelli, M.D.
Professor of Psychiatry, University of Florence (Florence, Italy)

J. Paul Fedoroff, M.D.
Professor of Psychiatry, University of Ottawa (Ottawa, Ontario, Canada)

Lorena Fernández de la Cruz, Ph.D.
Associate Professor, Centre for Psychiatry Research, Department of Clinical Neuroscience, Karolinska Institutet (Stockholm, Sweden)

Stephen J. Ferrando, M.D.
Har Esh Professor and Chair, Department of Psychiatry and Behavioral Sciences, New York Medical College (Valhalla, NY)

Robert L. Findling, M.D., M.B.A.
Professor and Chair, Department of Psychiatry, Virginia Commonwealth University (Richmond, VA)

Eve K. Freidl, M.D.
Associate Professor of Psychiatry, Icahn School of Medicine at Mount Sinai (New York City)

Matthew J. Friedman, M.D., Ph.D.
Professor of Psychiatry, Geisel School of Medicine, Dartmouth College (Hanover, NH)

Richard A. Friedman, M.D.
Professor of Clinical Psychiatry, Weill Cornell Medicine (New York City)

James E. Galvin, M.D., M.P.H.
Professor of Neurology and of Psychiatry & Behavioral Sciences, Miller School of Medicine, University of Miami (Miami, FL)

Michael Gitlin, M.D.
Professor of Clinical Psychiatry, Geffen School of Medicine at UCLA (Los Angeles, CA)

Joseph F. Goldberg, M.D.
Clinical Professor of Psychiatry, Icahn School of Medicine at Mount Sinai (New York City)

Janna Gordon–Elliott, M.D.
Associate Professor of Clinical Psychiatry, Weill Cornell Medicine (New York City)

Cynthia A. Graham, Ph.D.
Professor in Sexual and Reproductive Health, Department of Psychology, University of Southampton (Southampton, England)

Robert E. Hales, M.D., M.B.A.
Professor of Psychiatry and Behavioral Sciences, University of California Davis School of Medicine (Sacramento, CA)

Robert Haskell, M.D.
Psychiatrist, Department of Mental Health, Los Angeles County Department of Children and Family Services (Los Angeles, CA)

Donald M. Hilty, M.D.
Professor of Psychiatry and Behavioral Sciences, University of California Davis School of Medicine (Sacramento, CA)

Heather B. Howell, M.S.W.
Clinical Social Worker, Yale University School of Medicine (New Haven, CT)

Ian Jones, M.R.C.Psych., Ph.D.
Professor of Psychiatry, Division of Psychological Medicine and Clinical Neurosciences, Cardiff University School of Medicine (Cardiff, Wales)

Loes Jongerden, M.A.
Psychologist, GGZ Ingeest (Amstelveen, Netherlands)

Vishesh K. Kapur, M.D., M.P.H.
Professor of Medicine, University of Washington School of Medicine (Seattle, WA)

Otto Kernberg, M.D.
Professor Emeritus of Psychiatry, Weill Cornell Medicine (New York City)

Barbara J. Kocsis, M.D.
Psychiatrist, Sacramento, California

Thomas R. Kosten, M.D.
Jay H. Waggoner Endowed Chair and Professor of Psychiatry, Baylor College of Medicine (Houston, TX)

Peter D. Kramer, M.D.
Clinical Professor Emeritus of Psychiatry and Human Behavior, Alpert Medical School, Brown University (Providence, RI)

Britney Lambert, M.D.
Fellow, Department of Psychiatry and Behavioral Sciences, Baylor College of

Medicine (Houston, TX)

Ryan E. Lawrence, M.D.
Associate Professor of Psychiatry, Vagelos College of Physicians and Surgeons, Columbia University (New York City)

Christopher M. Layne, Ph.D.
Associate Professor of Psychology, Nova Southeastern University (Colorado Springs, CO)

James L. Levenson, M.D.
Rhona Arenstein Professor of Psychiatry, Virginia Commonwealth University School of Medicine (Richmond, VA)

Petros Levounis, M.D., M.A.
Professor and Chair of Psychiatry, Rutgers New Jersey Medical School (Newark, NJ)

Roberto Lewis-Fernández, M.D.
Professor of Clinical Psychiatry, Vagelos College of Physicians and Surgeons, Columbia University (New York City)

Russell F. Lim, M.D.
Clinical Professor of Psychiatry and Behavioral Sciences, University of California Davis School of Medicine (Sacramento, CA)

Richard J. Loewenstein, M.D.
Clinical Professor of Psychiatry, School of Medicine, University of Maryland (Baltimore, MD)

Catherine Lord, Ph.D.
George Tarjan Distinguished Professor of Psychiatry, Geffen School of Medicine at UCLA (Los Angeles, CA)

Dolores Malaspina, M.D., M.P.H.
Professor of Psychiatry, Neuroscience, and Genetics and Genomic Science, Icahn School of Medicine at Mount Sinai (New York City)

José R. Maldonado, M.D.
Professor of Psychiatry and John and Terry Levin Family Professor of Medicine, Stanford University School of Medicine (Stanford, CA)

David Mataix-Cols, Ph.D.
Honorary Senior Research Fellow, Institute of Psychiatry, King's College London (London, England)

Sofia E. Matta, M.D.
Psychiatrist, Salem Hospital, Mass General Brigham (Salem, MA)

Christopher McDougle, M.D.
Nancy Lurie Marks Professor of Psychiatry, Harvard Medical School (Boston, MA)

Susan L. McElroy, M.D.
Professor of Psychiatry, University of Cincinnati College of Medicine (Cincinnati, OH)

Thomas W. Meeks, M.D.
Associate Professor of Psychiatry, Oregon Health & Science University (Portland, OR)

Katharina Meyerbröker, Ph.D.
Assistant Professor of Clinical Psychology, University of Utrecht (Utrecht, Netherlands)

Robert Michels, M.D.
Walsh McDermott University Professor of Medicine and University Professor of Psychiatry, Weill Cornell Medicine (New York City)

Barbara L. Milrod, M.D.
Professor of Psychiatry and Behavioral Sciences, Albert Einstein College of Medicine (New York City)

James E. Mitchell, M.D.
Chester Fritz University Professor of Psychiatry, School of Medicine, University of North Dakota (Fargo, ND)

Lianne K. Morris Smith, M.D.
Psychiatrist, New York, New York

Megan Mroczkowski, M.D.
Assistant Professor of Psychiatry, Vagelos College of Physicians and Surgeons, Columbia University (New York City)

Cheryl C. Munday, Ph.D.
Retired Professor of Psychology, College of Liberal Arts and Education, University of Detroit Mercy (Detroit, MI)

Joseph F. Murray, M.D.
Associate Professor of Clinical Psychiatry, Weill Cornell Medicine (New York City)

Melissa Nau, M.D.
Psychiatrist, Park City, Utah

Nancy J. Needell, M.D.
Assistant Professor of Clinical Psychiatry, Weill Cornell Medicine (New York City)

Jeffrey H. Newcorn, M.D.
Professor of Psychiatry and Pediatrics, Icahn School of Medicine at Mount Sinai (New York City)

Edward V. Nunes, M.D.
Professor of Psychiatry, Vagelos College of Physicians and Surgeons, Columbia University (New York City)

Maurice M. Ohayon, M.D., D.Sc., Ph.D.
Professor of Psychiatry and Behavioral Sciences, Stanford University School of Medicine (Stanford, CA)

Mayumi Okuda, M.D.
Assistant Professor of Psychiatry, Vagelos College of Physicians and Surgeons, Columbia University (New York City)

Maria A. Oquendo, M.D.
Ruth Meltzer Professor and Chair of

Psychiatry, Perelman School of Medicine, University of Pennsylvania (Philadelphia, PA)

Brian Palen, M.D.
Associate Professor of Medicine, University of Washington School of Medicine (Seattle, WA)

Kathy P. Parker, Ph.D., R.N.
Psychiatric Nurse Practitioner, Rochester, New York

Juan D. Pedraza, M.D.
Assistant Professor of Psychiatry, Icahn School of Medicine at Mount Sinai (New York City)

Julie B. Penzner, M.D.
Associate Professor of Psychiatry and Behavioral Sciences, Duke University School of Medicine (Durham, NC)

J. Christopher Perry, M.P.H., M.D.
Professor of Psychiatry, Faculty of Medicine and Health Sciences, McGill University (Montreal, Quebec, Canada)

Cynthia R. Pfeffer, M.D.
Professor of Psychiatry, Weill Cornell Medicine (New York City)

Katharine A. Phillips, M.D.
Professor of Psychiatry and DeWitt Wallace Senior Scholar, Weill Cornell Medicine (New York City)

Robert S. Pynoos, M.D., M.P.H.
Professor of Psychiatry and Biobehavioral Sciences, Geffen School of Medicine at UCLA (Los Angeles, CA)

Raymond Raad, M.D., M.P.H.
Psychiatrist, New York, New York

Peter V. Rabins, M.D., M.P.H.
Richman Family Professor of Alzheimer's and Related Diseases, Johns Hopkins University School of Medicine (Baltimore, MD)

Charles F. Reynolds III, M.D.
UPMC Endowed Professor in Geriatric Psychiatry, University of Pittsburgh School of Medicine (Pittsburgh, PA)

Stephen Ross, M.D.
Associate Professor of Psychiatry, Grossman School of Medicine, New York University (New York City)

Anthony J. Rothschild, M.D.
Irving S. and Betty Brudnick Endowed Chair and Professor of Psychiatry, T. H. Chan School of Medicine, University of Massachusetts (Worcester, MA)

David H. Rubin, M.D.
Assistant Professor of Psychiatry, Harvard Medical School (Boston, MA)

Lauren Z. Rynar, Ph.D.
Assistant Professor, Department of

Psychiatry and Behavioral Sciences, Rush University Medical College (Chicago, IL)

Susan Samuels, M.D.
Assistant Professor of Clinical Psychiatry, Weill Cornell Medicine (New York City)

Daniel S. Schechter, M.D.
Associate Professor of Psychiatry, Lausanne University (Vaud, Switzerland)

Lorin M. Scher, M.D.
Roy T. Brophy Endowed Chair and Professor of Psychiatry and Behavioral Sciences, University of California Davis School of Medicine (Sacramento, CA)

Marc A. Schuckit, M.D.
Professor of Psychiatry, University of California San Diego School of Medicine (La Jolla, CA)

Charles L. Scott, M.D.
Professor of Psychiatry and Behavioral Sciences, University of California Davis School of Medicine (Sacramento, CA)

Daryl Shorter, M.D.
Associate Professor of Psychiatry, Baylor College of Medicine (Houston, TX)

Collin Shumate, M.D.
Fellow, Department of Psychiatry and Behavioral Sciences, University of California Davis School of Medicine (Sacramento, CA)

Larry J. Siever, M.D.‡
Formerly Director, Mood and Personality Disorders Program, Icahn School of Medicine at Mount Sinai (New York City)

Charles H. Silberstein, M.D.
Psychiatrist, Martha's Vineyard, Massachusetts

Daphne Simeon, M.D.
Associate Clinical Professor of Psychiatry, Icahn School of Medicine at Mount Sinai (New York City)

Helen Blair Simpson, M.D., Ph.D.
Professor of Psychiatry, Vagelos College of Physicians and Surgeons, Columbia University (New York City)

Dan J. Stein, M.D., Ph.D.
Professor and Chair of the Department of Psychiatry, Faculty of Health Sciences, University of Cape Town (Cape Town, South Africa)

Alan M. Steinberg, Ph.D.
Chief Science Officer, Behavioral Health Innovations (Los Angeles, CA)

Theodore A. Stern, M.D.
Ned H. Cassem Professor of Psychiatry, Harvard Medical School (Boston, MA)

William S. Stone, Ph.D.
Associate Professor of Psychology, Department of Psychiatry, Harvard

Medical School (Boston, MA)

Trisha Suppes, M.D., Ph.D.
Professor of Psychiatry and Behavioral Sciences, Stanford University School of Medicine (Stanford, CA)

Holly A. Swartz, M.D.
Professor of Psychiatry, University of Pittsburgh School of Medicine (Pittsburgh, PA)

Carol A. Tamminga, M.D.
Lou and Ellen McGinley Distinguished Chair and McKenzie Chair in Psychiatry, University of Texas Southwestern Medical School (Dallas, TX)

Rajiv Tandon, M.D.
Professor Emeritus of Psychiatry, Homer Stryker M.D. School of Medicine, Western Michigan University (Kalamazoo, MI)

Rosemary Tannock, Ph.D.
Canada Research Chair, University of Toronto (Toronto, Ontario, Canada)

Robyn Thom, M.D.
Instructor of Psychiatry, Harvard Medical School (Boston, MA)

Jennifer J. Thomas, Ph.D.
Associate Professor of Psychology in the Department of Psychiatry, Harvard Medical School (Boston, MA)

Ming T. Tsuang, M.D., Ph.D., D.Sc.
Behavioral Genomics Endowed Chair and University Professor, University of California, and Distinguished Professor of Psychiatry, University of California San Diego School of Medicine (La Jolla, CA)

John T. Walkup, M.D.
Margaret C. Osterman Professor and Chair of Psychiatry, Ann and Robert H. Lurie Children's Hospital of Chicago; Professor of Psychiatry, Feinberg School of Medicine, Northwestern University (Chicago, IL)

Michael F. Walton, M.D.
Associate Professor, Department of Psychiatry and Behavioral Sciences, University of Washington School of Medicine, Seattle; Medical Director, St. Luke's Behavioral Health (Boise and McCall, ID)

Heather Warm, M.D.
Psychiatrist, San Francisco, California

Roger D. Weiss, M.D.
Professor of Psychiatry, Harvard Medical School (Boston, MA)

William C. Wood, M.D.
Clinical Assistant Professor of Psychiatry, Weill Cornell Medicine (New York City)

Frank Yeomans, M.D., Ph.D.
Clinical Associate Professor of Psychiatry,

Weill Cornell Medicine (New York City)

Kimberly A. Yonkers, M.D.
Professor and Katz Family Chair in Psychiatry, T. H. Chan School of Medicine, University of Massachusetts (Worcester, MA)

Stuart C. Yudofsky, M.D.
Distinguished Professor Emeritus, Menninger Department of Psychiatry & Behavioral Sciences, Baylor College of Medicine (Houston, TX)

지분공시

이 책에 다음과 같이 금전적 이해관계 또는 상업적 제품의 제조업체, 상업적 서비스의 제공업체, 비정부 기구 및/또는 정부 기관과의 제휴를 표시한 사람은 다음과 같습니다.

George S. Alexopoulos, M.D.—
Advisory board: Eisai and Janssen. Speakers' bureau: Otsuka.

Robert L. Findling, M.D., M.B.A.—
Research support, consulting, and/or honoraria: Acadia, Adamas, Aevi, Afecta, Akili, Alkermes, Allergan, American Academy of Child & Adolescent Psychiatry, American Psychiatric Association Publishing, Arbor, Axsome, DaiichiSankyo, Emelex, Gedeon Richter, Genentech, Idorsia, Intra-Cellular Therapies, Kempharm, Luminopia, Lundbeck, Med-Avante-ProPhase, Merck, MJH Life Sciences, NIH, Neurim, Otsuka, PaxMedica, PCORI, Pfizer, Physicians Postgraduate Press, Q BioMed, Receptor Life Sciences, Roche, Sage, Signant Health, Sunovion, Supernus Pharmaceuticals, Syneos, Syneurx, Takeda, Teva, Tris, and Validus.

Joseph F. Goldberg, M.D.—
Speakers' bureau: Abbvie, Alkermes, Axsome, Intracellular Therapies, and Sunovion. Consultant: BioXcel, Jazz Pharmaceuticals, Lundbeck, Otsuka, Sunovion, and Supemus. Royalties: American Psychiatric Association Publishing and Cambridge University Press.

David Mataix-Cols, Ph.D.—
Royalties: Wolters Kluwer Health (UpToDate®).

Christopher McDougle, M.D.—
Consulting: Acadia Pharmaceuticals, Precidiag, Receptor Life Sciences, and Sage Therapeutics. Royalties: Oxford University Press and Springer Publishing.

Katharine A. Phillips, M.D.—
Royalties: American Psychiatric Association Publishing (author), Guilford Publications (author), International Creative Management, Inc. (author),

Oxford University Press (author), and Wolters Kluwer (UpToDate®). Honoraria: Informa Exhibitions (speaker at Miami Cosmetic Surgery and Aesthetic Dermatology Conference), L'Oreal (presentation for Medscape), Merck Manual (author), OCD scales (developer), other academic institutions and professional societies (speaker), and Simple and Practical Medical Education (author).

Peter V. Rabins, M.D., M.P.H.—
Royalties: The Johns Hopkins University Press (books).

Anthony J. Rothschild, M.D.—
Grant/research support: Allergan, Eli Lilly (medications for a National Institutes of Health (NIH)−funded clinica1 trial), Janssen, National Institute of Mental Health, Otsuka, Pfizer (medications for a NIH−funded clinical trial), Praxis, and the Irving S. and Betty Brudnick Endowed Chair in Psychiatry (University of Massachusetts Medical School). Consulting: Janssen, Praxis, Sage Therapeutics, Xenon Pharmaceuticals, and several generic medication companies. Royalties: American Psychiatric Association Publishing (books), Lippincott Williams & Wilkins (Editor−in−Chief of Journal of Clinical Psychopharmacology), University of Massachusetts Medical School (Rothschild Scale for Antidepressant Tachyphylaxis [RSAT®]), and Wolters Kluwer Health (UpToDate®).

Collin Shumate, M.D.—
Travel support: APA/APAF Public Psychiatry Fellowship (funding to attend APA conferences).

Trisha Suppes, M.D., Ph.D.—
Research funding/medications for clinical grants: Compass Pathways, Merck, National Institute on Drug Abuse, National Institutes of Health, VA Cooperative Studies Program, VA OR&D PRIME Care. Consulting agreements/advisory boards/speaking engagements: Merck Research Laboratories, Sunovion Pharmaceuticals. Continuing medical education honoraria: Clinical Education Alliance, Integrity Continuing Education, Medscape (WebMD). Royalties: American Psychiatric Association Publishing, Hogrefe Publishing, Jones & Bartlett, Wolters Kluwer Health (UpToDate). Financial interests/stock ownership: PsiloTec Health Solutions.

Holly A. Swartz, M.D.—
Royalties: American Psychiatric Association Publishing and Wolters Kluwer (UpToDate®). Consulting: Clinical Education Alliance, Intracellular Therapeutics, Mediflix, Medscape/WebMD, and Physicians Postgraduate

Press. Editorial stipend: American Psychiatric Association Publishing.

Robyn Thom, M.D.—
Research support: Precidiag. Royalties: Oxford University Press.

Jennifer J. Thomas, Ph.D.—
Royalties: Cambridge University Press and Oxford University Press.

Roger D. Weiss, M.D.—
Consulting: Alkermes.

다음의 기여자들은 이 책의 내용과 관련하여 상호 경쟁하는 재정적 이해관계 또는 제휴관계가 없음을 표명했습니다.

Jamie Miller Abelson, M.S.W.
Stewart Adelson, M.D.
Paul S. Appelbaum, M.D.
Jonathan Avery, M.D.
Richard Balon, M.D.
John W. Barnhill, M.D.
Eugene Beresin, M.D.
Benjamin Brody, M.D.
Victoria E. Cosgrove, Ph.D.
Catherine Crone, M.D.
Anna Dickerman, M.D.
Arden D. Dingle, M.D.
Lorena Fernández de la Cruz, Ph.D.
Eve K. Freidl, M.D.
Matthew J. Friedman, M.D., Ph.D.
Richard A. Friedman, M.D.
Cynthia A. Graham, Ph.D.
Robert E. Hales, M.D., M.B.A.
Donald M. Hilty, M.D.
Thomas R. Kosten, M.D.
Peter D. Kramer, M.D.
Ryan E. Lawrence, M.D.
James L. Levenson, M.D.
Petros Levounis, M.D., M.A.
José R. Maldonado, M.D.
Katharina Meyerbröker, Ph.D.
Robert Michels, M.D.
Barbara L. Milrod, M.D.
Megan Mroczkowski, M.D.
Cheryl C. Munday, Ph.D.
Joseph F. Murray, M.D.
Maria A. Oquendo, M.D.
Brian Palen, M.D.
Julie B. Penzner, M.D.
Lauren Z. Rynar, Ph.D.
Susan Samuels, M.D.
Lorin M. Scher, M.D.
Marc A. Schuckit, M.D.
Charles L. Scott, M.D.
Charles H. Silberstein, M.D.
Daphne Simeon, M.D.
Theodore A. Stern, M.D.
William S. Stone, Ph.D.
Rosemary Tannock, Ph.D.
Ming T. Tsuang, M.D., Ph.D., D.Sc.
John T. Walkup, M.D.
Michael F. Walton, M.D.
Frank Yeomans, M.D., Ph.D.

서문

『DSM-5-TR 임상사례집DSM-5-TR Clinical Cases』은 DSM-5-TR을 동반할 목적으로 제작되었다. 이 책에 수록된 104개 사례는 각각 임상 삽화로 시작해서 사례 논의로 이어진다. 이 사례들은 19개 핵심 DSM-5-TR 장 중 하나에 맞도록 구성되어 있다. 즉, 경계성 성격장애의 특징을 나타내는 사례는 성격장애에 관한 장에 수록되어 있다. 동반이환 장애들의 특성을 나타내는 사례들은 원발성 정신건강의학적 장애로 간주되는 것에 관한 장에서 찾을 수 있다(그렇지만 각각의 동반이환 장애는 임상적 주의의 주제도 되어야 할 것이다).

133명의 토론자 각각에게는 환자의 진단적 이해를 위한 사고과정의 개요를 기술함으로써, '그 방면의 전문가'처럼 작업해 줄 것을 요청했다. 사례와 논의를 합쳐 1,000단어 내외로 제한한 것은 어느 것도 완벽하지는 않지만, 이렇게 동일한 간결성 유지를 통해 이 책이, 경험이 풍부한 임상가들이 어떻게 효율적으로 복잡한 임상적 데이터를 감별진단으로 변환하는지를 드러낼 수 있게 하기 위함이었다. 이는 또한 독자들이 한 자리에서 초점화된 학습경험의 습득을 가능하게 한다. 전체에 걸쳐, 독자는 각 논의를 결론짓는 잠정적 진단을 적극 고려하도록 권장된다. 동의할 것인가, 동의하지 않을 것인가? 더 많은 정보가 필요할 것인가? 어떤 종류의 동반이환 장애들이 고려되어야 하는가? 이후의 수개월 및 수년 동안 환자에게서 어떤 것이 발달될 것 같은가?

『DSM-5-TR 임상사례집』은 DSM-5에 기반을 둔 임상사례 서적으로부터 업데이트되었다. 저자, 사례, 논의는 대부분 동일하다. 그러나 이 책은 DSM-5-TR에서 수정된 내용을 담고 있을 뿐 아니라, 민족, 인종, 그리고 기타 인구통계학적 요인들에 대한 고려사항이 대폭 확대하는 방향으로 개정되었다.

10여 개의 언어로 번역되면서,『DSM-5 임상사례집』은 다양한 정신건강 임상의, 실습생, 학생뿐 아니라, 비전문가들에 의해 읽혔다. 우리는 독자들이 이 업데이트된 판이 훨씬 더 흥미롭고 유용하다는 사실을 발견하기를 소망한다.

CHAPTER 1

신경발달장애

Neurodevelopmental Disorders

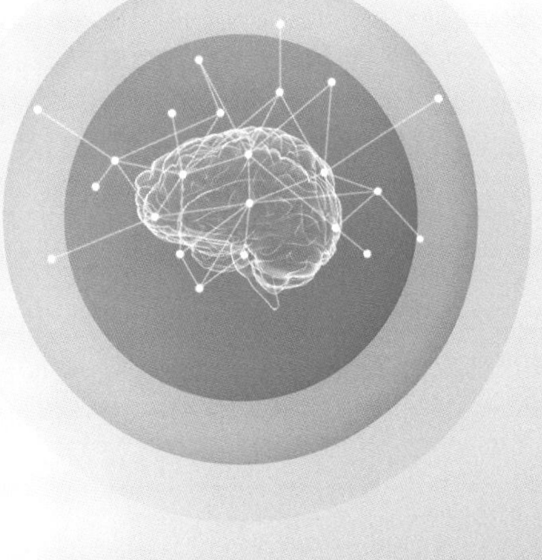

CHAPTER 1 신경발달장애
Neurodevelopmental Disorders

서문
Robert Haskell, M.D.

환자의 전 생애에 걸친 정신질환에의 접근에서 DSM-5는 자연스럽게 신경발달장애로 시작하고 있다. 하나의 군집으로서, 이 장애들은 보통 유아기, 소아기, 또는 청소년기에 처음 진단된다. 각각 이 장애들은 불필요한 내용 삭제, 재조직, 명료화 작업을 거쳤다. 이 작업에는 DSM-5에서 뜨겁게 논란이 되었던 변경, 즉 자폐증에 대한 정의와 진단범주의 변경이 들어 있다.

DSM-5-TR에서 자폐스펙트럼장애autism spectrum disorder(ASD)는 DSM-IV의 ① 자폐성장애, ② 아스퍼거장애Asperger's disorder, ③ 소아기 붕괴성 장애childhood disintegrative disorder, ④ 레트장애Rett's disorder, ⑤ 달리 분류되지 않는 광범위성 발달장애가 하나로 통합된 진단명이다. 이 진단명들은 더 이상 분리된 임상 독립체로 간주되지 않는다. 새 기준에는 ① 사회적 의사소통과 상호작용에서의 지속적이고 광범위한 결핍, 그리고 ② 행동, 흥미, 활동에서의 제한된 · 반복적 패턴이 추가됐다. 현재 정의된 것처럼, ASD에는 하위 범주로, 지적 손상 및/또는 관련된 의학적 상태 발현 또는 결여가 들어 있다. 게다가, 3개의 심각도 수준이 명시되어 있어, 추가적인 사회적/직업적 서비스의 필요성을 명확히 정리할 수 있게 되었다. 예컨대, 극단적으로 경직된 행동을 나타내거나 이해할 수 있는 말을 20개 단어 정도밖에 할 수 없는 환자는 3수준, '상당히 많은 지원을 필요로 하는 수준very substantial support'에 해당한다.

주의력결핍 과잉행동장애attention deficit/hyperactivity disorder(ADHD)는 계속해서 2개 증상의 하위차원(① 부주의inattention, ② 과잉행동hyperactivity/충동성impulsivity)으로 나뉘고, 이 2개 차원 중 1개 또는 2개 차원에서 적어도 6개 증상이 나타나야 한다는 핵심 필수요건이 명시되어 있다. 예컨대, 부주의는 조심성 없는 실수, 숙제완수 실패, 책 분실 같은 행동으로 나타날 수 있다. 과잉행동/충동성 기준에는 안절부절못하고, 참을성이 없으며, 말이 많은 특성이 포함된다. ADHD의 진단은 일반적으로 범주 명시자dimensional specifiers(① 부주의 우세형, ② 과잉행동/충동 우세형, 또는 ③ 복합형)를 포함하지 않으면, 미완성으로 간주된다. 이러한 증상 중 몇 가지는 12세 이전에 나타나야 한다. 이는 DSM-IV에서 7세 이전에 손상의 원인이 되는 증상들이 나타나야 한다는 필수요건이 개정된 것이다. 또 다른 변화는 특정 범주 내에서 성인들에 대한 증상기준 수가 6개에서 5개로 감소된 것이다. 이러한 후자의 두 가지 변화는 이미 ADHD로 진단되었고, 임상적 주의로부터 잠재적 혜택을 받을 사람들과 매우 유사한 증상들, 고통, 기능이상을 겪는 사람들을 확인하는 기준을 '느슨하게 했다'는 증거를 반영하고 있다. DSM-5의 전반적인 내용에서 알 수 있듯이, 증상기준을 충족하는 사람들과 고통과 기능이상이 관련된 임상적 역치threshold에 도달한 사람들만을 진단하는 것은 임상가에게 달려 있다.

DSM-5에서는 DSM-IV 용어 정신지체mental retardation가 지적장애intellectual disability(지적발달장애intellectual developmental disability)로 대체되었고, DSM-5-TR에서는 이 진단명에서 2개 명칭의 순서가 지적발달장애(지적장애)로 변경됨으로써, 첫 번째 명칭이 더 선호됨을 밝히고 있다. 이 진단의 세 가지 핵심기준, 즉 조기 발병 연령뿐 아니라 지적 기능과 적응(의사소통, 일, 또는 레저 등의 영역에서)에서의 결함은 바뀌지 않았다. 그러나 진단은 더 이상 공식적인 지능검사에 의존하지 않는다. 대신, DSM-5-TR에서는 임상가가 세 가지 중요한 생활영역(① 개념, ② 사회, ③ 실행)에 따라 경도mild에서 최고도profound까지의 심각도를 종합평가하는 방법을 택하고 있다. 예컨대, 고도severe 지적발달장애가 있는 사람은 시간 또는 화폐 같은 개념을 거의 이해하지 못할 수 있고, 언어를 통해 소통할 수는 있어도 설명은 하지 못할 수 있으며, 일상생활의 제반 활동에 반드시 누군가의 도움을 필요로 할 수 있다.

아동기에 처음 관찰되는 의사소통장애에는 ① 언어장애language disorder(종전에는 '표현성 언어장애'와 '수용성 언어장애'로 나뉘었음), ② 말소리장애speech-sound disorder(환자가 단어 블록들을 음성학적으로 구축할 수 있는 능력이 손상된 상태이지만, 선천적이지 않고 또한 손상을 설명하는 획득된 의학적 상태가 없는 장애), ③ 아동기 발병 유창성장애childhood-onset fluency disorder(말더듬stuttering), 그리고 새 진단명인 ④ 사회적(실용적) 의사소통장애social (pragmatic) communication disorder(환자가 언어적 및 비언어적 의사소통의 사회적 사용에서 지속적인 어려움을 나타내는 장애, 즉 ASD 특성을 지니고 있지만 기준에는 완전히 부합되지 않는 사람들 중의 일부 사람들을 위한 진단)가 포함된다.

특정학습장애specific learning disorder(SLD)는 DSM-5에서 새롭게 소개되는 상위 진단명이다. 읽기, 쓰기, 수학 명시자는 교사와 학부모들이 아동의 학업적 요구에 초점을 맞출 수 있도록 고안되었다.

신경발달장애에 관한 장은 발달성 협응장애developmental coordination disorder, 상동증적 운동장애stereotypic movement disorder를 포함하는 운동장애motor disorders와 틱장애tic disorders로 끝난다. 틱tic은 지속기간이 짧고 갑작스럽게 발병되는 불규칙적인 운동을 말한다. 이러한 운동은 어깨 들썩임과 눈 깜빡임 같은 운동 틱motor tics과 코를 킁킁거리고, 콧방귀를 뀌며 단어나 구를 자발적으로 생성하는 음성 틱vocal tics으로 나뉜다. 투렛장애Tourette's disorder는 틱장애의 가장 복잡한 형태로, 다중운동multiple motor과 1년 이상의 의학적 상태 또는 코카인 같은 물질의 생리적 효과로 설명될 수 없는 적어도 1개 음성 틱을 나타내는 환자에 대한 진단명이다.

불가피하게, 신경발달장애는 폭넓은 범위의 정신의학적 질환과 증상들을 공유한다. 그래서 임상가들은 반드시 감별진단을 통해 분류하되, 이러한 감별이 12세 이하 아동들에 대해서는 훨씬 더 폭이 넓다는 사실을 이해해야 한다. 때로 신경발달장애는 다른 장애의 발달에 기여한다. 예컨대, 학습장애learning disorder는 불안을 유발하고, 치료되지 않은 ADHD는 환자가 물질남용에 취약해지게 할 수 있다. 다음의 사례들은 이렇게 진단적으로 얽혀 있는 것들을 구분함으로써, 신경발달장애의 치료를 정신의학에서도 가장 도전적인 과업 중 하나로 만드는 공통적인 병리

현상을 탐색하기 위한 것들이다.

❖ 읽을거리

Brown TE (ed): ADHD Comorbidities. Washington, DC, American Psychiatric Publishing, 2009

Cepeda C, Gotanco L: Psychiatric Interview of Children and Adolescents. Washington, DC, American Psychiatric Association Publishing, 2019

Hansen RL, Rogers SJ (eds): Autism and Other Neurodevelopmental Disorders. Washington, DC, American Psychiatric Publishing, 2013

사례 1.1

자폐증에 대한 다른 소견

A Second Opinion on Autism

Catherine Lord, Ph.D.

애슐리Ashley(17세, 여)는 삶의 대부분을 자폐증과 지적장애 진단을 받은 상태로 살아오다가 진단 재평가에 의뢰됐다. 최근 그녀에게 클리프스트라 증후군Kleefstra syndrome이 있음이 밝혀져, 가족들은 이전의 진단을 재확인해 보고, 그녀의 언니들이 장차 갖게 될 자녀의 유전적 위험성을 평가해 보길 원했다.

재평가 시점에서, 애슐리는 기능적인 기술에 중점을 두는 특수학교에 다니고 있었다. 그녀는 혼자 힘으로 옷을 입을 수 있었지만, 스스로 샤워를 하거나 혼자 집에 남아 있지는 못했다. 애슐리의 지적 수준은 초등학교 2학년 수준으로, 단어를 읽고 이해하고 철자를 쓸 수 있었지만, 읽은 것을 이해하지는 못했다. 일정 변경 또는 조금만 높은 수준의 기능이 요구되는 과업은 그녀를 무척 초조하게 만드는 경향이 있었다. 속상한 일이 있으면, 애슐리는 자신(예 손목 물어뜯기)과 타인에게 해(예 꼬집기, 발모)를 입히곤 했다.

재평가 시간에 실시된 공식적인 검사에서 애슐리는 비언어 IQ 39, 언어 IQ 23, 전체 척도 IQ 31이 나왔다. 조정점수는 합계 42로 다소 높았다(평균점수=100).

과거력에 의하면, 애슐리는 생후 9개월 된 시기에 처음으로 진료를 받았다. 그때는 이미 애슐리의 부모가 애슐리에게서 심각할 정도의 운동지체를 발견한 후였다. 애슐리는 생후 20개월이 되어서야 걸을 수 있었고, 5세 때 배변훈련을 받았으며, 6세가 되어서야 말하기 시작했다. 애슐리는 3세 때 발달지체, 4세 때 자폐증, 비만, 정적 뇌병증static encephalopathy 진단을 받았다. 초기 평가에서는 안면기형facial dysmorphology의 가능성이 보였는데, 당시에 실시된 유전자검사는 별 도움이 되지 않았다.

부모에 의하면, 애슐리는 수백 개의 단순 단어와 수많은 단순 구simple phrases를 알고 있었다. 애슐리는 한동안 자동차 번호판에 관심을 보이면서 장시간 번호판을 그리곤 했다. 애슐리가 가장 잘했던 것은 기억하는 것이었는데, 다른 주states의 번호판들을 정확하게 그려 낼 수 있었다. 애슐리는 언제나 부모와 언니에게 밀착되어 있었다. 그녀는 아기들에게 애정을 보였지만, 다른 10대들에게는 별 관심이 없었다.

애슐리의 가족력에 의하면, 아버지는 난독증dyslexia, 외삼촌은 뇌전증epilepsy, 남자 외조카는 아스퍼거 증후군Asperger's syndrome 조짐이 있었다. 애슐리의 두 언니는 대학에 다니고 있었고, 학업성적도 우수했다.

검사 당시, 애슐리는 과체중으로, 시선접촉이 일정하지 않았고, 주로 곁눈질로 쳐다봤다. 그녀는 아름다운 미소를 지니고 있었고, 때로 혼자 웃곤 했으나, 대부분 시무룩한 표정을 지었다. 그녀는 다른 사람의 시선을 끌려고만 할 뿐, 주의를 기울이려고는 하지 않았다. 애슐리는 자주 다른 사람들이 자신에게 말하는 것을 거들떠보지 않았다. 애슐리는 자신이 선호하는 물건(예 반짝거리는 잡지)을 요청할 때면 발을 흔들면서 손가락으로 가리키곤 했다. 그러다가 원했던 물건(예 동물인형)을 받게 되면, 그것을 코와 입술에 대고 확인했다. 애슐리는 특이한 어조와 높은 음조의 목소리로 말하곤 했다. 면담이 진행되는 동안 그녀는 여러 개의 단어와 몇 개의 짧은 구절을 사용했는데, 그중에는 "청소하고 싶어요."와 "승합차를 가지고 있나요?"와 같이 다소 암기한 것을 말하는 것처럼 들리는 것도 있었으나, 의사소통에는 별문제가 없었다.

평가가 있기 수개월 전, 애슐리의 부모는 그녀가 점차 주위에 무관심해지는 것을 감지했다. 의학적 평가에 의하면, 요로감염urinary tract infections이 이러한 증상의 주원인으로 추정되나, 항생제가 그녀를 무기력하게 만드는 것 같다는 결론을 내렸다. 추가적인 의학적 평가는 더 광범위한 유전자검사로 이어졌고, 애슐리는 지적발달장애를 포함, 다수의 의학적 문제와 연계되어 희귀성 유전적 결함이 특징인 클리프스트라 증후군으로 진단되었다. 부모에 의하면, 자신들 역시 검진을 받았지만 '음성'으로 나타났다고 했다.

애슐리의 부모는 유전자검사 결과가 애슐리가 오래전에 받은 진단과 향후 의료서비스를 받는 것에 영향을 미치는지에 대해 구체적으로 알고 싶어 했다. 더욱이, 이들은 다른 두 딸도 자폐증, 지적장애, 및/또는 클리프스트라 증후군 유전자의 보유 여부를 알기 위한 검사를 받아야 하는지 알기를 원했다.

❖ 논의

진단과 관련해서 애슐리의 인지검사와 제한된 일상의 적응기술은 그녀가 이전에 선호되던 '지적장애'에 상응하는 용어, DSM-5-TR의 지적발달장애와 일치한다. 게다가, 애슐리는 자폐스펙트럼장애autism spectrum disorder(ASD) 진단에 핵심인 2개 증상군(① 사회적 의사소통 결함, ② 행동, 흥미, 또는 활동의 제한적·반복적 패턴)을 나타내고 있다. 애슐리는 또한 초기 발달 시기에 증상들이 있었고, 현저한 손상병력이 있어야 한다는 DSM-5-TR의 ASD 필수요건을 충족한다. ASD의 다섯 번째 필수요건은 그 문제가 지적발달장애로 더 잘 설명되지 않는다는 것인데, 이는 애슐리의 사례에서는 더 복잡한 문제다.

수년간, 임상가와 연구자들은 자폐증과 지적발달장애의 경계에 대해 논란을 거듭해 왔다. IQ를 낮출수록, 자폐증의 기준을 충족하는 아동과 성인 비율이 증가하는데, IQ가 30 미만인 사람들은 지적발달장애뿐 아니라, ASD로 진단되기 때문이다.

DSM-5-TR의 ASD와 지적발달장애 기준을 충족하려면, 애슐리는 ASD와 연관된 특정한 결함과 행동이 전반적으로 지적발달이 이루어진 사람들에게서 나타날 수 있는 것보다 훨씬 더 심각한 상태여야 한다. 달리 말하면, 애슐리의 결함이 오직 제한된 지적능력으로 인한 것이라면, 애슐리는 전형적인 3~4세 아동의 사회기술과 놀이기술을 이미 습득했어야 할 것이다. 그러나 애슐리의 사회적 상호작용은 전형적인 취학 전 아동의 것과 전혀 같지 않고, 단 한 번도 그런 모습을 보인 적이 없었다. 그녀는 제한된 얼굴표정, 빈약한 시선접촉, 그리고 또래들에 대해 거의 관심을 보이지 않는다. 애슐리는 '정신연령mental age'에 비해 관심 범위와 인간의 기본 정서 이해에서 심각한 한계를 보이고 있다. 더욱이, 어떤 연령대에서도 볼 수 없는 행동을 나타낸다.

자폐증의 이질성heterogeneity(서로 상이한 특징으로 이루어짐)은 임상가들과 연구자들 사이에 심각한 갈등의 원인이 되어 왔다. 예컨대, 최고도 지적발달장애 아동들은 ASD에서 제외되어야 한다고 주장하는 사람들이 있는가 하면, ASD가 있지만 지적 능력이 높은 아동은 아스퍼거 증후군으로 진단해야 한다고 주장하는 사람들도 있다. 그러나 아직 이렇게 구분해야 하는 근거를 뒷받침해 주는 연구는 없다. 반면, 자폐 증상과 고도 지적발달장애 아동들이 흔히 자폐증과 고도 지적능력이 있는 형제자매를 가지고 있다는 연구들은 있다. 여전히 ASD에 관한 많은 것이 밝혀져야겠지만, IQ는 핵심적인 구분요인은 아닌 것 같다.

실용적 측면에서 중요한 요인은 ASD 진단이 치료와 진료의 가능성 안내에 도움이 되는 정보를 제공하는지의 여부다. 애슐리에게 ASD 진단을 내리게 되면, 그녀의 낮은 사회기술에 초점을 맞추는 효과가 있다. 이는 그녀의 동기와 구조화 필요성에서의 차이에 대해 주의를 환기시킬 수 있다. 또한 ASD 진단을 통해 그녀의 인지적 강점(예 단순 암기, 시각적 묘사)과 약점(예 이해력, 사회적 상호작용, 변화에 대한 적응력)에 대한 면밀한 탐색의 중요성을 강조할 수 있다. 이 모든 것은 애슐리의 독립적인 생활을 돕는 데 큰 역할을 할 수 있을 것이다.

애슐리의 부모는 또한 최근 실시된 유전자검사 결과가 애슐리의 치료와 그녀 언니들의 가족계획에 미칠 영향에 대해 염려하고 있다. 수백 개의 개별 유전자는 자폐증과 관련된 복잡한 신경학적 문제에 역할을 하겠지만, 대부분의 ASD 사례에서는 명확한 원인이 밝혀지지 않고 있다. 애슐리의 유전적 문제, 즉 클리프스트라 증후군은 확실히 지적발달장애와 ASD 증상과 연관이 있다. 유전적/의학적 상태 또는 환경적 요인이 원인으로 여겨진다면, 명시자로 기록될 뿐, ASD 진단에는 아무런 영향을 주지 않는다.

애슐리의 지적발달장애와 ASD의 유전적 원인에 대한 이해가 중요한 이유는 다음과 같다. 이는 담당 의사들에게 클리프스트라 증후군에서 흔히 발생하는 의학적 동반이환comorbities(***역자 주**. 한 환자가 두 가지 병을 동시에 앓고 있는 상태), 즉(예컨대, 재발성 요로감염urinary tract infections의 원인을 제공하고 있을 가능성이 있는) 심장과 신장 관련 문제를 탐색할 필요성을 일깨워 주고 있다. 유전적 원인에 대한 이해는 또한 애슐리의 가족을 이 희귀한 증후군이 있는 다른 가족원들과 연결시켜 줌으로써, 정보 자원의 폭을 넓혀 줄 수 있다.

이 새로운 유전적 진단에서 특히 중요한 점은 애슐리의 언니들에게 미칠 영향이다. 보고된 거의 모든 사례에서, 클리프스트라 증후군은 후천적으로 발병되었다. 따라서 애슐리의 가족 중 누구라도 애슐리와 동일한 유전자 영역에 이상이 있을 가능성은 극히 희박하다. 드물게, 영향을 받지 않은 부모가 염색체 전좌(***역자 주**. 자리 옮김) 또는 증후군으로 이어지는 모자이크 현상mosaicism(***역자 주**. 생체에 유전적으로 다른 세포군이 혼재하는 상태)을 지니고 있는 경우는 있다.

그러나 애슐리의 부모가 '음성'으로 판명된 사실은 이들이 유전적 보균자들이 아님을 보여 준다. 이것이 다른 자폐증 관련 유전장애가 수반되는 상황에도 적용되는 것은 아닐 수 있지만, 애슐리에 대한 유전적 진단은 애슐리의 언니들이 장차 자폐증이 있는 자녀를 낳을 위험이 높지 않음을 가리킨다. 이 정보는 애슐리의 언니들에게는 매우 고무적이고 유용할 수 있다. 자폐증과 지적발달장애가 유전적 영향을 받는다는 사실은 의심할 여지가 없지만, 대부분의 사례에서는 확실히 예측될 수 없다. 그러므로 아동기 내내 지속적인 종단적 관찰을 통해 진단이 내려져야 할 것이다.

❖ 진단

- 지적발달장애(지적장애), 고도
- 자폐스펙트럼장애, 지적 · 언어적 손상 동반, 클리프스트라 증후군과 연관되는 경우

❖ 읽을거리

Kleefstra T, Nillesen WM, Yntema HG: Kleefstra syndrome. GeneReviews October 5, 2010

Lord C, Pickles A: Language level and nonverbal social-communicative behaviors

in autistic and language-delayed children. J Am Acad Child Adolesc Psychiatry 35(11):1542–1550, 1996
Muhle RA, Reed, HE, Stratigos K, et al: The emerging clinical neuroscience of autism spectrum disorder: a review. JAMA Psychiatry 75(5):514–523, 2018
Willemsen MH, Vulto-van Silfhout AT, Nillesen WM, et al: Update on Kleefstra syndrome. Mol Syndromol 2(3–5):202–212, 2012

사례 1.2

분노발작

Temper Tantrums*

Robyn Thom, M.D.
Eugene Beresin, M.D.
Christopher McDougle, M.D.

브랜든Brandon(12세, 남)은 학업성적 하락의 원인이 되는 것으로 보이는 심한 분노발작temper tantrum에 대한 정신건강의학적 평가를 받기 위해 어머니와 함께 클리닉을 찾았다. 브랜든의 어머니는 그동안 어려움이 많았지만, 브랜든이 중학교에 입학하면서 그 어려움이 더욱 심해졌다며 울먹였다.

6학년 때 브랜든을 가르쳤던 교사들에 의하면, 브랜든은 학업능력은 있었지만 친구 사귀는 능력은 거의 없었다. 브랜든은 자기에게 잘 대해 주려는 급우들의 의도를 신뢰하지 않는 것처럼 보이는 반면, 그가 집에서 가져온 장난감 자동차와 트럭에 대해 미소로 관심을 보이는 척하는 아이들을 신뢰했다. 교사들에 의하면, 브랜든은 수업시간에 자주 울음을 터뜨렸고, 말을 거의 하지 않았다. 최근 수개월간, 여러 명의 교사가 브랜든이 다른 남자아이들에게 큰 소리로 악쓰는 것을 들었

* 저자들은 Arshya Vahabzadeh, M.D.에게 이 사건의 초판에 기여한 것에 대해 감사를 표합니다.

다고 했다. 이런 일은 대체로 복도에서 발생했지만, 때로 수업시간에 일어나기도 했다. 교사들은 원인을 확인하지는 않았지만, 브랜든이 어떤 자극에 반응하는 것으로 여겨, 그를 제재하지 않았다. 그는 이런 분노폭발에 대해 당혹스러워했고, 수영연습에 가고 싶어 하지 않았다. 왜냐하면 그는 그가 왜 학교에서 분노폭발을 하곤 했었는지를 묻는 그의 수영 친구들과 만나고 싶지 않았기 때문이었다.

단독 면담에서 브랜든은 학교, 급우, 가족에 관한 질문에 대해 묻는 내용과 관계없이 혼잣말로 중얼거렸다. 그러나 검사자가 장난감 자동차에 대한 관심에 대해 묻자, 갑자기 브랜든의 표정이 밝아졌다. 브랜든은 자기 배낭에서 여러 개의 자동차, 트럭, 비행기 장난감을 꺼냈다. 그러면서 시선접촉 없이 자동차의 정확한 명칭을 사용하면서 자동차에 관한 이야기를 길게 늘어놓았다(예 대형 삽이 달린 트랙터, B-52, 재규어). 학교생활에 대해 묻자, 브랜든은 자신의 휴대폰을 꺼내더니 '덤보dumbo!!!!' '미스터 말더듬mr stutter' '루저LoSeR' '괴물freak!' '모두 널 미워해EVERYBODY HATES YOU'라고 한 줄로 적힌 문자메시지를 보여 주었다. 브랜든이 이전에 저장해 놓고 아무에게도 보여 주지 않았던 긴 문자메시지를 검사자가 읽는 동안, 브랜든은 수업시간에 다른 아이들이 자기에게 '나쁜 말'을 속삭였고, 복도에서도 자기 귀에 대고 소리를 질렀다고 했다. "그리고 나는 큰 소리를 싫어해요." 브랜든은 멀리 도망칠까도 생각했지만, 그때 당시는 자신의 침실로 도망치기로 마음을 먹었다고 했다.

발달사를 살펴보면, 브랜든은 생후 11개월이 되어서야 말하기 시작했고, 3세경 짧은 문장으로 말하기 시작했다. 그는 언제나 트럭, 자동차, 기차에 관심이 많았다. 브랜든의 어머니는 브랜든이 항상 '너무 수줍어해서' 친한 친구가 없었다고 했다. 브랜든은 농담과 아동기의 전형적인 우스갯소리를 잘 받아들이지 못했다. 그 이유는 "말 그대로 받아들이기 때문이었다". 브랜든의 어머니는 오랫동안 이러한 행동이 '약간 이상했다'면서, 잘 나가는 변호사인 브랜든 아버지의 경우와 크게 다르지 않았다는 말을 덧붙였다. 브랜든과 마찬가지로 브랜든의 아버지 역시 자신의 관심사에 집착하는 경향이 있었다. 두 사람 모두 '유머 감각이 결여되었고, 정해진 일을 동일한 순서와 방법으로 철저히 규칙적으로 하는 사람들'이었다. 브랜든의 어머니는 그가 집 밖에서는 트럭, 자동차, 기차에 대한 자신의 흥미를 감추고자 애쓰지만, 용기가 날 때는 이 장난감에 대해 열심히 말하곤 한다고 말했다.

브랜든은 학교에서 또래들과 상호작용하는 경우, 그를 피곤하게 하는, '정상'처럼 보이기 위해 노력한다는 사실을 어머니에게 털어놓았다. 그는 종종 또래 주변에서 긴장감을 느끼고 일반적으로 이들과 어울리는 것을 피하고자 한다.

검사 당시, 브랜든은 수줍어했고, 대체로 비자발적이었다. 그의 시선접촉 수준은 평균에 미치지 못했다. 그럼에도 그의 말은 일관성이 있었고, 목표 지향적이었다. 브랜든은 때로 말을 더듬었고, 한참 동안 말을 멈추기도 했다. 그런가 하면 때로 단어 또는 단어의 일부를 빠른 속도로 반복해서 말했다. 그는 기분은 괜찮지만, 학교는 무섭다고 했다. 그는 슬퍼 보였지만, 장난감 자동차에 대해 이야기할 때만은 밝은 표정이었다. 브랜든은 자살경향성suicidality과 살해경향성homicidality, 정신병적 증상은 없다고 했다. 그는 인지적으로 아무 문제가 없었다.

❖ 논의

브랜든은 자폐스펙트럼장애(ASD)와 일치하는 증상을 보인다. DSM-5 ASD는 종전에는 분리되어 있던 장애들[자폐성 장애(자폐증), 아스퍼거 장애, 달리 분류되지 않는 광범위성 발달장애]을 하나로 통합시킨 것이다. ASD는 2개의 주요 증상 영역(① 사회적 의사소통 결함, ② 일련의 고정적인 관심과 반복적 행동)이 특징이다.

브랜든이 또래들과의 사회적 상호작용에 상당한 어려움을 겪고 있는 것은 분명하다. 그는 교우관계 형성을 할 수 없고, 상호작용이 필요한 놀이에 참여하지 못하며, 사회적 단서 읽기를 어려워한다. ASD가 있는 사람들은 전형적으로 얼굴표정, 신체언어, 기타 비언어적 행동에 대한 해석을 어려워한다. 그는 유머가 없고 "말을 있는 그대로 받아들인다". 이러한 증상들은 사회적 의사소통 결함이라는 ASD 기준을 충족한다.

ASD의 두 번째 증상 영역과 관련하여, 브랜든은 심각한 고통의 원인이 되는 고정된 관심과 반복적 행동을 보인다. 그는 장난감 자동차와 기차 외에, 다른 것에는 관심이 거의 없을 뿐 아니라, 다른 아이들이 그의 관심사를 공유하지 않는 것에 대해 전혀 인식하지 못하고 있는 것 같다. 그는 '동일성sameness'을 요구하다가, 규칙적으로 하는 일의 정해진 순서와 방법이 조금이라도 어긋나는 경우, 심한 고통을 느끼게 된다. 그러므로 브랜든은 DSM-5 ASD의 주요 증상기준 둘 다를 충족한다.

또한 브랜든은 말을 더듬고, 과도하게 말을 멈추며, 단어 또는 일부 단어를 반복한다. 이러한 증상들은 DSM-5 의사소통장애, 즉 아동기 발병 유창성장애로 분류되는 말더듬과 일치한다. 전형적으로 지속적이고 소리의 잦은 반복과 길게 늘어뜨림, 깨진 단어, 말의 중지, 에둘러 말하는 것이 특징인 아동기 발병 유창성장애는 심각한 사회적 · 학업적 · 직업적 기능이상을 초래할 수 있다.

다른 DSM-5 의사소통장애로는 ① 음성산출 곤란(말소리장애), ② 구술 및 문자언어 사용 곤란(언어장애), ③ 언어적 · 비언어적 의사소통의 사회적 사용 곤란[사회적(실용적) 의사소통장애]이 있다. 이러한 어려움들은 사례보고서에는 나타나 있지 않지만, 브랜든은 이들 각 기준에 따라 평가되어야 한다. 왜냐하면 언어 손상은 ASD에서 흔히 공통적으로 나타나므로, 이 기준은 동반이환 진단으로 따로 기록되기보다는 ASD의 명시자로 기록되기 때문이다.

ASD가 있는 많은 사람은 동반이환되는 불안 증상이 있다. ASD에서 가장 흔한 불안장애는 특정공포증, 사회불안장애, 광장공포증이다. 브랜든의 경우, 그가 불안장애에 대해 더 평가를 받아야 함을 암시하는 징후로는 복통, 사회활동 회피, 그리고 사회적 상황에서의 잦은 당혹감이 있다. 25개 문항으로 된 ASD 부모평정불안척도Parent-Rated Anxiety Scale for ASD(PRAS-ASD)는 ASD 청소년의 불안 측정을 위한 신뢰할 수 있고 타당한 척도다.

DSM-5 이전이라면, 브랜든은 아스퍼거 장애 기준을 충족할 것이다. 이 장애는 핵심적인 자폐증 양상(사회적 결함과 고정된 관심)과 정상 지능이 특징이다. 그러나 브랜든은 아버지와 마찬가지로, 자폐스펙트럼 증상들을 가지고 있다. 따라서 브랜든은 '조금 이상한 것'처럼 보이지만, 특정한 임상적 주의가 요구되는 문제는 없는 것 같다. 진단이 없음으로 인해, 브랜든은 무방비 상태로 악의적 괴롭힘의 표적이 되었다. 이는 ASD로 진단되는 사람들에게서 흔히 나타나는 현상은 아니다. 자폐증 증상과 말더듬에 대해 적절한 개입이 없다면, 브랜든은 지속적으로 심리적 외상을 입고 학업적으로 이탈하게 될 위험성이 높다.

브랜든은 수동적 자살사고passive suicidal thoughts를 경험해 왔다. ASD를 가진 사람들은 자살사고를 하고, 자살완수 위험이 높으므로, 브랜든은 향후 주기적으로 면밀한 안전평가를 받는 것이 중요할 것이다. 그의 핵심 ASD 증상과 말더듬에 대한 적절한 개입이 없다면, 브랜든은 계속해서 심리적 외상과 심각한 학업중단 위험에 처하게 될 것이다.

단일 주제(트럭, 자동차, 기차)에 대한 브랜든의 지속적인 깊은 관심은 ASD 아동들에게는 전형적인 현상이다. 브랜든은 또래들이 자신의 깊은 관심을 더 이상 함께하지 않는다는 사실에 민감해져서, 자신의 관심을 숨기고 있다. 마찬가지로, 그는 학교에서 앞서 발생한 분노폭발 때문에 수영연습을 빠지고 싶어 한다. 두 경우 모두에서 그의 당혹감은 고통스럽지만, 긍정적인 점도 있다. 즉, 브랜든은 자신의 행동이 특이하다는 것을 알게 되었고, 친구들을 사귀고 싶어 한다. 그의 병식과 교제에 대한 욕구는 긍정적인 예후요인이고, 적절한 치료개입이 도움 될 수 있음을 시사한다.

❖ 진단

- 자폐스펙트럼장애, 사회적 의사소통 결함에 대한 지원이 필수로 요구됨, 지적 손상 없이 언어 손상 동반—아동기 발병 유창성 장애(말더듬)

❖ 읽을거리

Matthias C, LaVelle JM, Johnson DR, et al: Exploring predictors of bullying and victimization of students with autism spectrum disorder (ASD): findings from NLTS 2012. J Autism Dev Disord 51(12):4632–4643, 2021

Scahill L, Lecavalier L, Schultz RT, et al: Development of the parent-rated anxiety scale for youth with autism spectrum disorder. J Am Acad Child Adolesc Psychiatry 58(9):887–896, 2019

Thom RP, Friedman NDB, Nasir R, Politte LC, Nowinski LA, McDougle CJ: Neurodevelopmental Disorders: Autism Spectrum Disorder, in Tasman's Psychiatry, 5th Edition. Edited by Tasman A, Riba MB, Alarcon RD, et al. Berlin, Springer Nature, in press

Toth K, King BH: Asperger's syndrome: diagnosis and treatment. Am J Psychiatry 165(8):958–963, 2008

사례 1.3

학업곤란
Academic Difficulties

Stewart Adelson, M.D.
Rosemary Tannock, Ph.D.

카를로스Carlos(19세, 남, 히스패닉계)는 대도시 소재 공립대학public university에 다니는 1학년 학생이었다. 그는 학업곤란에 대한 도움을 받기 위해 생활지도 상담자에 의해 병원의 외래 정신건강의학과 클리닉에 의뢰되었다. 6개월 전 대학생활을 시작한 이후, 그는 시험을 잘 못 봤고, 공부 일정을 조절할 수 없었다. 대학에서 낙제할 거라는 그의 걱정은 불안, 불면증, 집중력 저하, 그리고 전반적인 무망감hopelessness으로 이어졌다. 특히 힘들었던 한 주를 보낸 뒤, 카를로스는 무턱대고 집으로 돌아와서는 가족들에게 학교를 그만두겠다는 뜻을 밝혔다. 그의 어머니는 이전에 카를로스와 그의 남동생 둘 다를 도왔던 클리닉에 그를 데리고 왔다. 어머니는 특별히 카를로스의 'ADHD'가 현재 문제의 원인으로 작용하고 있는지, 아니면 이젠 나이가 들어서 이 문제가 사라졌는지 알고 싶어 했다.

카를로스는 9세 때 이 클리닉을 방문해서 주의력결핍 과잉행동장애(ADHD), 복합 우세형으로 진단을 받은 적이 있었다. 당시의 임상평가 결과에는 카를로스가 학교생활에서 지시 불이행, 과제 미제출, 자리 뜨기, 물건 분실, 순서 기다리지 않기, 경청하지 않기 등의 문제가 있었던 것으로 기록되어 있었다. 그는 "몇 시간이고 할 수 있는" 비디오 게임을 제외하고는 집중력에 문제가 있었다. 카를로스는 눈에 띄게 언어발달이 늦은 것 외에는 출생과 발달력은 정상이었다. 그 후, 카를로스는 행동 미성숙과 읽기학습 곤란으로 1학년 때 유급했다. 카를로스가 제2언어인 영어 습득을 수월하게 해냈다는 사실은 기록에 없었다. 카를로스의 가족은 카를로스가 5세 때 도미니카 공화국에서 미국으로 이민을 왔다. 가족들은 가톨릭 신자들이었고, 매주 일요일 교회에 출석했다. 그의 부모는 둘 다 지역시립병원에서 관리 및 가사 서비스 일에 종사했다.

카를로스가 9세 때 받은 임상심리학자에 의한 심리교육적 평가 결과, 읽기에 문제(특히 읽기 유창성과 이해력 문제)가 있음이 확인되었다. 그러나 카를로스는 학습장애에 대한 학교당국의 기준(IQ와 성취도 점수 사이에 20점 차이가 있음을 반드시 입증해야 함)에 부합할 정도는 아니어서 특수교육 수혜 대상에 들지 못했다.

평가자는 카를로스가 잘하고 싶어 하고, 학업부진에 대해 불안해하고 있다고 기록했다. 그의 불안은 학교에서의 어려움과 가족의 학업기대에 부응하는 문제에 대한 반응으로 생각되었다. 카를로스의 소아과 의사는 약물치료를 권했지만, 그의 부모는 약물투여를 원치 않았다. 이들은 엉뚱한 곳으로 빼돌려진 규제물질을 사용하고 '거리에서' 떠돌던 지역 청소년들과의 부정적인 경험을 예로 들었다. 대신, 그의 어머니는 아들의 '집중력과 독서'를 돕기 위한 과외비 지출을 위해 추가적인 일을 맡았다고 했다 4자녀 중 장남인 카를로스는 이런 개입에서 잘했고, 이제 그의 가족 중 대학에 입학한 첫 번째 가족원이 되었다.

정신건강의학과 수련의는 카를로스의 ① 학업기록, ② 증상(슬픔, 불안, 불면증, 무망감의 경과와 심각도 포함), 그리고 ③ 그의 사회력과 발달력을 면밀히 검토했다. 그녀는 그의 가족과 학교기록으로부터 부수적인 과거력을 수집했다. 그녀는 개정된 DSM-5-TR 핵심 문화적 공식화 면접Core Cultural Formulation Interview(CCFI)을 사용하여 카를로스의 문화동화acculturation 경험, 클리닉의 권장사항에 대한 가족의 과거 감정, 그리고 카를로스와 그의 가족에게 어떤 치료적 개입이 적절하고 수용될 수 있는지에 대해 더 잘 이해할 수 있게 되었다.

정신건강의학과 수련의는 카를로스가 이웃의 쿠란데라curandera(전통적 치유자)에 의해 아타케 데 네르비오스ataque de nervios로 확인된 '신경발작nervousness'의 아동기 과거력이 있음을 알게 되었다. 가족들은 이 문제를 지지적인 기도와 전통 허브차로 해결했다. 이들은 분명히 당시 정신건강 전문의에게 이 사실을 밝히지 않은 것 같았는데, 그가 그것이 무관하다고 생각할 것이고, 그의 권위에 대해 무례하게 보이고 싶지 않다고 생각했기 때문인 것 같았다. 이러한 급성 불안의 공개되지 않은 삽화 동안, 카를로스는 떨림과 동요, 심계항진, 호흡곤란, 해를 입을 것에 대한 두려움, 보호자로부터의 분리에 대한 두려움을 경험하곤 했다. 소아과 전문의의 정밀검진 결과, 생리적인 원인은 발견되지 않았다.

대학 입학 후, 카를로스는 독서할 때와 강의시간에 자주 주의집중 곤란을 겪었고, 주의 산만으로 인해 보고서를 기한 내에 제출하는 데 어려움을 겪었다. 또한 가만히 앉아 있지 못하고, 쉽게 동요를 일으켰으며, 걱정이 많았다. 그리고 수면 개시 곤란, 기력저하, 그리고 또래들처럼 '즐겁게 지낼 수 없음'을 호소하곤 했다. 게다가, 일주일 내내 우울 증상이 '악화와 완화'를 반복했지만, 집중력에는 영향을 미치는 것 같지는 않았고, 물질 사용은 하지 않는다고 했다.

카를로스는 고등학교 때 자신을 이해해 주고, 읽은 내용의 의미를 파악할 수 있게 도와주고, 수업 내용을 녹음해 주고, 다른 형태의 수업 자료(예 동영상, 위키wikis [***역자 주.** 인터넷 사용자들이 내용을 수정 · 편집할 수 있는 웹사이트])를 활용할 수 있도록 허락해 준 훌륭한 선생님들을 만났다고 말했다. 대학에서는 이러한 지원이 없어 '외롭고, 어리석어 보이며, 헤어나기 힘든 실패감'에 시달린다고 호소했다.

고등학교 때 교사의 조언에도 불구하고, 카를로스는 대학의 학생장애서비스센터에 등록하지 않았다. 그 이유는 또래들과 다르게 보이고 싶지 않았고, 혼자 힘으로 대학을 졸업할 수 있다고 생각했기 때문이었다.

카를로스의 가족력에 의하면, 남동생은 ADHD 양성이었다. 조카에게는 '난독증dyslexia'이 있어서 지역 전문대학에 한 학기를 다닌 뒤, 학업을 그만두었다고 했다. 그의 사회력과 발달력에 의하면, 그는 학창 시절 내내 그의 친구 무리들로부터 인기가 있었다. 그의 무리는 남녀 아이들로 구성되었고, 운동보다 학교에 더 관심이 있는 아이들로 구성된 경향이 있었다. 카를로스는 데이트를 하거나 성적으로 활동적인 적이 없었다고 부인했고, 또한 이러한 활동 중 하나를 추구하는 것에 관심을 가지고 있지 않다고 했다.

검사 당시, 카를로스는 깨끗한 진 바지, 티셔츠, 후디hoodie(***역자 주.** 모자 달린 옷)를 입었는데, 계속해서 얼굴 위로 끌어내리곤 했다. 그는 조용히 허리를 굽히고 앉아 있었다. 카를로스는 하품을 자주 하면서 임상가와는 시선접촉을 거의 하지 않았다. 그는 의자에 앉은 채 손가락을 자주 두드렸고, 발을 이리저리 움직이면서도 질문에는 공손하고 적절하게 대답했다. 카를로스는 영어를 아주 잘했지만, 히스패닉 억양이 약간 섞여 있었다. 카를로스는 자주 중얼거리듯 말했고, 일부 다음절multisyllabic 단어들(예 '리터러처literature'를 '리터랄처literalchure'로, '인티미데이트intimidate'를 '인티미트intimate'로)을 잘못 발음하기도 했다. 그는 자살사고는 없다고 했고, 자신의 문제에 대해 적절하게 인식하고 있는 것 같았다. 그는 더 잘하기 위해 동기부여가 된 것처럼 보였다. 정신건강의학과 수련의와의 후속면담에서 카를로스는 대화 내용이 비밀유지가 되는지 물었다. 대화 내용이 비밀유지가 된다는 말을 들었을 때, 그는 주저하며 대학 동기들과의 새로운 관계에 압도당하는 느낌이 든다고 했다. 그는 "내가 자란, 우리 동네사람들은 모두가 도미니카 사람이었지만, 대학에서는 저만 도미니카 사람이에요."라고 말했다. 그는 또 조용히 "여자보다는 남자들이 더 좋은 것 같아요."라고 말했다. 그는 최근 사회적 상황에서 발생한 '어렸을 때와 같은' 공황 삽화 두 가지를 공개했다. 그는 더 상세한 내용에 대한 언급은 거부했다.

이 두 차례의 초기 회기 후, 정신건강 전문의는 치료 전략을 최적화할 수 있도록 평가를 확대할 것을 제안했다. 그녀는 카를로스에게 자신의 기분과 불안 증상뿐 아니라, 그의 가족 중 처음으로 대학에 간 것에 대해 어떻게 느끼는지 더 잘 이해하고 싶다고 말했고(즉, 역할전환role transitions), 자신의 성적 지향성sexual orientation에 대한 우려에 대해 조금 더 이야기하고 싶다고 말했다. 그녀는 또한 카를로스를 최신 심리교육적 검사에 의뢰했다. 이 심리교육적 재평가는 카를로스의 읽기와 쓰기 능력이 그의 나이에 예상되는 것보다 양적으로 상당히 낮다는 사실을 확인해 주었다. 그 보고서는 또한 이러한 학습곤란이 지적발달장애, 교정되지 않은 시각적 또는 청각적 예리함, 심리사회적 역경, 또는 학업지도 언어의 숙련도 부족 때문이 아니라고 결론지었다. 보고서는 카를로스가 철자법과 쓰기 표현뿐 아니라, 읽기 유창성과 이해력에 특정한 어려움이 있다고 결론지었다.

❖ 논의

카를로스는 아동기에 진단받은 ADHD 병력을 나타내고 있다. 그는 또 대학에서 재발한 불안과 공황발작을 가지고 있는 것으로 보인다. 그의 초기 불안/공황은 이전에 소아과 의사에 의해 확인된 적이 없었다(이는 아타케 데 네르비오스로 진단되어 이들의 공동체에서 전통적인 치료사에 의해 치료되었음). 그는 또한 문화동화, 대학 진학, 그리고 자신의 성적 지향성에 대한 불확실성을 둘러싼 스트레스 요인의 맥락에서 새롭게 발병한 주요우울삽화, 경도의 심각도를 가지고 있는 것으로 보인다.

처음으로 평가받았던 9세 때, DSM-IV ADHD 기준에 의하면, 2개 범주(① 부주의, ② 과잉행동/충동성[12세 이전 발병]) 중 1개 범주에 속하는 9개 증상 중 6개를 충족해야 했다. 카를로스는 ADHD 복합형 진단을 받았다. 이는 전문클리닉에서 2개 범주 중 1개 범주에서 적어도 6개 증상이 발견되었음을 가리킨다.

카를로스는 19세가 되어 다시 클리닉을 찾았다. 사례보고서에 의하면, 그는 5개의 부주의 증상, 그리고 과잉행동/충동성과 관련된 2개 증상을 보이고 있다. 이는 증상이 개선되었음을 의미하는 것 같다. ADHD의 부분 관해는 나이를 먹으면서 흔히 나타나는데, 특히 과잉행동 증상에 있어서 그렇다. DSM-IV 기준에 의하면, 카를로스의 ADHD는 관해될 것이다. 그러나 DSM-5는 각 범주에 있는 5개 증상의 역치가 낮다. 그러므로 카를로스는 ADHD의 진단기준을 충족한다.

그러나 카를로스의 불안과 우울증은 실제로 그의 부주의를 야기할 수 있다. 만일 대안적인 설명이 더 가능성이 크다면, ADHD로 진단되어서는 안 된다. 카를로스는 어렸을 때 ADHD가 있었던 것으로 보이지만, 이전의 평가는 전통적인 치료사에 의해 아타케 데 네르비오스('신경발작')로 확인된 증상을 밝혀내지 못했다.

진행 중인 평가는 그의 부주의의 원인(그리고 그가 실제로 ADHD가 있는지 여부)을 명확히 하려고 노력하는 것 외에, 그의 가족 중 처음으로 대학에 진학한 것과 "캠퍼스 유일의 도미니카인"이라는 그의 정체성에 대한 카를로스의 관점을 탐색할 수도 있다. 성적 지향성과 관련된 문제를 재치 있게 탐색하는 것 또한 유용할 것이다. 여기에는 그의 성적 감정과 환상, 최근의 공황발작의 촉발요인, 그리고 동성애 행동에 대한 그의 (그리고 가족의) 견해가 포함될 수 있다. 사례보고서에 따르면, 카를로스의 가족은 준수한 가톨릭 신자이며, 카를로스의 아타케 데 네르비오스 치료를 위해 전통적인 치료사를 찾았다고 한다. 카를로스와 그의 가족이 가톨릭과 전통적인 아프리카-카리브 종교의 측면을 어떻게 통합하는지 더 잘 이해하는 것이 유용할 것이다. 이러한 이해는 불안, 우울증, 그리고 그의 '좋아하는 사람들'을 포함하여 카를로스의 모든 관심사에 대한 관점을 알려 줄 수 있을 것이다.

카를로스는 ADHD 외에도 기분장애와 불안장애가 있을 수 있다. 학업 문제는 특정학습장애specific learning disorder(SLD)가 없는 경우에도 ADHD에서 일반적이지만, SLD는 일반적으로 ADHD와 동반이환된다. 카를로스는 반복적인 심리검사 이전에도 SLD의 가능성을 높이는 다수의 과거력 문제를 가지고 있는 것처럼 보였다. 그의 말은 그의 모국어인 스페인어에서 지체되었다. 그의 읽기는 스페인어와 영어에서 모두 느렸다. 그리고 그는 고등학교에서 교육적 조정을 받았다. 이 모든 것은 학습장애에 대한 그의 양성 가족력과 마찬가지로 SLD를 암시하고 있다.

카를로스가 이전에 받은 심리교육적 평가에서는 그에게 학습장애가 있음을 확인할 수 없었다. 그 이유는 그가 SLD 진단을 위해 IQ와 성취도 사이에 필수적인 차이를 충족하지 못했기 때문이었다. 10년 이상의 과학적 증거를 토대로, DSM-5에서는 이러한 불일치 기준을 삭제했다. 그 결과, 나이 든 청소년 환자들에 대해 재평가 의뢰가 적절하다는 인식이 확대되었다.

반복적인 심리검사로 카를로스에게 고도의 SLD가 있음이 확인되었다. 학령기에 시작된 카를로스의 학습장애가 계속해서 학업능력 손상의 원인이 되어 왔다는 점에서 카를로스는 DSM-5 SLD 진단범주를 충족한다. ADHD와 SLD에 대한 기록을 제공함으로써, 카를로스는 대학에서의 학업을 더 힘차게 할 수 있도록 학업상의 편의를 제공받을 수 있을 것이다.

진단

- 주요우울장애, 경도, 단일 삽화
- 공황장애 과거력; 현재 배제
- 주의력결핍 과잉행동장애 과거력, 부주의 우세형, 경도에서 중등도 심각도; 현재 배제
- 특정학습장애, 읽기(유창성과 이해력 모두)와 쓰기(철자와 쓰기 구성) 영역에 영향을 미침, 모두 현재 중등도 심각도

읽을거리

Adelson SL, American Academy of Child and Adolescent Psychiatry (AACAP) Committee on Quality Issues (CQI): Practice parameter on gay, lesbian, or bisexual sexual orientation, gender nonconformity, and gender discordance in children and adolescents. J Am Acad Child Adolesc Psychiatry 51(9):957-974, 2012

Aggarwal NK, Lewis-Fernández R: An introduction to the Cultural Formulation Interview. Focus 18(1):77-82, 2020

Morgan PL, Staff J, Hillemeier MM, et al: Racial and ethnic disparities in ADHD diagnosis from kindergarten to eighth grade. Pediatrics 132(1):85-93, 2013

Pham AV, Riviere A: Specific learning disorders and ADHD: current issues in diagnosis across clinical and educational settings. Curr Psychiatry Rep 17(6):38, 2015

사례 1.4

학교 문제

School Problems

Arden Dingle, M.D.

다프네Daphne(13세, 9학년, 여)는 학업과 행동상의 어려움으로 정신의학적 평가에 의뢰되었다. 그녀는 특히 학교 공부의 시작과 완결, 그리고 지시 이행에 어려움이 있었고, 수학에서 낙제점수를 받았다. 과제 완결 지시를 받는 경우, 다프네는 따지고 들면서 짜증을 냈다. 다프네는 엄마와 함께 집에 있게 해 달라고 간청하면서 점점 더 학교에 가지 않으려고 했다. 이러한 어려움은 어린 시절부터 분명했지만, 올해는 현저하게 악화되었다. 다프네가 점점 더 고통스러워했기 때문에, 그녀의 부모는 그녀를 언짢게 하는 어떤 활동도 그녀에게 시키려고 하지 않았다.

심리검사 결과에 의하면, 다프네는 지능이 평균 이상이었고, 수학을 제외한 전 과목에서 연령에 부합되는 성취도를 보였으며, 시공간 기술에서 다소 어려움을 겪고 있었다. 시험 결과는 추가 과외를 제공한 학교와 공유되었다. 다프네는 추가 과외가 도움이 안 된다면서 몇 회기만 참석했다. 그녀의 부모는 학교상담자들과 다프네의 담당교사들에게 더 많은 서비스를 요청했다. 이들은 다프네가 더 주장적이고 도움을 청할 필요가 있다는 말을 반복적으로 들었다. 몇몇 교사는 다프네가 동기가 더 유발되어야 하고, 더 노력해야 한다는 견해를 밝혔다. 수년 전, 소아과 전문의는 그녀를 ADHD로 진단했고, 자극제를 처방해 주었다. 다프네는 일주일간 치료약물을 복용했지만, 부모는 그녀가 동요하는 것 같다는 이유로 약물투여를 중단시켰다.

가정에서 부모는 다프네의 숙제를 도와주려고 했으나, 이 시도는 거의 언제나 울음과 고성이 오가는 논쟁으로 이어지곤 했다. 다프네는 오랜 친구 2명이 있었을 뿐, 수년간 새 친구를 사귀지 않았다. 다프네는 대체로 자기보다 어린 여자아이들과 놀기를 좋아했다. 그러면서 친구들이 활동을 선택하거나 자신의 규칙을 따르지 않을 때면 철수하는 경향이 있었다. 다프네는 대개 여러 사람과 함께 있을 때와 학교에서는 조용했으나, 가족들과 함께 있을 때는 대담하기까지 한 모습을 보였다.

초기 아동기가 시작될 무렵, 다프네는 잠들기 어려워해서 밤새 전등을 켜놓고 부모에게 함께 있어 줄 것을 요구하곤 했다. 그녀의 부모는 다프네가 변화에 의해 쉽게 짜증을 낸다는 점을 알고 있기 때문에 다프네에게 새로운 활동을 시도해 보도록 강요하지 않았다. 다프네는 특히 여름철을 좋아했다. 여름이 되면, 다프네는 호숫가에 위치한 집에서 할머니, 할아버지와 함께 시간을 보내곤 했다. 다프네의 부모에 의하면, 다프네에게는 특별한 외상, 스트레스, 또는 의학적/발달상의 문제가 없었다. 다프네는 평가를 받기 약 2개월 전에 월경을 시작했다. 다프네의 가족력에 의하면, 여러 명의 일가 친족(***역자 주.** 형제자매, 부모, 자녀같이 DNA를 25% 공유하고 있는 사람)에게 기분장애, 불안장애, 또는 학습장애가 있었다.

첫 만남에서 다프네는 수줍어하고 긴장하면서 시선접촉을 잘 하지 않았다. 그러면서 자신의 플라스틱 말 인형 수집에 관한 것 외에는 말하기를 어려워했다. 15분 정도가 지나자, 다프네는 훨씬 편안해하면서 공부가 어렵고 다른 아이들이 자기를 배려해 주지 않아 학교가 싫다고 말했다. 그녀는 자신이 어리석고 옷과 데이트에 관심이 없었기 때문에 다른 아이들이 자신을 좋아하지 않는 것 같다고 생각했다. 때로 그들은 그녀를 놀렸고, 교사가 그녀에게 뭔가를 시킬 때마다 웃기 시작했다. 동물에 대해 비슷한 관심이 있고 괜찮아 보이는 또래들이 몇 명 있었다. 그녀는 그들과 함께 점심을 먹곤 했지만, 긴장을 풀기 어려웠고 그들이 정말로 친구가 되고 싶어 한다는 것을 믿기 어려워했다. 다프네는 항상 실수, 성적 부진, 그리고 모든 사람을 실망시킬 것이 두렵다고 했다. 종종 그녀는 다음에 말할 것에 너무 집착한 나머지, 또래 또는 교사에게 집중할 수 없었다. 그녀는 자주 옳지 않을 것이 염려되어 결정을 내릴 수 없었다. 다프네는 자신이 잘할 수 있는 것과 삶에서 잘 진행되고 있는 측면을 인정하지 않았다. 그녀는 더 많은 친구를 사귀고 싶어 했고, 더 똑똑해지기를 원했다. 적어도 기억할 수 있는 범위 내에서 다프네는 항상 이러한 느낌이 들었다고 했다. 이러한 이유로 다프네는 슬펐지만, 지속적인 우울 기분이나 자살사고는 없다고 했다. 다프네는 불안해 보였으나, 자신의 말 인형 수집, 그녀의 오랜 친구, 그리고 그녀의 가족에 관해 이야기를 나눌 때는 표정이 밝아졌다.

❖ 논의

다프네에게는 부주의, 불안, 학업곤란, 제한적인 또래관계, 낮은 자존감으로 인해 고통과 기능 손상 같은 증상들이 있다. 생물학적으로, 다프네는 기분장애, 불안장애, 학습장애가 있는 가족력을 배경으로 사춘기의 호르몬 변화를 겪고 있다. 심리학적으로, 다프네는 자신이 부적절하다는 신념으로 생활하고 있는데, 이 요인은 다프네가 학교생활에서 겪고 있는 지속적인 어려움과 연관된 것으로 보인다. 발달적으로, 다프네의 정서적 · 사회적 기능은 다소 지연된 것으로 보이며, 기대 연령보다 더 어린 수준의 관심과 대처전략을 가지고 있다. 사회적으로, 다프네는 그녀에 대한 보호를 강조하는 지지적인 가족환경에서 살고 있어서, 독립성 · 자율성과 관련된 기술 습득을 저해할 가능성이 있다. 그동안 교육체제는 다프네가 학교생활을 잘하는 데 필요한 지원을 제공하지 못했다.

다프네의 학업 문제는 부분적으로 수학과목에서의 특정학습장애로 설명될 수 있다. 그녀는 수학에서 지속적으로 어려움을 겪고 있는데, 그녀의 수행력이 지적 수준과 생활연령에 비해 낮은 수준임을 보여 주는 검사 결과가 이를 입증하고 있다. 기타 학과목에서의 성취도와 적응기능 수준은 대체로 다프네의 연령에 적합한 것 같다. 이는 다프네가 전반적인 지능과 적응기능이 정상이고, 지적발달장애는 없음을 입증하는 것이다.

다프네 연령의 아동들에게서 불안장애와 기분장애를 구분하기는 어려울 수 있다. 이 사례에서 다프네의 증상은 종종 우울 증상이 일시적이기보다는 만성적 · 지속적이기 때문에 불안장애의 가능성이 더 크다. 다프네의 슬픔은 실패감과 자신의 역량에 관한 걱정과 연관이 있다. 다프네에게는 수면장해sleep disturbance(***역자 주.** DSM-5-TR 한국어판에서는 '수면 교란'으로 번역됨) 외에 신경식물neurovegetative 증상(***역자 주.** 자율신경기능장애의 결과로 나타나는 다종다양한 증상의 총칭)은 없다. 다프네가 잠들기 어려워하는 것은 사회역량 부족, 학교 요구 이행에 대한 저항감, 그리고 달갑지 않은 과제 수행에 대한 과잉반응에서 파생된 불안에 기반한 것으로 보인다. 능력에 대한 불안 외에도, 다프네는 안전에 대해 염려하는 것 같다. 이는 그녀가 긴장된 모습을 보이고 있는 이유에 대한 설명도 될 수 있다. 다프네는 활동 기피 또는 통제를 통해 불안을 관리하고 있다. 다프네는 다른 불안장애, 즉 사회불안장애(사회공포증) 또는 분리불안장애와 유사한 증상을 보이고 있지만, 그녀의 걱정은 이러한 범주를 뛰어넘는 것들이다. 다프네의 불안이 광범위한 것을 고려한다면, 가장 적절한 진단은 범불안장애generalized anxiety disorder(GAD)다.

GAD는 지속적이고 과도한 불안과 걱정이 특징이다. 증상기준은 좌불안석, 낮은 집중력, 과민성, 근육 긴장, 수면장해, 그리고 쉽게 피로해지는 것을 포함한다. 성인들에게는 총 6개 기준 중 3개가 필수로 요구되지만, 아동에게는 과도한 불안과 걱정 외에 1개 증상만 나타나도 GAD로 진단될 수 있다.

사회적 어려움은 아동과 청소년들, 특히 정신건강의학적 장애가 있는 경우에 특히 흔하다. 다프네의 문제는 유능감과 호감을 주는 것에 대한 불안과 연관이 있다. 그녀의 학업분투와 불안은 그녀의 발달을 저해했고, 그녀를 정서적 · 사회적으로 미성숙하게 만들었다.

다프네의 미성숙함은 자폐스펙트럼장애(ASD)의 단서가 될 수 있다. 다프네는 또래들과의 사회적 상호작용의 시작과 참여에 어려움(검사 중 눈에 띌 정도의 빈약한 시선접촉)을 겪고 있지만, 자폐증과 연관이 있는 의사소통 곤란, 경직성, 또는 상동증적 행동은 없다. 다프네의 행동은 상황에 익숙해지면서 나아지고, 또래들에게 관심을 표현하기도 한다.

다프네의 언어, 말, 의사소통 기술 역시 발달적으로 적절하다는 점에서 다프네에게 이 영역에서의 장애가 존재할 가능성은 매우 적은 것 같다.

다프네가 학교공부를 해야 할 때가 되면, 학교와 가정에서 저항적이고 비협조적인 태도를 보인다는 점에서 적대적 반항장애oppositional defiant disorder(ODD)도 고려해 볼 만하다. 그러나 이러한 태도와 행동은 다른 상황에서는 나타나지 않는다는 점에서 다프네의 행동은 증상 수준과 빈도에 있어서 적대적 반항장애의 필수요건에 부합되지 않는다. 이 장애의 필수요건들은 불안 징후와 관리를 위한 시도가 나타나는 경우에 더 잘 개념화된다.

부주의inattention는 다양한 진단에서 나타나는 증상이다. ADHD가 있는 사람은 주의력, 충동성, 및/또는 과잉행동에 문제가 있다. 이러한 문제들은 12세 이전에 여러 상황에서 나타나고, 현저한 손상의 원인이 된다. 다프네가 부주의와 관련된 갖가지 증상을 보이고 있지만, 이 증상들은 학교장면에 한정된 것 같다. 다프네에게는 충동성 또는 활동 조절과 관련된 심각한 행동은 없는 것 같다. ADHD는 가능한 진단으로 남겨두겠지만, 다른 진단들은 다프네의 어려움을 잘 설명해 주고 있다.

다프네의 문제에 대한 환경적 기여를 최소화해서는 안 된다. 그녀의 중심적인 정신건강의학적 진단—수학에서의 특정학습장애와 GAD—은 가정 또는 학교에서 적절히 해결되지 않은 것으로 보인다. 더 적절한 서비스를 제공한다면, 다프네는 불안과 정서적 고통을 덜 느낄 것이고, 그녀의 수업활동에서 성공하고 발달적으로 궤도를 유지할 가능성이 훨씬 더 크다.

사례보고서에는 다프네의 진단과 치료가 지연되었다고 나와 있지만, 우리는 다프네의 인구 통계학적 배경에 대해 잘 알지 못한다. 일반적으로, 우리는 아동의 학습장애가, 특히 가족이 가난하거나 역사적으로 소외된 집단의 구성원, 이민자, 또는 불리한 환경에서 사는 아동들에게서 종종 확인되지 않는다는 것을 알고 있다. 다프네의 부모는 더 철저한 진단(및 치료)을 옹호하려고 노력했지만, 뚜렷한 성과는 없었다. 다프네를 스트레스로부터 보호하려는 이들의 노력은 좋은 의미였지만, 그녀의 성공 경험을 막았고, 그녀의 무능함에 기여했을 수도 있다.

그녀의 불안, 학업수행력, 그리고 그녀가 흥미롭거나 문제가 있다고 생각하는 다른 모든 것에 대한 다프네의 관점을 더 잘 이해하는 것이 유용할 것이다. 그녀는 괴롭힘과 놀림harassment으로 확대되었을 수 있는 부정적이고 비판적인 발언을 경험했다. 이러한 일반적인 경험을 구체적으로 찾는 평가는 추가적인 문제를 찾아낼 뿐 아니라, 사적인 수치심을 조용히 견뎌 낼 수 있는 환자들에 의해 공감으로 느껴질 가능성이 크다.

❖ 진단

- 특정학습장애(수학)
- 범불안장애

❖ 읽을거리

Burenkova OV, Naumova OY, Grigorenko EL: Stress in the onset and aggravation of learning disabilities. Dev Rev 61:100968, 2021

Creswell C, Waite P, Hudson J: Practitioner review: anxiety disorders in children and young people—assessment and treatment. J Child Psychol Psychiatry 61(6):628-643, 2020

Fletcher JM, Grigorenko EL: Neuropsychology of learning disabilities: the past and the

future. J Int Neuropsychol Soc 23(9-10):930-940, 2017
Grigorenko EL, Compton DL, Fuchs LS, et al: Understanding, educating, and supporting children with specific learning disabilities: 50 years of science and practice. Am Psychol 75(1):37, 2020
Strawn JR, Lu L, Peris TS, et al: Research review: pediatric anxiety disorders—what have we learnt in the last 10 years? J Child Psychol Psychiatry 62(2):114-139, 2021

사례 1.5

좌불안석과 주의산만

Fidgety and Distracted

Robert Haskell, M.D.
John T. Walkup, M.D.

에단Ethan(9세, 남)은 그의 주의력이 점차 산만해지는 것을 지켜보던 교사에 의해 정신건강의학과 클리닉에 의뢰되었다. 당시, 에단은 정규 교육기관이자 남학교인 사립초등학교 4학년이었다. 교사는 에단의 부모에게 에단이 가을 학기까지만 하더라도 우수한 학생 군에 속했는데, 봄 학기가 되면서 성적이 크게 하락했다고 말했다. 학교공부가 점차 어려워지면서, 에단이 초조해하고 산만한 경향성을 보이자, 교사는 부모에게 신경정신과 검사를 받아 보도록 제안했다.

에단의 어머니는 에단이 최근 들어 가정에서 더 안절부절못하게 된 것 같다면서, "어떤 때는 금방이라도 눈물을 흘릴 것 같은 모습을 보이곤 하는데, 이런 적이 없었거든요."라고 말했다. 에단의 어머니는 가정에 아무런 어려움이 없다고 말하면서 남편, 아들, 8세 딸, 그리고 자신을 '행복한 가족'으로 묘사했다. 그러나 에단이 혼자 있기를 어려워하는 것 같은 모습은 자주 어머니의 눈에 띄었다. 에단은 혼자 방에 남아 있기를 싫어하면서 자주 부모에게 들러붙어 집 주변을 졸졸 따라다녔다. 또한 한밤중에 부모의 침대에 기어오르곤 했는데, 이 역시 전에는 없던 일이었다. 에단에게는 이웃과 학교에서 사귄 친구들 몇 명이 있었다. 에단은 다른 아이들이 자신의 집에 오는 것을 반가워했지만, 자기가 다른 아이의 집에서는 자고 싶어 하지 않았다.

에단의 어머니는 에단이 더 초조해 보인다는 말에 동의했다. 에단이 자주 어깨를 들썩거리고, 얼굴을 찡그리는가 하면, 눈을 깜빡거리기도 하는 광경이 어머니의 눈에 자주 띄었기 때문이었다. 어머니는 이러한 행동을 불안의 징후로 여겼다. 이러한 움직임들은 에단이 피곤하거나 좌절할 때 더 악화되는 반면, 클라리넷 연습이나 숙제할 때처럼 차분하고 집중이 필요한 활동을 하는 경우에는 발생빈도가 낮았다. 특히 어머니가 도와주는 상황에서는 안정을 되찾았다.

에단의 어머니는 에단이 갑자기 '미신적superstitious'이 되었다고 했다. 에단은 출입구를 지날 때마다 왔다 갔다 하다가 2회 연속해서 두 손으로 동시에 문간을 잡곤 했다. 에단의 어머니는 이처럼 눈에 띄는 습관들이 가족들이 매년 휴가를 떠나는 여름이 되기 전까지 진정되기를 바랐다. 여름휴가 장소로 에단의 어머니는 디즈니랜드가 적합하다는 느낌이 들었지만, 에단의 아버지는 에단을 낚시 여행에 데리고 가자고 제안했다. 그러자 에단의 어머니는 딸과 함께 뉴욕에 살고 있는 친척집을 방문하기로 했다.

에단의 어머니는 에단을 '순하지만, 민감한 아이'로 기억했다. 에단은 계획되고 복잡하지 않은 임신으로 얻은 아들이었고, 발달상 중요한 모든 과업을 시기에 맞추어 완수했다. 에단은 아무런 의학적 문제도 없었고, 최근에 감염된 적도 없었다. 그러나 에단의 어머니는 에단이 복통으로 학교보건실을 자주 방문하기 시작했다고 말했다.

검사 당시, 에단은 피부가 뽀얗고, 주근깨가 많은 피부에 금발의 튼튼한 남자아이였다. 에단은 다소 초조해하면서 바지를 잡아당겼고, 의자에 앉은 채 자세를 연신 바꿨다. 에단은 어머니가 자신의 새로운 동작에 관해 말하는 것을 들을 때마다 그러한 행동들을 더 자주 나타냈다. 검사자는 에단이 때로 눈을 심하게 깜빡이고, 눈동자를 굴리면서 헛기침하는 모습을 관심 있게 관찰했다. 에단은 때로 부모에게 '나쁜 일'이 생기고 있어서 걱정된다고 말했다. 그러나 에단이 무엇에 대해 염려하고 있는지는 확실치 않았다. 에단은 다만 강도들이 자신의 집에 침입할 수 있다는 것에 대해서만 두려워하는 것 같았다.

❖ 논의

에단은 학업성적 하락으로 클리닉을 찾았다. 에단의 가족들은 비교적 최근에 발병한 일련의 불안 증상에 원인 제공을 하고 있는 것 같다. 에단은 혼자 있기를 힘들어했고, 또래친구들의 집에서 자는 것을 꺼렸다. 또한 부모에게 나쁜 일이 일어날 것에 대한 두려움이 있었고, 학교보건실을 수시로 찾았다. 에단은 DSM-5의 분리불안장애 기준에 부합하는 것 같다. 이 장애의 진단기준에 부합하려면, 관련 증상들이 아동과 청소년들에게서 1개월만 지속되면 된다.

에단의 어머니에 의하면, 에단은 최근 들어 더욱 초조해하고 있다. 에단의 어깨 들썩이기, 얼굴 찡그리기, 눈 깜빡거림이 최근에 발병된 분리불안으로 인한 것이라는 생각이 들기 때문이다. 에단의 부모뿐 아니라 교사들도 에단의 이러한 행동이 틱이라는 사실을 인식한 사람은 아무도 없었다. 틱tic이란 지속기간이 짧고 갑작스럽게 발병되는 불규칙적인 움직임을 말한다. 에단에게는 면담자의 관찰 내용, 즉 운동 틱(눈 깜빡거림, 어깨 돌리기)과 음성 틱(쩝쩝 소리, 웅얼거림, 헛기침, 코를 킁킁거리기, 딸깍 소리 내기) 외에도 다양한 틱이 있는 것 같다. 틱은 단순해서 수천 분의 1초가 걸리거나, 지속시간이 좀 더 길거나, 체인처럼 연결되어 일어나거나, 연속적인 행동 등 복잡한 양상으로 나타날 수 있다. 틱은 틱장애가 진행되면서 폭넓게 변하지만, 주어진 기간 동안 특정 형태로 재발하는 경향이 있다.

특정 틱장애(만일 있다면)는 움직임의 유형과 지속시간에 의해 결정된다. 투렛장애에서는 운동 틱과 음성 틱이 나타나는 반면, 지속적인(만성적) 운동 틱 또는 음성 틱에서는 운동 틱 또는 음성 틱만 나타난다. 에단은 혼재된 틱을 나타내고 있는데, 이 시점에서는 6개월간만 나타났다. 투렛장애나 지속성 틱장애로 진단되려면, 적어도 1년 동안 틱이 나타나야 한다. 그러므로 에단은 잠정적 틱장애provisional tic disorder로 진단되어야 한다.

틱은 아동의 15~20%에게서 나타나는데, 0.6~1.0%가 투렛장애로 이어진다. 평균적으로, 틱은 4~6세 사이에 나타나기 시작해서 10~12세 때 가장 심각한 상태에 도달했다가 일반적으로 청소년기가 되면서 점차 나아진다. 성인기에 발생하는 틱은 이미 아동기에 나타났을 가능성이 매우 크지만, 대체로 눈에 잘 띄지 않는다. 틱은 전형적으로 불안, 흥분, 소진에 의해 악화된다. 그리고 차분하고 집중하는 활동에 참여하는 경우에는 약화되는 경향이 있다. 이것이 바로 아버지와의 낚시 여행이 에단의 여름휴가를 위한 최적의 선택일 수 있다는 이유다.

불안은 에단의 교실에서의 부주의 증상을 설명하는 것 같다. 주의력결핍 과잉행동장애, 부주의형을 배제할 수는 없지만, 틱과 불안이 에단의 과제수행을 방해했을 가능성이 더 큰 것 같다. 가을학기의 학업성적이 우수했다는 점에서 에단의 학습장애 가능성은 배제될 수 있는데, 이에 대한 검사를 실시했다는 기록 역시 없다(일반적으로, 검사는 항상 불안같이 내재된 문제의 치료 후에 이루어져야 한다).

에단은 문간에서 의식rituals을 나타내는데, 이는 불안장애와 틱장애 둘 다와 종종 동시에 발생하는 질환인 강박장애obsessive-compulsive disorder(OCD)를 암시한다. 비록 그 가능성이 더 탐색될 수 있지만, OCD 진단은 다른 정신건강의학적 장애의 진단과 마찬가지로 증상뿐 아니라, 그 증상이 고통 또는 손상을 초래하는 것을 발견하는 임상평가가 필수로 요구된다. 의식이 그에게 영향을 미치는지에 대한 추가 정보가 없다면, 에단은 OCD의 기준을 충족하지 못할 것이다.

❖ 진단

- 잠정적 틱장애
- 분리불안장애

❖ 읽을거리

Martino D, Ganos C, Pringsheim TM: Tourette syndrome and chronic tic disorders: the clinical spectrum beyond tics. Int Rev Neurobiol 134:1461-1490, 2017

Olfson M, Crystal S, Gerhard T, et al: Patterns and correlates of tic disorder diagnoses in privately and publicly insured youth. J Am Acad Child Adolesc Psychiatry 50(2):119-131, 2011

Plessen KJ: Tic disorders and Tourette's syndrome. Eur Child Adolesc Psychiatry 22 (suppl1):S55-S60, 2013

Walkup JT, Ferrão Y, Leckman JF, et al: Tic disorders: some key issues for DSM-V. Depress Anxiety 27:600-610, 2010

CHAPTER 2

조현병 스펙트럼 및 기타 정신병적 장애

Schizophrenia Spectrum and Other Psychotic Disorders

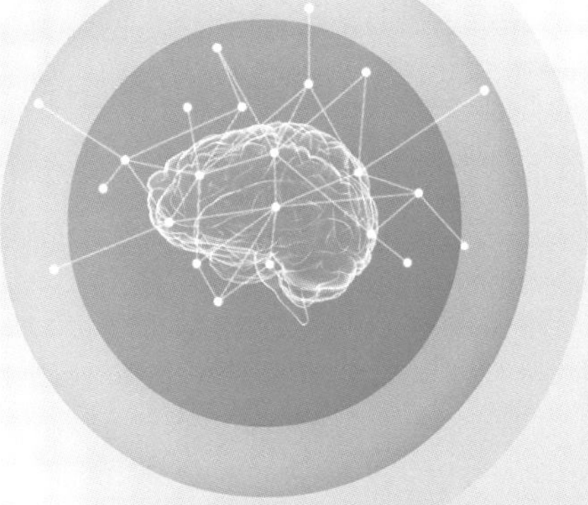

CHAPTER 2 조현병 스펙트럼 및 기타 정신병적 장애

Schizophrenia Spectrum and Other Psychotic Disorders

서문

John W. Barnhill, M.D.

조현병schizophrenia[*역자 주. 종전의 '정신분열병' '정신분열증'이 부정적인 느낌을 풍긴다는 이유로 대체된 것으로, 뇌 신경다발의 연결이 잘못되어 조정할 필요가 있는 질환('거문고의 줄을 고른다'는 의미)이라는 뜻이 있음]은 원형적인prototypical 정신병적 장애psychotic disorder다. 가장 흔한 정신병psychosis인 이 장애는 5개 증상 영역[① 환각, ② 망상, ③ 와해된 사고(말speech), ④ 극도로 와해된 또는 비정상적 운동 행동(긴장증catatonia 포함), ⑤ 음성 증상negative symptoms]에서 비정상성이 나타난다. DSM-5의 신경발달장애와 마찬가지로, 조현병은 예측 가능한 발달단계에서 발병되는 복잡한 유전적 · 임상적 경과를 지닌 신경정신건강의학적 장애로 간주된다. 신경발달장애는 흔히 아동기에 시작되지만, 조현병은 청소년기 후기와 성인기 초기에 발병하는 경향이 있다.

조현병 진단은 DSM-5에서 몇 가지 사소한 개정이 이루어졌다. 예컨대, 진단의 안정성 결여와 낮은 신뢰도와 타당도를 이유로 조현병 아형들이 삭제되었다. 삭제된 아형들은 조현병의 와해disorganized형, 편집paranoid형, 잔류residual형 범주에 포함되었다.

오랫동안 조현병과 연관이 있었던 긴장증catatonia은 조현병을 비롯해서 거의 모든 정신병 진단의 잠재적 진단범주의 하나로 남아 있다. 그러나 이제는 우울장애와 양극성장애 등 기타 정신과적 상태와 비정신과적 의학적 상태에 대한 명시자specifier로 지정되었다. '달리 명시되는 긴장증other specified catatonia' 역시 긴장증이나 동반이환된 정신과적 상태 또는 비정신과적 의학적 상태에 대해 기준이 불확실하거나 불완전한 경우에 진단될 수 있다.

DSM-5 조현병 진단은 계속해서 5개 증상기준(① 망상, ② 환각, ③ 와해된 언어, ④ 와해된 행동 또는 긴장증, ⑤ 음성 증상) 중 2개가 지속되어야 한다. 이와 관련되어 한 가지 변화된 점은 망상과 환각 유형에 따른 특정 상태를 삭제한 것이다. 이들 중에는 종전 같으면 조현병 증상기준을 충족하는 상태도 있다. 두 번째 변화는 양성 증상으로 판별되기 위해서는 망상, 환각, 또는 와해된 사고의 2개 증상기준 중 1개가 필수로 나타나야 한다는 점이다.

DSM-5-TR에서는 최근 연구를 바탕으로 스트레스와 생애 초기 경험이 조현병 발달에 미치는 영향에 대한 논의를 확대했다. 예컨대, 초기 외상과 방치는 증가된 조현병 발병률과 증가된 심각도 둘 다와 관련이 있는 것으로 보인다. 마찬가지로, 망명 신청자들은 소수민족 집단의 구성원들이 소수민족 집단의 비율이 낮은 지역에 거주할 때, 더 높은 비율을 확보할 수 있다. 이러한 조현병 비율에 가장 자주 연루되는 것은 차별, 낙인찍기stigmatization, 사회적 지지 수준 하락을 포함한 다양한 종류의 외상이다.

조현정동장애schizoaffective disorder 기준은 훨씬 더 강화되었다. DSM-IV에서처럼, 조현정동장애로 진단되려면, 환자가 조현병 기준을 충족하고, 주요우울장애나 양극성장애 증상과 함께 조현병 증상이 동반되어야 한다. 또 현저한 기분 증상이 없는 상태에서 망상이나 환각이 2주간 나타나야 한다. DSM-5에서의 중대한 변화로는 주요기분장애major mood disorder 기준이 전반적인 질환의 활성기와 잔류기의 총 지속기간의 대부분 동안 충족되어야 한다는 것이다. 그러므로 DSM-5에서는 조현정동장애 진단은 이전에 비해 종단적 경과에 좀 더 주의를 기울일 것을 요구하고 있다. 더욱이, 정신병적 장애(급성기와 잔류기 포함) 경과의 대부분 기간 동안 주요 기분 증상들이 나타나야 한다는 진단의 필수요건이 제정됨으로써, 조현정동장애의 기준을 충족하는 사람들의 수가 대폭 감소될 것이다.

망상장애delusional disorder는 조현병, 우울장애, 양극성장애, 그리고 이 장애들과 관련된 물질 사용으로 인한 다른 활동성 증상이 없는 상태에서 발생하는 망상에 초점을 둔다. 괴이한 망상은 이젠 망상장애의 증상기준에 포함되는 반면, 신체이형장애와 강박장애의 일부로 간주되는 망상은 망상장애의 일부로 간주되어서는 안 된다. 다만, '병식 없음/망상적 믿음absent insight/delusional beliefs' 명시자와 함께 신체이형장애나 강박장애의 1차 진단에 활용될 수 있다.

단기 정신병적 장애brief psychotic disorder와 조현양상장애schizophreniform disorder는 DSM-5에서는 근본적으로 수정되지 않은 상태로 남아 있다. 이 장애들은 주로 증상의 지속기간을 토대로 조현병과 구별된다. 즉, 단기 정신병적 삽화는 1개월 미만 동안, 조현양상은 1~6개월간 지속되는 증상을 가진 사람들을 가리킨다. DSM-5-TR에서는 단기 정신병적 삽화가 50% 이상의 재발률에도 불구하고, 종종 예후가 좋음을 나타내는 증거에 대해 논하고 있다. 이와 마찬가지로, 아무리 조현양상장애로 잠정 진단을 받은 대부분의 사람이 결국 조현병 또는 조현정동장애 진단을 받게 된다고 하더라도, 1/3은 6개월 내에 회복되는 것처럼 보인다.

이례적이거나, 증상이 미완성 상태이거나, 정보가 완전하지 않은 응급실 같은 상황에서 내려지는 진단들은 본문에서 구체적으로 논의되지 않았다. 이러한 진단으로는 '달리 명시되는 조현병 스펙트럼 및 기타 정신병적 장애' '명시되지 않는 긴장증' '명시되지 않는 조현병 스펙트럼 및 기타 정신병적 장애'가 있다.

'달리 명시되는', 그리고 '명시되지 않는' 범주들은 이와 관련된 장애들이 그렇듯이, 인간의 사고, 감정, 행동이 일직선상에 놓여 있는 현실을 반영하고 있고, DSM-5 전반에 걸쳐 진단적 대안으로 제공된다. 이러한 진단상의 회색 지대는 특히 조현병 스펙트럼 질환과 밀접하게 관련되어 있다. 결국 조현병 또는 조현정동장애 같은 만성 질환을 겪는 많은 사람에게는 증상은 시작되었어도 진단은 내려지지 않는 기간이 있다. 이에 DSM-5에서는 새로운 진단, 즉 '약화된 정신병 증후군attenuated psychosis syndrome'을 창안함으로써, 이러한 문제를 다룰 수 있도록 제안되었다. 정신건강 전문의들은 여전히 어떤 환자들에게 정신병적 증상이 완전히 발달될 것인지 예측할 수 없다. 그럼에도, 정확한 예측은 DSM-5의 두 곳에서 증후군에 대해 언급될 정도로 매우 중요하다. 첫째, 약화된 정신병 증후군은 DSM-5의 이 장에서 명시자로 사용될 수 있다. 이 명시자는 '달리 명시되는 조현병 스펙트럼 및 기타 정신병적 장애(약화된 정신병 증후군)'로 기재될 것이다. 이 상태에 관해서는 DSM-5 제III편 '추가 연구가 필요한 진단적 상태Conditions for Further Study' 장에서 더 상세히 논의된다.

읽을거리

Bailey T, Alvarez-Jimenez M, Garcia-Sanchez AM, et al: Childhood trauma is associated with severity of hallucinations and delusions in psychotic disorders: a systematic review and meta-analysis. Schizophr Bull 44:1111-1122, 2018

Bromet EJ, Kotov R, Fochtmann LJ, et al: Diagnostic shifts during the decade following first admission for psychosis. Am J Psychiatry 168(11):1186-1194, 2011

Fusar-Poli P, Cappucciati M, Bonoldi I, et al: Prognosis of brief psychotic episodes: a metaanalysis. JAMA Psychiatry 73(3):211-220, 2016

Lieberman JA, Stroup TS, Perkins DO, Dixon LB (eds): American Psychiatric Association Publishing Textbook of Schizophrenia. Washington, DC, American Psychiatric Association Publishing, 2020

사례 2.1

정서장해

Emotionally Disturbed

Carol A. Tamminga, M.D.

펠리시아 앨런Felicia Allen(32세, 여, 싱글)은 시카고에서 버스를 훔치려 한 것으로 보여, 경찰에 의해 응급실(ER)로 데려져 왔다. 그녀가 '정서적으로 불안정한 사람'으로 보여 정신건강의학과 진료가 필요하다는 판단에서였다.

경찰의 보고에 의하면, 앨런 씨는 버스 기사를 칼로 위협하여 버스를 탈취하여 승객이 타고 있지 않은 상태에서 버스를 몰다가 사고를 냈다. 이 사건에 대한 진상은 버스에 함께 타고 있던 앨런 씨의 친구에 의해 밝혀졌고, 그 친구는 구속되지 않았다. 앨런 씨의 친구에 의하면, 두 사람은 근처 쇼핑몰에 가려고 버스를 탔다. 이때 버스 기사가 앨런 씨가 낸 지폐를 받으려 하지 않고 대신, 정확한 액수의 잔돈을 요구하자, 앨런 씨는 크게 실망스러워했다. 앨런 씨는 지갑 안을 들여다보다가 잔돈을 찾는 대신, 호신용으로 가지고 다니던 부엌칼을 갑자기 꺼내 들었다. 이 광경을 본 버스 기사가 황급히 피신하자, 앨런 씨는 운전석에 앉더니 버스를 몰고 도로를 가로질러 근처에 주차된 차량으로 돌진했다.

검사 당시, 앨런 씨는 몸집이 큰 젊은 여성으로, 두 손에는 수갑이 채워져 있었고, 이마에는 반창고를 붙이고 있었다. 앨런 씨는 안절부절못하면서 몸을 앞뒤로 흔들며 앉은 채, 혼잣말로 중얼거리고 있었다. 무슨 말을 하고 있느냐는 검사자의 질문에, 환자는 잠깐 검사자의 눈을 쳐다보더니, "미안해요, 미안해요."라는 말만 반복했다. 그러고는 다른 질문에는 대꾸하지 않았다.

다른 정보에 대해서는 사고 직후 응급실로 온 정신건강 전문의가 상세히 설명해 주었다. 정신건강 전문의에 의하면, 앨런 씨와 그녀의 친구는 그가 근무하는 주립 정신병원에 장기 입원 중이었다. 이들은 사회치료교육의 일환으로, 매주 증명서를 받고 외출할 수 있게 되었다. 이번이 처음으로 직원의 동행 없이 버스를 타게 된 상황이었다.

정신건강 전문의에 따르면, 앨런 씨는 '아동기 발병, 치료거부 편집성 조현병' 진단을 받은 상태였다. 그녀는 5세경부터 목소리 환청을 듣기 시작했다. 크고, 강하고, 침습적이며, 정신병적이었던 앨런 씨는 11세 이후부터는 거의 입원 상태로 지냈다. 환청은 대체로 앨런 씨의 행동을 비판하는 내용이었다. 앨런 씨는 구체적 조작기[***역자 주**. 피아제의 인지발달이론에서 3단계(7~12세)로, 규칙의 기능적 가치를 이해하게 되고 보존개념, 유목화 · 서열화 능력을 갖게 되지만, 고차적 · 추상적 · 조합적 사고 능력은 아직 발달되지 않은 특징이 있음]에 머물러 있었고, 이완된 상태에서 자기성찰을 할 수 있었다. 앨런 씨는 다른 사람의 비위를 맞추기 위해 애쓰는 성향이 있었다. 그러면서 자신의 가장 큰 목표는 "내 친구들과 지낼 수 있는 내 집에 있는 내 방을 갖는 것"이라는 말을 계속했다.

정신건강 전문의는 앨런 씨가 칼을 꺼내 든 이유를 확실히 알 수 없다고 말했다. 최근 들어서는 앨런 씨에게 환각 증상이 나타나지 않았고, 편집증 증상도 약화되었기 때문이었다. 이에 담당의사는 앨런 씨가 전에 비해 정신병적 증상이 심해진 것은 아닌지 의아해했다. 또한 단순히 참지 못해서 짜증이 났었거나, 정상적인 생활능력을 발달시킬 수 있는 시간과 현실세계에서의 경험 부족으로 인한 것이었을 수 있다고 말했다.

앨런 씨는 1년간 환청auditory hallucination 완화에 효과적인 클로자핀clozapine을 복용했다. 앨런 씨는 당시 체중이 35파운드(약 16kg) 늘었으나, 아침에 일어나는 데는 문제가 없었다. 앨런 씨는 취업해서 독립적으로 살고 싶다면서 클로자핀을 계속 복용하고 싶어 했다. 쇼핑몰에 가기 위해 버스를 탄 것은 바로 이 방향으로 나아가기 위한 첫 걸음이었다.

❖ 논의

앨런 씨가 시내버스를 탈취한 것은 선뜻 납득하기 어려운 일이다. 이는 앨런 씨가 세상에 효과적으로 대처하는 능력이 결여되어 있음을 의미한다. 앨런 씨의 사고는 구체적 조작기에 머물러 있다. 앨런 씨는 괴이한 행동을 일삼고 있다. 앨런 씨는 혼잣말로 중얼거리곤 하는데, 이는 환청이 있음을 암시한다. 앨런 씨가 주립 정신병원에서 생활한다는 사실은 그녀가 고도의 지속성 정신질환을 앓고 있음을 보여 주고 있다.

DSM-5 조현병으로 진단하려면, 5개 증상(① 망상, ② 환각, ③ 와해된 언어, ④ 와해된 또는 비정상적 행동, ⑤ 음성 증상) 중 적어도 2개 증상이 나타나야 한다. 또한 기능 손상 상태로 지속성 질환의 징후가 적어도 6개월간 지속되어야 한다. 앨런 씨의 경우는 병력에 관한 후속 정보가 없어도 조현병 진단이 내려질 수 있다.

앨런 씨의 정신병psychosis은 아동기에 시작되었다. 아동들은 자신의 정신병적 경험을 '정상'으로 보는 경향이 있으므로, 조기에 발병되는 증상들은 흔히 잘 드러나지 않는다. 성인 환자의 경우, 자신의 증상을 확인(예 환청)하고, 이를 중대한 사건(예 입학, 학년 진급)과 연계함으로써 회상을 통해 증상 발병 시기를 확인할 수 있다. 증상과 치료는 유사하지만, 아동기 발병 조현병은 흔히 성인기 발병 조현병보다 더 심각하다. 조기 발병 정신병적 증상은 그 자체로 손상이 심하다. 이뿐만 아니라, 이 증상들로 인해 아동은 결정적 시기인 아동기에 습득할 사회학습과 인지발달 기회가 박탈된다.

버스에서 보인 앨런 씨의 행동은 조현병의 일부인 정신병과 인지기능 이상뿐 아니라, 일상생활에서의 경험 결손이 있음을 나타내고 있다. 앨런 씨의 치료진은 그녀의 정신병적 증상을 클로자핀으로 치료하는 것 외에, '친구'와 함께 쇼핑 외출의 기회를 제공함으로써 이러한 경험 손실을 만회해 보려고 한 것 같다. 버스 사고가 나자마자, 정신건강 전문의가 응급실에 모습을 나타낸 사실을 볼 때, 치료진들이 앨런 씨의 치료에 매우 적극적이고, 깊이 관여하고 있음을 알 수 있다.

조현병은 이질적 장애heterogeneous disorder로, 여러 영역에 영향을 미친다. 조현병에는 여러 형태가 있는데, 여전히 알려지지 않은 표지자markers로 구별된다. DSM-5에서는 타당도 증거가 불충분하다는 이유로 조현병, 편집형 등의 범주들을 삭제했다. 그 대신에 진단을 아형 범주로 나눌 수 있는 몇 가지 방법에 대한 개요를 소개하고 있다. 한 가지 방법은 증상의 전반적인 활동성activity과 만성성chronicity(예 단일 삽화 대 다중 삽화들, 급성 삽화, 부분 관해 상태, 완전 관해 상태)에 의한 것이다. 또 다른 범주화 방법은 5개의 핵심적인 조현병 증상 중, 각 증상의 심각도를 0에서 4점 척도로 평가하는 것이다.

예컨대, 앨런 씨는 '친구'와 외출해 보았고, 문제가 발생하자 담당 정신건강 전문의가 신속하게 응급실에 도착했다. 이러한 일련의 상황을 고려할 때, 앨런 씨가 치료 프로그램에 적극 참여하고 있음을 알 수 있다. 그러나 미안해하는 태도와 독립하고 싶다는 말을 종합해 보면, 앨런 씨에게는 무쾌감증anhedonia, 감소된 사회적 네트워크, 무언어증alogia 같은 음성 증상은 없는 것 같다. 활동성에 따른 행동은 조현병 환자들 사이에서 흔히 나타나는 특이사항으로, 앨런 씨에게는 우울 증상이 없음을 암시한다. 아무런 검사도 없이 앨런 씨의 인지능력을 판단하기는 어렵다. 앨런 씨가 구체적 사고 단계에 머물러 있다는 것은 버스를 탈 때 요금 지불 또는 행동 단서를 추출하는 과정을 이해하지 못했다는 점에서 유추할 수 있다. 앨런 씨가 조현병-유사 작업기억장애working memory disorder나 주의력 기능이상attention dysfunction 같은 특성을 더 가지고 있는지는 이 삽화만으로 단정 지을 수는 없으므로, 이에 대한 검사가 요구된다. 특별히 인지훈련과 처치가 도움이 될 수 있고, 인지 상태는 조현병 단기 인지사정척도Brief Assessment of Cognition in Schizophrenia(BACS) 같은 척도를 사용하여 반복적으로 측정되어야 할 것이다.

양성 증상positive symptoms의 범위를 평가하는 것 외에, 정신의학 분야에서는 조현병의 음성 증상과 인지기능 이상을 더 잘 이해하는 것이 중요하다. 조현병 치료는 오랫동안 양성 증상의 개선을 위한 항정신병 약물치료에 집중되었다. 그러나 향후 치료는 조현병에서 빼놓을 수 없는 특정 행동 · 인지 · 정서 장해disturbances에 초점을 맞추어야 할 것이다.

❖ 진단

- 조현병, 다중 삽화, 현재 급성 삽화 상태

❖ 읽을거리

Heckers S, Barch DM, Bustillo J, et al: Structure of the psychotic disorders classification in DSM 5. Schizophr Res 150(1):11-14, 2013

Lieberman JA, Stroup TS, Perkins DO, Dixon LB (eds): American Psychiatric Association Publishing Textbook of Schizophrenia. Washington, DC, American Psychiatric Association Publishing, 2020

Tandon R, Gaebel W, Barch DM, et al: Definition and description of schizophrenia in the DSM 5. Schizophr Res 150(1):3-10, 2013

사례 2.2

점진적 특이성

Increasingly Odd

William S. Stone, Ph.D.
Ming T. Tsuang, M.D., Ph.D., D.Sc.

그레고리 베이커Gregory Baker(20세, 남)는 수개월 전에 정학처분을 받은 아프리카계 미국인으로, 대학경찰에 의해 응급실(ER)로 데려져 왔다. 경찰은 베이커 군이 들던 수업 담당 교수의 신고를 받았다. 당시 경찰에 신고했던 교수에 의하면, 베이커 군이 갑자기 강의실에 들어와서 "나는 조커다. 배트맨을 찾고 있다."고 소리를 질렀다고 했다. 베이커 군이 강의실에서 나가기를 거부하자, 교수는 보안요원에게 연락했다.

베이커 군은 10대 청소년 시절에는 공부를 잘했다. 그러나 지난해부터 점차 특이한 행동을 보였다. 그중에는 친구들을 더 이상 만나지 않는다거나, 대부분의 시간을 침대에 누워 천정을 바라보며 보내는 행동이 포함되었다. 베이커 군은 일부 가족들과 함께 살았지만, 누구와도 말을 하지 않았고, 출석률 미달로 대학에서 정학 당했다. 베이커 군의 누나에 의하면, 그는 조용히 중얼거리거나 때로 지붕 위에 서서 마치 '교향곡을 지휘하고 있는 것'처럼 팔을 흔들곤 했다. 베이커 군은 지붕에서 뛰어내리거나 자해생각은 없다면서, 지붕 위에 있으면 자유를 느낄 수 있고, 음악과 조화를 이루는 느낌이 든다고 말했다. 베이커 군의 아버지와 누나는 대학 학생건강센터에 가 볼 것을 수차례 권유했지만, 베이커 군이 정신건강 전문의를 만나 보거나 입원한 적은 없었다.

지난 수개월간, 베이커 군은 길 아래쪽에 사는 여성, 앤Anne에게 집착하는 성향을 보였다. 베이커 군은 가족들에게 앤과 약혼할 것이라고 말했다. 그러나 앤은 베이커 군의 누나에게 두 사람은 서로 그런 말을 한 적도, 사귀고 있지도 않다고 말했다. 베이커 군의 누나에 의하면, 베이커 군은 앤에게 수차례 편지를 썼지만, 한 번도 부치지 않고 죄다 책상 위에 쌓아 두곤 했다.

베이커 군의 가족들은 그의 불법물질 또는 알코올 사용 여부에 대해서는 전혀 아는 바가 없었다. 그에 대한 독소검사는 음성으로 나왔다. 마약 사용 여부에 대한 질문에 베이커 군은 화가 난 표정을 지었고, 대답조차 하지 않았다.

응급실에서 실시된 검사에서 베이커 군은 대체로 비협조적이었다. 그는 용모가 단정한 젊은이였으나 몹시 위축되어 있었고, 신중하게 행동하면서도 주의가 산만했으며, 무언가에 집착하는 모습을 보였다. 베이커 군은 응급실 직원이 저녁을 가져오자 버럭 화를 내면서, 병원의 모든 음식에 독이 들어 있기 때문에 특정 유형의 병에 든 물만 마시겠다고 큰 소리로 힘주어 말했다. 이러한 행동으로 볼 때, 베이커 군은 편집형 · 과대형 · 색정형 망상을 가지고 있는 것 같다. 그는 환각 증상은 없다고 했지만, 내면적으로 무언가에 사로잡혀 있는 것처럼 보였다. 베이커 군은 '나쁜' 느낌은 있지만 우울 증상은 없다고 했다. 또한 수면이나 식욕에도 아무런 문제가 없다고 했다. 베이커 군의 정신상태는 대체로 온전했고, 또렷하게 말을 했다. 그는 공식적인 인지검사는 거부했다. 그의 병식과 판단력은 빈약한 것으로 보였다.

베이커 군의 외할머니는 주립 정신병원에서 30년 동안 생활하다가 그곳에서 세상을 떠났다. 외할머니의 진단명은 밝혀지지 않았으나, 베이커 군의 어머니는 자신의 어머니가 '미친crazy' 상태였다고 전했다. 베이커 군의 어머니는 그가 어렸을 때 가족의 곁을 떠났고, 베이커 군은 아버지, 친할머니와 함께 살았다.

베이커 군은 결국 정신건강 병동에 입원하기로 서명하면서, "저는 여기에 있는 것은 개의치 않아요. 앤이 함께 있어서, 앤과 함께 시간을 보낼 수 있을 테니까요."라고 말했다.

❖ 논의

베이커 군의 사례는 기능 수준이 높은 청년이 심각한 쇠퇴를 겪고 있다는 매우 친숙한 시나리오를 포함하고 있다. 베이커 군은 편집형 · 과대형 · 색정형 망상 외에도 내적 자극(예 환청)에 반응하고 있고, 음성 증상(예 온종일 침대에 누워 있기)을 나타내는 것 같다. 이러한 증상들은 지난해 내내 지속 · 악화되었다. 이러한 증상의 원인이 될 수 있는 치료약물 투여, 물질남용, 기타 의학적 상태, 또는 정신건강의학적 장애는 없었다. 그러므로 베이커 군은 DSM-5의 조현병 기준을 충족한다. 정신건강의학적 질환의 가족력이 베이커 군의 DSM-5 진단에 필수요건은 아니지만, 베이커 군의 어머니와 외할머니 역시 주요 정신장애를 겪었던 것 같다.

그러나 조현병은 이질적 장애다. 예컨대, 베이커 군의 현저한 증상은 망상이다. 반면, 조현병이라도 와해된 말과 행동이 두드러지지만, 망상은 나타내지 않는 조현병 환자도 있다. DSM-5에서는 범주의 관점보다는 차원의 관점을 강조함으로써, 이러한 이질성을 다루고 있다. 달리 말하면, DSM-5에서는 환자가 '편집성' 조현병인지, 아니면 '와해성' 조현병인지 밝히려고 하기보다는 다양한 명시자를 통해 평가하도록 권장하고 있다. 중요한 명시자인 경과 명시자course specifier를 정하려면, 이것이 첫 번째 삽화인지, 다중 삽화 중 하나인지, 그리고 급성 삽화, 부분 삽화, 또는 완전 관해 상태인지를 결정하기 위한 평가가 필수로 요구된다.

DSM-5에서는 증상들에 대한 구체적인 평가를 권장하고 있다. 예컨대, 이 조현병 삽화는 긴장증을 동반하고 있는가? 5점 척도(0~4점)에서, 조현병의 5개 필수 증상은 각각 얼마나 심각한가? DSM-5에서는 인지, 조증, 우울증 영역에 대해 평가를 실시할 것을 권장하고 있다. 예컨대, 베이커 군의 몇몇 행동(예 강의를 방해하면서 자신의 정체를 조커로 밝힌 것)은 조증 증상으로 볼 수 있다. 그러나 이러한 증상들은 수면, 기분, 또는 활동 수준 장해를 동반하지 않았다. 마찬가지로, 베이커 군은 자신이 '나쁜' 느낌이 들었다고 했지만, 우울 증상은 없었다. 이러한 임상적 관찰 결과에 의하면, 베이커 군은 조현병의 하위범주에 속하는 사람들과 구별될 수 있다. 언급한 바와 같이, 베이커 군은 인지평가를 거부했다. 그것이 공식적인 진단에 기여하지는 못했지만, 음성 증상과 마찬가지로, 인지적 결함은 조현병의 개인차 및 임상 결과와 기능적인 능력의 차이에 강하게 기여한다.

조현병은 이러한 심각도 명시자 없이도 진단될 수 있다. 그럼에도 불구하고 차원 등급을 사용하면 더 개별화된 방식으로 베이커 군에게 조현병의 핵심 증상이 있는지에 대한 평가 능력을 높일 수 있다. 또한 진단범주의 차원들을 포함시킴으로써 양극성장애와 조현정동장애를 포함한 감별진단이 훨씬 용이할 것이다. 그리고 이러한 평가를 통해 주요 생활상의 역할(㉔ 주거형태 또는 직업 상태)에 있어서 베이커 군의 기능적 예후를 명확하게 알아볼 수 있을 것이다. 끝으로, 반복적인 차원적 평가는 베이커 군의 종합적인 증상, 발달, 치료에 대한 반응을 종단적으로 이해하는 것을 촉진할 수 있을 것이다.

❖ 진단

- 조현병, 첫 삽화, 현재 급성 삽화 상태

❖ 읽을거리

Andreasen NC: The core dimensions of schizophrenia, in New Oxford Textbook of Psychiatry, 3rd Edition. Edited by Geddes JR, Andreasen NC, Goodwin GM. New York, Oxford University Press, 2020, pp 565–573

Green MF, Horan WP, Lee J: Nonsocial and social cognition in schizophrenia: current evidence and future directions. World Psychiatry 18(2):146–161, 2019

Stone WS, Faraone SV, Tsuang MT: Schizoaffective and schizotypal disorders/acute and transient psychotic disorders, in New Oxford Textbook of Psychiatry, 3rd Edition. Edited by Geddes JR, Andreasen NC, Goodwin GM. New York, Oxford University Press, 2020, pp 609–618

사례 2.3

영성 환각

Hallucinations of a Spiritual Nature

Lianne K. Morris Smith, M.D.
Dolores Malaspina, M.D., M.P.H.

하킴 콜먼Hakim Coleman(25세, 남)은 미 육군 참전용사 출신으로, 지역 전문대학에 다니다가 여자친구, 여동생과 함께 응급실(ER)을 찾았다. 검사에서 그는 키가 컸고, 날씬했으며, 옷차림이 단정하고 안경을 쓴 젊은이였다. 그는 부드러운 목소리로 말했는데, 말의 중간에 끊기는 시간이 점차 길어졌다. 증상에 대해 논의하는 동안 불안해한 것 외에, 콜먼 씨의 정동은 무딘 상태였다.

콜먼 씨는 누나의 제안으로 응급실에 오게 되었다고 했다. 그는 '편두통'이 여러 날 지속되었고, '영성 환각'이 3개월간 지속되어 '일반 검진'을 받게 되었다고 했다. 콜먼 씨의 두통은 두부 양측면의 다양한 부위에서 '날카롭게 찌르는 것 같은' 감각과 뇌의 중간선을 따라 '울리는 듯한' 감각이 동반된 것으로, 자신의 부도덕성에 대해 생각하는 경우에 더 악화되는 것 같다고 했다.

콜먼 씨는 자신의 부도덕성을 '알코올, 담배, 부모에 대한 무례함, 여자들'과 관련된 것으로 기술했다. 그렇지만 이라크전 참전 당시에 군인으로서 의무를 다하다가 생긴 죄책감, 불안, 집착의 가능성은 없다고 했다. 그는 4개월 전, '내가 행한 모든 일'에 대한 '죄책감 해소'의 차원에서 성결교회에 등록했다. 3개월 전, 콜먼 씨는 거의 매일 '죄의식이 들게 하는 목소리를 듣기' 시작했다. 가장 최근에 경험한 환청은 바로 전날에 발생했다. 최근 수개월 동안, 콜먼 씨는 낯선 사람들이 자신이 과거에 저지른 죄에 대해 소문을 퍼뜨리고 있다는 사실을 알게 되었다.

콜먼 씨는 자신의 편두통과 죄의식을 알코올 금단에 의한 것으로 여겼다. 그는 수년간 일주일에 거의 매일 맥주 3~4캔을 마시다가 교회에 다니기 4개월 전에 술을 '끊었다'. 그러나 그는 여전히 격주로 맥주 1~2캔을 마셨고, 그럴 때마다 죄책감에 시달렸다. 콜먼 씨는 떨림tremor, 식은땀 등의 알코올 금단 증상은 없다고 했다. 그는 수년간 매달 2회 정도 대마초를 피웠으나, 교회에 출석하게 되면서 완전히 끊었다. 그리고 3년 전, 한 차례 아무 생각 없이 코카인을 사용한 것 외에는 다른 불법약물을 사용한 적이 없다고 말했다. 그는 때로 과제를 하느라 몇 시간밖에 잠을 자지 못한 적이 있었고 수차례 악몽을 꾼 적이 있다고 했다. 이 외에도, 콜먼 씨는 우울증, 조증, 또는 정신병적 증상과 폭력적 사고는 없다고 했다.

PTSD와 관련해서, 20문항으로 된 자기기입식 DSM-5 PTSD 체크리스트에서 콜먼 씨의 점수는 절단점 미만(80점 중 31과 33점 사이)으로, 확실한 정도의 전투참여로 인한 PTSD로 판명되었다. 그는 자신의 군복무 경험이 특이하거나, 특별히 두려웠거나, 끔찍했거나, 외상적이지는 않았다고 했다. 다른 스트레스 요인에 관해, 그는 학교에 다니는 일, 거의 매일 교회 활동에 참여하는 일 등, 자신이 현재 맡고 있는 책임에 대해 심한 압박감을 느끼고 있었다. 그는 대학 입학 초기에는 전 과목에서 A를 받았으나, 현재는 대부분 B와 C를 받고 있다.

환자의 여자친구와 누나에 대한 면담이 각각 실시되었다. 두 사람은 콜먼 씨가 전에는 재미있고 사교적이었으나, 점차 사회적으로 고립되고 조용히 지냈다고 했다. 또한 이 삽화가 있기 전에는 특별히 종교적이지 않았다고 했다. 콜먼 씨의 누나는 콜먼 씨가 교회에서 '세뇌당했다'고 믿고 있었다. 콜먼 씨의 여자친구는 콜먼 씨와 함께 예배에 참석해 왔다. 그녀는 여러 신도가 과거에 행적에 대해 죄책감을 갖고 있는 새 신자들과 이야기를 나눈 적이 있지만, 환각 증상을 나타낸 사람은 아무도 없었다고 했다. 신경학적 검사를 비롯해서 환자에 대한 검사실검사 결과에는 특이사항이 없었다. 혈중 알코올 수준과 소변검사 역시 정상이었다. 게다가, 비대조형 두부 전산화 단층촬영noncontrast head computed tomography(CT) 결과도 정상이었다.

논의

새로 발병한 정신병과 물질남용 과거력이 있는 젊은 참전용사 청년에 대한 감별진단의 범위는 꽤 넓다. 우선 고려해 볼 수 있는 감별진단으로는 원발성 정신병적 장애, 정신병적 기분장애, 물질로 유발된 정신병, 일반적인 의학적 상태로 인한 정신병적 장애, 공유된 문화적 증후군shared cultural syndrome, PTSD 등이 있다.

그의 참전용사 지위와 몇몇 증상이 PTSD를 암시하지만, 조현병과 PTSD는 두 진단에서 많은 증상이 발생하는, 매우 동반이환적임을 인식하는 것이 중요하다. 독립적인 정신병적 장애와 PTSD 사이에 상당한 혼란이 있을 수 있고, 정신병적 장애들의 식별이 부족할 수 있으며, 이는 또한 외상에 의해 촉진될 수 있다. PTSD는 환각적인 특성을 가진 플래시백flashbacks을 포함할 수 있고, 과각성hypervigilance은 편집증적인 비율에 이를 수 있다. 동시에, PTSD의 진단은 외상 사건과 특징적인 증상군이 필수로 요구된다. 하지만 콜먼 씨는 정신병적 증상이 지배적이며, 군사지역에서 복무했음에도 불구하고 상당한 외상 경험을 부인하고 있다.

콜먼 씨는 조현양상장애에 가장 잘 부합하는 것 같다. 조현양상장애는 두 가지 측면에서 조현병과 다르다. 하나는 조현양상 질환schizophreniform illness의 총 지속기간—전구기, 활성기, 잔류기 포함—이 1개월 이상 6개월 미만이라는 점이다. 다른 하나는 조현병과는 달리, 사회적 또는 직업적 손상을 동반해야 한다는 기준이 없다는 점이다. 조현양상장애와 조현병 둘 다로 진단되려면, 환자는 5개 증상기준 중 적어도 2개를 충족해야 한다. 콜먼 씨는 자신에게 환각('죄책감이 들게 하는 목소리가 들림')과 음성 증상(무딘 감정, 무욕증avolition, 사회적 고립)이 있다고 기술했다. 사례보고서에서는 망상, 또는 말이나 행동 와해에 대한 내용은 없었다.

DSM-5와는 무관하지만, 흥미로운 점은 콜먼 씨가 환청 외에 두 가지 슈나이더 증상Schneiderian symptoms[***역자 주.** 독일의 정신건강 전문의 쿠르트 슈나이더(Kurt Schneider, 1887~1967)가 열거한 정신병에서 특징적으로 나타나는 일련의 증상들], 즉 ① 관계사고ideas of reference와 ② 비전형적 두통(뇌에서 나는 '종소리')에 관한 기술을 근거로 체감환각cenesthetic hallucination을 보고한 것이다.

조현병 스펙트럼장애로 결론짓기에 앞서, 다수의 다른 장애가 고려되어야 한다. 예컨대, 콜먼 씨는 특별히 현저한 우울증과 조증을 부인하고 있는데, 이 둘은 정신병적 증상의 원인이 될 수 있다. 다양한 의학적 상태 역시 정신병의 원인이 될 수 있지만, 이들 역시 콜먼 씨의 상황과는 무관한 것 같다.

환자는 자신의 증상이 알코올로 인한 것이라고 확신하고 있다. 그러나 음주로 인한 영향은 그리 크지 않은 것으로 보인다. 그리고 최근 들어서는 격주로 '맥주 1~2잔 정도'를 마시고 있고, 금단이나 다른 복합 증상은 없다고 했다. 그의 환각 증상은 알코올 사용량을 줄인 지 수개월 후에 시작되었고, 수개월간 지속되었다. 게다가, 간의 판hepatic panel과 일반혈액검사 결과는 정상이었다. 환각 증상이 알코올로 유발된 정신병이나 심각한 금단을 동반한 환자들에게 나타나는 것은 이례적이다.

콜먼 씨의 만성적인 대마 사용은 잠재적으로 정신병 발달을 초래할 수 있다. 그러나 콜먼 씨는 대마를 간헐적으로 사용했을 뿐 아니라, 환각 증상이 나타나기 이전의 수개월 동안 대마를 사용하지 않았으며, 독소검사 결과 역시 음성이었다.

따라서 알코올과 대마에 대한 콜먼 씨의 염려는 실질적인 물질사용장애라기보다는 종교와 관련된 과도한 죄책감과 연관된 것 같다. 이 경우, 일반적인 의학적 상태의 가능성이 고려될 수 있지만, 정상으로 판명된 검사실검사와 신체검진 결과는 이를 뒷받침할 수 있는 증거가 되지 못했다.

조현양상장애는 적어도 1개월 이상 6개월 미만 동안 지속된다. 콜먼 씨의 경우, 종교에 대한 집착과 죄책감 반추의 초기 1~2개월은 전구기prodrome phase로 볼 수 있다. 응급실을 찾기 전 3개월은 정신병의 활성기active phase임을 나타내고 있다. 콜먼 씨의 정신병적 증상들은 4~5개월간 지속되었지만, 지속적이지 않았다는 점에서 그는 잠정적 조현양상장애를 가지고 있다고 볼 수 있다. 명백하게 조현병이 발병되는 사람은 누구나 조현양상장애를 가지고 있다는 말을 듣게 되기까지 6개월이 걸리지만, 조현양상장애를 가진 사람의 1/3은 조현병 또는 조현정동장애로 이어지지는 않는다.

여기서 고려할 수 있는 가능한 세 가지 다른 진단적 가능성은 ① PTSD, ② 해리장애, ③ 공유된 문화적 증후군이다. 사례보고서에서는 콜먼 씨의 군대생활 경험에 대해 깊이 있게 다루고 있지 않다. 그는 외상 경험을 부인하고 있지만, 단순히 전쟁터에 있었던 경험만으로도 외상적 노출로 간주될 수 있다. 콜먼 씨는 PTSD 양상에 대해 언급하지 않았지만, PTSD 증상의 가능성에 대해 얼마나 광범위하게 논의되었는지는 명확하지 않다. 회피가 PTSD의 주요 양상이라면—이에 대해 탐색해 보려는 시도 없이는 환자가 자발적으로 증상에 대해 보고할 가능성은 매우 희박하겠지만—전략적으로 고위험 상태에 있는 모든 사람에게서 PTSD의 가능성을 탐색해 보는 것이 도움이 될 것이다.

콜먼 씨의 가족들은 그의 증상이 성결교회에 다니기 시작한 무렵에 시작되었고, 그가 '세뇌당했다'고 염려하고 있다. 이와 관련된 내용은 DSM-5의 '해리장애' 장의 '달리 명시되는 해리장애'에 제시되어 있다. 이 장애는 장기적인 정치적 구속이나 광신적인 사이비 종교집단에 빠져 있는 맥락에서 오래 지속된 강압적인 설득에 의해 정체성장해를 겪는 사람들에게 적용된다.

콜먼 씨의 특이한 신념은 그가 다니는 교회의 신도들과 공유하고 있는 종교적 신념의 비병리적 징후일 가능성이 있다.

콜먼 씨의 정신병적 증상들은 그가 교회에 다니기 전에 시작된 것처럼 보이고, 이전에 그에게는 관심이 없었던 교회에 등록하게 하는 요인으로 작용했을 수 있다. 게다가, 콜먼 씨가 자주 교회에 출석했지만, 그가 광신적인 사이비 종교집단에 빠졌다거나, 특히 사람들을 현혹시키는 종파에 등록했다는 증거는 없다. 더욱이, 다른 교인들은 그의 견해가 공유된 문화적 또는 종교적 사고방식의 일부에 속하지 않는다고 했고, 그의 환각 증상을 종교와는 무관한 일탈적인 것으로 보았다.

잠정적 조현양상장애라는 초기 진단은 일시적인 것이다. 종단적인 후속 검사를 통해 콜먼 씨의 증상들이 약화되는지, 아니면 만성 정신질환으로 발전되는지의 여부를 밝힐 수 있을 것이다.

진단

- 조현양상장애, 잠정적

읽을거리

Bromet EJ, Kotov R, Fochtmann LJ, et al: Diagnostic shifts during the decade following first admission for psychosis. Am J Psychiatry 168(11):1186-1194, 2011

Heckers S, Barch DM, Bustillo J, et al: Structure of the psychotic disorders classification in DSM 5. Schizophr Res 150(1):11-14, 2013

O'Conghaile A, DeLisi LE: Distinguishing schizophrenia from posttraumatic stress disorder with psychosis. Curr Opin Psychiatry 28(3):249-255, 2015

Prins A, Bovin MJ, Smolenski DJ, et al: The Primary Care PTSD Screen for DSM-5 (PC-PTSD-5): development and evaluation within a veteran primary care sample. J Gen Intern Med 31(10):1206-1211, 2016

Wortmann JH, Jordan AH, Weathers FW, et al: Psychometric analysis of the PTSD Checklist-5 (PCL-5) among treatment-seeking military service members. Psychol Assess 28(11):1392-1403, 2016

사례 2.4

마인드 컨트롤
Mind Control

Rajiv Tandon, M.D.

이츠키 다이시Itsuki Daishi(23세, 남)는 일본 태생의 공대생으로, 그의 불규칙적인 수업 출석을 우려한 교수에 의해 대학생 정신건강의학과에 의뢰되었다. 그 교수가 다이시 씨와 그의 성적 하락 문제를 논의하기 위해 만났을 때, 다이시 씨는 자청해서 자신의 아파트에 설치된 '도청장치listening devices'와 '사고통제장치thought control machines' 때문에 주의가 산만해졌다고 말했다.

다이시 씨는 처음에는 정신건강 전문의와의 이야기를 경계했지만, 마침내 도청장치가 설치되지 않은 곳에서 말할 수 있게 되어 안심된다고 말했다. 그는 자신의 문제가 일본을 방문하고 돌아온 후 3개월 전부터 시작되었다고 했다. 문제 발생의 첫 조짐은 그가 강의실에 들어갔을 때, 동기생들이 재채기를 하고, 이상하게 그를 보고 히죽히죽 웃는 등의 행동이었다고 말했다. 같은 주 후반, 그는 낯선 사람 2명이 그의 아파트 밖에 의심스럽게 숨어 있는 것을 알아차렸다.

다이시 씨는 숨어 있는 낯선 사람들이 자신의 아파트 곳곳에 작은 마인드 컨트롤 장치를 설치했다고 결론지었는데, 이 장치는 그의 의지를 약화시키고, 도널드 트럼프Donald Trump의 추종자로 만들려는 폭스 뉴스Fox News 리포터들의 잘못된 정보에 대한 맹공에 대비하기 위한 것이었다. 자신의 의지를 약화시킨 후, 다이시 씨는 폭스 뉴스를 시청할 수밖에 없다는 것을 알게 되었고, 그러고 나서 텔레비전 리포터들이 그에 관해 가차 없이 간접적이고 비판적인 논평을 하기 시작했음을 알게 되었다. 그는 곧 그의 '뛰어난 지성superior intelligence'과 그가 곧 일본의 총리가 될 것이기 때문에 그들이 그를 표적으로 삼았다는 결론에 도달했다. 그는 트럼프 공화당이 도쿄에서 동맹을 원한다고 결론지었다. 다이시 씨는 강한 상태를 유지하려고 애썼지만, 리포터들이 그의 머릿속에 사상을 주입하는 것을 막는 것은 어려웠다.

다이시 씨는 이에 대한 경계를 늦추지 않게 되면서 점차 잠을 이룰 수 없게 되었다. 그는 자신이 다니는 학교와 자신이 거주하는 아파트 단지에 있는 모든 사람이 이러한 '음모에 가담하고 있다'는 공포에 휩싸였다. 그 후, 그는 철수행동을 나타냈고, 강의에도 출석하지 않으면서 단순히 식사와 기본적인 위생관리만 하게 되었다.

다이시 씨는 고양된 감정이나 다행감은 없다고 했다. 그는 자신의 기력 수준은 '오케이' 상태이며, 자신의 사고는 '그들이 어떤 사고를 자신의 머리에 집어넣으려고 하는 때'를 제외하고는 명료하다고 했다. 그는 최근 일본을 방문한 기간 중 여러 시간 동안 극도의 공포감을 느꼈던 적이 있었음을 인정했다. 당시 그는 '다량의 대마초'를 피우면서 이상한 소리를 듣게 되었고, 친구들이 자신을 향해 비웃고 있다는 생각이 들었다고 했다. 다이시 씨는 미국에 돌아온 후에는 술 한 방울도 입에 댄 적이 없으며, 대마는 물론 다른 어떤 물질도 남용한 사실이 없다고 말했다. 그는 환청이나 환시 같은 증상을 경험해 본 적이 단 한 번도 없었다고 잘라 말했다.

지역 보호자로 등재된 다이시 씨의 삼촌과 연락이 닿았을 때, 그는 조카를 어떤 심한 정신건강의학적 질환 병력 없이 건강하고 지적이며 다소 수줍어하는 아이라고 설명했다. 그는 다이시 씨의 아버지가 '조금 엄격한 것 같지만', 부모는 둘 다 대체로 애정이 풍부하고 지지적인 사람들이라고 했다. 다이시 씨의 가족들에게 주요 정신질환의 병력은 없었다.

검사 당시, 다이시 씨의 용모는 단정했고 협조적이었으며, 정신운동 활동도 정상적이었다. 그는 조리 있고, 목표 지향적으로 말했으며, 자신의 기분 상태를 '두려움afraid'으로 묘사했다. 그의 감정 표현의 범위와 유동성mobility은 정상이었다. 그는 죄의식, 자살사고, 또는 무가치감은 들지 않는다고 했다. 그는 자신이 계속해서 감시당할 것이고, 자신의 아파트에 '마인드 컨트롤' 장치가 있다는 사실에 대해서는 확신하고 있으나, 환각 증상은 없다고 했다. 다이시 씨의 인지기능 상태는 전반적으로 정상 범주에 들었으나, 자신의 신념에 대한 병식은 없는 것 같았다.

다이시 씨의 검사실검사 결과는 정상이었고, 두부 컴퓨터 단층촬영검사 결과도 특이사항이 없었으며, 소변약물검사 결과 역시 물질남용에 대해 음성 반응을 나타냈다.

❖ 논의

다이시 씨는 망상장애 기준을 충족한다. 망상장애의 진단기준은 1개 또는 그 이상의 망상이 1개월 이상 지속되어야 하고, 다른 정신병적 증상이 없어야 한다. 다이시 씨의 망상은 대부분 피해형이면서 감시 장치와 관련된 것이다. 그에게는 관계망상delusion of reference(그를 보고 재채기를 하고 큰 소리로 웃는 급우들), 괴롭힘('나를 미치게 하려는' 감시 장치), 사고주입thought insertion('내 머릿속에 생각을 집어넣으려고 하는 기계들')이 있다. 다이시 씨 자신이 표적이 되어 왔다는 진술의 동기가 과장(그의 '뛰어난 지능'과 일본의 총리가 되려는 계획)된 것 같다는 점을 고려할 때, '혼합형' 명시자가 확실시되지만, 조증의 다른 증상은 없는 것 같다.

기타 정신병적 장애 역시 고려되어야 한다. 증상의 지속기간이 3개월이라는 사실은 단기 정신병적 장애(1개월 미만)치고는 너무 길고, 조현병으로서는 너무 짧지만, 조현양상장애(지속기간이 1~6개월)에는 적절하다. 그러나 다이시 씨는 조현양상장애의 진단에 필요한 2차 증상(예 환각, 음성 증상 또는 와해)은 없는 것 같다. DSM-IV에서는 단일 괴이한 망상—사고주입 망상—이 조현양상장애(또는 조현병)에 적절했겠지만, 괴이한 망상은 DSM-5의 조현병 스펙트럼장애에서 더 이상 특별한 증상으로 취급되지 않는다.

다이시 씨의 경우, 조증 또는 주요우울장애 기분 증상이 없으므로, 양극성장애(정신병적 증상 동반), 주요우울장애(정신병적 증상 동반) 또는 조현정동장애 진단은 배제된다.

다이시 씨의 망상에는 두 가지 환경적 요인도 관련이 있을 수 있다. 일례로, 그의 일본으로부터의 긴 비행은 시차와 수면부족과 관련이 있어, 조증과 정신병을 유발했을 수 있다. 둘째, 정신병은 그가 대마초를 사용했을 무렵에 발병한 것으로 보인다. 대마초는 단독으로 사용했을 때, 그리고 펜시클리딘 같은 다른 물질과 섞였을 때 정신병 증상을 유발할 수 있는 물질이다. 비행 직후 정신병이나 대마초 사용 여부를 평가할 경우, 진단에서 둘 중 하나(또는 둘 다)를 고려할 수 있다. 그러나 다이시 씨의 증상은 추정되는 두 가지 요인 중 하나가 발생한 후 1개월 이상 지속되었다. 시차는 그 효과가 경미하고 짧은 경향이 있기 때문에 일주기 리듬 수면각성장애의 하위 유형으로 DSM-5에서 특별히 삭제되었다. 게다가, DSM-5와 DSM-5-TR에서는 물질 사용 중단 후 상당한 기간(예 1개월) 동안 증상이 지속될 때, 물질로 유발된 정신병적 장애 진단을 구체적으로 배제한다.

❖ 진단

- 망상장애, 혼합형

❖ 읽을거리

Muñoz-Negro JE, Ibanez-Casas I, de Portugal E, et al: A dimensional comparison between delusional disorder, schizophrenia and schizoaffective disorder. Schizophr Res 169(1-3):248-254, 2015

Nisbett RE: The Geography of Thought: How Asians and Westerners Think Differently—and Why. New York, Free Press, 2003

Peralta V, Cuesta MJ: Characteristics and clinical correlates of dimensions of delusional experience in schizophrenia and delusional disorder. Schizophr Res 176(2-3):404-410, 2016

Tandon R, Carpenter WT: DSM-5 status of psychotic disorders: 1 year prepublication. Schizophr Bull 38(3):369-370, 2012

사례 2.5

슬픔과 정신병 환자

Sad and Psychotic

Anthony O. Ahmed, Ph.D.

존 에번스John Evans(25세, 남, 백인)는 실직 상태의 독신으로, 이미 수년 전부터 정신건강 전문의에게 정신병, 우울증, 불안, 대마초marijuana와 알코올 남용에 대한 관리를 받아 오고 있었다.

겉으로 보기에 정상적인 아동기를 보낸 후, 에번스 씨는 15세가 될 때까지 불쾌감, 무쾌감증, 기력저하, 사회적 고립 증상을 보이기 시작했다. 거의 같은 시기에,

에번스 씨는 매일 음주와 대마초를 피우기 시작했다. 게다가, 갑작스러운 심계항진palpitations(***역자 주.** 심장이 두근거리는 증상), 발한diaphoresis, 그리고 곧 죽을 것 같은 생각이 특징적으로 나타나는 재발성 공황발작 증상이 나타났다. 심한 우울증과 공황 상태가 되었을 때, 에번스 씨는 매일 설트랄린sertraline 100mg/일 복용과 심리치료를 병행하는 치료를 2회 받았다. 치료를 받기 시작한 지 몇 주가 지나자, 가장 심했던 우울 증상이 사라졌다. 그로부터 수개월 후, 에번스 씨는 설트랄린 복용을 중단했다. 고도 우울 삽화들 사이에도 에번스 씨는 전반적으로 슬프고, 초조하며, 의욕이 상실된 모습을 보였다. 그의 학업성적은 10학년(***역자 주.** 한국의 고등학교 1학년) 경부터 급락하여 고등학교 내내 거의 최하위를 면치 못했다. 에번스 씨는 부모의 기대에도 불구하고 대학에 진학하지 않았고, 대신 집에 머무르면서 집 근처에서 아르바이트를 했다.

20세 전후에, 에번스 씨에게 정신병적 삽화가 생겼다. 내용인 즉, 자신이 6세 때 사람들을 살해했다고 확신하는 것이었다. 그들이 누구였고, 어떤 상황이었는지는 잘 기억할 수 없지만, 에번스 씨는 이 일들이 틀림없이 일어났었다고 확신했다. 확신의 근거는 살인자라고 비난하는 목소리가 끊임없이 들렸기 때문이었다. 그는 또한 다른 사람들이 자신의 행위에 대해 벌할 것이고, 결국 목숨을 잃게 될 것이라면서 두려워했다. 그로부터 몇 주 동안 에번스 씨는 죄책감에 시달렸다. 급기야 손목을 칼로 그어 자살해야겠다는 생각에 집착하게 되면서 정신건강의학과 병동에 입원하게 되었다.

입원 당시, 그는 현저하게 불안에 휩싸여 있었지만, 곧 매우 우울해졌고, 현저한 무쾌감증anhedonia, 불규칙한 수면, 식욕과 집중력 저하 등의 증세가 나타났다. 그러나 항정신병antipsychotic 약물치료와 항우울제antidepressant 약물치료가 병행되자, 우울증과 정신병적 증상들은 4주가 지나면서 사라졌다. 정신병적 삽화의 총 지속 기간은 7주 정도였다. 이 중 4주는 주요우울 증상도 함께 나타났다. 에번스 씨는 22세가 되기 전까지 같은 증상 패턴으로 두 차례나 입원했었다. 그때마다 자신이 어릴 적 누군가를 살해했다는 확신과 관련된 망상과 환각 증상이 몇 주 동안 지속되었고, 이어 고도 우울증이 수개월간 지속되곤 했다. 이 두 차례의 증상은 그가 적정한 양의 항정신병 약물과 항우울제 약물을 복용하던 중에 재발되었다. 평가를 받기 3년 전, 에번스 씨는 클로자핀을 복용하고 있었고, 환각이나 망상은 나타나지 않았다. 또한 항우울제 약물치료와 지지적인 심리치료를 받고 있었지만, 불쾌감, 과민성, 무동기증은 완전히 사라지지 않았다.

에번스 씨의 병력은 15세 때 시작한 대마초와 알코올 남용으로 심각한 정도였다. 20세 때, 정신병이 발병하기 전에는 몇 주 동안 거의 매일 대마초와 폭음을 병행하다가 수차례 의식을 잃었다. 정신병이 발병한 이후에는 대마초와 알코올 사용량을 크게 줄여서 두 차례나 수개월간 입에 대지 않은 적도 있었다. 그러나 정신병적 삽화들은 22세가 되던 해까지 계속해서 나타났다. 에번스 씨는 알코올중독자모임Alcoholics Anonymous(AA)과 약물중독자모임Narcotics Anonymous(NA) 집단에 참여하기 시작했다. 에번스 씨는 23세가 되면서 대마초와 술을 끊었고, 이 평가가 있기 전 2년간 이 상태를 유지해 오고 있다.

❖ 논의

에번스 씨는 청소년기부터 대마초와 알코올의 잦은 사용으로 악화된 우울증과 불안감에 시달려 왔다. 처음에 치료진들은 그를 우울증과 공황장애panic disorder로 진단했고, 진단에 맞추어 치료를 진행했다. 에번스 씨는 가족들의 기대에도 불구하고 대학에 진학하지 않았다. 게다가, 고등학교를 졸업한 이후로는 직장생활도 하지 않았다. 20세가 되던 해에는 정신병으로 정신병원에 입원까지 했다.

에번스 씨의 주요 정신병적 증상은 피해망상persecutry delusions과 살인에 대한 기억착오paramnesias를 동반한 편집증paranoia이다. 망상은 환청으로 인해 악화되었고, 환청은 망상을 확인하는 수단으로 활용되었다. 20~23세 때는 망상과 환각 증상이 거의 매일 나타났는데, 클로자핀을 복용하자 곧 해소되었다. 에번스 씨는 기억곤란을 호소하고 있지만, 뚜렷한 인지 손상이나 사고 와해는 나타나지 않았다. 그는 사회적으로 고립되어 있고, 다른 사람들과 최소 수준으로 교류할 수 있을 정도의 상태에 있다. 그의 정신병적 증상의 범위, 심각도, 지속기간은 조현병 스펙트럼장애 진단과 일치한다.

에번스 씨의 정신병은 수년간 우울증, 불안, 공황발작에 이어 발병되었다. 정신질환이 발병된 이래, 그는 우울증의 다중 삽화를 겪어 왔다. 이러한 삽화들은 망상과 환각 기간이 지나면서 발병되었고, 극심한 죄책감, 현저한 무쾌감증, 수면곤란, 간헐적인 과민성 폭발 양상을 보이고 있다. 정신병과 우울증의 강도가 정점에 이르게 되는 경우, 그는 자살위험에 처할 수 있다.

에번스 씨는 DSM-5 조현정동장애 기준을 충족한다. 그에게는 주요우울 증상과 조현병 증상이 동시에 발병하여 지속되는 기간이 있었다. 그는 현저한 기분 증상이 없는 상태에서 수 주간 지속되는 환각과 망상을 겪곤 했다. 조현병의 활성 및 잔류 부분이 발병된 이래, 주요우울 증상들이 대부분의 시간 동안 나타났다.

에번스 씨는 8년간 대마초와 알코올을 사용했다. 이는 그의 기분 및 정신병적 증상 발병에 영향을 미쳤을 수 있다. 그러나 20~22세 때, 수개월간 대마초와 알코올 사용을 중단하게 되면서, 그는 계속해서 심각한 망상, 환각, 우울증을 겪었다. 알코올 또는 대마로 유발된 우울증, 불안 또는 정신병적 장애가 에번스 씨 삶의 다양한 시점에서 고려될 수 있었을 것이다. 그렇지만 대마초와 알코올 사용을 중단한 이후에도 수개월간 기분 및 정신병적 증상이 지속된 사실은 그에게 물질로 유발된 정신건강의학적 장애가 없음을 보여 주고 있다.

항정신병 치료약물, 항우울제, 기분안정제를 통한 치료에 대한 에번스 씨의 반응은 전형적인 패턴을 보였다. 즉, 에번스 씨는 수차례의 항정신병 치료약물이 효과가 없었고, 증상이 악화된 기간에는 몇 가지 치료가 병행되었으며, 항우울제 또는 항정신병 약물의 복용량을 감소시켜 보려는 노력도 실패로 돌아갔다.

DSM-5의 조현정동장애 진단에서 한 가지 복잡한 요인은 DSM-5에서는 기분장애가 조현병의 거의 모든 활성기와 잔류기에 발병되어야 함을 필수요건으로 정하고 있지만, 기분장애와 정신병적 장애는 치료 반응과 임상 경과에 따라 크게 달라지는 경향이 있다는 것이다. 예컨대, 우울장애와 양극성장애는 치료 반응과 임상적 경과에 있어서 순환되는 특성이 있는 반면, 조현병은—일단 발병하면—지속되는 경향이 있다. 게다가, 우울장애와 양극성장애는 조현병보다 치료에 더 잘 반응하는 경향이 있다. 그 이유는 조현병 진단에 사용할 수 있는 시간에 조현병의 잔류기가 포함되기 때문이다. 이는 정신건강의학적 개입에 대한 저항요인이 될 수 있다. 따라서 조현정동장애 기준의 강화가 환자군의 확인과 치료에 어떻게 영향을 미치게 될지는 계속 지켜봐야 할 것이다.

진단

- 조현정동장애, 우울형

- 알코올사용장애, 관해 상태
- 대마사용장애, 관해 상태

❖ 읽을거리

Heckers S: Diagnostic criteria for schizoaffective disorder. Expert Rev Neurother 12(1):1–3, 2012

Lintunen J, Taipale H, Tanskanen A, et al: Long-term real-world effectiveness of pharmacotherapies for schizoaffective disorder. Schizophr Bull 47(4):1099–1107, 2021

Livingstone K, Harper S, Gillanders D: An exploration of emotion regulation in psychosis. Clin Psychol Psychother 16(5):418–430, 2009

Veras AB, Cougo S, Merira F, et al: Schizophrenia dissection by five anxiety and depressive subtype comorbidities: clinical implications and evolutionary perspective. Psychiatry Res 257:172–178, 2017

사례 2.6

정신병과 대마

Psychosis and Cannabis

Melissa Nau, M.D.
Heather Warm, M.D.

케빈 포스터Kevin Foster(32세, 남, 기혼)는 양극성장애 병력이 있는 백인으로, 호텔 창밖으로 뛰어내리겠다고 위협하다가 그의 아내가 911에 전화를 걸어 경찰에 의해 응급실(ER)로 데려져 왔다.

삽화 발생 당시, 포스터 씨 부부는 결혼 5주년 기념을 위한 휴가를 보내던 중이었다. 결혼 5주년 기념을 위해 두 사람은 각자의 몸에 문신을 새기기로 했다. 그 후, 이들은 근처 공원에 가서 포스터 씨가 사온 대마초를 피웠다. 1시간이 지나자,

포스터 씨는 자신의 몸에 새겨진 문신의 문양에 신비로운 의미와 힘이 담겨 있다는 생각이 들기 시작했다. 또한 문신 아티스트가 자신에게 해를 입히기 위해 다른 사람들과 음모를 꾸미고 있고, 아내와 바람까지 피우고 있다고 확신하게 되었다. 호텔에 돌아오자, 포스터 씨는 아내의 휴대폰에서 부정을 저지른 증거를 찾고는 창문 밖으로 뛰어내리겠다고 위협했다. 환자의 아내는 응급실 담당 의사였고, 환자에게 수면을 취하도록 설득했으며, 그것으로 이 삽화가 해결되었다고 생각했다.

하지만 다음 날, 그에게는 여전히 편집증과 망상이 남아 있었다. 포스터 씨는 다시금 창문 밖으로 뛰어내리겠다고 위협했고, 아내에게 그녀가 잠들면 그녀를 살해할 수도 있다는 생각을 내비쳤다. 포스터 씨의 아내는 곧바로 911에 전화를 걸었고, 포스터 씨는 결국 근처의 대형병원 응급실로 데려져 오게 되었다. 그날 이후, 그는 명시되지 않는 정신병적 장애로 진단받고, 급성 입원환자 정신건강의학과 병동에 입원했다.

환자는 18세부터 간헐적으로 대마를 피워 오다가 입원하기 5년 전부터는 매일 피웠다. 포스터 씨 부부는 포스터 씨가 다른 불법물질은 사용하지 않고 있고, 술도 거의 마시지 않는다고 했다. 1년 전까지 포스터 씨는 정신건강 전문의를 만난 적이 없었고, 그가 심각한 정신건강의학적 문제가 있다고 여긴 친구들과 가족은 아무도 없었다.

그러나 과거에 포스터 씨는 정신건강의학적 문제로 4회나 입원한 적이 있었다. 그는 고전적인 조증 증상으로 2회, 자살 우울증으로 1회 입원한 적이 있었다. 게다가, 이번 삽화가 발생하기 7개월 전에는 6주간 대마로 유발된 정신병 삽화로 입원한 적이 있었다. 이때는 리스페리돈risperidone으로 잘 치료되었다. 당시 그의 주요 증상은 편집증이었다. 이번에 입원하기 2개월 전, 그는 1개월 과정인 대마사용장애로 입원한 환자들을 위한 물질남용 치료 프로그램에 등록했다. 그는 재활시설에서 퇴원한 이래, 이번에 입원한 주말까지 대마초, 알코올, 또는 다른 어떤 물질도 사용하지 않았다. 또한 3개월간의 리튬 단일치료monotherapy를 받는 동안 잘 기능하고 있었다.

포스터 씨는 대학 졸업 후, 영화 편집자로서 꾸준히 일하고 있었다. 그의 아버지는 양극성장애가 있었고, 친할아버지는 총으로 자살했으나, 진단명은 알려지지 않았다.

입원한 지 이틀째 되던 날, 환자는 아내가 바람을 피우지 않았고 문신의 문양은 아무 의미가 없다는 사실을 깨달았다. 입원한 지 사흘이 되자, 그는 자발적으로 편집증은 대마중독의 결과라고 말했다. 그는 리스페리돈 복용을 중단하고, 대신 리튬 단일치료를 계속해서 받기로 했다. 그는 외래환자 정신건강 전문의와 진료 약속을 한 뒤 퇴원했다.

❖ 논의

포스터 씨는 대마초를 피운 후 자신의 몸에 새겨진 문신의 문양에 신비로운 의미와 힘이 있다는 믿음을 갖게 되었다. 몇 시간이 지나자, 그는 문신 아티스트를 의심하게 되었고, 망상과 함께 질투심을 품게 되었다. 그는 또한 아내를 살해하고 자살하겠다고 위협까지 함으로써, 정신건강의학과 병동에 입원했다. 며칠이 지나자, 정신병적 증상은 사라졌고, 환자는 적절한 병식을 되찾았다. 이러한 증상 경로는 DSM-5의 물질/치료약물로 유발된 정신병적 장애에 부합된다. 이 장애로 진단되려면, 물질중독(또는 금단이나 치료약물 노출) 기간 동안, 또는 직후에 발병되는 망상이나 환각이 있어야 한다.

대마로 유발된 정신병적 장애에 대한 추가적인 DSM-5 진단기준은 포스터 씨의 망상이 우울증이나 조증 같은 원발성primary 정신병적 장애에 의해 잘 설명되고 있지 않아야 한다는 것이다. 그의 증상들은 3일 이내에 모두 사라졌다. 이는 대마로 유발된 정신병에서는 전형적인 현상이지만, 독립적인 정신병적 장애에서는 그렇지 않다. 증상이 신속하게 사라졌다는 것은 대마가 증상 발생에 기여했을 가능성을 뒷받침하고 있다.

포스터 씨의 정신건강의학적 병력은 두 가지 측면에서 진단을 복잡하게 만들고 있다. 첫째, 포스터 씨가 과거에 정신건강의학과에 입원했던 4회 중, 한 번은 대마계를 사용하다가 편집성 망상이 발병하여 6주간 입원했다. 편집성 망상이 실제로 얼마 동안 지속되었는지는 명확하지 않으나, 대마로 유발된 정신병이 발병되는 전형적인 기간보다는 훨씬 더 길었던 것 같다. DSM-5에서는 특별히 노출 후 1개월 이상 지속되는 정신병은 물질로 유발된 것이라기보다는 독립적인 것일 수 있다고 경고하고 있다.

둘째, 포스터 씨가 나머지 3회 정신건강의학과 병동에 입원한 것 중, 두 차례는

'고전적인' 조증이었고, 나머지 한 차례는 '자살성 우울증suicidal depression' 때문이었다. 편집증 또는 정신병이 이러한 삽화의 일부였는지는 명확하지 않다. DSM-5에서는 재발성 비물질 관련 정신병적 삽화의 병력이 물질로 유발된 정신병을 덜 유발시킬 것이라는 점을 지적하고 있다.

이러한 정신건강의학적 삽화들이 단일 진단군 아래에 한데 모아질 수 있는지는 분명치 않다. 예컨대, 포스터 씨는 우울증과 조증의 재발성 삽화들을 동반한 양극성장애를 가지고 있을 수 있다. 대마초가 그의 수면에 도움을 주었을 수 있지만—이것이 조증 증상을 감소시킬 수 있을 것이다—삽화 촉발의 원인도 될 수 있다. 만일 조증과 우울 삽화(정신병 동반 또는 동반하지 않은)가 물질에 의해 촉발되지만 증상이 장기간 지속되지 않는다면, 가장 정확한 진단은 양극성장애가 될 것이다.

만일 유사 증상들이 물질을 사용하지 않는 상황에서 발병된다면, 이 진단이 맞을 것이다. 포스터 씨는 양극성장애의 가족력이 있다. 이러한 점은 더욱더 양극성장애 진단을 뒷받침하고 있다. 다른 한편으로, 포스터 씨는 가장 최근의 정신병적 삽화 기간 동안 기분 증상이 있었다고 언급하지 않았고, 정신병적 증상들은 2~3일 내에 사라졌다. 이러한 과거력으로 볼 때, 포스터 씨가 과거에 양극성장애 기준을 충족했지만, 현재는 관해된 것 같다.

게다가, 해로운 결과(예 입원이 필요한 정신병적 삽화)에도 불구하고 그의 반복적이고 증가하는 대마 사용은 대마사용장애, 중등도를 암시한다. 우리는 그가 입원해 있는 동안 그의 사용을 줄일 필요성에 대해 상담을 받았다고 추측할 수 있지만, 이에 대한 증거는 보이지 않는다. 더욱이, 그의 사용은 지난 1년 동안 증가했고, 사용하지 않을 때 금단 느낌이 있었을 것이다.

다중 조현병 스펙트럼장애가 고려될 수 있다. 그러나 증상의 지속기간이 3일인 점을 고려한다면, 진단들 대부분은 가능한 대상에서 배제된다. 게다가, 포스터 씨는 오직 한 가지 영역(망상)에서 영향을 받은 것 같다. 망상장애에는 한 가지 망상이 포함되지만, 최소 지속기간은 1개월이다. 단기 정신병적 장애 역시 네 가지 원발성 조현병 스펙트럼 증상 중 오직 한 가지 증상만이 요구되지만, 촉발요인이 물질 또는 치료약물로 인한 것인지에 대한 평가가 필요하다. 그렇다면 당분간은 대마로 유발된 정신병적 장애가 포스터 씨의 특정 삽화에 대한 진단으로 가장 적합할 것으로 보인다. 더 명확한 진단을 내리기 위해서는 이전의 진료 기록을 더 철저하게 조사해 볼 필요가 있지만, 훨씬 더 도움이 되는 방법은 지속적인 종단적 후속 검사일 것이다.

❖ 진단

- 대마로 유발된 정신병적 장애
- 제I형 양극성장애, 관해 상태
- 대마사용장애, 중등도

❖ 읽을거리

Caton CL, Hasin DS, Shrout PE, et al: Stability of early-phase primary psychotic disorders with concurrent substance use and substance-induced psychosis. Br J Psychiatry 190:105-111, 2007

Ekleberry S: Treating Co-Occurring Disorders: A Handbook for Mental Health and Substance Abuse Professionals. Binghamton, NY, Haworth, 2004

Grant BF, Stinson FS, Dawson DA, et al: Prevalence and co-occurrence of substance use disorders and independent mood and anxiety disorders: results from the National Epidemiologic Survey on Alcohol and Related Conditions. Arch Gen Psychiatry 61(8):807-816, 2004

Pettinati HM, O'Brien CP, Dundon WD: Current status of co-occurring mood and substance use disorders: a new therapeutic target. Am J Psychiatry 170(1):23-30, 2013

Starzer MSK, Nordentoft M, Hjorthøj C: Rates and predictors of conversion to schizophrenia or bipolar disorder following substance-induced psychosis. Am J Psychiatry 175(4):343-350, 2018

사례 2.7

벼룩의 체내침투

Flea Infestation

Julie B. Penzner, M.D.

라라 곤잘레즈Lara Gonzalez(51세, 여, 이혼)는 프리랜서 저널리스트로, 스스로 응급실을 찾아와 벼룩의 체내침투 여부를 확인하기 위한 피부과 검진을 요청했다. 피부검사에서 벼룩이 체내에 침투한 사실을 뒷받침할 만한 증거가 발견되지 않자, 곤잘레즈 씨는 집에 있는 것이 안전하지 않다는 이유로, '명시되지 않는 정신병적 장애' 진단을 받고 정신건강의학과 진료 환자로 입원했다.

그녀의 고민은 삽화 발생 일주일 전에 시작되었다. 재정적 스트레스 해결을 위해 그녀는 자기 집 여분의 방을 임시 임차인들에게 세를 주었고, 몇몇 이웃의 애완동물을 돌봐 주는 일을 시작했다. 이런 상황에서 그녀는 작은 곤충들이 자신의 피부와 벽에 파고들어 양탄자와 매트리스를 덮고 있음을 감지했다. 그녀는 세입자들이 벼룩을 보게 되면 집세를 내지 않을 것을 염려한 나머지, 삽화 발생 전 36시간 동안 미친 듯이 집안을 청소했다. 그녀는 동물침입을 막는다는 명목하에 샴푸로 반복해서 샤워를 했고, 벼룩이 있다는 증거가 전혀 발견되지 않았음에도, 3명의 서로 다른 해충구제업자에게 상담을 받았다. 그녀는 벼룩들이 '옷 안에서 바스락거리면서 긁는' 소리를 내고 있다고 믿고는 옷가지를 가방에 담아 내다 버렸다. 그녀는 대체 의복을 사서 쓰레기봉투에 보관하는 바람에, 저축한 돈을 거의 다 써버려, 기존의 재정적 부담을 악화시켰다.

체내침투에 대한 우려 외에, 곤잘레즈 씨는 우울증, 조증, 그리고 의심증suspiciousness 증상을 부인했다. 그녀는 마약이나 알코올 사용을 부인했다. 그녀의 가족 중 정신의학적 질환을 앓은 적이 있는 사람은 아무도 없었다. 곤잘레즈 씨는 대학에서 우울증 진단을 받았고, 잠시 항우울제 치료를 받았지만, 이와 관련된 의학적 문제는 없었다.

곤잘레즈 씨가 벼룩에 대해 걱정하게 된 것은 언니의 침습성 암invasive cancer 발병, 자신의 폐경기, 재정적 부담으로 아르헨티나(그녀의 고국)로 되돌아갈 수도 있는 상황, 최근 남자친구와의 결별 상황에서 시작되었다. 그녀는 자신을 감염공포증contamination phobias에 사로잡혀 있는 사람으로 묘사하면서 불안한 상황에서는 더욱 악화되곤 했다고 말했다.

정신상태검사mental status examination(MSE) 당시, 곤잘레즈 씨는 차분했고, 대화의 내용에 적절하게 시선접촉을 유지하면서 대화에 잘 참여했다. 그녀는 검진을 기다리는 동안 병원에서 수집했다면서, '벼룩과 애벌레들'을 담았다는 조그만 비닐봉지를 내밀었다. 그러나 비닐봉지에는 보푸라기 실과 석고조각만이 담겨 있었다. 그러자, 그녀는 절박한 어조로 '지금 너무 슬프다'고 말했다. 그녀는 가끔 울먹이면서도 미소를 지어 보이곤 했다. 그녀의 사고는 지나치게 포괄적이었고, 온통 벼룩에만 초점이 맞추어져 있었다. 그녀는 머리에서 머리털 하나가 떨어질 때마다 애벌레로 변할 것이라는 믿음을 피력했다. 그녀는 눈물을 흘릴 때도 벼룩의 알이 눈물관을 통해 나왔다고 믿었다. 곤잘레즈 씨는 자살 또는 살인 성향은 없었다. 그러면서도 그녀는 보푸라기 실은 애벌레였고, 그녀의 몸은 벼룩들로 들끓고 있다는 확고부동한 믿음을 피력했다. 그녀는 환각은 없다고 했고, 인지기능은 온전했다. 그녀의 병식은 손상되었으나, 판단력은 비교적 적절한 것 같았다.

피부과 검진 결과, 곤잘레즈 씨의 피부로부터 곤충이나 애벌레는 검출되지 않았다. 신경학적 검사, 두부 컴퓨터 단층촬영, 검사실검사, 독소검사 결과 모두 정상이었다. 곤잘레즈 씨는 소량의 항정신병 치료약물을 처방받은 후 퇴원했고, 매주 지지적인 심리치료를 받았다. 그녀의 집착 증상은 며칠 이내에 호전되었고, 2주가 지나기도 전에 완전히 해소되었다. 곤잘레즈 씨는 벼룩이 자신의 피부에 침투했다는 믿음은 '미친 생각'이라고 할 정도로 병식을 갖게 되었다. 그녀는 자신의 '현실 와해'를 복합적인 스트레스 요인 때문이라고 보았다. 그리고 자신의 망상을 실제 문제로부터 주의를 돌리는 수단으로 삼은 것 같다고 분명히 설명할 수 있었다. 곤잘레즈 씨의 가족들은 그녀가 정상으로 돌아왔다는 사실을 입증할 수 있었다.

❖ 논의

단시일 내에 병전premorbid기능을 회복한 곤잘레즈 씨의 망상은 현저한 스트레스 요인을 동반한 단기 정신병적 장애brief psychotic disorder 진단의 가능성을 보이고 있다.

종전에는 '단기 반응성 정신병brief reactive psychosis'으로 불렸던 단기 정신병적 장애(현저한 스트레스 요인을 동반하는 경우 또는 동반하지 않는 경우)는 기초선으로 회복되기 전까지는 진단될 수 없다. 이러한 상태에 대한 감별진단은 중요하다.

입원 당시, 환자는 '명시되지 않는 정신병적 장애unspecified psychotic disorder'로 진단되었다. 이 진단명은 흔히 정신병적 증상이 있지만, 정보가 불충분할 때 사용된다. 증상이 단시일 내에 사라진 경우에 한해 곤잘레즈 씨는 단기 정신병적 장애로 진단될 수 있을 것이다. 그녀는 병식을 신속하게 회복했고, 자신의 증상을 선행 스트레스 요인들과 연결시켰다. 치료를 통해 급성 정신병적 삽화의 지속기간은 줄일 수 있지만, DSM-5에서는 삽화가 1개월 미만 동안 지속되어야 한다는 필수요건에 치료요인은 고려하지 않고 있다.

스트레스 요인이 긍정적으로 작용하는지(예 결혼, 새로운 직장, 갓 태어난 아기) 부정적으로 작용하는지(곤잘레즈 씨의 사례에서처럼)는 살펴볼 가치가 있다. 좋은 예후는 흔히 좋은 병전기능의 과거력, 현저한 급성 스트레스 요인, 정신의학적 질환의 가족력 또는 개인의 과거력이 없는 것과 연관이 있다. 스트레스 요인은 의학적일 수도 있다. 최근 두 건의 사례 보고서에서 COVID-19 및 관련 검역과 연관된 단기 정신병적 장애를 기술했다.

곤잘레즈 씨의 불면, 행동 동요, 병전 우울증 병력 역시 양극성 삽화를 암시할 수 있지만, 이 진단을 뒷받침하는 다른 증상은 없다. 마찬가지로, 벼룩의 체내침투에 대한 망상적 강박관념은 망상장애의 가능성을 뒷받침하고 있지만, 곤잘레즈 씨의 증상은 너무 빨리 사라졌다는 점에서 이러한 가능성은 희박하다. 만약 그녀의 감염에 대한 집착이 한 달 동안 지속된다면, 종종 그렇듯이, 그녀는 DSM-5 망상장애, 신체형 진단을 충족할 것이다. 이 진단은 '망상성 기생충증delusional parasitosis'으로 불리기도 한다.

성격장애가 있는 환자들은 '마이크로 정신병micropsychoses'을 가지고 있을 수 있다. 그러나 곤잘레즈 씨는 성격장애나 특정한 성격적 취약점이 있는 것 같지는 않다. 꾀병과 인위성장애는 섬망delirium과 다른 의학적으로 중재된 질병과 마찬가지로 진단으로 적절치 않은 것 같다.

단기 정신병적 삽화들은 모집단에서의 유병률이 낮다. 이는 단기 정신병이 특이하다는 사실을 암시하고 있다. 또한 정신병적 증상이 매우 짧게 지속되는 사람들은 정신건강의학적 도움을 찾지 않을 수 있다는 것을 암시할 수도 있다. 증상 발병 기간이 짧고 예측이 불가능하다는 점 역시 연구를 어렵게 하지만, 특정 임상의 또는 기관의 전문성 개발을 위한 계기가 되기도 한다. 단기 정신병적 삽화들은 또한 시간이 지나면서 비교적 안정성이 떨어진다는 특징이 있다. 이는 단기 정신병적 삽화—조현병과는 달리—는 지속기간이 짧다고 정의되어 있고, 증상의 관해와 신중한 후속 검사 없이는 진단조차 할 수 없다는 점을 고려한다면 이해가 된다.

❖ 진단

- 단기 정신병적 장애, 현저한 스트레스 요인을 동반하는 경우

❖ 읽을거리

Haddad PM, Al Abdulla M, Latoo J, et al: Brief psychotic disorder associated with quarantine and mild COVID-19. BMJ Case Rep 13(12):e240088, 2020

Jørgensen P, Bennedsen B, Christensen J, Hyllested A: Acute and transient psychotic disorder: comorbidity with personality disorder. Acta Psychiatr Scand 94(6):460-464, 1996

Salvatore P, Baldessarini RJ, Tohen M, et al: McLean-Harvard International First-Episode Project: two-year stability of DSM-IV diagnoses in 500 first-episode psychotic disorder patients. J Clin Psychiatry 70(4):458-466, 2009

Smith CM, Komisar JR, Mourad A, Kincaid BR: COVID-19-associated brief psychotic disorder. BMJ Case Rep 13(8):e236940, 2020

CHAPTER 3

양극성 및 관련 장애

Bipolar and Related Disorders

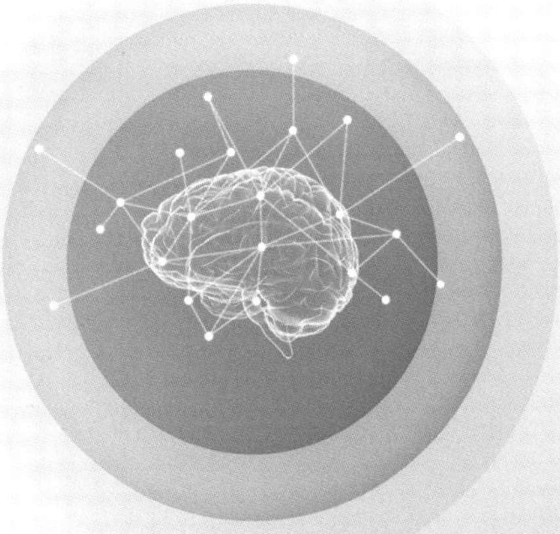

CHAPTER 3 양극성 및 관련 장애
Bipolar and Related Disorders

서문

John W. Barnhill, M.D.

양극성장애bipolar disorder는 조증mania 또는 경조증hypomania이 뚜렷하게 나타나는 기간이 있다는 특징이 있다. 예컨대, 환자는 다행감euphoria, 감소된 수면욕구, 과대성grandiosity(***역자 주**. 팽창된 자존감 또는 심하게 과장된 자신감), 압출언어pressured speech(***역자 주**. 평소보다 말이 많아지거나 계속해서 말을 해야 할 것 같은 압박감에 의한 언어 패턴), 질주사고racing thoughts(***역자 주**. 사고비약 또는 지나치게 빠르게 진행되는 사고 패턴), 그리고 다양한 무분별한 행동을 급격히 발달시킬 수 있다. 복잡한 요인이 없어도 환자는 DSM-5 제I형 양극성장애의 일부로 조증 삽화를 가진 것으로 쉽게 확인될 수 있다.

그러나 '양극성 및 관련 장애' 진단은 복잡한 요인이 많은데, 이 장에 소개된 사례 수가 많은 것도 바로 이 때문이다. 복잡한 요인의 대부분은 증상 평가와 관련이 있다. DSM-5에는 양극성장애에 모여 있는 경향이 있는 7개 증상이 제시되어 있는데, 조증으로 진단하려면 이들 중 3개 증상이 나타나야 한다. 각 증상은 지속기간duration과 강도intensity에 대한 임상적 판단이 필수로 요구된다. 그리고 '주의산만distractability'과 '감소된 수면욕구'는 임상평가에서 잘 나타나지 않는다. 조증 진단은 이러한 군집으로부터의 증상들이 적어도 하루의 대부분, 매일, 적어도 일주일간 지속되어야 한다는 조건을 충족해야 한다. 이 기준은 정확한 과거력을 요구한다. 과거력의 확보는 환자가 누구이든 쉽지 않지만, 특히 정신의학적 문제가 있음을 인식하지 못하고 있는 사람의 경우에는 더더욱 그렇다(이 경우는 양극성장애가 있는 사람들에게서 흔함). 발현되고 있는 증상이 우울증인 경우, 정확한 양극성 병력을 확보하는 것은 훨씬 더 어렵고, 조증 증상은 수년 동안 나타나지 않았을 수도 있다. 조증 가능성 평가에는 부수적인 정보가 중요할 수 있다. 정확한 양극성 관련 과거력을 수집하는 것은 표출된 증상이 우울증인 경우에 더 어렵다. 그리고 조증 증상은 수년간 표출되지 않을 수도 있다. 양극성장애 환자의 절반은 불법물질을 사용하는데, 이는 증상 표출, 진단, 치료를 복잡하게 만들 수 있다. 우울증은 양극성장애에서 흔히 나타나는데, 이 장애는 종전에는 '조울증manic depression'으로 불렸다. 그런데 이 두 가지 기분 상태의 관계가 항상 명확한 것은 아니지만, 이런 이유로, DSM-5에는 '양극성 및 관련 장애'가 별도의 장으로 옮겨졌다. 우울증은 양극성장애에서 나타나지 않을 수 있지만, 증상의 빈도수와 강도 면에서는 우세한 기분 상태로 나타날 수 있다. 기분mood은 우울증과 조증이라는 2개의 극단 사이를 오가거나 공존할 수 있다(예 혼재성 양상이 동반된 기분 삽화). 우울증과 조증 증상의 관계는 환자들이 흔히 다행감보다는 불쾌감을 호소한다는 점에서 더 복잡해진다.

끝으로, DSM-5에 소개된 모든 장애의 경우처럼, 양극성장애 진단에는 손상impairment이 필수로 요구된다. 조증의 핵심 증상의 일부, 즉 활동성 증가, 다행감, 말이 많아짐talkativeness 같은 증상들은 적어도 단기간에 효과성과 쾌감 증가로 이어질 수 있지만, 장기적으로는 오히려 평가를 복잡하게 만든다.

DSM-5에서는 양극성 스펙트럼 내에 다수의 증후군을 기술함으로써, 이러한 불확실성에 대해 언급하고 있다. 예컨대, 조증과 경조증 진단에는 '7개 기준 중 3개, 하루의 대부분, 거의 매일' 증상이 표출되어야 한다는 조건이 있다. 그러나 조증은 적어도 1개 삽화가 최소한 7일간 지속되어야 하는 반면, 경조증은 4일이 필수요건이다. 조증에서처럼, 사회적 또는 직업적 기능에 있어서 현저한 손상의 원인이 되어야 한다는 필수요건 대신, 경조증은 다른 사람들에 의해 관찰될 수 있는 기초선으로부터의 명백한 변화가 필수요건이다. 이러한 기준은 조증과 경조증 환자들이 흔히 병식이 결여되어 있다는 현실을 고려한 것이다. 그리고 이 기준은 경조증이 조증에 비해 덜 심각하다는 점을 강조하고 있다. 경조증은 DSM-5 제II형 양극성장애의 핵심 양상이다. 제II형 양극성장애에서 두 번째로 눈에 띄는 양상은 경조증 증상이 표출되지 않은 상태에서 적어도 1개의 주요우울삽화가 필수로 나타나는 것이다. 이 필수요건은 제I형 양극성장애와는 대조적이다. 이 장애는 우울증이 과거에 나타나야 한다는 요건을 필수로 요구하지 않는다.

다른 환자들은 고전적인 조증이나 경조증 증상이 있지만, 현저한 생리적 촉진요인을 동반할 수 있다. 예컨대, 홍반성 낭창systemic lupus erythematosus 증상 때문에 프레드니손prednisone(***역자 주**. 부신피질 호르몬제), 즉 스테로이드를 복용한 직후에 조증 증상을 나타내는 환자도 있다. 진단에서의 딜레마는 환자에게 양극성장애가 있는지의 여부가 될 것이다. 이 장애가 있다면, 기분 안정을 위한 약물치료가 필요할 것이기 때문이다. 또는 스테로이드에 대해 아주 공통적인 반응을 나타내는데('스테로이드 정신병steroid psychosis'이라고 잘못 명명된 장애로, DSM-5의 '치료약물로 유발된 양극성장애'가 더 정확한 명칭임), 스테로이드 약물 복용량을 줄임으로써 치료될 수 있다. 그렇지 않으면, 신경정신의학적 낭창/루푸스lupus(***역자 주**. 면역체계의 이상으로 만성 염증이 발생하고 면역력이 떨어지는 난치성 전신 질환)일 가능성이 크다(즉, DSM-5의 다른 의학적 상태로 인한 양극성장애). 이 질환은 스테로이드양을 증가시킴으로써 치료 효과를 높일 수 있다. 양극성장애가 뜨거운 논쟁의 대상이 되고 있는 이유는 정확한 진단을 내려야 한다는 점, 잘못된 진단을 내리지 않아야 한다는 점, 그리고 환자 보호가 대단히 중요하기 때문이다.

양극성 스펙트럼에는 조증 관련 증상이 심각하지만, 증상수 또는 지속기간을 이유로 제I형 양극성장애 또는 제II형 양극성장애 기준을 충족하지 않는 사람들이 포함되어 있다. 예컨대, 환자에 따라서는 만성적으로 경조증과 아역치 우울 증상이 번갈아 가며 나타나기도 한다. DSM-5의 순환성장애cyclothymic disorder의 진단적 임계치에 도달하려면, 이런 증상들은 정신적 고통을 주어야 하고, 지속적(적어도 2년 이하, 청소년은 1년 이하, 증상이 없이는 2개월 이하)이어야 하며, 조증이나 주요우울삽화의 기준을 충족하지 않아야 한다. 이러한 부류의 환자들은 DSM-5의 순환성장애, 즉 증상의 지속기간과 강도에서 DSM-5의 지속성 우울장애(기분저하증dysthymia)와 아주 유사한 장애를 가지고 있다.

다른 환자들은 현저한 조증 증상들을 가지고 있지만, 병력은 흔히 다양한 상황(예 응급실 방문)으로 인해 소상히 밝혀지지 않는다. 이러한 사례들의 경우, 진단은 '명시되지 않는 양극성 및 관련 장애'가 될 것이다. 기타 다양한 환자는 '달리 명시되는 양극성 및 관련 장애'로 진단된다. 여기에는 조증 증상이 적절하지 않은 기간 동안(예 필수요건인 4일이 아니라, 2~3일인 경우) 또는 4일 이상 지속되지만, 경조증의 7개 증상기준 중 3개를 충족하지 않는 경우가 포함된다. 또 다른 환자들은 경조증 기준은 충족하지만, 주요우울 병력이 부족하여 제II형 양극성장애 기준을 충족하지 않는 경우에 속한다. 다른 환자들은 만성 경조증과 아역치 우울 증상들이 있지만, 순환증cyclothymia의 24개월 기준을 충족하지 않기도 한다.

양극성 스펙트럼 진단들은 중요한 논란을 불러일으켜 왔다. 한 가지 쟁점은 지속기간에 관한 것이다. 즉, 증상이 며칠 동안만 나타나야 하고, 반드시 현저한 고통의 원인이 되지 않아야 한다는 점에서 진단 내리기 어렵다는 것이다. 또 다른 쟁점은 증상의 강도intensity에 관한 것이다. 정상과 비정상을 구별하는 일은 인간 행동에 대한 핵심 변수, 즉 말이 많아짐, 위험감수, 수면욕구, 자존감 등이 포함되어 있다는 점에서 결코 쉽지 않다는 점이다.

이러한 논란을 해결하기 위해 DSM-5에서는 두 가지 관심사에 대해 균형을 유지하고 있다. 첫 번째는 고통받고 있는 환자들 사이에서 발생하는 확실하고 뚜렷이 구분되는 증상군을 찾아내는 것이다. 두 번째는 정상적인 인간의 경험을 병리적 증상으로 간주하지 않는 것이다. 양극성장애의 판별에 필요한 신뢰할 만한 검사가 없는 상황에서 모든 책임은 온전히 이 기준을 적용하여 진단을 내리고 어려운 환자들을 치료해야 하는 임상가에게 주어지게 된다.

✧ 읽을거리

Haddad PM, Al Abdulla M, Latoo J, et al: Brief psychotic disorder associated with quarantine and mild COVID-19. BMJ Case Rep 13(12):e240088, 2020

Jørgensen P, Bennedsen B, Christensen J, Hyllested A: Acute and transient psychotic disorder: comorbidity with personality disorder. Acta Psychiatr Scand 94(6):460-464, 1996

Salvatore P, Baldessarini RJ, Tohen M, et al: McLean-Harvard International First-Episode Project: two-year stability of DSM-IV diagnoses in 500 first-episode psychotic

disorder patients. J Clin Psychiatry 70(4):458–466, 2009
Smith CM, Komisar JR, Mourad A, Kincaid BR: COVID-19-associated brief psychotic disorder. BMJ Case Rep 13(8):e236940, 2020

사례 3.1

정서장해

Emotionally Disturbed

Donald M. Hilty, M.D., M.B.A.

30대로 보이는 아프리카계 미국인 남성이 동네 이집 저집의 문을 요란하게 두드리고 다닌다는 이웃 주민들의 항의로 경찰에 의해 그 도시의 응급실(ER)로 데려져 왔다. 의뢰서에는 그가 조현병 환자이며, '정서장해가 있는 사람'이라고 적혀 있었다. 그를 데리고 온 경찰관 중 1명은 그가 순찰차 뒷좌석에 앉아서 경찰관들에게 돈을 줄 테니 성관계를 하자고 제안했다고 말했다. 그는 자신을 '새 예수New Jesus'라고 소개하면서 다른 이름 말하기를 거부했다. 그는 앉기를 거부하다가 응급실을 가로질러 뛰기 시작했다. 곧 제압된 그에게 근육주사로 로라제팜lorazepam 2mg과 할로페리돌haloperidol 5mg이 투여되었다. 동시에, 추체외로계extrapyramidal 부작용 발생을 대비하여 정맥주사용 디펜히드라민diphenhydramine(베나드릴Benadryl) 50mg을 준비시켰다. 입원 수속 팀은 '명시되지 않는 조현병 스펙트럼 및 기타 정신병적 장애'라고 적고는 그를 응급실 정신건강의학과 팀에게 보냈다.

제압되어 있는 상태에서도 그는 몹시 격앙된 어조로 하나님으로부터의 계시에 대해 말하고 있었다. 가장 최근에 수면을 취한 것이 언제였냐는 질문에, 그는 자신이 '천국과 연락되고 있음'을 강조하면서 더 이상 수면을 취할 필요가 없다고 단호하게 답했다. 그의 말은 빨랐고, 와해되어 있었으며, 알아듣기 힘들었다. 완전혈구수치complete blood count, 혈액화학치blood chemistries, 독소검사toxicology screen가 실시되었다. 동요 상태가 45분 이상 지속되자, 그에게 다시 로라제팜이 투여되었다.

그는 이번 투여로 조금 진정되었으나, 여전히 잠을 자지 않았다. 그는 제압된 상태에서 풀려났다.

할로페리돌과 로라제팜이 최초 투여된 지 1시간 후, 응급실(ER) 의자에 앉은 상태에서 환자와의 면담이 실시되었다. 환자는 과체중인 아프리카계 미국인으로, 옷차림이 단정치 않았고, 몸에서는 악취가 났지만 술 냄새는 나지 않았다. 그는 시선접촉이 거의 없었고, 대신 주변 사람들, 똑딱거리는 시계, 검사자, 주변의 간호사 등 움직이는 사물이나 사람을 쳐다보곤 했다. 그의 언어는 와해되어 있었고, 빨랐으며, 따라잡기 힘들었다. 그의 다리는 빠르게 상하로 움직였지만, 의자를 벗어나거나 면담자를 위협하는 일은 없었다. 그는 자신의 기분을 '나쁘지는 않다'고 표현했다. 그의 감정은 불안정했고, 특별한 이유 없이 자주 웃곤 했지만, 자신이 오해받는다고 느낄 때면 화를 내면서 좌절하곤 했다. 그의 사고과정은 와해되어 있었고, 과대망상이 있었으며, '하나님께서 내게 말씀하심'에 큰 의미를 두고 있었다. 그는 자신에게 다른 환각뿐 아니라 자살사고와 살해사고는 없다고 했다. 날짜에 대해 묻자, 그는 그날의 날짜에 내포되어 있는 의미에 대해 장광설(***역자 주.** 쓸데없이 장황하게 늘어놓는 말)을 늘어놓았다. 그는 자신을 병원으로 데리고 온 2명의 경찰관 이름을 기억하고 있었다. 그는 더 이상의 인지검사를 거부했다. 그의 병식과 판단력은 낮아 보였다.

환자의 누이가 1시간 후에 도착했다. 남동생 마크 힐Mark Hill이 경찰차로 연행되는 장면을 목격한 이웃사람의 전화를 받은 직후였다. 힐 씨의 누이는 일주일 전쯤, 남동생이 공휴일 모임에서 친척들과 언쟁을 벌이는 등 평소답지 않게 이상해진 것 같았다고 했다. 그녀는 그가 당시에 잠을 잘 필요가 없다고 하면서 자신의 '은사gifts'에 대해 얘기했다고 말했다. 그녀는 그때 이후로 힐 씨에게 연락하고자 애썼지만, 그는 전화, 이메일, 또는 문자메시지에 답하지 않았다. 그녀는 그가 자신의 문제에 관해 말하고 싶어 하지 않았으며, 두 차례 그의 집에서 올란자핀olanzapine 병을 본 적이 있다고 말했다. 그녀는 아버지가 조현병과 조울증을 앓고 있는 사람으로 불렸던 사실을 알고 있었다. 그녀는 어릴 적부터 아버지를 본 적이 없었다. 그녀에 의하면, 힐 씨는 대체로 약물을 사용하지 않는다고 했다. 또한 그가 34세이고, 한 학기 수업을 막 마친 중학교 수학교사라고 알려 주었다.

전자의료기록 검토 결과, 그는 2년 전 유사한 삽화를 겪은 적이 있었다. 당시,

독소검사toxicology screen 결과는 음성이었다. 그는 2주간 입원환자 정신건강의학과 병동에 입원했다가 '조현정동장애' 진단을 받고 퇴원했다. 당시에 그는 올란자핀 처방을 받았고, 후속 치료를 위해 외래환자 클리닉에 의뢰되었다. 차트에 의하면, 그는 카운티 입원환자 병원에 두 차례 입원한 적이 있었으나, 수 시간 후의 기록은 남아 있지 않았다.

그 후 24시간 동안 힐 씨는 눈에 띄게 차분해졌다. 그는 계속해서 자신이 오해받고 있고 입원할 필요가 없다고 믿고 있었다. 그는 빠르고 큰 소리로 말했다. 그의 사고는 이리저리 마구 옮겨 다녔다. 그는 자신이 하나님과 직접 연결되어 있고, '세상에서 중요한 역할'을 맡고 있음에 대해 말했다. 그러나 '새 예수'라 불리는 사람과의 연결에 대해서는 잘 모르는 일이라고 했다. 그는 여전히 긴장되고 안절부절못하는 상태였으나, 편집증이나 두려움은 없다고 했다.

일련의 신체검진 결과, 발에 생긴 물집 외에 비정상성은 발견되지 않았다. 환자는 떨림이 없었고, 힘줄 반사tendon reflexes는 대칭적이었으며, 4등급 중 2등급으로 나타났다. 그에게서 신경학적 비대칭성neurological asymmetry은 보이지 않았다. 독소검사 결과는 음성이었고, 혈중 알코올 수준은 0으로 판명되었다. 그의 초기 검사실 정밀검사 결과는 상승된 혈액 요소성 질소와 210mg/dL인 혈당 수준과 연관성이 있었다. 그의 평균 혈구 용적, 아스파라긴산 아미노 전이효소aspartate aminotransferase/알라닌아미노기전달효소alanine aminotransferase 비율과 마그네슘 수준은 정상이었다. 그의 BMI(***역자 주.** 체질량지수body mass index)는 30.8이었다.

논의

안전은 힐 씨를 위한 가장 중요한 최초의 목표였다. 결국 그에게 안정제가 투여되었고, 1시간 동안 제압된 상태로 있어야 했다.

의료진은 신속하게 진단에 집중했고, 응급실에서의 24시간 동안 환자의 동향 파악에 주력했다. 입원하자마자, 의료진은 그에게 DSM-5의 '명시되지 않는 조현병 스펙트럼 및 기타 정신병적 장애'에 해당하는 '명시되지 않는 정신병unspecified psychosis'이 있다고 기록했는데, 이는 흔히 환자들이 많은 부수적인 정보 없이 정신병 증상을 나타낼 때 응급 상황에서 종종 사용되는 진단이다. 이 시점에서 진단과 관련된 중요한 문제는 명확한 것 같은 진단(예 정신병)과 흔히 잠재적으로 위험이 임박한 것처럼 보이는 진단(예 물질중독 또는 물질금단으로 유발된 정신병 또는 섬망) 사이에 있다.

전자의료기록 검토는 환자가 2년 전에 유사한 증상을 보였고, 독소검사 결과가 음성으로 나왔다는 정보를 얻을 수 있게 했다는 점에서 중요했다. 현재 입원한 날 후반부에, 평가 팀은 음성으로 판명된 독소검사 결과 외에도 검사실검사를 통해 힐 씨가 만성적으로 강렬한 알코올(혈중 알코올 수준은 '0'이었고 평균 혈구 용적, 아스파라긴산 아미노 전이효소/알라닌아미노기전달효소 비율, 마그네슘 수준은 정상이었음) 사용자가 아니라는 정보를 얻게 되었다. 힐 씨의 반사신경은 정상이었고, 떨림이 없었으며, 인지능력(경찰관의 이름에 대한 기억력과 적어도 날짜에 대한 지남력)에도 이상이 없었다. 이러한 자료와 누이가 부수적으로 제공한 힐 씨의 과거력을 고려할 때, 힐 씨는 알코올 금단에 부합되지 않는다.

힐 씨에게 정신병이 있음은 확실하지만, 평가 팀은 명확한 진단을 내리지 못한 것 같다. 그는 고전적 증상군(광범위하게 과민한 기분 상태, 과대성, 감소된 수면욕구, 압출언어, 질주사고, 주의산만, 동요, 성적으로 부적절한 행동) 때문에 응급실을 찾았다. 그의 발에 생긴 물집은 끊임없이 걷는 행동으로 인한 것으로 보이고, 상승된 혈액 요소성 질소blood urea nitrogen와 정상적인 크레아티닌creatinine(***역자 주.** 척추동물의 근육, 오줌, 혈액 속 백색 결정) 수준은 탈수증dehydration으로 인한 것 같다.

달리 말하면, 힐 씨는 DSM-5 조증 삽화의 모든 기준을 충족한다. 그의 정신병적 증상들은 더 두드러지게 나타났을 수 있다. 그러나 이런 증상들은 조현병 스펙트럼 내에 속하는 진단에 해당하는 것이라기보다는 양극성 질환에 대한 명시자로 보는 것이 더 적절할 것 같다. 과거력에 관한 정보—정보의 많은 부분이 힐 씨가 응급실을 찾은 날의 후반부에 드러나게 됨—는 그가 34세 된 수학교사로서 한 학기를 마친 상태였음을 나타내는 것뿐이었다. 조현병을 앓고 있으면서 가르치는 일같이 고도의 전문성이 요구되는 직업을 유지할 수 있는 사람은 극히 드물다. 반면, 양극성 질환이 있는 사람들은 흔히 삽화들 사이에 매우 기능을 잘한다.

2년 전 힐 씨의 발병이 현재 삽화의 증상과 실제로 유사했고, 동반이환된 정신병적 사고의 과거력에 대한 실질적인 증거가 없었음에도, 이전의 의료진이 그가 조현정동장애를 가지고 있다고 결론지은 것은 이례적이다. 문화적 쟁점이 초기의 조현정동장애 진단에 영향을 미쳤을 것이다. 아프리카계 미국인들은 조현병의 실제 발병 정도가 높지 않음에도 불구하고 비중남미계 백인들에 비해 훨씬 더 빈번하게 조현병으로 진단되는 경향이 있으나, 그 이유는 불분명하다. 이는 다른 문화권의 하위집단으로의 임상가들이 일종의 상호 몰이해로 인해 적절한 과거력을 수집하지 못하는 데서 발생할 가능성이 있다. 또한 정신건강 진료에 대한 접근 기회 결여—아마도 경제적 격차 또는 의료 및/또는 정신건강 체제에 대한 낮은 신뢰 수준과 연관된—가 아프리카계 미국인들에 대한 체계적인 오진의 원인으로 이어지고 있을 가능성이 있다. 이는 더욱 지속적이고 고도의 또는 괴이한 정신병적 증상으로 이어질 수 있다. 이는 다시 조현병과 연관된 것처럼 잘못 해석될 수 있다.

조현병 스펙트럼장애로의 오진은 힐 씨에게 영향을 미칠 수 있다. 그의 양극성장애를 제대로 진단받지 못함으로써, 그는 기분을 안정시키는 치료약물을 받을 가능성이 낮아질 것이고, 이는 더 많은 조증과 우울 삽화 발생으로 이어질 수 있다. 게다가, 그는 심한 정도의 체중 증가를 유발하는 것으로 잘 알려진 올란자핀 같은 항정신병 치료약물로 만성적인 치료를 받게 될 수 있다. 힐 씨는 비만(BMI 30.8)이고, 혈당수치가 210mg/dL인 것으로 알려져 있다. 그의 진료 팀은 그의 가능성 있는 양극성 질환의 다수의 부정적 영향을 완화하고, 체중 증가, 당뇨병, 대사 증후군 등의 이아트로겐성iatrogenic 치료약물 효과를 피하기 위해 그의 진단을 적극적으로 명료화할 필요가 있다.

❖ 진단

- 제I형 양극성장애, 현재 조증 삽화, 고도, 기분과 일치하는 정신병적 양상 동반

❖ 읽을거리

Gara MA, Vega WA, Arndt S, et al: Influence of patient race and ethnicity on clinical assessment in patients with affective disorders. Arch Gen Psychiatry 69(6):593-600, 2012

Mazereel V, Detraux J, Vancampfort D, et al: Impact of psychotropic medication effects on obesity and the metabolic syndrome in people with serious mental illness. Front Endocrinol (Lausanne) 11:573479, 2020

Singh SP, Islam Z, Brown LJ, et al: Ethnicity, Detention and Early Intervention: Reducing Inequalities and Improving Outcomes for Black and Minority Ethnic Patients: The

ENRICH Programme, A Mixed-Methods Study. Southampton, UK, NIHR Journals Library, 2013

Strakowski SM, Keck PE Jr, Arnold LM, et al: Ethnicity and diagnosis in patients with affective disorders. J Clin Psychiatry 64(7):747-754, 2003

사례 3.2

우울증 주기

Cycles of Depression

Michael Gitlin, M.D.

냰시 잉그램Nancy Ingram(33세, 여, 기혼)은 주식 분석가이자 두 자녀의 어머니로, 그녀의 남편이 '우울증의 또 다른 주기another cycle of depression'라고 명명한 증상이 시작된 지 열흘이 지나는 시점에 응급실에 데려져 왔다. 이 시기는 그녀가 사소한 일에도 짜증을 내고, 눈물이 많아지며, 잠을 거의 자지 않는 것이 특징이라고 한다. 이 '암흑기dark periods'는 그가 그녀를 알고 지낸 기간 동안 계속되었고, 그녀는 지난해만도 이러한 삽화들 중 적어도 여섯 가지를 겪었다. 그는 이러한 증상들이 플루옥세틴fluoxetine(***역자 주.** 항우울제) 복용을 재개하면서 수 주 이내에 개선되었다고 말했다. 그는 알코올과 클로나제팜clonazepam이 그녀의 증상을 악화시키는지 궁금하다는 말을 덧붙였다. 암흑기가 시작되면 그녀의 알코올과 클로나제팜 사용량이 늘어났다는 이유에서였다.

잉그램 부인의 남편은 최근 그녀가 낸시 잉그램의 최고 주식 뽑기Best Stock Picks라는 제목의 블로그를 개설한 사실을 알게 되면서 그녀를 응급실로 데려가기로 결심하게 되었다고 말했다. 이러한 활동은 그녀의 특성과 맞지 않을 뿐 아니라, 대형 투자은행의 주식 분석가로서 회사의 방침에 전면적으로 위배되는 것이기 때문이었다. 그에 의하면, 그녀는 주식을 시계 바늘 진행 방향으로 뽑아 왔고, 식사를 거를 뿐 아니라 직장과 자녀에 대한 책임을 등한시해 왔다. 그녀는 자신에게는 아무런 문제가 없고, 자신의 블로그가 사람들을 “크로이소스Croesus[*역자 주. 기원전 6세기 리디아Lydia의 최후의 왕(BC 560~546)으로 큰 부자로 유명함]처럼 부자로 만들어 줄 거야.”라고 말하며 반박했다고 한다.

대학 재학 시절, 환자는 처음으로 우울증 진단을 받았는데, 아버지가 자살한 직후였다. 아버지는 걷잡을 수 없이 불규칙한 생활을 해 왔고, 알코올 남용을 일삼은 사업가였으나, 환자는 그런 아버지를 지극히 사랑했다고 한다. 친할머니 역시 수차례 ‘신경쇠약nervous breakdowns’으로 인한 삽화를 경험했다고 한다. 그러나 친할머니의 진단명과 진료기록은 알려지지 않았다. 대학 시절 이후, 잉그램 부인의 기분은 고양된 불쾌감, 불면증, 그리고 평소에 비해 빨라진 말의 속도와 과잉각성hyperalertness 등의 증상이 산발적 · 반복적으로 발생하면서 전반적으로 ‘침체down’를 면치 못했다. 그녀는 간헐적으로 심리치료를 받는가 하면, 일정 기간 동안 항우울제 약물치료를 받기도 했다. 그러나 그녀의 남편에 의하면, 그녀는 기저에 우울증이 지속되었고, 암흑기의 발생 역시 점차 자주 찾아왔다.

그녀의 진료를 맡았던 외래환자 정신건강 전문의는 잉그램 부인에게 기분저하증dysthymia(지속성 우울장애)과 재발성 주요우울장애가 있는 것 같았고, 불안과 불면증을 겪는 기간에는 그녀를 본 적이 없다고 말했다. 그녀는 언제나 ‘실제로 극도로 침체된really down’ 상태가 조금 나아지기 전까지는 담당의사의 진료를 거부했다. 그뿐만 아니라, 정신건강 전문의가 그녀의 남편과 다른 부수적인 정보를 제공해 줄 자원에 접근하는 것조차 거부했다.

검사 당시, 환자는 몹시 화난 듯한 모습으로 검사실을 서성거리고 있었다. 그녀는 청바지에 단추가 풀어헤쳐진 셔츠를 입고 있었다. 그녀의 눈은 게슴츠레했고 초점이 없어 보였다. 검사자가 검사실에 들어서자, 그녀는 앉은 채로 이번 일은 모두 소통이 잘못되어 일어난 것이라고 둘러댔다. 그러면서 자신은 아무런 문제가 없고, 당장 귀가해서 사업을 돌봐야 한다고 말했다. 그녀의 말은 빨랐고, 뭔가에 쫓기는 것 같았으며, 말을 끊기가 매우 힘들었다. 그녀는 잠을 자지 않는다는 사실은 인정했으나, 그것이 문제라는 사실은 인정하지 않았다. 그녀는 환각 증상은 없다고 했고, 주식시장의 변동 상황을 예측할 수 있는 특유의 능력을 가지고 있다는 사실에는 미소로 인정했다. 그녀는 자신은 “훈련받은 물개, 기니피그, 미스터 에드, 멍멍 짖는 개”가 될 기회를 거절하는 바이고, “대단히 감사합니다. 그럼 지금 나가도 될까요?"라고 말하며 인지검사를 거부했다. 그녀는 자신이 처해 있는 상황에 대한 병식이 매우 낮았고, 판단력 역시 손상된 것 같았다.

❖ 논의

잉그램 부인은 눈물이 많아지고, 과민성, 수면곤란, 슬픈 기분 상태, 그리고 재발성 주요우울장애 치료 효과의 점진적 감소를 호소하고 있다. 증상이 상당히 강렬하고 스스로 통제하기 어려운 상태에 이를 때면, 그녀는 외래환자 정신건강 전문의를 만나기를 거부하곤 한다. 이로써 담당의사의 평가 내용은 제한적이고, 사례보고서에는 진단평가에 포함시키지 않은 것 같은 증상들이 기록되어 있다. 예컨대, 잉그램 부인은 급속언어rapid speech와 압출언어pressured speech를 나타내고 있는데, 이는 우울증에서 전형적으로 보이는 감속언어slow speech와 비자발적 언어nonspontaneous speech 패턴과는 대조를 이루고 있다. 그녀는 또한 직장에서 해고당할 수 있는 '단번에 부자가 되기 위한 투자get-rich-quick investment' 블로그를 개설하기도 했는데, 이는 그녀의 판단력이 저하되었음을 입증하고 있다.

이러한 것들은 고전적인 조증 증상들로, 그녀의 '우울' 증상의 재구성으로 이어지게 된다. 감소된 수면은 흔히 우울증에서 발견되지만, 일반적으로 주간 피로감을 동반한다. 잉그램 부인은 주간 피로감 없이 감소된 수면 욕구를 기술하고 있다. 즉, 이 조합은 양극성 조증의 전형적인 형태다. 과민성irritability은 우울증의 일부일 수 있으나, 이는 특히 우울증과 조증의 혼재성 양상을 지닌 사람들에게 전형적으로 나타난다. 면담 중, 잉그램 부인의 조롱 또는 무시하는 듯한 태도는 그녀의 낮은 병식 및 판단력과 마찬가지로 이 진단이 옳음을 입증하고 있다. 과거력에 의하면, 잉그램 부인은 지난해만 하더라도 이러한 삽화들 중 적어도 6개를 나타내고 있어서, DSM-5 양극성 조증의 급속순환성 아형rapid-cycling subtype 기준을 충족한다.

이전에 잉그램 부인에게 발병했던 '우울증' 중 적어도 몇 가지는 압력 과민성pressured irritability이 현저하게 나타난 것처럼 보이지만, 사례보고서에는 이전의 삽화들이 과대성grandiosity, 위험감수, 그리고 현재의 삽화를 동반한 기능이상이 있었는지는 기록되어 있지 않다. 그럼에도 잉그램 부인은 만성 우울증 양상의 과거력과 기분저하증의 가능성이 있는 것으로 보이고, 이러한 증상들은 이번에 명백하게 나타난 조증 증상과 마찬가지로 경조증을 동반하고 있다. 이는 비록 조증/경조증이 양극성장애의 결정적인 특징이지만, 우울증이 지배적인 경향이 있는지에 대한 반복적인 관찰을 강조하고 있다. 평균적으로, 환자들은 조증/경조증보다 3배나 많은 시간을 우울하게 보낸다. 우울증과 조증 증상이 복합적으로 나타난 것은 잉그램 부인의 급속 순환성 양극성장애가 '혼재성 양상'을 동반하고 있음을 가리킨다.

감별진단에는 조증/경조증 증상들의 혼합과 우울 삽화로 구성된 '혼재성 우울증mixed depressions'도 포함되어 있다. 그러나 잉그램 부인은 경조증의 몇 가지 특징과 함께 완전한 우울증 양상보다는 몇몇 우울 증상과 함께 완전한 조증/경조증 양상을 더 많이 나타내고 있다. 이는 혼재된 양상을 동반한 조증 삽화가 더 정확한 진단임을 시사하고, 기분장애 내의 우울증과 조증/경조증 증상의 차원적 · 유동적인 특성을 강조하고 있다.

잉그램 부인은 과거에 경조증 삽화 기간에 정신건강 전문의를 찾은 적이 없었고, 자신에 대해 잘 알고 있는 의사와 다른 사람들의 접촉을 거부했다. 이러한 이유로, 담당의사는 그녀에게 경조증 삽화가 있었다는 사실을 알지 못했고, 그녀가 마치 단극성 우울증을 앓고 있는 것으로 보고 치료에 임하고 있었다. 이러한 사실은 그녀가 실제로 우울 삽화(재발성 혼재성 경조증 기간과는 다른)가 있었음을 암시하고 있다. 이에 대해 정신건강 전문의는 그녀에게 플루옥세틴을 처방해 주었다.

과거에 그녀가 플루옥세틴에 대해 어떤 '반응'을 보였는지는 제시된 정보만으로는 쉽게 해석될 수 없다. 가능성은 다음과 같다. ① 플루옥세틴은 혼재성 경조증(양극성장애에 있어서 고전적 조증에서 우울증으로 이어짐)에 이어 발생하는 우울증 치료에 효과적이었음, ② 잉그램 부인은 플루옥세틴을 복용하는 동안 삽화들로부터 벗어나고 있어서 긍정적인 효과가 없었음, 또는 ③ 항우울제 사용(특히 기분 안정제가 없는 상태에서)은 더 빠른 순환 패턴을 유도했고, 이는 다음 기분 상태로 급속히 재발함으로써, 마치 항우울제에 대한 급속한 반응인 것처럼 보일 수 있었을 것임.

잉그램 부인의 가족력은 주요 정신건강의학적 질환과 일치하지만, 구체적으로 양극성장애를 시사하는지는 충분히 명확하지는 않다. (환자의 아버지에게 있었던) 자살과 알코올사용장애의 가족력은 단극성 우울증과 양극성 우울증 구분에 도움이 되지 않는다. 아버지가 불규칙했다는 잉그램 부인의 진술은 알코올 사용, 알려지지 않은 양극성장애, 또는 둘 다의 효과를 반영하는 것일 수 있다. 마찬가지로, '신경쇠약'을 앓았다는 환자의 친할머니에 대해 언급한 내용은 주요 정신건강의학적 장애를 암시하고 있지만, 진단적으로 구체적이지는 않다.

이러한 조증 상태에서 클로나제팜과 알코올 둘 다의 사용량이 증가하는 것은 아주 흔하다. 양극성장애는 다른 물질사용장애들을 제외한다면, 모든 정신건강의학적 장애 중 약물 또는 알코올 사용과의 가장 높은 동반이환율과 연관이 있다. 잉그램 부인의 사례에서, 클로나제팜과 알코올 사용은 자신의 과민성에 따른 불쾌감 또는 어떤 행동이든 극도로 압력을 가하는 조증 환자의 경향성 완화를 위한 치료약물의 자가투여에 해당하는 것일 수 있다. 잉그램 부인의 알코올사용장애 가족력은 그녀의 위험성을 훨씬 높이고 있다.

❖ 진단

- 제I형 양극성장애, 현재 조증 삽화, 혼재성 양상 및 급속순환성 동반

❖ 읽을거리

Baldessarini RJ, Salvatore P, Khalsa HM, et al: Morbidity in 303 first-episode bipolar I disorder patients. Bipolar Disord 12(3):264–270, 2010 20565433

Lee S, Tsang A, Kessler RC, et al: Rapid-cycling bipolar disorder: cross-national community study. Br J Psychiatry 196(3):217–225, 2010 20194545

Suppes T, Ostacher M: Mixed features in major depressive disorder: diagnoses and treatments. CNS Spectr 22(2):155–160, 2017 28462772

사례 3.3

자살 집착

Suicidal Preoccupation

Maria A. Oquendo, M.D.

올리비아 제이콥스Olivia Jacobs(22세, 여)는 건축학 전공 대학원생으로, 룸메이트에게 자살충동을 느낀다고 말한 직후, 응급 정신건강의학과 진료를 받기 위해 의뢰되었다. 제이콥스 양은 기분 증상 과거력이 있어서 리튬과 설트랄린으로 잘 통제되고 있었으나, 그녀의 우울 증상은 3개월 전, 그녀가 진학을 위해 새로운 도시로 이사한 직후에 재발되었다. 그녀는 다른 사람들에게 불편을 주지 않고 자살할 방법을 찾는 데 집착해 왔다. 그녀가 가장 최선의 자살방법으로 꼽고 있는 것은 창밖으로 몸을 내민 상태로 머리에 총을 쏘는 방법이었다. 이 방법은 기숙사 방을 난장판으로 만들지 않기 위함이었다. 그녀는 실제로 총을 마련하진 않았지만, 총기 판매 사이트를 웹 서핑하는 데 많은 시간을 보내곤 했다.

제이콥스 양의 정신건강의학적 병력은 15세에 시작되었다. 당시, 그녀는 주기적으로 음주와 대마초 흡연을 시작했다. 이러한 행동은 주로 친구들과 클럽에서 만났을 때 이루어졌다. 그녀는 이 두 가지 물질이 진정 효과가 있었다면서 아무 문제가 되지 않았다고 말했다. 대학원에 입학한 이후, 그녀가 음주나 대마초를 피운 적은 없었다.

17세 무렵, 제이콥스 양에게 눈물 어림, 죄책감, 무쾌감증, 무망감, 기력저하, 집중력 저하가 특징인 극심한 단기 우울 삽화들이 나타나기 시작했다. 그녀는 하루에 12시간 이상 잠을 자는 등, 학교와 가정에서의 책임을 등한시했다.

이러한 우울 삽화들은 대체로 몇 주가 지나면 기력상승, 압출언어, 특이한 창의성이 나타나는 시기로 옮겨 가곤 했다. 즉, 그녀는 프로젝트를 하느라 밤늦게까지 건축 모형을 만들곤 했다. 이렇게 활성화되어 5일 정도 지속되는 삽화 기간에 그녀는 친구들이 자신을 따돌린다는 느낌 또는 진정한 친구들이 아니라는 느낌이 들곤 했다. 이에 편집증을 염려한 가족들은 그녀를 데리고 정신건강 전문의를 찾

왔다. 정신건강 전문의는 그녀를 제II형 양극성장애로 진단했고, 리튬과 설트랄린을 처방해 주었으나, 이 약물로 제이콥스 양의 기분이 크게 나아지지는 않았다. 제이콥스 양은 지방 대학에서 공부를 잘해서 집에서 멀리 떨어진 명문 대학원에 진학했다. 그 시점에서 우울증이 재발되었고, 그녀는 처음으로 자살충동을 강하게 느꼈다.

평가에서, 환자는 눈에 띄게 우울해 보였고, 눈물이 어려 있었으며, 정신운동성이 느려진 상태였다. 그녀는 침대에서 일어나기가 너무 힘들어서 거의 매일 강의 시간에 결석하고 있다고 했다. 그녀는 무망감, 집중력 저하, (공부도 제대로 하지 않으면서 가족의 돈을 학비로 지출하는 것에 대한) 죄책감이 든다고 했다. 그녀는 대부분의 시간에 자살을 꿈꾸고 있을 뿐, 이 생각을 바꾸게 할 수 있는 것은 아무것도 없다고 잘라 말했다. 그녀는 최근 들어서는 음주나 대마초 흡연을 하지 않는다고 답했고, '파티partying'에도 관심이 없어졌다고 했다. 그녀는 최고도의 공허감이 든다고 인정했고, 때로 '어떤 느낌이 드는지 알아보기 위해' 칼로 팔을 살짝 베어 보기도 한다고 했다. 그녀는 이렇게 칼로 벤다고 해서 죽지는 않을 거라고 말했다. 제이콥스 양은 자신에게 이인증depersonalization과 간헐적 공황발작이 있다고 했다. 그녀는 기분 불안정, 비현실감derealization, 충동성 문제, 정체성에 대한 관심, 버려질 것에 대한 두려움은 없다고 했다.

논의

제이콥스 양은 우울 기분, 무쾌감증, 수면 문제, 무력증, 정신운동 지연, 과도한 죄책감, 재발성 자살사고가 특징적 증상인 현재의 우울증을 호소하고 있다. 이러한 증상들은 현저한 고통과 손상을 초래하고 있고, 3개월간 지속된 것으로, DSM-5의 주요우울장애 진단의 필수요건인 2주를 훨씬 상회하고 있다.

우울 증상 외에, 제이콥스 양은 제II형 양극성장애 치료를 받아 왔다. 이 장애는 주요우울장애와 경조증 증상이 특징이다. 과거력에 의하면, 그녀는 5일간 기력 상승, 압출언어, 창의성·생산성 증대, 수면욕구 감소 증상이 수차례 발병했다. 이러한 증상들은 경조증의 정의와 일치하고 있다. 그러나 환자는 이러한 증상들 외에, 친구들이 자신을 따돌렸다거나, 진정한 친구들이 아니라고 일시적으로 믿고 있었다. 만일 이러한 편집성 증상들이 정신병적인 것이라면, 그녀는 제I형 양극성장애로 진단될 수 있다. 이 사례에서 편집증은 망상보다는 과대평가적 사고에 더 가까운 것으로 보이지만, 환자의 현실검증력reality testing에 대한 주의 깊은 평가가 중요할 것이다.

제이콥스 양의 질환은 10대 후반부터 시작되었다. 양극성장애 발병의 평균연령은 25세이며, 증상은 대개 15~30세에 나타나기 시작한다. 어린 나이에 발병된다는 것은 더 심각한 형태의 질환임을 암시한다. 제이콥스 양의 기능 수준은 높았지만, 이미 22세 이전에 우울증과 경조증의 다중 삽화가 나타난 상태였다.

또한 제이콥스 양에게는 알코올과 대마초 사용의 과거력이 있다. 그녀는 이러한 물질에 '진정 효과calming effect'가 있는 것으로 여겼으나, 물질 사용의 범위는 알려지지 않았다. 양극성장애 기준을 충족하는 사람들의 절반가량은 동반이환 알코올 및/또는 물질사용장애가 있다. 물론 이 두 물질은 그 자체로 문제가 될 수 있다. 그러나 둘 중 하나는 그녀의 초기 기분 증상의 촉발에 영향을 미쳤을 수 있다. 그녀는 가장 최근에 우울증이 발병된 3개월간은 어떤 물질도 사용하지 않았다. 기분장애는 그녀가 사용한 '물질로 유발된substance induced' 것으로 보이는데, 기분 증상은 알코올과 대마초 사용을 중단하고 나서 1개월 이상 지속되어서는 안 된다. 달리 말하면, 증상 발생에서 물질의 역할과 관계없이, 제이콥스 양의 제II형 양극성장애는 본래의 특징을 나타냈다.

불안장애 역시 흔히 양극성장애와 동반이환된다. 제이콥스 양은 대마초와 알코올에 의한 '진정 효과'에 대해 기술했는데, 이는 인식되지 않은 불안의 지표로 여겨진다. 그녀는 후에 극도로 고통스러운 이인증과 공황발작 삽화들을 경험하게 된다. 후속 정보가 있을 때까지, 그녀는 '명시되지 않는 불안장애'로 진단될 수 있다.

경계성 성격장애borderline personality disorder 역시 조발성 제II형 양극성장애와 빈번하게 동반이환된다. 이 사례에서 이인증, 텅 빈 느낌, 물질 사용, 비자살성 자해, 자살사고에의 집착 등은 경계성 성격장애의 증상으로 볼 수 있다. 그러나 제이콥스 양은 충동성(물질남용 외에), 삽화가 없을 때의 기분 불안정, 비현실감, 정체성에 대한 걱정, 버려질 것에 대한 두려움이 동반된 문제는 없다고 했다. 성격장애의 가능성은 완전히 무시할 수는 없지만, 제이콥스 양은 현재 경계성 성격장애의 기준을 충족하지 않는다. 대신, 중첩되는 증상들은 불안과 양극성장애에 의한 것일 가능성이 있다.

제이콥스 양의 자살사고suicidal ideation는 염려할 만하다. 양극성장애는 모든 정신의학적 상태 중 높은 자살률과의 연관성이 가장 높고, 모든 자살 중 25%의 원인이 되는 것으로 알려져 있다. 양극성장애가 있는 사람들의 1/3 정도는 적어도 1회 자살을 시도했다고 보고되고 있고, 양극성장애 환자의 8~20%는 자살을 완수했다. 그리고 자살시도의 치사율은 제I형보다 제II형 양극성장애에서 더 높다. 어떤 환자가 자살사고를 실행에 옮길 것인지 예측하기는 어렵다. 그렇지만 어린 나이에의 발병, 첫 우울 삽화, 자살행위의 가족력, 그리고 공격적 · 충동적 행동은 서로 연관성이 있음이 입증되었다. 환자에 대한 진단과 자살사고를 고려한다면, 그녀의 현재 자살위험 수준은 높은 편이다.

❖ 진단

- 제II형 양극성장애, 현재 우울 삽화; 자살에 대한 높은 수준의 관심
- 명시되지 않는 불안장애

❖ 읽을거리

Chen YW, Dilsaver SC: Lifetime rates of suicide attempts among subjects with bipolar and unipolar disorders relative to subjects with other Axis I disorders. Biol Psychiatry 39(10):896-899, 1996

Oquendo MA, Currier D, Liu SM, et al: Increased risk for suicidal behavior in comorbid bipolar disorder and alcohol use disorders: results from the National Epidemiologic Survey on Alcohol and Related Conditions (NESARC). J Clin Psychiatry 71(7):902-909, 2010

Swartz HA, Suppes T (eds): Bipolar II Disorder: Recognition, Understanding, and Treatment. Washington, DC, American Psychiatric Association Publishing, 2019

사례 3.4

삽화성 우울증

Episodic Depressions

Victoria E. Cosgrove, M.D.
Trisha Suppes, M.D., Ph.D.

파멜라 커쇼Pamela Kershaw(43세, 여, 기혼)는 도서관 사서로, 오랜 삽화성 우울증 병력이 있는 상태에서 외래환자 정신건강 클리닉을 찾았다. 가장 최근에, 그녀는 새로운 일을 시작한 이후 1개월간의 우울한 기분을 기술했다. 그녀는 새로운 상사와 동료들이 그녀의 업무 수행이 부적절하고 느리며, 자신이 친절하지 않다고 생각할까 봐 걱정하는 것에 집착하게 되었다고 말했다. 그녀는 가정에서도 기력과 열정이 없어서 자녀들과 놀아 주지 않는 등, 남편과도 거의 대화 없이 지내고 있었다. 대신, 그녀는 장시간의 TV 시청, 과식, 과도하게 잠을 자는 경향이 있었다. 이러한 생활습관으로 그녀는 3주 만에 체중이 6파운드(2.7kg)나 늘었다. 이러한 일련의 상황들로 인해 그녀는 자신에 대해 더 좋지 않은 느낌을 갖게 되었다. 그녀는 일주일에 수차례 울기 시작했는데, 이 현상을 '우울증 재발'을 알리는 징후로 여겼다. 또한 자주 죽음에 대해 생각했으나, 자살을 시도한 적은 없었다.

커쇼 부인은 자신의 우울증 병력에 관해 기억이 잘 나지 않는다면서, 대학 시절부터 자신에 대해 알고 있는 남편을 데려왔다. 두 사람은 그녀가 10대 때 처음으로 우울증이 찾아왔고, 성인이 되어서는 뚜렷이 나타났던 우울증 기간이 5회 있었다고 말했다. 이때 나타난 삽화로는 대체로 우울 기분, 무력증anergia, 무동기증amotivation, 과다수면hypersomnia, 과식증hyperphagia, 심한 죄책감, 성욕저하, 계획을 동반하지 않은 경도와 중등도 사이의 자살사고 등이 있었다. 또한 우울 삽화들 사이에는 때로 '지나칠 정도의' 기력, 과민성, 압출언어, 사고비약flight of ideas이 나타났다. 이처럼 과도한 기력을 나타내는 삽화들은 몇 시간, 며칠, 또는 2주 동안 지속되기도 했다. 이 기간에는 우울 기분이 나아지지 않았고, "기껏해야 몇 가지 일만을 할 수 있었다".

구체적인 질문에 대해 그녀의 남편은 그녀가 특이할 정도로 고양되고, 행복해하면서 자신감이 넘치는 등 '전혀 딴 사람처럼' 보였던 적이 몇 차례 있었다고 답했다. 이 상태가 되면, 그녀는 말이 빨라졌고, 기력이 넘쳤으며, 낙관적으로 보였고, 일상 업무를 매우 효율적으로 처리했으며, 새로운 프로젝트를 시작하곤(그리고 자주 완결 짓곤) 했다. 게다가 수면의 필요성을 느끼지 못하는 등 다음 날에도 변함없이 열정적으로 일하곤 했다. 커쇼 부인은 이 기간을 떠올리면서 이 상황들이 모두 '정상'으로 느껴졌다고 말했다. 성욕항진hypersexuality에 관한 질문에 대해 커쇼 부인은 면담 중 한 차례 미소를 지으며, 남편이 자신의 좋은 시기를 질환의 일부에 포함시킨 것 같다고 했다. 또한 대학 시절 두 사람이 처음 데이트를 시작했을 당시, 남편은 이러한 삽화 기간이 가장 길게 지속되었을 때(약 6일간)도 전혀 불평하지 않았다고 말했다. 그때 이후로도 이러한 삽화들은 '아주 빈번히' 발생했고, 2~3일간 지속되었다고 했다.

커쇼 부인은 주기적인 낮은 기분과 죽음에 대한 생각 때문에 10대 중반 이후로 다양한 정신건강 전문의에게 치료를 받아 왔다. 심리치료는 그녀가 또 다른 우울 삽화의 발생으로 치료를 중단하기 전까지 효과가 있었다. 항우울제 약물치료는 총 3회로, 적절한 용량으로 각각 6개월에서 3년간 진행되어 단기간 효과가 있었으나, 곧 재발되곤 했다. 커쇼 부인은 단독 면담과 남편과 함께한 면담에서 알코올과 물질 남용은 하지 않는다고 했다. 그녀는 이모와 외할아버지가 조증으로 수차례 입원했던 사실에 대해 자신은 '그들과 다르다'고 항변했다.

검사 당시, 커쇼 부인은 단정한 옷차림에 과체중이었으며, 자주 시선을 피했고, 매우 부드럽게 말하는 경향이 있었다. 비정상적인 운동성 동작은 눈에 띄지 않았지만, 그녀의 몸동작은 부자연스러웠고, 제스처는 거의 하지 않았다. 그녀의 기분은 우울한 상태였고, 정동은 슬프고 억압되어 있었다. 또한 사고과정은 유연했지만, 다소 처진 상태였다. 사고 내용은 우울증 환자들에게서 흔히 엿볼 수 있는 것들로 편집증, 환각, 또는 망각의 증거를 동반하지 않은 수동적 자살생각이 눈에 띄었다. 그녀의 병식과 판단력에는 이상이 없었다.

❖ 논의

커쇼 부인의 재발성 우울 증상은 심각한 고통뿐 아니라, 기능 손상을 초래해 왔다. 이 증상들은 그녀가 정신의학적 치료를 찾게 하는 재발성 자극이기도 하다. 그러므로 이 사례는 우울 증상에만 초점을 맞춘 나머지, 재발성 주요우울장애로 진단하기 쉽다.

그러나 일반적으로 진단을 위해서는 폭넓은 탐색이 유용하고, 이는 증상 경과 또는 구체적인 증상이 전형적이지 않거나 치료에 부적절한 반응을 보이는 환자들에게 특히 그렇다. 커쇼 부인에 의하면, 이모와 외할아버지가 양극성 조증 삽화들로 인해 병원에 입원한 적이 있었다. 가족력이 DSM-5 기준의 일부는 아니지만, 양극성장애는 가족력의 영향을 크게 받는다는 점을 고려할 때, 면밀한 조사를 통해 양극성 스펙트럼에 해당하는 진단을 내리도록 해야 할 것이다.

구체적인 질문에 대해 커쇼 부인과 남편은 그녀의 우울증에는 과민성, 압출언어, 사고비약 삽화가 나타난다고 답했다. 게다가, 이 삽화들은 재발성이면서 우울증과 관계없이 여러 날 진행되고, 기초선 상태와는 눈에 띄게 달라진다고 했다. 즉, 거의 잠을 자지 않거나, 훨씬 더 효과적으로 기능하면서 평소와는 달리 행복해하고, 몹시 들떠 하며, 마치 압력을 받고 있는 것처럼 행동하고, 낙관적인 모습을 보인다는 것이다.

커쇼 부인은 자신이 마치 압력을 받고 있는 것처럼 활동하는 기간이 이모와 외할아버지의 것과는 다르다고 주장하고 있는데, 그녀의 증상은 실제로는 양극성 조증의 특징에 해당하는 강도와 지속기간에 도달한 것으로 보이지 않는다. 대신, 커쇼 부인의 활력이 넘치는 기간은 경조증이라는 용어로 가장 잘 묘사될 수 있다.

DSM-5의 조증과 경조증 둘 다는 일곱 가지 관련 증상 중 적어도 세 가지가 필수로 요구되지만, 중요한 차이점들이 있다. 한 가지는 증상들의 효과다. 즉, 조증은 동반된 고통 또는 기능이상이 현저한 수준이어야 하는 반면, 경조증 진단에는 증상들이 관찰자에게 명백히 눈에 띄는 상태만 인정된다. 지속기간에 대한 필수요건 또한 다르다. 조증은 증상이 일주일간 지속되어야 하는 반면, 경조증의 필수요건은 4일이다. 만일 조증 기준을 충족하는 사람이 있다면, 제I형 양극성장애가 1차적인 기분 관련 진단이 될 것이다. 만일 조증에 대한 생애력lifetime history이 없는 상태에서 경조증 기준을 충족한다면, 진단은 전적으로 주요우울장애 병력 여부에 따라 좌우된다. 만일 주요우울장애 병력이 있다면, DSM-5의 제II형 양극성장애로 진단되어야 한다. 이는 제I형 양극성장애와는 대조적이다. 왜냐하면 제I형 양극성장애 진단을 위해서는 우울증 병력이 탐색되어야 하지만, 이 진단기준의 필수요건은 아니기 때문이다. 이 장의 서문에서 기술했듯이, 소위 말해서 양극성 스펙트럼bipolar spectrum은 증상의 개수 또는 지속기간에 대한 기준을 충족하지 않거나, 증상이 의학적 질병 또는 치료약물 사용이나 물질남용의 맥락에서 발병된 사람들을 위한 범주들을 포함한다.

사람들은 통상적으로 자신의 '평소답지 않은 기력과 열정'의 원인을 평가받기 위해 정신건강 전문의를 찾기 때문에, 제II형 양극성장애 진단은 전적으로 주의 깊은 병력 조회에 따라 이루어진다. 이 사례에서 커쇼 부인은 감소된 수면욕구와 특이하게 말이 많아지며, 압력을 받으며, 생산성이 높아지는 시기에 대해 기술했다. 이 증상들은 경조증 증상기준을 충족할 것이다. 커쇼 부인의 경조증 삽화들은 2~3일간만 지속되었으므로, 제II형 양극성장애의 기준은 충족하지 않는다. 그러나 6일간 지속된 조기 삽화가 1회 있었다. 과거에 우울 삽화가 적어도 1회 있었던 환자에게 경조증 삽화가 발생한다면, 이후에 나타난 경조증 삽화들이 경조증 삽화의 역치인 4일 미만이더라도 제II형 양극성장애로 진단될 수 있다.

커쇼 부인에게서 볼 수 있듯이, 경조증 증상들은 흔히 제II형 양극성장애가 있는 환자들의 우울증으로 스며든다. 달리 말하면, 경조증이라고 해서 항상 '좋은' 또는 '고양된' 기분과 연관되어 있지는 않다는 것이다. 예컨대, '활력 넘치는 우울증'에 대해 탐색해 볼 필요가 있다.

제II형 양극성장애는 단순히 제I형 양극성장애가 약화된 형태가 아니다. 제II형 양극성장애가 있는 사람들 대부분은 DSM-5의 섭식장애, 성격장애, 불안장애를 포함한 전체 범주에 있는 장애와 동반이환성을 가지고 있다. 자살은 중요한 위험요소이므로 구체적으로 탐색되어야 한다. 커쇼 부인의 재발성이면서 심신을 약화시키는 삽화들은 전형적이다. 더욱이, 진단이 누락되는 경우가 많다. 커쇼 부인의 상황에서 볼 수 있듯이, 경조증 기간은 문제되지 않을 수 있고, 흔히 우울증으로부터의 환영받을 만한 변화다. 그럼에도 불구하고, 흔히 제II형 양극성장애와 동반되는 고통과 괴로움 경감에 필요한 치료를 최적화하기 위해서는 정확한 진단이 중요하다.

❖ 진단

- 제II형 양극성장애, 현재 우울 삽화, 중등도 심각도

❖ 읽을거리

Miller S, Suppes T, Mintz J, et al: Mixed depression in bipolar disorder: prevalence rate and clinical correlates during naturalistic follow-up in the Stanley Bipolar Network. Am J Psychiatry 173(10):1015-1023, 2016

Nusslock R, Frank E: Subthreshold bipolarity: diagnostic issues and challenges. Bipolar Disord 13(7-8):587-603, 2011

Simon NM, Otto MW, Wisniewski SR, et al: Anxiety disorder comorbidity in bipolar disorder patients: data from the first 500 participants in the Systematic Treatment Enhancement Program for Bipolar Disorder (STEP-BD). Am J Psychiatry 161(12): 2222-2229, 2004

Suppes T, Mintz J, McElroy SL, et al: Mixed hypomania in 908 patients with bipolar disorder evaluated prospectively in the Stanley Bipolar Treatment Network: a sex-specific phenomenon. Arch Gen Psychiatry 62(10):1089-1096, 2005

Wozniak J, Faraone SV, Martelon M, et al: Further evidence for robust familiality of pediatric bipolar I disorder: results from a very large controlled family study of pediatric bipolar I disorder and a meta-analysis. J Clin Psychiatry 73(10): 1328-1334, 2012

사례 3.5

과민성과 슬픔

Irritability and Sadness

Robert L. Findling, M.D., M.B.A

레이철Rachel(15세, 여)은 지난해 가정과 학교에서 어려움이 악화되면서, 정신건강의학적 평가에 의뢰되었다. 어머니의 주요 관심사는 "레이철의 약이 듣지를 않아

요."였다. 레이철은 특별한 불편사항은 없다고 했다.

환자와 그녀의 어머니 둘 다와 함께 및 따로 만나는 자리에서, 두 사람 모두 레이철의 성적이 A~B에서 C~D로 떨어졌고, 오랜 친구들을 여럿 잃었다고 입을 모았다. 게다가, 가정에서의 갈등으로 인해, 어머니는 레이철을 "끔찍하고 비열하기 짝이 없는nasty and mean" 아이로 묘사할 정도로 격앙된 상태가 되었다고 말했다.

레이철이 처음 정신건강 전문의를 만난 것은 좌불안석, 충동성, 주의산만 증상으로 주의력결핍 과잉행동장애(ADHD) 평가를 받은 7세 때였다. 행동치료가 효과가 없자, 환자는 8세 때 메틸페니데이트methylphenidate 계열의 약물로 치료받기 시작했다. 학교, 그녀의 사회생활, 그리고 가정에서 나아진 모습이 보였다. 레이철은 그 후 6년간 잘 지냈고, '치료약물을 복용하는 한은 다른 아이들과 다름이 없었다'.

그러나 14세경이 되자, 레이철의 기분 변화가 심해졌다. '발랄한 10대bubbly teenager' 대신, 레이철은 종일 홀로 지내며 누구와도 말하지 않았다. 슬픔에 잠겨 있는 기간 동안 레이철은 평소보다 잠을 많이 잤고, 친구들이 자기를 좋아하지 않는다고 호소했으며, 마치 아무것에도 관심이 없는 것처럼 행동했다. 그런가 하면, 언니와 어머니에게 소리를 질러 대곤 해서 집안사람들 모두가 마치 '계란 위를 걷고 있는' 것 같은 분위기를 조성하는 등, 집안의 '골칫거리holy terror'였다. 그 무렵, 레이철의 성적은 곤두박질쳤고, 담당 소아과 전문의는 ADHD 치료를 위한 약물의 용량을 늘렸다.

레이철의 가족력에 의하면, 레이철의 문제는 '진짜 문제가 있는' 아버지와 관련이 있었다. 어머니는 진단명을 알지 못했지만, 레이철의 아버지는 리튬치료를 받은 적이 있었다. 아버지는 레이철이 태어나기도 전에 가족의 곁을 떠났고, 그 이후로 두 사람은 만난 적이 없었다.

과민성, 불쾌감, 사회적 고립 증상이 나타나는 기간을 탐색하는 과정에서, 임상의는 레이철이 특별히 기분이 좋았던 시기에 대해 물었다. 어머니는 1~2주 동안, '너무도 들떠 있는giddy' 시기가 수차례 있었다고 했다. 그때 레이철은 '어떤 것을 보든 웃었고', 열정적으로 일을 도왔으며, 가사일도 도맡아 했다. 이러한 행동은 '좋은 국면good phases'에서 나타난다는 점에서 어머니는 이러한 삽화들을 대수롭지 않게 여겼다. 레이철에게 의학적인 문제는 없었다. 그녀는 알코올, 불법물질, 그리고 ADHD 치료를 위한 약물 외에 다른 치료약물은 사용하지 않는다고 했다.

검사를 위한 단독 면담에서, 레이철은 캐주얼한 10대의 옷차림 상태에서 조리 있고 목표 지향적인 행동을 보였다. 그녀는 경계하는 것 같으면서도 슬퍼 보였으며, 감정을 억제하는 듯이 보였다. 그녀는 자신이 겪어 온 감정을 마음에 들어 하지 않았다. 그녀에 의하면, 일주일간은 우울하다가 괜찮아지는가 하면, 그 후 며칠은 '들뜬hilarious' 상태로 바뀌면서 '사람을 죽일 것 같이' 변하는 등, 마치 누군가 '내 속을 마구 휘젓고 있는' 것 같다고 했다. 레이철은 왜 이런 느낌이 드는지 알지 못했다. 또한 다음 날에는 어떻게 그런 느낌이 드는지 알 수 없는 것이 너무 싫었다. 그녀는 정신병적 증상, 혼돈, 자살 및 살해 사고는 없다고 했다. 그녀는 인지적으로는 온전했다.

논의

레이철은 적어도 1년간 학교와 가정에서, 그리고 친구들과의 감소된 기능의 과거력이 있음을 호소했다. 그녀는 여러 가지 다른 기분 상태를 겪고 있는 것 같은데, 각각의 기분 상태는 적어도 일주일간 지속되었다. 이러한 기분 상태는 과민성, 위축, 들뜬 기분을 포함하는데, 이 모두는 그녀의 기초선과 현저한 차이가 있는 것으로 보인다. 어머니는 이러한 기분 상태들이 '한 단계에 있는 것'으로 생각하고 있지만, 이러한 기분 상태의 지속성, 재발성, 강도는 레이철의 삶에서 반향을 일으키기 시작했고, 급기야 어머니가 관심을 갖게 되었다.

레이철에 대한 진단에서, 우리는 사례보고서의 많은 부분이 어머니의 관점을 통해 걸러진 것 같다는 것을 알게 되었다. 도움이 되지만, 이러한 이야기는 행동을 강조하기 쉽다. 왜냐하면 행동은 부모와 교사들에게 아주 쉽게 관찰되기 때문이다. 그러므로 청소년 평가 시, 이들의 기분 상태에 대한 관점 탐색이 중요하다. 더욱이, 외부 사건에 대한 반응적인 기분 기복과 자발적이면서도 삽화적 경향이 있는 기분 삽화를 구별할 필요가 있다. 레이철의 사례에서, 면담은 몇 가지 중요한 정보를 제공했다. 예컨대, 그녀는 자신이 이런 기분 기복을 좋아하지 않는다고 잘라 말했고, 특정 촉발요인은 없다고 했다.

레이철의 병력이 복잡한 것은 불특정 증상들의 발병 때문이다. 특히 청소년기에 많은 주요 정신건강의학적 장애가 시작되는 경향이 있는데, 과민성, 불쾌감,

정서불안은 이러한 정신질환의 일부에 속한다. 또한 발달적으로 예견되는 기분 상태와 그렇지 않은 것을 구분하는 것이 중요하다. 그럼에도 레이철의 과거력을 고려한다면, 기분장애mood disorder가 가장 가능성이 큰 진단이다.

가장 눈에 띄는 레이철의 임상적 양상은 서로 다른 감정 상태 사이의 자발성 기복이다. 그녀에 의하면, 1~2주간 경조증이 발병하다가, 1~2주는 슬픔이, 다시 2주 정도는 과민 상태가 된다. 이러한 증상들은 DSM-5의 순환성장애cyclothymic disorder에 들어맞는 것 같다. 이 장애의 필수요건으로는 2년 이상(레이철과 같은 청소년들에 대해서는 1년)의 다중 경조증 삽화들과 다중 아형 증후군 우울 삽화들이 요구된다. 기준을 충족하려면, 그녀는 적어도 그 시간의 절반 동안 증상들이 나타났어야 하고, 2개월 미만 동안 증상이 나타나지 않아야 한다. 더욱이, 그녀는 과거에 조증, 주요우울장애, 또는 조현병 스펙트럼장애 기준을 충족했던 적이 없었다. 순환성장애가 제I형 양극성장애의 강도와는 견줄 수 없는 장애로 보일 수 있지만, 이는 현저한 고통과 기능이상을 초래할 뿐 아니라, 극적으로 청소년의 성장궤도에 영향을 미칠 수 있다.

레이철에 대한 잠재적인 감별진단의 폭은 넓지만, 몇 가지 다른 진단에 대해서는 구체적으로 언급할 필요가 있고, 후속적인 탐색을 통해 양극성장애 진단으로 이어질 수 있을 것이다. 그녀의 아버지는 양극성장애가 있었던 것으로 보이고(그는 '진짜 문제'가 있었고, 리튬을 복용했음), 비록 레이철에게는 순환성장애가 있지만, 그녀는 향후 제I형 양극성장애 또는 제II형 양극성장애의 발병 위험이 있다.

레이철과의 치료동맹이 강화됨에 따라, 그녀의 성격 문제에 대해 더 세세하게 평가할 수 있을 것이다. 예컨대, 순환증cyclothymia(***역자 주**. 정서불안이 주요 특징임)은 흔히 경계성 성격장애와 동반이환된다. 수면은 이 사례보고서에 언급되어 있지 않지만, 수면-각성 문제는 정동 불안정affective instability을 촉발할 수 있다. 15세 여아에게 가장 가능한 설명은 물질오용의 가능성이다. 왜냐하면 다수의 남용약물은 중독 또는 금단을 통해 기분 증상을 유발할 수 있기 때문이다. 레이철은 시간이 지나면서 물질오용 사실을 드러낼 수 있지만, 통상적 평가의 일부로서 레이철에 대해 합법적인 진단적 틀이 될 독소검사를 받아 보게 하는 것이 유용할 수 있다. 비록 이 검사는 그녀의 ADHD 치료약물에 대해서만 양성으로 나왔지만, 그녀의 증상을 고려하건대 그녀가 어떤 날은 과다복용을 하고, 다른 날에는 전혀 복용하지 않은 사실을 고려해야 한다.

진단

- 순환성장애

읽을거리

Findling RL, Youngstrom EA, McNamara NK, et al: Early symptoms of mania and the role of parental risk. Bipolar Disord 7(6):623–634, 2005

Perugi G, Hantouche E, Vannucchi G, Pinto O: Cyclothymia reloaded: a reappraisal of the most misconceived affective disorder. J Affect Disord 183:119–133, 2015

Van Meter AR, Youngstrom EA, Findling RL: Cyclothymic disorder: a critical review. Clin Psychol Rev 32(4):229–243, 2012

Van Meter A, Youngstrom EA, Demeter C, Findling RL: Examining the validity of cyclothymic disorder in a youth sample: replication and extension. J Abnorm Child Psychol 41(3):367–378, 2013

Van Meter A, Youngstrom EA, Birmaher et al: Longitudinal course and characteristics of cyclothymic disorder in youth. J Affect Disord 215:314–322, 2017

사례 3.6

하나님께서 나를 치유해 주셨습니다

God Has Cured Me

Stephen J. Ferrando, M.D.

세바스찬 로페즈Sebastian Lopez(27세, 남)는 히스패닉계 프리랜서 편집자로, 그를 염려하는 동거남에 의해 장기 HIV 클리닉에 데려져 왔다. 클리닉 대기실에 들어서면서, 환자는 “하나님께서 날 치유해 주셨습니다! 나는 항바이러스제를 복용하지 않아도 됩니다!”라는 말을 선언하듯 외쳐 댔다.

로페즈 씨가 의자에 앉은 채 안절부절못하며 노란색 패드에 미친 듯이 글을 쓰고 있는 동안, 동거남이 그의 최근 병력에 대해 이야기했다. 동거남에 의하면, 환자는 1개월 전까지만 해도 별문제 없이 잘 지내고 있었다. 당시는 로페즈 씨가 특이할 정도로 집중적인 편집 프로젝트를 시작한 시점이었다. 열흘 동안 거의 잠을 자지 않은 로페즈 씨는 초조해하고, 압박을 받는 것 같으면서도, '멍한glassy-eyed' 듯 보였다. 그날 밤, 두 사람은 업무 프로젝트 완결을 축하하기 위해 파티에 갔다. 수년간 약물중독자모임Narcotics Anonymous(NA) 참석과 불법물질 사용 중단에도 불구하고, 로페즈 씨는 자극제인 크리스탈 메스암페타민crystal methamphetamine을 복용했다. 그러자, 급성 불안증과 편집증 증세가 나타났다. 로페즈 씨는 마티니 세 잔을 마셨지만, 그날 밤 잠을 이루지 못했다. 다음 날, 환자는 편집증 증세가 다소 줄었으나, 눈에 띄게 산만해졌고, 더 큰 압력을 받고 있는 것처럼 말했다.

로페즈 씨의 업무 프로젝트는 엄청난 양의 부정적인 지적사항 및 수정 요구와 함께 반송되었다. 그러나 그는 편집에 초점을 맞추기보다 매일 밤늦게까지 잠을 자지 않고 HIV 치료법 찾기에 몰두했다. 그런가 하면, 그는 체육관에서 다른 남성들에게 부적절한 성욕항진적 태도로 접근하면서 온종일 시간을 보냈다. 그는 음식 섭취와 항레트로바이러스제 약물보다는 비타민 보충제를 섭취해야겠다고 결심한 이후, 체중이 적어도 5파운드(2.3kg)가 빠졌다. 그는 응급실에 가기를 거부했다. 대신, 그는 지난 한 달 동안 약물치료를 받지 않아도 얼마나 잘 지낼 수 있는지 담당의사에게 보여 주기 위해 주로 찾는 AIDS 클리닉에 예약하기로 동의했다.

로페즈 씨의 정신건강의학적 병력에는 명백한 조증 삽화는 없었지만, 10대 때 자신이 동성애자라는 사실을 밝힌 초기에 우울증을 겪은 적이 있었다. 이 삽화는 의도적인 약물 과다복용과 2주간의 정신건강의학과 병동 입원 및 항우울제 투여를 통한 치료와 심리치료로 인해 가끔 나타났다. 그는 약물이 자신을 '들뜨고 초조 · 불안하게' 한다는 이유로 치료약물 복용을 중단했다. 게다가 "의미가 없어요."라는 이유로 심리치료까지 그만두었다. 그러고는 여러 해 동안 메스암페타민을 자주 복용하면서, 낯선 사람들과 보호되지 않은 상태에서 반복적으로 성관계를 했다.

로페즈 씨는 22세 때 HIV 진단을 받았는데, 그 시점에서 외래환자 물질사용장애 재활센터에 다녔고 자극제와 알코올 사용을 중단했다. 24세 되던 해에는 최저

CD4cluster of differentiation 4(***역자 주.** 헬퍼 T세포 등의 표면에 있는 항원으로, AIDS 바이러스 항원의 수용체로 기능함)의 임파세포lymphocyte 수는 216개/mm^3, 즉 mm^3당 216개였고, 바이러스 부하량은 160만 개였다. 그 이후로, 그는 꾸준히 항레트로바이러스제를 복용했다고 한다. 이 삽화가 나타나기 6개월 전에 측정한 최근의 CD4 수는 526cells/mm^3, 즉 mm^3당 526개였다. 그러나 바이러스 부하량은 탐지될 수 없었다. 로페즈 씨는 피로감에 시달렸지만, AIDS로 인한 질병은 없었다. 뇌에 대한 자기공명영상magnetic resonance imaging(MRI) 촬영 결과, 경도 피질 위축과 뇌실주위 백질 질환이 발견되었다. 이는 그의 연령에서 기대되는 정도 이상에 해당하는 것이었다. 동거남은 로페즈 씨가 항레트로바이러스제 복용을 언제 중단했는지 확실치 않지만, 수개월 전쯤 되는 것 같다고 말했다. 또한 로페즈 씨가 지난해 인지적으로 '갈 길을 잃지 않았나.'라는 생각이 들었다고 했다.

그의 가족의 정신건강의학적 병력에 의하면, 리튬으로 치료받고 수차례 전기충격치료 과정을 거친 이모의 경우에는 대단히 심각한 상태였다. 그러나 그녀의 진단명은 알려지지 않았다.

검사 당시, 환자는 옷을 대충 걸친 젊은 남성으로, 압출언어를 구사했고, 지난달에 있었던 일에 대한 이야기를 두서없이 길게 늘어놓았다. 그는 스스로 통제하기 어려워했고, 평소에 비해 초조해하며, 스스로를 평가 절하하고 있었다. 그는 복합비타민과 운동을 통한 HIV 치료법 발견에 집착하고 있었다. 그는 환각 증상이 없고, 자살 및 살해 생각은 하지 않는다고 했다. 그는 인지검사를 거부했고, 그의 병식과 판단력은 낮아 보였다.

✧ 논의

로페즈 씨는 고전적인 조증 증상 발병으로 클리닉을 찾았다. 그는 일정 기간 동안 목표 지향적 활동이 눈에 띄게 증가되었고, 현저하게 고양되고 과민한 기분 상태가 지속되었다. 이러한 증상들은 매일 나타났고, 온종일 또는 거의 온종일, 여러 주 동안 지속되었다. 그는 과대성, 감소된 수면욕구, 계속 말하려는 압박감, 증가된 목표 지향적 행동, 충동적인 성욕항진 증상을 보였다. 이러한 행동들은 DSM-5 조증 삽화의 7개 증상기준 중 3개의 필수요건을 쉽게 충족한다.

양극성 조증 진단에는 약물치료 또는 의학적 상태의 생리적 효과의 가능성을 확인하기 위한 병인 평가도 필수로 요구된다. 로페즈 씨에 대한 평가는 복잡하다.

로페즈 씨는 고전적인 조증 증후군 외에도 우울증 개인력이 있고, 항우울제 투여 기간 동안 '들뜨고 불안 · 초조 상태'가 되었다. 치료약물에 대한 이러한 반응은 조증 또는 경조증 반응인 동시에, 양극성장애 위험성이 높은 상태임을 암시한다. 게다가, 그의 이모가 리튬을 복용했다는 사실은 양극성장애 가족력이 있음을 시사하고 있다. 다른 동반이환이 없는 상태에서 이러한 증상이 나타나는 것은 양극성장애, 조증, 단일삽화 진단 가능성이 크다는 것을 암시한다.

그러나 이 사례는 두 가지 현저한 동반이환(① 크리스탈 메스암페타민 사용, ② HIV 감염) 때문에 복잡해진다. 암페타민은 급성과 만성적으로 사용하는 경우, 모두 편집성 정신병과 조증 기분 증상을 유발할 수 있다. 이 사례에서, 로페즈 씨의 증상들(불안 · 초조, 압박감, 멍한 표정)은 확실히 자극제를 사용하기 전부터 시작된 것 같고, 그가 크리스탈 메스암페타민(*역자 주. 필로폰)을 사용했다고 말한 이후 몇 주 동안 지속되었다. 자극제로 유발된 조증은 전형적으로 금욕 후 며칠 내에 해소되는데, 이는 크리스탈 메스암페타민('필로폰')에 대한 로페즈 씨의 급성 편집증 반응에 더 잘 들어맞을 것이다. 게다가, 그는 과거에 보고된 조증 없이 수년간 크리스탈 메스암페타민을 오용한 적이 있는데, 이러한 사실은 암페타민이 이 삽화를 촉발했을 가능성을 더 낮출 수 있다. 다른 한편으로, 로페즈 씨는 몇 주 또는 몇 개월 동안 크리스탈 메스암페타민을 사용해 온 사실을 숨겼거나, 최근에 맡은 편집건을 완결 짓는 데 도움이 되고자 암페타민을 사용해 왔을 수도 있다. 이 둘 중 어떤 자극제든 조증의 촉진요인이면서 증상인 수면박탈sleep deprivation에 영향을 미쳤을 수 있다.

HIV 감염 또한 양극성장애와 연관이 있다. 조증 증상들은 감염의 어떤 단계에서든 나타날 수 있지만, 비교적 말기 HIV 관련 신경인지장애neurocognitive disorder와 가장 밀접한 관련이 있다. 증상은 고전적인 조증과 동일할 수 있지만, 신경인지장애는 특이하게 현저한 과민성과 인지적 더딤 증상을 초래할 수 있다. 조증 상태에 있는 불순종 환자의 인지저하 증상을 제대로 평가하기는 쉽지 않다. 그러나 로페즈 씨는 지난해에는 '발을 잘못 딛곤 한다'는 말을 들어 왔고, 현재는 불안 · 초조 증상이 나타나고 있다. MRI 촬영 결과, HIV 감염 및 면역억제immune suppression 증상이 있는 환자들에게서 흔히 나타나는 부류의 불특정 양상이 발견되었다. 로페즈 씨는 적어도 지난 1개월 동안, 아니면 더 오랫동안 항레트로바이러스 약물치료에 적극적으로 응하지 않았고, T세포 또는 바이러스양 평가를 받지 않아 온 것으로 보인다.

그렇다면, 잠정적으로 로페즈 씨는 DSM-5의 조증 양상을 동반한 HIV 감염으로 인한 양극성 및 관련 장애로 진단될 수 있다. 독소검사를 통해 로페즈 씨가 암페타민을 계속해서 사용해 왔는지의 여부가 밝혀질 수 있을 것이다. 또한 T세포 수와 바이러스양 평가는 면역억제 수준을 결정하는 데 도움이 될 것이다. 정신질환 안정과 항레트로바이러스 약물치료를 재개한 다음, 신경심리검사를 통해 신경인지 손상 정도를 명확하게 밝힐 필요가 있다.

❖ 진단

- HIV 감염으로 인한 양극성 및 관련 장애, 조증 양상 동반

❖ 읽을거리

Eggers C, Arendt G, Hahn K, et al; German Association of Neuro-AIDS und Neuro-Infectiology (DGNANI): HIV-1-associated neurocognitive disorder: epidemiology, pathogenesis, diagnosis, and treatment. J Neurol 264(8):1715–1727, 2017

Ferrando SJ, Nims C: HIV-associated mania treated with electroconvulsive therapy and highlyactive antiretroviral therapy. Psychosomatics 47(2):170–174, 2006

Walter TJ, Iudicello J, Cookson DR, et al; on behalf of the Translational Methamphetamine AIDS Research Center (TMARC): The relationships between HIV-1 infection, history of methamphetamine use disorder, and soluble biomarkers in blood and cerebrospinal fluid. Viruses 13(7):1287, 2021

사례 3.7

괴이한 침묵

Bizarrely Silent

Jessica Daniels, M.D.

타아지 무스타파Taaj Mustafa(22세, 남)는 최근에 대학을 졸업한 청년으로, 3일간 사라졌다가 나타난 후 괴이한 침묵을 계속하다가 친구들에 의해 응급실(ER)에 데려져 왔다. 무스타파 군의 친구들은 그가 최근에 고환암testicular cancer 치료를 받았고, 4일 전 밤에 마지막으로 만났을 때까지만 해도 기분이 좋은 상태였다고 전했다. 그는 그다음 날 만나기로 약속한 시간에 나타나지 않았고 이메일, 문자메시지, 전화에도 아무런 응답이 없었다. 이들은 그의 부모나 친척들에게 연락할 방법을 몰랐을 뿐 아니라, 다른 병력에 대해서도 아는 바가 없었다.

응급실(ER)에서 무스타파 군은 뻣뻣이 선 채로 시선을 마주치지 않았고, 질문에도 답하지 않는 등, 다른 사람들에게도 이상한 방식으로 대했다. 10분 정도가 지나자, 그는 갑자기 여직원의 팔을 움켜쥐었다. 해치려는 목적이나 의도는 없는 것 같았지만, 그는 그녀를 놓아주지 않았다. 그 여직원은 보안요원들이 개입함으로써 가까스로 풀려날 수 있었다. 그 시점에서 그는 근육주사로 할로페리돌과 로라제팜을 맞았다. 그러자 그의 사지는 1시간 동안 경직되었고, 병원 침대에 누운 채 팔꿈치를 구부린 상태로 두 팔을 머리 위로 들고 있었다. 그는 메디컬 병동에 입원했다. 두부 컴퓨터 단층촬영(CT), 일상적인 검사실검사, 소변독소검사는 진단에 별 도움이 되지 않았다. 단, 크레아틴 키나아제creatine kinase(CK)(***역자 주.** 근육 활동 시, ATP 생성 반응을 촉진하는 효소)는 906IU/L으로 증가되었고, 맥박이 분당 110회 뛰는 심박급속증tachycardic 상태였다. 고열은 없었고, 혈압은 정상 범주에 있었다.

검사 당시, 무스타파 군은 마른 체구로, 침대 위에 누워 있었고, 머리는 어색한 모양새로 베개를 베고 있지 않았다. 그는 뻣뻣하게 두 팔을 위로 올렸다 내렸다를 반복하고 있었다. 모발은 군데군데 뭉치로 빠져 있었다. 그는 거의 눈 깜빡임이 없고, 시선접촉이 없는 상태로 정면을 응시하고 있었다. 그는 땀을 흘리거나 고통스러워하는 것 같지는 않았다. 건강검진에서 그는 팔을 움직이는 것에 대해 처음에는 저항했다. 그러나 검사자가 그의 팔을 어떤 자세를 취하게 하면, 그 상태를 그대로 유지했다. 간대성 근경련myoclonus의 증거는 없었다. 길게 정지했다가 말을 하거나 눈에 띄게 말을 하지 않던 그는 자신이 죽어 가고 있는 것이 두렵다고 했다. 그가 천천히 자신의 불안을 표현할 때에도, 그의 몸은 여전히 뻣뻣하고 경직되어 있었다. 그는 환청이나 환시 증상은 없다고 했다. 그는 완전히 깨어 있었고, 주의를 기울이고 있었으며, 시간과 장소에 대한 지남력이 있었으나, 다른 인지검사에는 참여하지 않았다.

무스타파 군은 정맥주사액을 맞은 3일 동안 임상적으로 아무런 변화가 없었다. 향정신성 약물은 투여되지 않았다. 검사실검사, 뇌전도(EEG), 뇌 자기공명영상(MRI) 촬영 결과 아무런 이상이 발견되지 않았고, CK는 1,100IU/L에서 최고치를 나타냈다가 떨어지는 경향을 보였다. 입원 후 사흘째 되는 날, 무스타파 군에게 정맥주사로 로라제팜의 시험 용량인 1mg이 투여되었다. 5분 후, 반복용량 1mg이 재투여되었으나, 그는 차분해지지 않았고 정신상태 역시 변함이 없었다. 그러나 두 번째 주사를 맞은 후, 언어표현에 다소 효과가 있었다. 매 4~6시간마다 로라제팜 1mg을 정맥주사로 투여하는 치료가 시작됐다. 24시간이 지나자, 경직성이 해소되었고, 말이 유창해지면서 압출언어가 나타났으며, 활동성이 매우 높아지면서 동요가 일어났다. 그는 복도를 서성거리다가 간호사를 따라가기도 하다가 병원을 뛰쳐나가려고까지 했다. 그는 직원들과 다른 환자들, 그리고 방문객들에게까지 자기가 위대한 예술가이며, 자신의 암을 낫게 했다고 떠벌렸다. 그의 CPK [***역자 주.** 크레아틴 포스포키네이스creatine phosphokinase(골격근, 심근, 평활근, 뇌 등에 존재하는 생화학물질로, 근장애를 비롯한 근질환, 갑상샘 기능저하증, 알코올중독, 급성심근경색 등에서 혈청 CPK 수치가 상승하는 특징이 있음) 측정치]는 정상으로 돌아왔고, 심박급속증은 사라졌으며, 고열이 없는 상태가 유지되었다.

입원한 지 6일째 되던 날, 잠시 떠나 있던 무스타파 군의 부모가 도착했다. 이들은 그의 유일한 정신의학적 병력은 1년 전 고환암 진단을 받았을 때 발병했던 우울증밖에 없다고 전했다. 무스타파 군은 설트랄린을 1일 50mg 복용하고 있었고, 입원 10일 전, 고환암이 복망후강retroperitoneum으로 전이되어 재발했다는 사실을 알게 되기 전까지는 효과가 있었다. 그는 곧바로 시스플라틴cisplatin(***역자 주.** 백금을 함유한 고환 · 난소 종양 및 방광암 치료제), 에토포시드etoposide, 덱사메타손dexamethasone(*역자 주. 알레르기 · 염증 치료제) 등의 화학요법으로 치료받았다. 화학요법으로 치료를 받은 후, 무스타파 군은 부모에게 전화로 느낌이 '아주 좋다'고 말했으나, 부모의 전화나 이메일에 대해서는 일절 답하지 않았다고 한다. '평소에 잘 연락하지 않는sketchy correspondent' 아들이라는 점을 감안한다면, 이러한 행동은 전혀 특이한 것은 아니었다. 그러나 무스타파 군의 부모는 점차 걱정이 되었고, 열흘이 지나도 아들로부터 아무런 소식이 없자, 미 대륙을 가로질러 날아왔던 것이었다. 부모에 의하면, 무스타파 군의 가족력으로는 외삼촌이 고도의 양극성장애를 가지고 있어서 전기충격치료를 받은 사실이 있었다.

❖ 논의

무스타파 군은 극도로 와해되고 비정상적인 행동을 보이고 있다. 그는 납굴증waxy flexibility이 동반된 상태에서 괴이한 자세를 유지하고 있다. 또한 적절한 언어 및 운동성 반응(함구증과 혼미stupor) 결여, 경직되고 고정된 자세(강경증catalepsy) 유지, 반복적 또는 의식적인 운동(상동운동stereotypy) 증상을 보이고 있다. 무스타파 군의 증상들은 DSM-5 긴장증 진단의 필수요건인 12개 정신운동성 양상 중 3개를 충족한다.

역사적으로, 긴장증은 조현병과 연결되어 있다. 조현병이 있는 사람들의 1/3에서는 삶의 특정 시점에서 긴장증 증상 삽화가 나타난다. 긴장증 환자들 대부분은 우울증이나 양극성장애가 있다. 반면, 의학적 장애(예 간뇌염hepatic encephalitis)의 일부, 약물치료에 대한 반응[신경이완제 악성 증후군neuroleptic malignant syndrome(NMS)], 또는 불법물질(예 코카인)에 대한 반응으로 긴장증 증상들을 보이는 환자들도 있다. 잠재적 병인의 폭이 넓기 때문에 DSM-5에서는 장애의 구체적인 명칭보다는 조절 명시자로 긴장증catatonia이라는 용어를 사용하고 있다.

긴장증이 확인되고 환자가 안정을 되찾으면, 다음의 임상적 초점은 근본 원인을 진단하는 것이다. 이 탐색은 신속히 이루어져야 한다. 왜냐하면 긴장증 원인의 많은 부분이 의학적으로 위험하기 때문이다. 게다가, 긴장증 자체는 고도의 병적 상태와 탈수증, 부동성, 자해로 인해 치명적인 상태로 이어질 수 있다. 더욱이, 병인과 관계없이 긴장증은 악성 긴장증으로 진행될 수 있다. 이는 고열, 자율신경

불안정, 높은 치사율의 특징이 있다.

정상으로 판명된 무스타파 군에 대한 신경학적 검사와 신체검진, 두부 CT 검사, 뇌 MRI 검사, EEG 결과를 토대로 긴장증으로 보일 수 있는 신경학적 사건의 많은 부분을 배제시킬 수 있을 것으로 보인다. 신경학적 사건으로는 급성 신경뇌졸중(및 무동성 함묵증akinetic mutism), 중추신경계 종양, 고정 증후군locked-in syndrome(***역자 주.** '락트인 증후군'이라고도 불리며, 뇌 줄기세포가 파괴되어 목 아래는 전신마비 상태이지만 의식이 있고 정신활동도 정상인 희귀 질환) 등이 있다. 무스타파 군은 줄곧 고열이 없는 상태였다. 이는 그의 증상들이 전염성 뇌염에 의한 것이 아님을 입증하는 것이다. 소변약물검사를 통해 급성 코카인 및 펜시클리딘 중독 가능성이 배제되었다. 긴장증의 다른 의학적 원인들은 갑상선, 포도당, HIV, 일반혈액검사, 비타민 B_{12}, 간기능, 낭창 항체lupus antibodies, 일반대사패널complete metabolic panel 등 진단에 도움이 안 되는 검사 결과들은 배제되었다. 그의 암 병력을 고려할 때, 방종양성패널paraneoplastic panel이 고려되었으나, 요추천자가 실시되기 전에 회복되었다.

NMS는 심각한 관심의 대상이다. DSM-5의 '약물치료로 유발된 운동장애 및 약물치료의 기타 부작용Medication-Induced Movement Disorders and Other Adverse Effects of Medication' 장에 기술되어 있듯이, NMS는 근육 경직, 고열, 자율신경계 불안정, 인지 변화, 고양된 CPK가 특징인 응급 정신질환이다. 무스타파 군은 응급실에서 할리페리돌을 맞은 후, '뻣뻣해'졌고, 혼돈 상태가 되었으며, CPK가 항진되었으나 고열은 없었다. 활력징후vital signs(***역자 주.** 살아 있음을 나타내는 맥박, 호흡, 체온, 혈압 등의 측정치)는 경미한 정도의 심박급속증tachycardia을 제외한다면 안정적이었다. 심박급속증은 로라제팜 치료로 해결되었다. CPK 항진은 최근의 동요와 경직성을 반영하는 것 같았고, NMS와 연관되어 있는 크게 항진된 범주에 도달하지는 않았다. NMS는 항정신병 치료약물 사용과 연관이 있는 반면, 세로토닌 증후군은 선택적 세로토닌 재흡수 억제제selective serotonin reuptake inhibitor(SSRI) 항우울제와 연관이 있다. 무스타파 군은 설트랄린을 복용하고 있어서 과다복용의 가능성이 있지만, 전형적인 간대성 근경련myoclonus과 위장 증상은 없다.

명백한 의학적 · 신경학적 비정상성이 없는 상태임을 감안한다면, 정신의학적 상태가 가장 신빙성 있는 긴장증의 원인인 것 같다. 거의 말조차 할 수 없는 상태였음에도 불구하고, 무스타파 군은 자신이 죽어 가고 있으며, 죽을까 봐 두렵고 걱정된다고 말했다. 극도의 불안감은 긴장증 환자들이 가장 흔히 겪는 정동이다. 긴장증은 때로 극도로 '얼어붙는' 반응으로 간주된다. 그렇지만 이러한 정동 경험은 근본적으로 정신질환으로 보지 않는다. 그리고 환자들은 대체로 의사소통을 할 수 없는 상태에 있으므로, 진단은 긴장증이 해결될 때까지 유보되어야 한다.

진단과 치료는 흔히 소량의 로라제팜 정맥주사와 함께 실시된다. 다른 대부분의 환자들과는 달리, 긴장증이 있는 사람들은 벤조디아제핀을 투여하게 되면 기민해지고 집중력이 높아진다. 무스타파 군의 함구증mutism과 혼미 증상은 미약하지만 즉각적으로 개선되었고, 24시간이 지나자 눈에 띄게 나아졌다. 긴장증이 개선되면서, 그의 근본적인 조증이 명확해졌다. 게다가 그의 부모는 매우 유용한 부수적인 과거력에 관한 정보를 제공했다. 이 정보를 토대로 무스타파 군의 조증 삽화는 스테로이드 기반 화학요법 양생법chemotherapy regimen에 의해 촉발되었다는 사실이 분명해졌다.

진단

- 스테로이드로 유발된 양극성 및 관련 장애, 조증 동반, 고도, 기분이 일치하는 정신병적 양상과 긴장성 양상 동반

읽을거리

Daniels J: Catatonia: clinical aspects and neurobiological correlates. J Neuropsychiatry Clin Neurosci 21(4):371–380, 2009

Fink M: Rediscovering catatonia: the biography of a treatable syndrome. Acta Psychiatr Scand Suppl (441):1–47, 2013

Smith JH, Smith VD, Philbrick KL, Kumar N: Catatonic disorder due to a general medical 또는 psychiatric condition. J Neuropsychiatry Clin Neurosci 2(2):198–207, 2012

Walther S, Stegmayer K, Wilson JE, Heckers S: Structure and neural mechanisms of catatonia. Lancet Psychiatry 6(7):610–619, 2019

사례 3.8

산후 변화

A Postpartum Change

Ian Jones, M.R.C.Pshch., Ph.D.

어설라 노먼Ursula Norman(32세, 여)은 간호사로, 출산한 지 6일 만에 응급의학과에 데려져 왔다. 그녀의 남편은 아내가 이상한 행동을 하고 있고, 아기를 질식시켜 죽였다고 확신하고 있다고 말했다.

남편에 의하면, 노먼 부인은 정상적으로 임신해서 큰 어려움 없이 출산한 이후에 첫 자녀와 함께 행복하게 귀가했다. 그러나 출산 후 3일째 되던 날, 그녀의 기분과 정동은 고양된 상태와 금방이라도 울 것 같은 상태 사이를 급속하게 넘나들기 시작했다. 그녀는 불안 · 초조해하면서 밤에 아기가 자고 있을 때에도 1시간밖에 잠을 자지 않았다. 그러면서 과잉활동과 동요로 점차 괴이해졌다. 그녀의 말은 빨라졌고, 주제를 벗어나 지엽적이었다. 그녀는 이전에 종교적인 사람이 아니었음에도, 하나님께서 자신을 통해 말씀하시고 있고, 자신이 세상의 문제를 해결할 수 있는 특별한 힘을 지니고 있다고 굳게 믿고 있었다. 그리고 사람들의 눈을 들여다보면 악인을 구별해 낼 수 있고, 자신이 어머니를 비롯하여 악인들에게 둘러싸여 있다고 남편에게 말했다고 한다. 그녀를 가장 고통스럽게 하는 것은 아들이 보이지 않을 때마다 자기가 아기를 질식시켰다고 전적으로 확신하게 되는 것이었는데, 아무도 이것이 사실이 아니라고 그녀를 설득할 수 없었다.

노먼 부인은 10대와 20대 초반에 세 차례 주요우울장애 삽화를 겪은 적이 있었다. 이 삽화들은 심리치료와 항우울제 치료로 해결되었다. 그녀는 또 출산하기 3년 전, 항공편으로 아시아에서 유럽으로 건너간 이후, 조증으로 정신건강의학과에 입원한 적이 있었다. 그녀는 항정신병 약물치료를 받고 나서는 수개월간 우울증을 겪었다. 이번에 양극성장애 진단에 대해 논의가 진행되자, 그녀는 삽화의 원인을 스트레스와 시차jet lag 때문이라면서 이 꼬리표를 받아들이고 싶어 하지 않았다. 그녀는 자신이 임신할 예정이라는 구실로 정신건강의학적 약물치료를 중단했다.

노먼 부인의 어머니는 첫아이를 출산한 후, 정신건강의학과에 입원했었다. 이 삽화는 가족들에게는 알려지지 않았고, 다른 상세한 내용 역시 밝혀진 바가 없었다. 그녀에게 달리 기록으로 남겨진 가족력은 없었다.

출산 전, 노먼 부인은 신장 병동에서 근무하는 뛰어난 간호사였다. 남편은 세일즈 팀의 팀장으로, 이들 부부는 안락한 사회적 환경에서 삶을 영위하고 있었다. 그녀는 불법약물 사용 과거력이 없었고, 임신 전에는 일주일에 2~3잔 정도의 술을 마시곤 했다.

정신상태검사 당시, 노먼 부인은 잠시도 가만히 앉아 있지 못하고 방 안을 서성거렸다. 그녀는 산만했고, 지나치게 말이 많았으며, 사고비약 증상을 보였고, 한 주제에서 다른 주제로 빠르게 넘나들었다. 그녀의 기분은 불안정했고, 때로 다행감에 도취된 것처럼 보였다. 그런가 하면, 눈물을 짓다가도 이해받지 못한다는 느낌이 들면 급격히 초조해하는 모습을 보이곤 했다. 그녀가 여러 망상성 믿음을 가지고 있는 것은 확실했으나, 이에 대해 검사자와의 대화는 꺼렸다. 그녀는 자기가 낳은 아기를 죽였다고 주장하면서 몇 분간 눈물을 흘리다가 이내 다행감으로 들뜬 모습을 보였다. 그녀는 자해 또는 타해 의도를 가지고 있지 않다고 부인했다. 그녀는 집중력 결여로 부주의해 보였으나, 공식적인 인지검사에는 참여하지 않았다.

신체검진과 검사실검사 결과는 모두 정상범주 이내에 있었다.

❖ 논의

노먼 부인은 사고비약, 압출언어, 주의산만, 동요, 가변성lability, 크게 감소된 수면, 평소와는 다른 과잉종교성hyperreligiosity, 친구와 가족에 관한 망상, 자녀를 이미 살해했다는 고정되고 그릇된 믿음을 나타내고 있다. 그녀는 다중 주요우울삽화 병력이 있고, 조증으로 한 차례 정신병원에 입원한 과거력이 있다. 이러한 병력으로 볼 때, 노먼 부인은 DSM-5의 정신병적 양상을 동반한 고도의 제I형 양극성장애 진단에 부합된다.

노먼 부인은 전통적으로 산후정신병으로 불리던 삽화를 겪고 있음이 분명하다. 산후정신병postpartum psychosis은 산후 기간 초기에 정동성 정신병affective psychosis이 갑작스럽게 발병하는 정신장애의 일종이다. 그녀가 나타내고 있는 여러 양상은 전형적인 산후정신병에 해당되는 것들이다. 발병은 전형적으로 산후 기간 초기, 즉 산후 첫 주에 나타난다. 산후정신병 삽화들은 흔히 급속히 발병되고, 단기간 내에 현란하게 나타나다가 고도의 산후정신병으로 악화되기도 한다. 예컨대, 노먼 부인의 사례에서처럼 삽화들은 흔히 망상적 사고와 함께 '만화경처럼 변화무쌍kaleidoscopic'하고, 고정되고 체계적이기보다는 자주 변하는 양상을 보인다. 이러한 특성 때문에 산후정신병은 실제로 응급 정신질환으로 보통 입원을 필요로 한다. 따라서 자살생각과 태아를 해칠 위험에 대한 종합적인 검사가 필수로 요구된다.

임신은 1,000명에 1명꼴로 고도 산후 삽화를 유발하지만, 산모에 따라서는 상당히 위험한 상태가 되기도 한다. 예컨대, 양극성장애가 있는 여성들은 약 4명 중 1명꼴로 고도 산후 삽화를 겪는다. 산후정신병 병력이 있는 여성이 다음에 임신하게 되는 경우, 2명 중 1명보다 다소 높은 비율로 발병될 위험이 있다.

고도 산후 삽화 위험성이 높은 여성들은 출산 전에 반드시 확인을 받아야 한다. 양극성장애 병력과 산후정신병 가족력이 있는 노먼 부인은 수년간 잘 지내 왔음에도 불구하고 매우 위험한 상태에 놓여 있다. 이러한 병력으로 볼 때, 노먼 부인은 임신과 산후 기간 내내 집중적인 관리를 받았어야 했다. 일단 회복된 다음, 노먼 부부와 향후 임신에 관한 계획에 대해 논의해야 할 것이다. 그녀의 사례는 고도 산후 삽화가 임신에 있어서 아무런 문제가 없고, 특별한 심리사회적 소인 요인이 없는 여성들에게서도 갑작스럽게 발병할 수 있다는 사실을 보여 주고 있다.

노먼 부인은 뚜렷하게 양극성장애의 삽화가 있었고, 평생 양극성장애로 진단을 받은 상태로 살아왔다. 그러나 많은 사례에서 그런 것처럼, 특히 산후정신병이 첫 삽화인 경우에는 진단이 불확실할 수 있다. 이전에 정신의학적 병력이 없다고 하더라도, 고도의 산후 삽화가 조기에 발병되었다면, 양극성장애 진단 가능성을 고려해야 한다.

산후정신병이라는 진단명은 DSM-5에서의 선택지는 아니지만, 산후우울증과 마찬가지로, 이 용어는 임상가, 여성, 사용자 집단(예 산후정신병에 대한 조치: www.app-network.org) 사이에서 일반적으로 사용되고 있다. 대신, DSM-5에서는 '주산기 발병 동반with peripartum onset'이라는 기술적인 명시자로 사용할 것을 제안하고 있다.

삽화의 주산기perinatal(***역자 주.** 출산 전후) 맥락을 강조하는 것이 중요한 이유는 여러 가지가 있다. 첫째, 신생아는 중요한 고려사항이면서 환자관리 결정(예 입원)에 영향을 미칠 수 있다. 둘째, 고도 산후 삽화는 향후 임신에 대한 중요한 시사점이다. 셋째, 고도 산후 삽화가 양극성장애와 밀접한 관계가 있기 때문에 양극성장애의 병력에 대한 면밀한 평가가 필요하고, 향후 임상 정신건강의학적 치료에서도 이 사실이 고려되어야 한다.

❖ 진단

- 제I형 양극성장애, 현재 조증 삽화, 고도, 정신병적 양상 동반, 주산기 발병

❖ 읽을거리

Di Florio A, Forty L, Gordon-Smith K, et al: Perinatal episodes across the mood disorder spectrum. JAMA Psychiatry 70(2):168-175, 2013

Jones I, Horon J, Blackmore ER, et al: Puerperal psychosis, in Oxford Textbook of Women and Mental Heal. Edited by Kohen D. Oxford, UK, Oxford University Press, 2010, pp 179-186

Munk-Olsen T, Laursen TM, meltzer-Brody S, et al: Psychiatric disorders with postpartum onset: possible early manifestations of bipolar affective disorders. Arch Gen Psychiatry 69(4):418-434, 2012

Perry A, Gordon-Smith K, Di Florio A, et al: Mood episodes in pregnancy and risk of postpartum recurrence in bipolar disorder: The Bipolar Disorder Research Network Pregnancy Study. J Affect Disord 294:714-722, 2021

사례 3.9

우울과 불안

Depressed and Anxious

Holly A. Swartz, M.D.

빅토리아 오웬즈Victoria Owens(58세, 여, 이혼)는 이벤트 플래너event planner(행사 기획자)로, 불안과 우울증에 대해 도움을 받고자 정신건강 전문의와 진료약속을 잡았다. 오웬즈 씨는 약속시간에 옷을 잘 차려입고 다소 불안해하는 모습으로 들어왔다. 그녀는 정상적인 속도로 말하면서, 자신의 우울 증상이 2년 전 네 번째 남편과 이혼 절차를 밟던 과정에서 시작되었다고 했다. 그녀는 좋지 않은 기분, 정상적인 생활을 어렵게 하는 미래에 대한 걱정, 집중력 저하에 대해 이야기를 털어놓았다. 이러한 증상들은 수면곤란, 수동적 자살사고, 탄수화물 갈망을 동반한 식욕 증가와 함께 무쾌감증, 기력저하, 과다수면의 원인이 되었다. 그녀는 이벤트 플래너로서 직장에 나가는 것을 그만두고는 온종일 침대에만 누워 있었다.

오웬즈 씨는 처음에는 대체의학 전문의homeopath로부터 치료를 받았으나, 별 도움이 되지 않았다. 그래서 결국 내과 전문의를 만나서 하루에 3회 알프라졸람alprazolam(***역자 주**. 정신안정제) 0.25mg를 복용하도록 처방받았다. 이 약물치료로 걱정은 다소 수그러들었으나, 여전히 기분은 나아지지 않았다. 그러자 내과 전문의는 설트랄린sertraline을 하루에 50mg을 복용하도록 처방해 주었다가 200mg으로 늘렸다. 그 후 2개월 동안 오웬즈 씨의 수면이 개선되었고, 더 이상 자살사고를 하지 않았다. 그러나 불안, 초조, 동요, 활력 수준은 더 높아졌고, 사고 역시 급격하게 기복이 심해졌다. 그녀는 충동성과 정신병적 증상은 없다고 부인했다.

오웬즈 씨는 유사한 우울 삽화들에 대한 오랜 과거력이 있었다. 이러한 삽화가 처음 발생한 것은 대학 시절이었다. 당시에 이 삽화는 수개월간 지속되었으나, 치료는 받지 않았다.

구체적인 질문에 대해 그녀는 삶에서 중등도 수준의 고양된 기분, 급속사고, 기력상승 증상을 수차례 경험했다고 했다. 그녀는 이 기간 동안 삶에서 많은 일을 성취한 것 같았다고 했다. 예컨대, 최근에 이혼해서 실직 상태의 젊은 독신 어머니로서, 그녀는 가장 친한 친구에게 신부파티bridal shower(***역자 주.** 여자친구들이 결혼 직전의 여성에게 줄 선물을 갖고 모이는 축하 파티)를 열어 주기로 했다. 그녀는 웨딩 및 공예 잡지를 꼼꼼히 읽고는, 적은 예산으로 멋진 파티를 열어 주기로 마음을 먹었다. 그녀는 이 프로젝트에 전적으로 몰입했고, 왕성한 기력과 아이디어를 짜냈다. 그 결과, 신부파티를 성공적으로 마쳤고, 이는 오웬즈 씨가 파티 플래너로서의 커리어를 시작하게 되는 계기가 되었다. 그녀는 자신의 감정기복과 고양된 기분 상태가 고객과 동료들에게 오히려 활력 넘치는 '얼굴'로 비춰졌다는 사실을 숨겼다. 그러나 그 후, 그녀는 기분 상태가 곤두박질치면서 위축행동이 나타났고 일을 회피했다. 또 이러한 활력 넘치는 삽화들이 나타나는 기간에는 더욱 초조해졌다. 그녀는 이처럼 고양된 기분 상태에 있을 때마다 '감정적으로 흐르게 되는' 경향 때문에 결혼을 했다가도 곧 이혼을 하게 되었다고 믿고 있었다. 이러한 기간이 여러 주 동안 계속되기도 했지만, 그녀는 수면 패턴의 변화, 위험한 행동 참여, 급속언어, 또는 과대성 같은 증상은 겪지 않았고, 이러한 것들을 문제시하지 않았다.

오웬즈 씨는 또 40대에 폭음을 일삼았지만, 현재는 거의 하지 않는다고 했다. 그녀는 이전에 자살시도와 정신건강의학과 병동에 입원한 사실이 없다고 말했다. 그녀의 어머니는 설트랄린으로 치료받은 적이 있었고, 오빠는 양극성장애로 리튬 치료를 받기도 했다.

❖ 논의

오웬즈 씨는 수차례의 기력상승, 경조증의 지속기간 기준(≥ 4일)에 부합되는 고양된 기분 삽화는 있지만, 경조증 삽화의 증상기준은 완전히 충족하지는 않는 증상을 동반한 재발성 우울 삽화 병력이 있다. 그녀는 이 삽화 기간 동안 기분과 기력상승은 충족하지만, 7개 기준의 B 증상 중 오직 2개(① 질주사고, ② 목표 지향적 활동 증가)만 충족한다. 아역치 양극성장애를 가진 사람들에게서 전형적으로 나타나는 것처럼, 오웬즈 씨는 이 삽화들을 자아친화적인ego-syntonic 것으로 여기고 있고, 이 경험들에 대해 자발적으로 보고하지 않고 있다. 이러한 이유로 면담자가 면밀하게 조사하지 않는 경우, 아역치 경조증 삽화들이 쉽게 간과되는 것은 그리 놀라운 일이 아니다.

주요우울장애는 감별진단에 포함되기도 한다. 오웬즈 씨는 애초에 내과 전문의에게 우울증의 고전적 증상들을 나타냈다. 이전의 다중 우울 삽화 병력과 경조증에 관한 호소내용을 자발적으로 보고하지 않은 점을 고려한다면, 1차 진료 의사는 오웬즈 씨가 주요우울장애가 있다는 판단하에 SSRI[***역자 주.** 선택적 세로토닌 재흡수 억제제selective serotonin reputake inhibitor의 약자로, 항우울제(예 프로작Prozac, 파빌Pavil 등)임]로 치료했을 것으로 짐작된다. 그러나 SSRI는 초조하고 불안한 기분, 급속사고, 기력상승 등이 혼합된 상태를 촉진시켰다. 오웬즈 씨 같은 우울증 환자들이 항우울제를 복용하게 되면서 혼합된 조증 또는 경조증 증상이 발병되는 경우에는 양극성 진단이 고려되어야 한다. 오웬즈 씨가 SSRI를 복용하는 동안 나타난 혼합된 상태는 양극성장애로 진단하기에 충분하지는 않지만 확실히 이 장애일 가능성이 크다. 그녀의 양극성장애 가족력(이 사례에서는 환자의 오빠가 리튬치료를 받았음)은 그녀가 양극성장애를 앓고 있을 가능성을 더욱 높이고 있다. 양극성장애가 있는 사람의 1차 친족들 중 가장 흔히 발병하는 기분장애는 주요우울장애이지만, 양극성장애가 있는 친척이 있다는 것 역시 양극성장애를 겪게 될 가능성을 높인다.

현재 나타내고 있는 양상들은 양극성장애와 일치하고 있음에도, 오웬즈 씨의 임상상clinical picture은 복잡하다. 그녀는 아역치 경조증 증상 외에도 불안정한 관계, 정서적 가변성, 이전의 물질오용, 불안 병력을 보고했다. 양극성장애와 성격장애—특히 경계성 성격장애—는 흔히 동반 발생한다. 그리고 공통적인 임상적 양상 때문에 분리해서 고려하기가 어려울 수 있다. 예컨대, 양극성장애와 경계성 성격장애는 둘 다 증가된 충동적 행동, 정동불안, 과민성이 특징적으로 나타난다. 오웬즈 씨의 사례에서는 불안정성과 과민성이 기분 삽화에 한정된 것 같다. 이 사실은 이 증상들이 광범위한 정동조절 문제라기보다는 기분장애의 2차적인 문제라는 것을 시사하고 있다. 그러나 동반이환된 기분장애와 성격장애를 배제할 수는 없다.

양극성장애 환자의 1/3까지는 동반이환된 불안장애로 진단된다. 바꾸어 말하면, 이들은 더 악화된 정신질환과 연관이 있다. 양극성장애는 흔히 불안장애로 잘못 진단된다. 그 이유는 높은 동반이환 발생률 때문일 것이다. 마찬가지로, 물질사용장애와 양극성장애는 흔히 동반 발생한다. 동반 발생 여부를 결정하기 위해서는 후속적인 탐색이 요구된다. 그리고 오웬즈 씨는 한 가지 이상의 정신건강의학적 장애를 겪고 있을 가능성이 매우 크다.

❖ 진단

- 명시되지 않는 양극성 및 관련 장애

❖ 읽을거리

Deltito J, Martin L, Riefkohl J, et al: Do patients with borderline personality disorder belong to the bipolar spectrum? J Affect Disord 67(1-3):221-228, 2001

Mantere O, Isometsä E, Ketokivi M, et al: A prospective latent analyses study of psychiatric comorbidity of DSM-IV bipolar I and II disorders. Bipolar Disord 12(3):271-284, 2010

Merikangas KR, Jin R, He JP, et al: Prevalence and correlates of bipolar spectrum disorder in the World Mental Health Survey Initiative. Arch Gen Psychiatry 68(3): 241-251, 2011

Parker GB, Graham RK: Clinical characteristics associated with treatment-resistant bipolar disorder. J Nerv Ment Dis 205(3):188-191, 2017

Zimmerman M, Morgan TA: The relationship between borderline personality disorder and bipolar disorder. Dialogues Clin Neurosci 15:155-169, 2013

CHAPTER 4

우울장애

Depressive Disorders

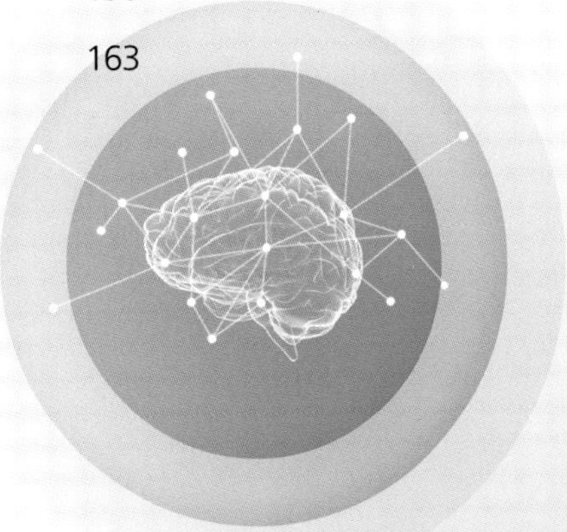

CHAPTER 4 우울장애
Depressive Disorders

서문

John W. Barnhill, M.D.

우울증depression은 정신의학에서 가장 자주 사용되면서 동시에 가장 모호한 용어 중 하나다. 증상으로서의 우울증은 슬픔sadness을 의미할 수 있지만, 진단으로서의 우울증은 슬픈 느낌feeling sad을 부인하는 사람들에게 적용될 수 있다. 우울 기분depressed mood은 정상인들도 흔히 경험하는 일반적인 것이지만, 심각할 정도로 쇠약해지고, 고통스러우며, 치명적인 상태로 이어지기도 한다. 우울증은 다양한 방식으로, 여러 잠재적 동반이환comorbidities, 촉발요인, 신뢰할 만한 부수적인 증상과 함께 나타난다.

우울 증상은 DSM-5의 거의 모든 장애에서 발견될 수 있고, '슬픔'의 주요 불만사항은 진단 조사의 시작에 불과한 것임을 인식하는 것이 중요하다. 근본적으로, DSM-5의 모든 주요 비기분장애major nonmood disorders는 동반성 주요우울장애의 가능성을 증가시킨다는 사실을 기억하는 것도 유용하다. 예컨대, 양극성장애는 역사적으로 '조울증manic depression'으로 간주되어 우울증의 일부로 여겨져 왔다. 양극성장애와 우울장애가 유사한 점들이 있지만, 임상적 발현, 가족력, 종단적 경과,

치료에서는 실질적인 차이가 있다는 사실이 점차 드러났다. 이런 이유로, DSM-5에서 양극성장애는 별도의 장으로 옮겨졌다. 그러나 여전히 중복되는 부분은 남아 있어서, 우울장애와 양극성장애를 다루고 있는 장들에는 두 진단 간의 미묘한 차이를 구별하기 위해 이 장애들에 관해 매우 상세히 기술되어 있다.

주요우울장애major depressive disorder(MDD)는 전형적인 우울증으로 남아 있다. DSM-5에서 주요우울장애의 진단기준은 전혀 바뀌지 않았다. 진단은 여전히 전적으로 3개 범주, 즉 ① 임상적 발현(9개 증상 중 5개), ② 병력(2주 이상 지속), ③ 연관성(심각한 고통 또는 손상)에 대한 평가를 기초로 이루어지고 있다. 이렇게 폭넓은 범주를 세분화하기 위해 DSM-5에는 멜랑콜리아, 정신병적 양상, 긴장증 같은 요인의 표출뿐 아니라, 심각도severity와 재발성recurrence을 토대로 삽화를 구별하는 명시자specifiers가 마련되어 있다. DSM-IV로부터 특별히 유용하게 바뀐 점은 정신병과 심각도를 분리한 것으로, 이로써 임상가는 우울 증상이 중등도에 속하지만 연관된 정신병을 앓고 있는 사람들을 정확하게 기술할 수 있게 되었다.

DSM-5-TR의 본문에는 다수의 서로 다른 평가 팁이 포함되어 있다. 예컨대, 우울증이 있는 다수의 사람은 정작 우울증보다는 불면증 또는 피로감을 보고하고 있어서 우울 증상을 찾지 못하면 저진단underdiagnosis으로 이어질 수 있다. 정신운동장해psychomotor disturbance와 죄책감(또는 망상성이든 근접 망상성이든)은 불면증이나 피로감보다 MDD에서 훨씬 덜 흔하지만, 더 큰 심각도의 표지자markers가 되는 경향이 있다.

문화는 다수의 방식으로 우울증 진단에 영향을 미칠 수 있다. 빈곤, 인종차별, 그리고 주변화marginalization는 MDD의 발달에 기여할 수 있는 구조적 역경structural adversities의 예다. 우울증의 유병률, 경과, 증상학은 문화마다 다르지만, 우울 증후군depressive syndrome은 문화에 따라 폭넓게 확인되어 왔다. 이러한 증상들은 공식적인 기준에 포함되지 않았지만, DSM-5-TR에서는 사회적 고립, 분노, 눈물 어림, 그리고 확산성 통증 같은 우울 증상의 발현에 주의를 기울일 것을 제안하고 있다. 신체적 고통somatic complaints은 다수의 문화권에서 우울증에 대한 전형적인 호소 문제이므로, 이들이 지역사회적 맥락과 관련이 있다는 점에서 이러한 증상들의 의미를 기술적으로 탐색하는 것이 도움이 될 수 있다.

연구는 일관되게 여성이 남성보다 MDD에 걸릴 가능성이 훨씬 더 크다는 것을 보여 준다. 이러한 증가율은 부분적으로 여성들이 평생 동안 대인관계 외상에 과도하게 노출되는 것과 관련이 있다고 가정되어 왔다. 게다가, 여성들은 월경전후 perimenstrual, 분만전후, 그리고 폐경기의 재생 단계에서의 경험 때문에 높은 위험에 처할 수 있다.

우울장애에 관한 DSM-5 장에는 의미 있는 철저한 검토의 주제였던 DSM-IV로부터 몇 가지 변경사항도 포함되어 있다. 이른바 사별반응 제외 기준bereavement exclusion이 아마도 가장 많이 논의되었을 것이다. 사랑하는 사람의 죽음을 애도하는 것은 정상적인 인간의 반응임이 널리 이해되고 있고, DSM-IV에서는 MDD 진단이 내려지기 전에 일반적으로 2개월의 사별 기간이 필요하다는 것을 분명히 했다. 그러나 애도하는 사람들 대부분은 MDD 증상을 발달시키지 않는다는 증거가 있다. 달리 말해서, 사별의 맥락에서 발생하는 MDD는 '정상적인' 반응이 아니라는 것이다. 예컨대, MDD의 고통은 죄책감, 무가치감, 자살경향성suicidality을 포함하는 경향이 있고, 기능저하는 더 심각하다. 더욱이, 사랑하는 사람의 죽음 직후에 주요우울 증상을 발달시키는 사람들은 개인력과 가족력에서 우울증 발생률이 높아지고, 예후가 더 좋지 않은 경향이 있으며, 항우울제에 반응하는 경향이 있다. 달리 말하면, 사랑하는 이의 죽음 직후에 MDD의 모든 특성을 발달시키는 사람들은 다른 심각한 스트레스에 이어 MDD를 발달시키는 사람들과 유사하므로, 같은 수준의 임상적 관심을 받을 자격이 있다는 것이다. DSM-5-TR에서는 지속적 비탄장애prolonged grief disorder가 '추가 연구가 필요한 진단적 상태Conditions for Further Study'(DSM-5에서는 지속성 복합 사별장애persistent complex bereavement disorder로 불렸음)에서 본문으로 옮겨져서, 외상 및 스트레스 관련장애에 관한 장에서 논의되고 있다.

대부분의 애도가 상실에 대한 정상적인 반응인 것처럼, 분노발작temper tantrums은 아동기의 정상적인 일부에 속한다. 그러나 좌절 감내력이 낮고 행동통제부전 behavior dyscontrol이 있는 아동들은 이러한 인간의 정상적인 경험 수준을 뛰어넘는 증상을 보인다. 즉, 이들의 정동조절부전affective dysregulation은 흔히 부모, 교사, 급우들에게 고통을 안겨 줄 뿐 아니라, 이 문제가 있는 아동들을 혼란에 빠뜨리고, 정상적인 발달궤도에서 이탈시키곤 한다. DSM-5에서 이 아동들은 파괴적 기분조절부전장애disruptive mood dysregulation disorder(DMDD)로 범주화되었다. DMDD에 관한 논란은 두 부류로 나뉜다. 첫째, 진단이 아동기의 정상적인 경험을 병리화할 수 있다는 우려가 있다. 둘째, 이러한 행동이 장애의 양극성 스펙트럼 내에서 더 정확하게 기술된다는 견해다. 그러나 증거에 의하면, DMDD는 심각하게 고통받고 있고, 기능이상을 겪으며, 평생 어려움을 겪을 위험이 있는 사춘기 이전의 아동군에 관해 기술한다. 더욱이, DMDD는 단순히 양극성장애의 아동기형이 아닌 것으로 보인다. 실제로, DMDD는 성인기가 되면 양극성장애보다는 우울장애 또는 불안장애로 변환될 가능성이 훨씬 더 있어 보인다.

DSM-IV로부터의 또 다른 변화는 월경전불쾌감장애premenstrual dysphoric disorder(PMDD)가 부록 B('추가 연구를 위해 제안된 진단기준과 축')에서 DSM-5의 주요 본문으로 옮겨진 것이다. DMDD가 평균적으로 예상되는 '분노발작temper tantrum'을 나타내지 않는 것처럼, PMDD에서는 흔히 '월경전 증후군'으로 기술되는 일시적인 경도 증상 대신, 지속적이고 현저한 쇠약감과 고통의 원인이 되는 확실한 증상군을 기술하고 있다.

그동안 이러한 변화가 정상적인 인간 경험을 병리화로 이어지게 할 수 있고, 2차적으로 정신건강의학적 치료약물의 과도한 사용을 부추길 수 있다는 우려가 제기되어 왔다. 정신건강의학계는 현재의 증거에 한계가 있다는 점과 자신들의 보상을 위한 분야에 영향을 미치도록 노력할 수 있는 외부 압력이 있음을 인정해야 한다. 동시에, 증거에 의하면 이러한 새로운 진단들은 고통을 겪고 있고 기능이 현저히 저하된 사람들의 집단을 반영하고 있다. 또한 이러한 기준에 부합되는 사람들은 흔히 이미 정신건강의학적 도움을 추구하고 있고, 엄격한 진단기준의 개발이 반복연구가 효과적인 생물심리사회적biopsychosocial 개입을 할 수 있게 하는 것도 사실이다.

❖ 읽을거리

Haroz EE, Ritchey M, Bass JK, et al: How is depression experienced around the world? A systematic review of qualitative literature. Soc Sci Med 183:151-162, 2017

Kirmayer LJ, Gomez-Carrillo A, Veissière S: Culture and depression in global mental health: an ecosocial approach to the phenomenology of psychiatric disorders. Soc Sci Med 183:163-168, 2017

Kramer P: Against Depression. New York, Penguin, 2006

Nemeroff CB, Schatzberg AF, Rasgon N, Strakowski SM (eds): The American Psychiatric

Association Publishing Textbook of Mood Disorders, 2nd Edition. Washington, DC, American Psychiatric Association Publishing, 2022
Vines AI, Ward JB, Cordoba E, Black KZ: Perceived racial/ethnic discrimination and mental health: a review and future directions for social epidemiology. Curr Epidemiol Rep 4(2):156-165, 2017

사례 4.1

울적함과 과민성

Moody and Irritable

William C. Wood, M.D.

와이어트Wyatt(12세, 남)는 급우들과 가족들을 위협하는 등 반복적인 갈등으로 그를 담당했던 정신건강 전문의에 의해 청소년 부분입원 프로그램에 의뢰되었다.

부모에 의하면, 와이어트는 대체로 기분변화가 심했고 과민했으며, 자주 '분노의 괴물raging monster'이 되는 삽화들이 동반되어, 그에게 한계를 정하는 일은 거의 불가능하게 되었다. 최근, 와이어트는 숙제를 하도록 하기 위해 치워 놓은 비디오 게임기를 꺼내려고 옷장 문을 박살내 버렸다. 학교에서 와이어트는 걸핏하면 화를 내는 성향이 있었다. 최근 체스 시합에서 패하자, 상대 아이의 얼굴을 주먹으로 때려 정학 처분을 받았다.

와이어트는 '온종일' 뛰어다니는 극도로 활발한 남자아이였다. 그런가 하면 일이 잘못될까 봐 늘 불안해하는 '민감한 아이'였다. 또한 좌절에 대한 관용성이 또래들에 비해 훨씬 낮은 편이어서 부모는 쇼핑하러 갈 때 그를 데리고 가지 않았는데, 그 이유는 원하는 장난감을 발견할 때마다 완전히 제정신이 아닌 상태가 되곤 했기 때문이었다.

초등학교 학생생활기록부에는 와이어트가 안절부절못함, 주의산만, 충동성이 있는 것으로 기록되어 있었다. 와이어트가 10세 되던 해, 소아정신건강 전문의는 그를 주의력결핍 과잉행동장애(ADHD), 복합형으로 진단했다. 와이어트는 행동치료자에게 의뢰되어 메틸페니데이트methylphenidate 복용으로 증상이 감소된 적이 있었다. 4학년이 되면서 그의 감정기복은 더욱 확연해졌고, 지속적인 증상으로 자리 잡았다. 그는 대체로 몹시 퉁명스러웠는데, 삶이 '불공평'하다고 불만을 터뜨리기 일쑤였다. 와이어트와 그의 부모는 등교 준비를 하는 동안 매일 아침식사 시간에 한계를 정하기 시작해서 숙제, 비디오게임, 취침시간에 대한 논쟁이 저녁 때까지 끊임없이 이어졌다. 이러한 논쟁에는 와이어트가 고함을 지르며 근처에 있는 물건을 집어 던지는 행동이 자주 수반되었다. 6학년이 될 무렵, 그의 부모는 지칠 대로 지쳐 있었고, 그의 형제자매들조차 그를 피하는 지경에 이르렀다.

와이어트의 부모에 의하면, 그는 식욕에는 아무 문제가 없었고, 잠자는 시간 때문에 다투기는 하지만, 수면장해는 없었다. 그는 자신의 활동에서 즐거움을 찾고 있었고, 적절한 활력 수준을 유지하고 있는 것 같았다. 그리고 의기양양, 과대성, 또는 하루 이상 지속되는 수면욕구 감소 증상에 대한 병력은 없었다. 와이어트의 부모는 그를 '기분 변화가 심하고, 고립되어 있으며, 외로움을 타는' 아이로 묘사하고 있지만, 그에게 우울증이 있다고 보지는 않았다. 이들은 환각, 남용, 트라우마, 자살경향성, 살해경향성, 자해 충동, 또는 사전 중재된 타인 가해 충동 병력이 없다고 했다. 와이어트와 부모는 와이어트가 알코올이나 약물을 사용한 적이 없다고 부인했다. 그의 의학력은 특별히 눈에 띄는 것은 없었다. 그의 가족력을 보면, 아버지는 불안증과 우울증, 친할아버지는 알코올 중독, 그리고 어머니에게는 치료되지 않은 ADHD의 가능성이 있었다.

면담에서 와이어트는 다소 불안해했지만 별 어려움 없이 면담에 임했다. 그는 의자에 앉은 채로 몸을 이리저리 비틀었다. 그의 분노폭발temper outburst과 신체적 공격에 대한 검토과정에서 와이어트는 "나도 어쩔 수 없어요. 일부러 그러는 건 아네요. 화나면 아무 생각도 나지 않아요. 맘이 텅 빈 것 같아요."라고 말했다. 분노폭발에 대한 느낌을 묻자, 와이어트는 매우 슬픈 표정을 짓더니 "나도 그렇게 하고 싶지 않아요."라고 진정성 있게 말했다. 만일 삶에서 바꾸고 싶은 일 세 가지가 있다면, 와이어트는 "더 많은 친구를 사귀고 싶어요. 학교공부도 더 잘 하고 싶고, 또 이제 그만 화내고 싶어요."라고 했다.

❖ 논의

와이어트의 치료를 담당했던 정신건강 전문의는 그를 청소년 부분입원 프로그램에 의뢰했다. 그 이유는 지속적인 과민성과 고도의 재발성 분노폭발temper outbursts 때문이었다. 이 12세 남자아이에 대한 평가에서는 분노폭발의 성질, 심각도, 빈도수, 지속기간에 주의를 기울이는 것이 중요할 것이다.

1. 이 요소들은 '발달적으로 정상인' 아동의 범주를 벗어나는가?
2. 촉발요인은 무엇인가?
3. 분노폭발은 가정, 학교, 또래들과 있을 때, 또는 1개 이상의 상황에서 발생하는가?
4. 이 요소들은 삶에 어떤 영향을 미치고 있는가?
5. 폭발 삽화들 사이에 일반적인 기분은 어떠한가?
6. 분노폭발은 와이어트의 정서반응에 대한 통제 결여를 반영하고 있는가, 아니면 의도된 결과를 얻기 위한 계산된 행동인가?
7. 이러한 정서 및/또는 행동상의 폭발은 몇 살 때 시작되었는가?
8. 이에 상응하는 자율신경계 우울 증상은 있는가?
9. 과대성, 감소된 수면욕구, 압출언어, 질주사고 등 조증 같은 증상을 나타낸 적이 있는가?
10. 만일 그렇다면, 이 증상들은 조증 삽화 기준에 부합될 만큼 오래 지속되었는가?
11. 물질을 남용하고 있는가?
12. 편집증, 망상, 또는 환각 등 정신병적 증상을 경험한 적이 있는가?

와이어트의 사례에서 그의 강렬한 정도의 과민성은 지속적인 것으로 보이는 반면, 분노폭발은 극심한 수준이고, 전반적인 발달 수준과 일치하지 않는 경향이 있다. 이러한 증상들은 분명히 그의 삶 모든 면에서 지장을 초래하고 있다. 그는 행동을 잘 통제하고 있는 것 같지 않다. 그의 과민성과 분노폭발 역시 그에게 긍정적으로 작용하고 있지 않다. 사실상, 그가 가장 변화를 주고 싶다고 말한 세 가지는 구체적으로 증상('너무 화내는 것을 그만 두기') 또는 증상의 결과('더 많은 친구를 사귀고 싶고, 학교공부를 더 잘하고 싶은 것')와 연관되어 있다. 이 증상들은 초등학교 때부터 악화되어 왔다. 와이어트 군에게는 우울증의 현저한 자율신경계 증상이 없고, 조증, 정신병, 또는 물질남용의 과거력도 없다.

나이와 어울리지 않는 '분노발작'에 대한 감별진단을 고려할 때, 와이어트가 양극성장애에서 발견되는 감소된 수면욕구, 압출언어, 기분순환, 질주사고를 나타내지 않음을 인식하는 것이 유용하다. 게다가, 그의 강렬한 과민성은 반항성 적대장애, 간헐적 폭발장애, 그리고 품행장애를 배제하는 폭발 사이에 지속된다.

와이어트는 DSM-5에서 우울장애 범주에 수록되어 새로 선보이는 장애인 파괴적 기분조절부전장애disruptive mood dysregulation disorder(DMDD)의 기준을 충족하는 것으로 보인다. DMDD의 핵심 특징은 아동의 발달단계와 일치하지 않고, 현저한 손상을 일으키는 만성적이고 심각한 정도로 지속되는 과민성이다. 이 핵심적 특징은 두 가지 두드러진 임상적 징후를 지니고 있다. 즉, ① 빈번히 발생하는 심각한 정도의 분노폭발(언어 또는 행동)과 ② 만성적이고 지속적인 과민성 또는 심각한 분노폭발 사이에 나타나는 분노 기분이 그것이다.

DSM-5의 정의에 의하면, DMDD는 양극성장애 또는 적대적 반항장애나 간헐적 폭발장애와 공존할 수 없다. 만일 환자가 조증 삽화를 경험한 적이 있었다면, DMDD 진단은 양극성장애로 대체되어야 한다. 만일 환자가 간헐적 폭발장애 또는 적대적 반항장애 진단기준뿐 아니라 DMDD 기준에 부합된다면, DMDD로만 진단되어야 한다.

DMDD는 기타 다양한 진단과 동반이환될 수 있다. 예컨대, 와이어트는 오래전부터 주의력과 불안 문제가 있었다. 초등학교 때 그는 ADHD, 복합형 진단을 받았다. 이는 그가 주의력과 과잉행동/충동성 범주 모두에 대한 대부분의 기준을 충족했음을 가리킨다. 와이어트는 또한 만성적으로 걱정이 많은 아이인 것으로 보인다. 그의 과거력에서 이 부분에 대한 탐색이 세세하게 이루어지지는 않았지만, 불안장애로 진단하는 데는 무리가 없어 보인다.

와이어트에 대해 종단적 후속조사를 해 보는 것이 중요할 것이다. 물론 목적은 가장 엄격한 진단적 평가와 치료계획을 적용하는 것이지만, 이는 와이어트의 전반적인 발달 맥락에서 얼마든지 바뀔 수 있다. DMDD로 진단받은 청소년으로서, 와이어트에게는 계속해서 다른 기분장애, 불안장애, 물질사용장애 등의 다양한 동반이환성 정신질환 발생의 위험이 뒤따를 것이다.

✧ 진단

- 파괴적 기분조절부전장애
- 주의력결핍 과잉행동장애, 복합형

✧ 읽을거리

Bruno A, Celebre L, Torre G, et al: Focus on disruptive mood dysregulation disorder: a review of the literature. Psychiatry Res 279(Sep):323-330, 2019

Copeland WE, Angold A, Costello EJ, Egger H: Prevalence, comorbidity, and correlates of DSM-5 proposed disruptive mood dysregulation disorder. Am J Psychiatry 170(2):173-179, 2013

Mürner-Lavanchy I, Kaess M, Koenig J: Diagnostic instruments for the assessment of disruptive mood dysregulation disorder: a systematic review of the literature. Eur Child Adolesc Psychiatry Jul 7 2021 [online ahead of print]

Stringaris A, Vidal-Ribas P, Brotman MA, Leibenluft E: Practitioner review: definition, recognition, and treatment challenges of irritability in young people. J Child Psychol Psychiatry 59(7):721-739, 2018

사례 4.2

산후 슬픔

Postpartum Sadness

Kimberly A. Yonkers, M.D.
Heather B. Howell, M.S.W.

이본 페레즈Yvonne Perez(23세, 여)는 둘째 아이 출산 2주 만에 외래환자 정신의학적 평가를 받기 위해 병원을 찾았다. 페레즈 부인은 환자의 우울 기분, 정동둔마flat affect, 피로감을 염려하는 그녀의 모유수유 간호사에 의해 의뢰되었다.

페레즈 부인은 자신의 임신 사실을 알게 된 직후부터 걱정이 많아지고 냉담해지게 되었다고 말했다. 그녀와 그녀의 남편은 둘째 아이는 몇 년 더 있다가 갖기로 계획을 세웠었다. 그러나 계획과 달리 그녀가 둘째 아이를 임신하자 남편은 낙태를 제의했고, 그녀는 종교적인 이유로 받아들이지 않았다. 남편은 그녀가 임신 기간 동안 '너무 힘들어서' 급여 받는 일을 할 수 없게 된 상황에 대해 몹시 언짢아했다. 그녀는 출산 이후로 점차 불쾌감, 무망감, 무기력감을 느꼈다. 모유수유 역시 생각만큼 잘 이루어지지 않았다. 페레즈 부인은 아기가 젖을 물지 않으려 하고, 젖을 토하면서 우는 것을 아기가 자신을 '거부하고 있다'고 믿게 되었다. 그녀는 배앓이를 심하게 하는 아기를 온종일 안고 있어야 했다. 그녀는 자신이 임신을 원하지 않았기 때문에 고통을 당하는 것이라고 여겼다.

그녀의 남편은 대부분의 시간을 직장에서 보냈고, 그녀는 활발하고 요구가 많은 16개월 딸아이와 신생아를 돌보는 일을 매우 고달파했다. 지난 몇 주 동안 그녀는 잠을 거의 자지 못했고, 지속적으로 피곤했으며, 자주 울었고, 어떻게 하루를 무사히 보낼 수 있을지에 대한 걱정이 앞서게 되었다. 그러자 그녀의 시어머니가 아이들 양육을 돕기 위해 막 도착했고, 그녀는 페레즈 부인에게 '호르몬이 정상을 벗어남'으로 인해 생기는 전형적인 산후 블루스postpartum blues(***역자 주.** 산후우울증)가 발병했다고 생각했다.

페레즈 부인은 영어를 사용하는 히스패닉계 여성으로, 거의 2년 전 첫 임신의 중간까지 커피숍에서 일했다. 그녀는 지지적인 가정에서 부모에 의해 양육되었고, 대가족이 있었다. 그녀는 남편이 일 때문에 전근을 가게 되자, 다른 지역으로 이사했고, 근처에 친척이 없었다. 가족들 중 정신의학적 치료를 받은 적이 있는 사람은 없었지만, 몇몇 가족원은 우울증을 겪어 온 것으로 보였다. 그녀는 이전에 정신건강의학적 병력 또는 치료를 받은 적이 없었다. 그녀는 불법약물이나 알코올을 사용한 적이 없다고 부인했다. 그녀는 수년간 흡연을 했지만, 첫 아이를 임신하게 되면서 담배를 끊었다. 페레즈 부인은 천식asthma 병력이 있었다. 철분과 종합비타민 외에 그녀가 복용하는 약물은 없었다.

정신상태검사 당시, 페레즈 부인은 캐주얼한 옷차림의 협조적인 젊은 여성이었다. 그녀는 몇 차례 시선접촉을 했을 뿐, 말할 때는 시선을 바닥에 떨구는 경향이 있었다. 또한 말은 유창했지만 느렸고, 질문에 답할 때는 한참동안 말을 멈췄다가 말하곤 했으며, 말의 어조는 높낮이가 거의 없었다. 그녀의 기분은 확실히 울적한 상태였고, 정동은 위축되어 있었다. 그녀는 자살사고와 살해사고를 가지고 있지 않다고 부인했다. 또한 현재 상황을 아기를 원치 않아 했던 것에 대한 벌이라고 생각한 적은 있지만, 환각과 망상은 없다고 부인했다. 그녀의 지남력은 온전했고, 세 요소(① 자기 이름, ② 장소, ③ 시간)에 대해 정확하게 답했지만, 한 가지는 5분이 지나서야 기억해 낼 수 있었다. 그녀의 지능은 평균 정도였고, 병식과 판단력은 양호에서 좋음 사이에 해당되었다.

❖ 논의

페레즈 부인은 울적한 기분, 기력저하, 수면곤란, 정신운동 지체, 죄책감, 집중력 저하를 호소하고 있다. 사례보고서에는 식욕, 즐거움을 찾는 능력이나 죽음에 대한 생각이 언급되지 않았지만, 그녀는 확실히 DSM-5의 주요우울장애 진단에서 요구하는 기준 9개 증상 중 5개 이상의 증상을 보이고 있다. 증상 유발요인으로는 최근의 출산, 우울증 가족력, 복합적인 심리사회적 스트레스(남편의 지지 결여, 재정 문제, 산통으로 고통받는 태아, 다루기 힘든 유아, 원가족들과의 지리적 거리)를 들 수 있다.

사례보고서에는 명확하게 제시되어 있지 않지만, 페레즈 부인은 임신 기간 내내 현저한 우울 증상이 있었고, 이 시기에 정신건강 전문의에게 의뢰된 것으로 보인다. 그 이유는 우울증 악화 때문이 아니라 건강한 전문가, 즉 모유수유 간호사를 만났기 때문이었다. 만일 산후에만 우울해졌다면, 페레즈 부인의 증상 지속기간은 주요우울장애 진단기준에서 요구하는 2주에 미치지 못할 수 있다. 그렇다면 페레즈 부인은 우울 기분 동반 적응장애adjustment disorder with depressed mood로 진단하는 것이 더 적절할 수 있다. 산후 발병은 그녀가 단극성 우울장애보다 양극성장애를 겪을 위험성을 높일 수 있다. 이 환자를 양극성장애로 진단하는 것에 반대하는 입장에서는 그녀에게 기분 삽화 병력이나 양극성장애 가족력이 없고, 알려진 조증이나 정신병적 증상이 없다는 사실을 언급할 것이다. 그럼에도 불구하고, 그녀가 분만 후 증상이 급격히 악화된 사실을 감안한다면, 그녀가 양극성장애를 발달시킬 수 있는 위험을 높이게 될 것이다.

그동안 수집된 과거력에 의하면, 페레즈 부인은 임신 기간 내내 심각한 우울 증상을 나타냈을 가능성이 더 클 것으로 보인다. 그녀는 자신이 '걱정이 많고 냉담해졌다'는 느낌이 들었고, '너무 지쳐서' 일을 할 수 없다고 했다. 이러한 사실은 특이한 우울증 궤적trajectory이 아닐 수 있다. 왜냐하면 산후우울증 여성의 절반은 이미 임신 기간 동안 우울증을 겪기 때문이다. 현재 DSM-5에는 임신 기간 동안 또는 직후에 기분장애가 발병되는 여성들에 대해 '주산기 발병 동반with peripartum onset'이라는 명시자가 있다. 페레즈 부인은 아기가 자기를 거부하고 있고, 자신이 현재 처한 상황을 벌받는 것이라고 여기며 염려하고 있다. 이러한 점은 망상보다 과대평가된 생각으로 보인다. 따라서 정신병적 사고에 대해 지속적인 검사를 실시하는 것이 합당할 것이다.

또한 주요우울 증상이 있는 사람들에게는 누구나 자살위험검사를 실시하는 것이 중요하다. 페레즈 부인은 이 증상에 대해 부인하고 있지만, 죽음에 대한 생각, 자기가 없어지는 것이 가족들에게는 차라리 더 나을 거라는 생각, 차라리 죽는 것이 자녀에게 더 나을 거라는 생각을 탐색해 보는 것이 잠재적으로 도움이 될 것이다.

산후 아증후군subsyndromal 우울 증상이 있는 많은 여성은 출산 후 몇 주 이내에 자발적으로 회복된다는 점에서 우울증 아형을 명확하게 확인하는 것이 중요하다. 이는 정식치료를 받지 않는 상황에서조차 발생할 수 있다. 이러한 이유로, 그리고 많은 여성이 계속해서 모유수유를 하고 싶어 하기 때문에, 초기 치료 접근은 약물치료보다는 심리치료적일 수 있다.

진단

- 주요우울장애, 단일 삽화, 중등도 심각도, 정신병적 양상을 동반하지 않는 경우, 주산기 발병 동반

읽을거리

Gastaldon C, Solmi M, Correll CU, et al: Risk factors of postpartum depression and depressive symptoms: umbrella review of current evidence from systematic reviews and meta-analyses of observational studies. Br J Psychiatry 27:1–12, 2022

Sharma V, Doobay M, Baczynski C: Bipolar postpartum depression: an update and recommendations. J Affect Disord 219:105–111, 2017

Yonkers KA: Treatment of psychiatric conditions in pregnancy starts with planning. Am J Psychiatry 178(3):213–214, 2021

사례 4.3

애도와 우울증

Grief and Depression

Richard A. Friedman, M.D.

앤드류 퀸Andrew Quinn(60세, 남)은 사업가로, 24세 아들이 세상을 떠난 지 2주 후, 오랫동안 자신의 치료를 담당했던 정신건강 전문의를 다시 찾았다. 주요우울장애 및 물질사용장애와 씨름했던 아들은 빈 약병 몇 개와 두서없이 작성한 유서에 둘러싸인 채 발견되었다.

퀸 씨는 문제가 많았던 아들과 매우 가까웠고, 삶의 의미를 잃은 것처럼 순간 세상이 무너지는 느낌이 들었다. 그 후 2주가 지나서도 계속해서 아들의 모습이 눈에 선했고, 물질남용과 자살을 막을 수 있었던 방법에 대해 '강박적'으로 집착하게 되었다. 그는 계속해서 슬펐고, 평소의 사회생활로부터 철수했으며, 자신의 일에 집중할 수 없었다. 이전에는 일주일에 와인 몇 잔 마신 적이 없었던 그가 매일 밤 와인 반병을 마시는 정도까지 주량이 늘었다. 당시, 그의 정신건강 전문의는 그에게 그가 애도와 분투하고 있고, 그러한 반응은 정상이라고 말해 주었다. 두 사람은 지지와 임상적 상황에 대한 지속적인 평가를 위해 만나기로 약속했다.

퀸 씨는 매주 정신건강 전문의의 진료를 받았다. 아들이 자살한 지 6주째가 되면서, 그의 증상은 악화되었다. 아들의 자살을 막기 위해 자신이 다르게 할 수도 있었던 것에 대한 그의 생각은 다소 완화되었다. 그러나 대신 죽었어야 할 사람은 어린 아들이 아니라 자기라는 생각에 더욱 집착했다. 그 결과, 그는 계속해서 잠을 이루지 못했고, 새벽 4시 반이 되면 잠에서 깨어 천정만 바라보며 피로감, 슬픔, 무가치감에 압도되곤 했다. 이러한 증상들은 낮 시간 동안은 나아지는 듯 했지만, 증상이 지속되면서 점차 자신감, 성적 관심, 열정을 상실했다. 그는 정신건강 전문의에게 자신이 정상적인 애도과정에 있는 것인지, 아니면 주요우울장애가 발병한 것인지 물었다.

퀸 씨는 이전에 두 가지 주요우울삽화 병력이 있었고, 심리치료와 항우울제 약물치료로 개선되었던 적이 있었으나, 30대 이후로는 현저한 우울 삽화는 없었다. 그는 알코올 또는 물질 사용장애 과거력이 없다고 부인했다. 그의 부모는 둘 다 '우울증'이 있었으나, 치료를 받지는 않았다. 가족들 중에 이전에 자살한 사람은 아무도 없었다.

❖ 논의

아들의 자살 이후 몇 주 동안 퀸 씨는 슬픔, 불면증, 사회적 위축, 활동에 대한 즐거움과 집중력 저하 증상을 보였다. 이러한 증상군은 일반 대중들뿐 아니라, 전문 의료진들에게도 사랑하는 사람의 죽음에 대한 전형적인 애도반응으로 인식되고 있다.

정신건강 전문의와의 첫 만남에서 퀸 씨는 주요우울장애(MDD)에서 전형적으로 나타나는 다중 증상을 나타냈다. 그러나 그 시점에서 나타낸 증상들은 정상적인 사별에 의한 반응으로 개념화하는 것이 더 바람직하다. 이러한 입장은 애도grief—고통과 기능이상에도 불구하고—가 전형적으로 특별한 임상적 주의 없이 2~6개월간 일정한 경로를 거쳐서 이루어진다는 사실에 근거하고 있다. 애도는 또한 특히 재발성 MDD 병력이 있는 퀸 씨 같은 환자에게서 본격적인 MDD 삽화로 전개될 수 있다.

DSM의 이전 판(DSM-IV)에서는 임상적 발현이 자살사고 또는 정신병처럼 특이하게 심각한 증상이 특징적으로 나타나지 않는다면, MDD 진단을 2개월간 유보해야 한다고 명시함으로써 애도의 정상성normalcy을 인정했다. 소위 '사별반응 제외기준bereavement exclusion'은 복합적이지 않은 애도가 고통을 유발할 수 있지만, 단기적이고 경미한 정도일 뿐, MDD처럼 심각하게 기능을 손상시키거나 자살위험성을 높이지는 않는다는 좋은 이유로 DSM-IV에 포함되었다.

그러나 일부 사람들에게는 사랑하는 사람의 죽음뿐 아니라 재정파탄, 자연재해로 인한 상실, 또는 심각한 의학적 질병이나 장애 같은 트라우마를 겪고 나서 자율적 기분장애autonomous mood disorder가 발병되기도 한다. 극심한 고통과 심각한 손상의 원인이 되는 기분 증후군은 DSM-IV의 2개월 기준에의 부합 여부를 확인할 필요도 없이 임상적 주의가 요망된다는 점이 거의 확실하다. 이 시기에 우울 증상의 대부분은 사별로 인한 것으로 간주된다.

사별과 MDD 사이에 현저한 증상 중첩이 있고, 어떤 증상이 지속 또는 심화되고, 어떤 증상이 저절로 개선될 것인지 예측하기 어려우며, 사랑하는 이의 상실과, 예컨대 자연재해로 인한 가옥 상실은 심리적으로 무엇이 다른지 불확실하기 때문에, MDD와 사별 사이를 미세하게 조정하는 작업에 주의가 집중되어 왔다.

우울증과 정상적인 애도 사이를 구별하려는 시도는 정신의학 분야의 안팎에서 핵심적인 관심을 불러일으키고 있다('정상이란 무엇인가?'). 다양한 DSM-5 초안이 논의되었고, 다수의 사람(나를 포함해서)이 사별반응 제외 기준을 삭제하는 것이 정상적인 애도를 의학화하고 정신건강의학적 진단을 건강한 사람들에게 잘못 배정하게 될 것을 우려하곤 했다.

애도의 맥락에서 우울 증상 평가를 하는 데 있어, DSM-5에서는 퀸 씨의 정신건강 전문의에게 임상적 판단을 통해 애도의 전형적인 반응(공허감과 상실감)과 MDD의 전형적인 반응(지속적 우울 기분, 무쾌감증, 비관적 반추) 사이를 감별할 것을 제안하고 있다. 애도로 인한 불쾌감은 몇 주 지나면서 점차 약화되어야 한다. 물론 고인에 대해 초점을 맞추게 되는 애도의 아픔 때문에 갑작스럽게 불쾌감이 엄습하는 경우가 발생하기도 한다. MDD의 우울 증상들은 독자적으로 고인과 연결되어 있는 정도가 약하고, 정적인 정서와 유머에 의해 완화되지 않으며, 자기비판과 무가치감이 동반될 가능성이 더 크다.

아들의 자살 후 2주 만에 퀸 씨를 만난 정신건강 전문의는 그의 반응을 정상적인 애도 반응의 테두리 안에 있는 것으로 간주했다. 동시에, 퀸 씨에게는 애도 중에 있는 사람들에게서 흔히 나타나지 않는 MDD에 대한 위험요소가 있었다. 그에게는 두 가지 MDD 삽화 과거력이 있었다. 또한 그의 가족력에는 양쪽 부모 모두 우울증 병력이 있었고, 아들 역시 우울증을 앓았을 가능성이 있다. 이러한 요인 모두가 아들의 죽음이라는 맥락에서 퀸 씨의 MDD 발병 가능성을 높이고 있다.

MDD 진단을 유보하는 동안, 정신건강 전문의는 매주 퀸 씨에 대한 진료를 계속하고 있었다. 6주 정도 지나면서, 그의 증상은 인지적 증상과 자율신경계 증상의 강도와 발달 측면에서 악화되었다. 이로써 MDD 진단이 명확해졌다. DSM-IV의 2개월 사별반응 제외 기준에 따라, 퀸 씨의 정신건강 전문의는 2개월이 될 때까지 추가로 몇 주 더 MDD 진단을 유보했을 수 있다. 이와는 대조적으로, DSM-5에서는 2주와 2개월 사이에 MDD로 진단하는 것을 제한하지 않고 있다. 이러한 변화 덕분에 퀸 씨는 DSM-5에서의 MDD 진단을 더 신속하게 받게 될 수 있을 것이다.

2개월 사별반응 제외 기준을 삭제하는 제안에 찬성하는 전문가들은 퀸 씨에 대한 임상적 평가를 반길 것이다. 악화된 증상과 강한 정도의 우울증에 대한 개인력과 가족력이 있다는 점에서, 퀸 씨는 구체적인 임상적 주의가 요망될 것이다.

그러나 애도과정에 있는 대부분의 사람의 경우, 이들의 우울 증상들은 MDD를 가리키지 않는다. 예컨대, 알코올 및 관련 상태에 대한 국립역학조사National Epidemiologic Survey on Alcohol and Related Conditions 데이터를 사용한 연구에 의하면, 기초선에 있는 사별 관련 우울 증후군이 있는 피험자들은 3년간의 추수조사 기간 동안 기초선에 있는 MDD 생애력이 없는 사람들보다 주요우울삽화를 덜 겪었다. 이러한 데이터는 대부분의 사람에게 있어서 애도는 자체적으로 해결된다는 폭넓은 관점을 확인해 주었다.

그럼에도 불구하고, 10~20%의 유족들은 계속해서 더 만성적이고 약화시키는 증후군을 경험한다. DSM-5-TR에서는 지속적 비탄장애를 DSM 본문의 주요 부분에 추가함으로써 이러한 복잡성을 다루고 있다. DSM-5의 제III편, '추가연구를 위한 진단적 상태'에 수록되어 지속성 복합 사별장애persistent complex bereavement disorder로 불렸던 DSM-5-TR의 지속적 비탄장애prolonged grief disorder는 적어도 12개월 전에 사랑하는 이의 죽음에 대한 역기능적 반응군의 특징이 있다. 이러한 반응은 사랑하는 이에 대한 강렬한 갈망 및/또는 고인에 대한 불안정한 집착이 특징이다. 게다가, 이 환자는 죽음 때문에 생긴 8개 증상군(① 정체성 붕괴, ② 죽음에 대한 불신감, ③ 죽음에 대한 회고 회피, ④ 극심한 정서적 고통, ⑤ 관계로의 재통합 곤란, ⑥ 정서적 무감각, ⑦ 무의미성, ⑧ 외로움) 중 적어도 3개를 나타내야 한다. 더욱이, 이 반응군은 사랑하는 이가 사망한 이후 며칠 이상 및 평가에 이르기까지 1개월간 거의 매일 발생했어야 한다. 임상가는 또한 이러한 증상들을 사랑하는 사람의 상실과 연결시켜야 하고, 증상들(예 정체성 붕괴 또는 외로움 등)은 다른 장애(예 MDD)로 더 잘 설명되지 않아야 한다.

DSM-5-TR에서는 퀸 씨 같이 극심한 고통을 겪는 사람을 평가하든, 아니면 상실 후 1년 이상이 지난 후에도 여전히 고통을 겪고 있는 사람을 평가하든, 임상가가 임상적 우울증과 애도 사이를 구별하고자 할 때 판단력을 사용하도록 촉구하고 있다. 특히 환자가 MDD에 대한 필수요건을 충족시키는 것으로 보인다면, 불확실한 경우 MDD 환자 치료를 위해서는 합리적인 주장이 제기될 수 있다. 이러한 변화가 임상적 주의를 보장하는 환자들을 확인하는 데 필요할 것인지, 아니면 애도의 의료화를 부추길 것인지는 지켜봐야 할 것이다. 그동안, 임상가는 애도가 때로 MDD를 촉발할 수 있지만, 애도 자체는 정신의학적 개입이 필수로 요구되지 않는 상실에 대한 전적으로 정상적인 정서적 반응임을 계속해서 인식해야 한다.

❖ 진단

- 주요우울장애

❖ 읽을거리

Friedman RA: Grief, depression and the DSM-5. N Engl J Med 366(20): 1855-1857, 2012

De Stefano R, Muscatello MRA, Bruno A, et al: Complicated grief: a systematic review of the last 20 years. Int J Soc Psychiatry 67(5):492-499, 2021

McCabe PJ, Bor W: Bereavement is different: a multinational bereavement symptom model validation. Psychiatry Res 300:113926, 2021

Mojtabai R: Bereavement-related depressive episodes: characteristics, 3-year course, and implications for the DSM-5. Arch Gen Psychiatry 68(9):920-928, 2011

Zetumer S, Young I, Shear MK, et al: The impact of losing a child on the clinical presentation of complicated grief. J Affect Disord 170:15-21, 2015

사례 4.4

삶의 흥미 상실

Lost Interest in Life

Anthony J. Rothschild, M.D.

바바라 라이스Barbara Reiss(51세, 여, 백인)는 '자살하고 싶다'는 주 호소내용으로 남편에 의해 응급실에 데려져 왔다.

라이스 부인은 4개월 전쯤 '삶의 흥미를 잃기' 시작했다. 당시, 그녀는 거의 매일 우울증을 호소했고, 증상은 갈수록 악화되었다. 그녀는 식욕을 느끼지 않아, 다이어트를 하지 않았음에도 체중이 9파운드(4kg)나 줄었다[현재 체중=105파운드(48kg)]. 그녀는 거의 매일 밤 잠들기 어려워했고, 일주일이면 며칠 동안 새벽 3시에 잠이 깼다(정상적인 경우, 오전 6:30에 잠을 깸). 그 결과, 기력, 집중력, 개사료 처리 공장에서의 관리직 업무 수행 능력을 점차 상실했다. 라이스 부인은 자신의 실수로 수천 마리의 개가 죽게 될 것이고, 이로 인해 그녀는 곧 붙잡히게 될 것이므로 교도소에 가기보다는 차라리 자살하는 것이 낫다고 생각했다.

일주일 전, 라이스 부인의 우울 기분을 인식한 1차 진료 의사는 설트랄린sertraline을 처방해 주고 나서 그녀에 대한 정신건강의학적 평가를 의뢰했다.

라이스 부인은 이전에 정신건강의학적 병력이 없다고 부인했다. 한 자매는 우울증을 앓았다. 라이스 부인은 경조증이나 조증 병력을 부인했다. 그녀는 저녁식사 때면 보통 와인 한 잔을 마셨고, 두 번째 잔은 잠드는 데 도움을 줄 거라는 바람으로 잠자리에 들기 전에 마셨다. 그녀는 남편과 결혼한 지 20년 되었고, 슬하에 학령기 자녀 셋을 두었다. 그녀는 현재 다니는 회사에 13년째 근무 중이며, 불법약물을 사용한 적이 없다고 부인했다.

일주일 전 1차 진료 의사가 실시한 신체검진에서는 이렇다 할 원인이 발견되지 않았다. 일반혈액검사complete blood count, 전해질electrolytes, 혈액 요소성 질소blood urea nitrogen, 크레아티닌creatinine(***역자 주.** 척추동물의 근육, 오줌, 혈액 속의 백색 결정), 칼슘, 포도당, 갑상선기능검사thyroid function tests, 엽산folate, 비타민 B_{12}를 포함한 모든 검사실검사 역시 정상이었다.

정신상태검사에서 라이스 부인은 협조적이었고 정신운동 초조를 나타냈다. 그녀는 대부분의 질문에 대해 단순히 '네' 또는 '아니요'로 짧게 답했다. 말의 속도와 음조는 정상적이었고, 사고이탈의 정황은 없었다. 그녀는 환각을 체험하거나 특이한 사고를 해 본 적이 없다고 부인했다. 그녀는 자신이 직장에서 저질렀다고 믿고 있는 실수에 대해 언급했고, 개들을 죽게 한 혐의로 곧 붙잡힐 것이라고 말했다. 그녀는 이 모든 것이 '망상delusion'이 아니라 사실이라고 우겼다. 최근 및 이전 기억은 전반적으로 온전했다.

❖ 논의

라이스 부인은 주요우울장애(MDD) 증상의 9개 기준(① 우울 기분, ② 흥미 또는 즐거움 상실, ③ 체중 감소, ④ 불면증, ⑤ 정신운동성 동요, ⑥ 기력상실, ⑦ 과도한 죄책감, ⑧ 주의력 문제, ⑨ 죽음에 대한 생각) 모두를 나타내고 있다. DSM-5 MDD 진단에는 5개 기준만 필요하다.

우울장애 진단을 내리기에 앞서, 의학적 원인의 가능성은 배제rule out되어야 한다. 최근에 실시한 의학적 검사는 별로 도움이 되지 않았고, 라이스 부인에게 의학적 동반이환의 증거는 없었다. 우울증의 원인을 나타내는 단서 역시 없었다. 이 경우, 양극성장애의 가능성 탐색이 중요하다. 사례보고서에는 압출언어나 위험감수 등의 증상에 대한 언급은 없었다. 그러나 조증 증상은 때로 간과될 수 있고, 양극성장애 진단은 유의하게 치료에 영향을 미칠 수 있다. 환자는 밤마다 와인 두 잔을 마신다고 하는데, 이 정도로는 증상 발생에 영향을 미치는 것 같지는 않다. 그러나 만일 그녀가 자신의 음주행위를 과소평가하고 있다면, 그녀는 알코올로 유발된 우울장애로 진단될 것이다. 복합적인 약물치료와 물질남용 역시 심각한 우울증과 정신병의 원인이 될 수 있다. 독소검사가 그랬듯이, 부수적인 병력이 도움이 될 수 있다.

라이스 부인은 또한 MDD의 맥락에서 정신병적 증상들(망상)을 나타내고 있다. MDD의 심각도 평가에서 정신병적 양상을 분리하는 것은 DSM-5에서 새롭게 선보인 것이었다. 달리 말해서, 정신병적 양상이 있는 MDD는 반드시 '고도severe'로 간주되지는 않는다. 이것은 DSM-5-TR에서도 변하지 않았다. 라이스 부인의 정신병적 증상은 망상 내용이 부적절성, 죄책감, 질병, 죽음, 허무주의nihilism 및/또는 받아 마땅한 체벌 같은 전형적인 우울증 주제와 일치하고 있기 때문에 '기분과 일치하는mood congruent'으로 분류될 것이다.

정신병적 양상들은 종종 MDD에서 간과될 수 있다. 라이스 부인의 개를 죽이는 망상은 자발적으로 보고된 것이어서 사실이 아닌 것으로 보이지만, 많은 환자는 조심스러워하면서 이러한 정보조차 제공하지 않는 경향이 있다. 더욱이, 괴이하지 않으면서 고정되고 잘못된 신념은 임상가에게 합리적인 것으로 들릴 수 있다. 환자들의 이러한 쟁점에 접근하기 위한 한 가지 방법은 정신병 또는 망상 같은 단어의 사용을 피하고, 대신 '비합리적인 염려irrational worries'에 관해 물어보는 것이다. 임상가들은 또한 정신병적 우울증 평가척도Psychotic Depression Assessment Scale(PDAS; https://psychoticdepressionassessmentscale.com)가 정신병적 양상을 동반한 MDD가 있는 환자 사정을 위한 유용한 도움임을 알게 될 것이다.

진단

- 주요우울장애, 단일 삽화, 중등도, 정신병적 양상 동반

읽을거리

Dubovsky SL, Ghosh BM, Serotte JC, Cranwell V: Psychotic depression: diagnosis, differential diagnosis, and treatment. Psychother Psychosom 90(3):160–177, 2021

Østergaard SD, Meyers BS, Flint AJ, et al: Measuring psychotic depression. Acta Psychiatr Scand 129(3):211–220, 2014

Rothschild AJ: Challenges in the treatment of major depressive disorder with psychotic features. Schizophr Bull 39(4):787–796, 2013

Rothschild AJ, Winer J, Flint AJ, et al: Missed diagnosis of psychotic depression at 4 academic medical centers. J Clin Psychiatry 69(8):1293–1296, 2008

사례 4.5

절망감

Despair**

Cheryl C. Munday, Ph.D.
Jamie Miller Abelson, M.S.W.

크리스탈 스미스Crystal Smith(33세, 여)는 아프리카계 미국인 가정주부로, 지난 8~10개월에 걸쳐 점차 악화되어 온 절망감에 대해 '이야기 나눌 사람'을 찾기 위해 외래환자 클리닉을 찾았다. 그녀는 특히 부부갈등과 시어머니에 대한 평소와 다른 과민성으로 속상해했다.

스미스 부인은 동트기 전에 잠을 깨고, 마음이 울적해지며, 눈물짓게 되기 시작했다고 말했다. 그녀는 일상적인 가사 일은 물론 침대에서 일어나기조차 힘들어 했다. 때로 '보통 때의 자기'와 달라졌다는 사실에 대해 남편에게는 죄책감이 들었다. 또 남편과 시댁식구들의 사소한 실수에도 쉽게 화를 낸 적도 있었다. 그녀는 자녀들을 돌보기 위해 시어머니에게 의지했으나, 최근 시어머니는 시간이 없는 것처럼 보였다. 스미스 부인은 자신이 시어머니에게 짐이 되고 있다면서 걱정하고 있다. 불면증과 피로감과 함께, 그녀와 관련된 죄책감은 스미스 부인이 자녀들을 제시간에 학교에 데려다 주는 것을 어렵게 만들었다. 지난 수개월 동안, 그녀는 다이어트를 하지 않는 상태에서 13파운드(6kg)가 줄었다. 그녀는 현재 자살사고를 부인하면서, 자신은 '절대 그런 짓을 하지 않을 것'이라고 말했지만, 그녀는 '그저 포기해야 한다'고 생각했고, '차라리 죽는 게 나을 것'이라고 인정했다. 그녀는 그녀의 좋은 친구의 결혼식에 참석했고, 그리 즐겁지 않다는 사실을 알게 된 후, 진료약속을 하기로 결정했다.

그 당시보다 2개월 전, 스미스 부인은 여러 주 동안 정신건강 전문의에게 플루

** 이 사례는 미국 흑인들의 정신건강에 대한 연구를 주도한 James S. Jackson, Ph.D.를 추모하기 위한 것입니다.

옥세틴 처방을 받았다. 마지못해 진료를 받던 그녀는 약물로 인해 피로가 가중된다는 이유로 약물치료를 즉시 중단했다. 또한 정신건강 전문의가 자신을 이해하지 못하는 것 같다는 것이 또 다른 치료 중단의 이유였다.

스미스 부인은 13년간 함께한 남편, 학령기의 두 자녀와 함께 살았다. 시부모는 바로 옆집에 살았다. 그녀는 자신의 결혼생활은 별 문제가 없다고 했다. 그런데 남편은 그녀에게 '가서 누군가를 만나면 온종일 모든 사람에게 소리 지르는 일은 하지' 않게 되지 않겠냐고 제안했다. 그녀는 한때 사회성이 높았으나, 자신의 어머니와 자매들과 더 이상 대화를 하지 않게 되었을 뿐 아니라, 친구들에게는 더욱더 말을 하지 않게 되었다. 교회에 정기적으로 출석하던 그녀는 자신의 믿음이 '약하다는' 느낌이 든다는 이유로 교회 출석을 그만두었다. 그녀가 다니던 교회의 목사는 늘 그녀에게 지지적이었으나, 그녀는 자신의 문제 때문에 그와의 접촉을 끊었다. '그가 자신의 이러한 문제에 대해 듣고 싶어 하지 않을 것'이라는 것이 그 이유였다.

스미스 부인은 자신의 어린 시절 모습을 외향적이고 친절한 아이로 기억하고 있었다. 그녀는 부모와 세 형제자매와 함께 자랐으나, 그녀가 10, 11세 되던 해에 부모가 이혼했다. 그녀는 어머니의 재혼에 몹시 화가 났었다고 회상했다. 당시 그녀는 학교에서 다른 아이들과 다투다가 평소 유대감을 느꼈던 학교상담자에게 상담을 받은 적이 있었다. 이 상담자는 최근에 진료를 받았던 정신건강 전문의와는 달리, '사생활을 침해'하지 않고도 그녀의 회복을 도와주었다는 느낌이 들었다고 했다. 중학교에 입학하면서 그녀는 더욱 말이 없어졌고, 친구도 별로 없었으며, 공부에도 거의 흥미가 없었다. 20세가 되면서 그녀는 현재의 남편과 결혼했고, 23세 때 첫째 아이를 출산할 때까지 소매점 판매원으로 일했다.

스미스 부인은 첫째 아이를 임신한 이래 술을 마신 적이 없었고, 불법물질을 사용해 본 적이 없다고 부인했다. 그녀는 또한 항우울제 약물치료를 짧은 기간 동안 받은 것 외에는 과거와 현재 치료약물을 복용한 적이 없다고 부인했다. 그녀는 대체로 건강이 좋은 편이라고 했다.

정신상태검사 당시, 스미스 부인은 캐주얼한 의상을 착용한 젊은 여성으로, 조리 있고 목표 지향적인 모습을 보였다. 그녀는 백인 중년인 치료자와 시선접촉을 어려워했다. 그러면서도 대체로 협조적이었으나, 때로 경계하는 듯한 모습을 보였고, 비교적 반응이 느린 편이었다. 또한 자신의 생각을 구체적으로 언급할 때는 격려를 필요로 했다. 그녀는 주기적으로 울먹였고, 대체로 슬퍼보였다. 그녀는 자신에게 정신병적 증상은 없다고 했으나, 가끔 가족에 대해 신뢰감이 들지 않는다고 했다. 그녀는 자신에게 혼돈, 환각, 자살경향성, 살해경향성이 없다고 했고, 인지, 병식, 판단력은 모두 정상이었다.

논의

스미스 부인은 8~10개월간 지속적으로 우울 기분, 무쾌감증, 수면곤란, 체중 감소를 동반한 식욕저하, 무력증, 그리고 죽음에 대한 생각을 호소하고 있다. 그녀는 주요우울 증상기준 9개 중 필수요건 5개를 쉽게 충족한다. 증상이 물질 또는 다른 의학적 상태에 의한 것인지에 대한 증거는 없다. 그녀는 임상적 주의가 확실시되는 범위까지 고통을 받고 있고 기능이상 상태에 있다. 따라서 그녀는 DSM-5의 주요우울장애(MDD) 기준을 충족하고, 고전적인 멜랑콜리아 양상을 보이고 있다. 즉, 그녀는 거의 모든 활동에서 즐거움을 상실했고, 우울 기분의 독특한 특성(최고도의 의기소침과 절망감)이 나타나고 있으며, 아침마다 규칙적으로 증상이 악화되고, 체중이 현저하게 감소되었으며, 과도한 정도로 죄책감을 느끼고 있다.

스미스 부인의 과민성은 현저하게 나타나고 있는 상태다. 특히 정신의학적 질환을 큰 오점으로 인식하는 경향이 있는 아프리카계 미국인들에게는 과민성이 슬픔보다 더 흔히 나타날 수 있다. 과민성에 대한 불만은 조증이나 경조증의 일부가 될 수 있지만, 스미스 부인에게는 조증의 다른 증상은 없다. 그녀의 죄책감에 대한 추가 탐색은 이것이 과도한 것인지를 결정하는 데 도움이 될 것이다. 많은 아프리카계 미국인 여성은 강한 종교적 신념, 문화적으로 규범적인 성역할을 하는 확고한 모성적 인물로서 기능하는 것을 기대하고, 우울증에 대한 불평보다는 과도한 피로감을 나타낼 가능성이 더 크다.

한 가지 중요한 우울증 명시자는 MDD가 단일 삽화인지 재발성인지의 여부다. 스미스 부인의 MDD가 어렸을 때 부모의 이혼 직후에 발병했는지는 분명치 않다. 이를 밝혀내려면, 임상가는 오래 전의 증상들에 대해 탐색해 봐야 할 것이다. 당시에 과민성과 급우들과의 다툼으로 인해 학교상담자에게 의뢰되었으나, 부모의 이혼과 관련된 우울 사고와 감정은 기분장애와 일치하는 것 같다. 교사들이 부모의 이혼 사실을 알았다면, 그녀가 우울 증상을 겪고 있음을 인식하는 데 도움이 되었을 것이지만, 그녀가 도움이 필요한 우울증을 겪고 있는 여학생보다는 '충동적이고 파괴적'이라는 별칭이 붙여지게 된 점은 그리 특이한 일은 아니었던 것 같다.

기꺼이 전문가의 도움을 청해 왔지만, 스미스 부인은 정신건강 관리 전문가들과 혼합된 경험을 해 왔다. 그녀는 학교상담자와 유대감을 느꼈는데, 그 치료자는 '그녀의 사생활에 관여'하지 않으면서도 회복에 도움을 주었다. 더 최근에 그녀는 정신건강 전문의가 '그녀 자신을 이해하지 못했고', 항우울제 치료약물이 그녀를 '피곤하게' 한다는 이유로 정신건강 관리 치료를 신속하게 그만두었다. 평가 당시, 스미스 부인은 (자칭 중년의 백인 치료자에 의해) 경계심이 강하고 시선접촉에 어려움이 있는 것으로 주목받았다. 더 많은 정보가 필요할 것이고, 우울증이 있는 사람들이 동맹을 느끼지 못하거나 권장되는 치료약물 복용을 중단하는 일은 비일비재하다.

그럼에도 불구하고, 스미스 부인의 평가와 치료는 문화적 쟁점에 의해 이탈되고 있을 수 있다. 인종, 민족, 사회경제적 지위, 젠더는 점차 치료동맹, 정확한 진단, 그리고 수행 가능한 치료계획 발달에 영향을 미치는 것으로 인식되고 있다. 더욱이, 아프리카계 미국인들의 정신건강 관리 서비스의 낮은 이용과 치료추구 지연은 질병 지속을 부추길 것이다. 개정된 DSM-5-TR 핵심 문화적 공식화 면접Core Cultural Formulation Interview(CCFI)의 사용은 임상가와 환자 사이에 더 민감한 의사소통을 촉진하고 환자의 개인적인 이야기/내러티브narrative에 대한 임상가의 이해를 높일 수 있다. 스미스 부인의 결과는 그녀의 우울증과 치료 경과에 영향을 줄 수 있는 문화적 쟁점에 관해 재치 있게 해결할 수 있는 치료자의 능력에 달려 있을 것이다.

❖ 진단

- 주요우울장애, 중등도, 멜랑콜리아 양상 동반

❖ 읽을거리

Aggarwal NK, Cedeno K, Lewis-Fernandez R: Patient and clinician communication practices during the DSM-5 cultural formulation interview field trial. Anthropol

Med 27(2):192-211, 2020
Fava M, Hwang I, Rush AJ, et al: The importance of irritability as a symptom of major depressive disorder: results from the National Comorbidity Survey Replication. Mol Psychiatry 15(8):856-867, 2010
Hays K, Gilreath T: Profiles of depression help seeking among Black Americans: a latent class approach. J Nerv Ment Dis 205(8):627-633, 2017
Lewis-Fernández R, Aggarwal NK, Lam PC, et al: Feasibility, acceptability and clinical utility of the Cultural Formulation Interview: mixed-methods results from the DSM-5 international field trial. Br J Psychiatry 210(4):290-297, 2017
Neighbors HW, Caldwell C, Williams DR, et al: Race, ethnicity, and the use of services for mental disorders: results from the National Survey of American Life. Arch Gen Psychiatry 64(4):485-494, 2007
Walton QL, Shepard Payne J: Missing the mark: cultural expressions of depressive symptoms among African-American women and men. Social Work in Mental Health 14(6):637-657, 2016

사례 4.6

수년간의 기분 저하

Feeling Low for Years

Benjamin Brody, M.D.

다이앤 테일러Diane Taylor(35세, 여)는 실험실 기술자로, 그녀가 근무하는 대형 제약회사의 근로자 지원 프로그램employee assistance program(EAP)에 의해 대학 메디컬센터의 외래환자 정신건강의학과에 의뢰되었다. 그녀의 직장상사는 긍정적인 연간 업적 평가로 볼 수 있는 경미한 비판에도 그녀가 울먹이자, 테일러 씨를 EAP에 의뢰했다. 다소 당혹스러워하던 테일러 씨는 진료를 담당한 정신건강 전문의에게 자신이 '수년간 울적한 느낌feeling low for years'이 들었고, 업무에 대해 비판하는 말을 듣는 것은 '부담이 너무 컸다'고 말했다.

캐나다 서부 태생인 테일러 씨는 화학 전공으로 대학원 진학을 위해 미국에 왔다. 그녀는 박사과정을 마치기 전에 대학원을 그만두고 실험실 기술자로 근무했다. 그녀는 자신의 일에 좌절감을 느꼈다. 일을 하면서도 '막다른 길'에 들어선 것 같은 느낌이 들면서, 그녀는 자신이 만족스러워할 수 있는 일을 찾는 능력이 부족하다는 생각 때문에 두려워졌고, '삶에서 별로 한 일이 없다'는 죄책감으로 고심했다고 한다.

직장생활에서의 문제가 있지만, 테일러 씨는 어려움 없이 집중할 수 있다는 느낌이 들었다. 그녀는 적극적 자살사고를 가지고 있지 않지만, 때로 '인생의 의미는 무엇일까?' 궁금했다고 한다. 담당의사의 질문에 대해 그녀는 때로 잠들기 어렵지만, 체중이나 식욕에는 변화가 없다고 답했다. 그녀는 때로 동료직원과 외출하곤 했지만, 잘 알지 못하는 사람들과 어울려야 하는 상황에서는 수줍고 어색해진다고 했다. 그녀는 조깅과 야외활동을 즐기고 있고, 이성관계가 '오래 지속되지는 않지만', 자신의 성욕은 정상이라는 느낌이 든다고 했다. 또한 자신의 증상은 악화와 완화를 반복해 오다가, 지난 3년간은 지속적으로 유지되고 있는 것 같다고 했다. 그녀는 조증이나 경조증을 암시하는 증상은 없었다.

테일러 씨는 외동이였다. 성장과정에서 그녀는 약국을 소유한 약사였던 아버지와 가까운 관계를 유지했다. 그녀는 아버지를 '사냥과 낚시를 좋아했던 정상적인 남성'이며, 그녀를 하이킹에 데리고 가는 것을 좋아했다고 기술했다. 간호사였던 그녀의 어머니는 출산 직후 일을 그만두었고, 정서적으로 멀고, 우울해하는 것 같았다.

테일러 씨는 아버지가 백혈병leukemia으로 입원을 반복했던 고등학교 시절에 처음으로 우울증이 생겼다. 당시 그녀는 심리치료를 받았는데, 반응이 좋았다. 그녀는 다른 정신건강의학적 또는 의학적 병력은 없었고, 복용하던 약물은 복합비타민과 경구 피임약oral contraceptives뿐이었다. 몇 가지 다른 치료를 제안받자, 그녀는 약물치료와 심리치료를 선호한다고 말했다. 그래서 시탈로프람citalopram을 복용하기 시작했고, 지지적인 심리치료에 참여했다. 치료 시작 수개월 후, 그녀는 어린 시절 가족의 친구에 의해 성학대를 당한 사실을 털어놓았다. 또한 그녀에게는 여성 친구들이 거의 없었고, 남성들과 역기능적이고 간헐적으로 학대관계 패턴을 지속적으로 유지해 왔다는 사실이 밝혀졌다.

❖ 논의

과거 오랫동안 우울증이라는 병은 항상 단편적인 삽화로 발생하지 않는다고 인식되어 왔다. 또한 극소수의 환자들만이 다양한 심각도의 만성 우울증으로 고통을 겪는 것으로 알려져 왔다. 초기에 출간된 DSM에서는 경도 만성 우울증을 성격장애로 묘사하기도 했다. 그러나 DSM-III에서는 더 경미한 정도의 만성 우울증은 기분부전장애dysthymic disorder(***역자 주.** '감정부전장애' '기분저하병' '기분저하장애'로도 불림)라 불리는 정동질환affective illness으로 소개되었다. 이렇게 진단명이 바뀌게 된 이유는 이 장애가 항우울제 투여에 좋은 반응을 보인다는 연구 결과들을 반영했기 때문이지만, 여전히 논란의 여지는 있다. 이 환자들은 만성적인 사회적 기능이상, 직업적 어려움, 둔화된 인지양식 때문에 불쾌감을 느끼고 있는가? 그렇지 않으면, 이들의 만성적인 근원적 우울증으로 인해 관계와 대인관계 기술을 위축atrophy시키고 있고, 선택적인 주의력 편향attentional bias이 부정적인 생활사건으로 이어지고 있는가? 진단의 성격과 타당성에 관한 논쟁은 계속되고 있다.

DSM-III에서 처음 개념화되었을 때, 기분저하증dysthymia은 덜 심각하지만 더 만성적인 급성 주요우울장애의 이형variant으로 기술되었다. 그러나 '순수한' 기분저하증(즉, 주요우울장애 삽화를 동반하지 않는 지속성 경도 우울증)은 드물다는 증거 자료가 축적되었고, 이는 만성 우울증의 스펙트럼에 대한 기술로 이어졌다. 이들 중 기분저하증은 가장 경미한 정도의 장애였다. 이보다 약간 더 심각한 장애는 '이중 우울증double depression' 또는 기초선 기분부전baseline dysthymic 상태와 중첩된 주요우울삽화였다. 그다음으로 심각한 장애는 불완전한 회복 기간으로 연결된 2개 또는 그 이상의 주요우울삽화였다. MDD 기준을 완전히 충족할 만큼 2년간의 심각한 증상들이 나타난다는 것은 가장 심각한 상태임을 의미하는 것이었다. 그러나 실제로는 환자들이 이 기준을 충족할 정도로 자신의 증상에 기복이 있었는지 기억해 내기는 쉽지 않다. 현재 DSM-5-TR에서는 이러한 패턴에 대한 내용을 지속성 우울장애(기분저하증) 진단의 명시자로 활용하고 있다.

테일러 씨는 이 DSM-5-TR 진단기준을 충족하는가? 그녀는 확실히 만성 증상을 가지고 있었다. 심각한 정도의 직업적 · 대인관계 손상에도 불구하고, 그녀는 주요우울장애의 역치 아래에 속하는 우울증의 심리적 증상(자율신경계 증상은 아님)이 있음이 확실시된다. 그러나 이러한 증상이 지난 2년에 걸쳐 일관성 있게 지속되었다고 보기는 어렵다. 예컨대, 테일러 씨는 평가 당시 집중곤란 증상이 없다고 했지만, 그녀의 고용주들은 과거의 다른 시점에서 그녀에게 집중곤란 문제가 있다는 느낌이 들었을 수 있다. 기준에 의하면, 그녀는 때로 MDD로 진단될 수 있지만, 현재의 진단은 여전히 지속성 우울장애다.

정동질환과 아동기 외상 과거력, 그리고 성격의 상호작용 역시 테일러 씨의 이야기에 등장한다. 그녀는 자신의 세계관을 형성하는 성격 특질(위축, 제한된 정동, 친밀성 회피, 비판에 대한 민감성)을 나타내고 있다. 이러한 특질들은 그녀의 우울 증상을 지속시키고 치료에 중요한 단서를 제공할 수 있다. 예컨대, 그녀의 아동기 학대 과거력은 심리치료 또는 항우울제 치료약물 자체보다는 더 효과적일 수 있는 복합치료combination therapy가 필요함을 시사한다. 테일러 씨가 동반 발생하는 회피성 성격장애avoidant personality disorder의 기준을 충족하는지와 상관없이, 그녀의 회피성 성격 특질은 치료를 복잡하게 만들고, 좋지 않은 결과를 나타내기 쉽다. 대안적으로, 이러한 역기능적인 성격 특질은 그녀의 지속적인 우울 증상이 해소됨에 따라 개선될 수 있을 것이다.

❖ 진단

• 지속성 우울장애

❖ 읽을거리

Nübel J, Guhn A, Müllender S, et al: Persistent depressive disorder across the adult lifespan: results from clinical and population-based surveys in Germany. BMC Psychiatry 20(1):58, 2020

Rhebergen D, Graham R: The re-labelling of dysthymic disorder to persistent depressive disorder in DSM-5: old wine in new bottles? Curr Opin Psychiatry 27(1):27-31, 2014

Schramm E, Klein DN, Elsaesser M, et al: Review of dysthymia and persistent depressive disorder: history, correlates, and clinical implications. Lancet Psychiatry 7(9):801-812, 2020

사례 4.7

기분 기복

Mood Swings

Margaret Altemus, M.D.

엠마 왕Emma Wang(26세, 여)은 투자은행가로, 남자친구와의 관계를 손상시키는 '기분 기복'으로 외래환자 정신건강 전문의에게 의뢰되었다.

왕 씨에 의하면, 그녀는 최근에 남자친구와 심한 말다툼을 했는데, 말다툼은 그녀가 데이트 약속에 조금 늦은 것이 발단이었다. 남자친구와 말다툼하던 와중에, 그녀는 남자친구에게 고함을 질렀고, 두 사람의 관계는 그것으로 끝이 났다. 그 후 왕 씨는 실의에 빠져 죄책감에 시달렸고, 자기비판적 양상을 보였다. 왕 씨는 두 사람의 관계를 되돌리기 위해 남자친구에게 전화를 걸었지만, 그는 그녀의 'PMS(***역자 주.** 월경전 증후군premenstrual syndrome) 폭발'에 지쳤다며 전화를 끊었다. 그 순간, 그녀는 자신의 왼쪽 손목을 칼로 살짝 그었다. 이런 행동은 왕 씨가 10대 이후부터 불안 감소를 위한 '꽤 괜찮은' 방법으로 여겨 온 것이었다.

왕 씨에게 기분 기복은 매달 난데없이 나타나곤 했다. 그때마다 긴장이 고조되었고, 주위 사람들에게 사사건건 시비를 걸었다. 그런 다음에는 불안, 슬픔, 후회감에 시달렸다. 그녀는 때로 남자친구에게 소리를 질러 댔고, 친구, 일, 가족들에 대해서도 몹시 속상해하곤 했다. 그러면서 '미스터 하이드Mr. Hyde'가 되는 주에는 사회 활동이나 전화 통화를 피했다. 그때가 되면, 그녀는 '평상시 스스로 즐거워하던' 자신이 아니었고, 친구들과도 거리를 두곤 했다. 그녀는 '불행한' 느낌이 들 때도 일을 했지만, 기력과 집중력이 크게 떨어지는 느낌이 들었다. 그러면서도 무심한 금융기관을 위해 청춘을 '낭비하는' 선택을 한 것에 대해 자책감이 들었고, '자기연민'에 빠져 후회스러워했다.

왕 씨는 '절망감'을 느낄 때마다 치료를 받아야겠다고 다짐하곤 했다. 그러나 월경이 시작되면, 극적으로 나아져 이전의 모습으로 돌아가게 되어 정신건강 전문의를 찾을 시간을 내지 않았다. 월경 기간이 지나면, 수 주 동안 그녀의 느낌은 '양호했고, 아주 좋았으며, 평소와 크게 다르지 않았다'.

왕 씨에 의하면, 그녀의 기분 기복은 언제나 '끔찍한 PMS 같은' 월경이 시작되기 7~10일 전에 나타났다. 월경 기간은 규칙적이었고, 월경 전에는 유방이 유연해지고 부풀어 올랐으며, 식욕과 체중이 증가했다. 월경이 시작될 무렵이 되면, 그녀는 '갑자기 좋은' 느낌이 든다고 했다. 그녀는 알코올 또는 불법물질은 사용하지 않았고, 정신병 증상, 조증 또는 강박사고 증상 병력은 없다고 했다. 또 자살사고와 이전의 자살시도, 정신병원에 입원했던 적도 없다고 했다. 그리고 알레르기와 의학적 문제 역시 없고, 다만 피임약만 복용하고 있다고 했다. 가족력에 의하면, 어머니가 우울증 조짐이 있었다. 왕 씨는 대만에서 태어나, 14세 때 미국으로 건너와 기숙학교에 다녔다. 그 후 명문 경영대학원을 졸업했고, 언니와 함께 현재 거주지로 이사했다.

정신상태검사에서 왕 씨는 제법 패션 감각이 있는 의상을 착용한 동양 여성으로, 우아한 보석과 유명 디자이너가 제작한 핸드백을 들고 있었다. 그녀는 약간 비스듬한 헤어스타일로, 시선접촉을 잘 유지했고, 면접시간 내내 즐거워하며 협조적이었다. 그녀의 말의 속도, 리듬, 크기는 정상이었다. 또 자신의 기분을 '대체로 좋고', 정동 상태는 온전하고, 반응적이며, 경미하게 과민한 정도라고 말했다. 그녀의 사고과정은 직선형linear이었고, 망상, 강박사고, 환각 증거는 보이지 않았다. 그녀는 자살사고와 살해사고는 없다고 했다. 그녀의 병식, 판단력, 충동조절력에는 아무 문제가 없었다. 다만, 이 영역에서 월경전후기perimenstrual 손상 병력이 있었다.

❖ 논의

왕 씨는 기분 기복, 과민성, 비자살성 자해(칼로 긋기), 대인관계 불안정, 불안증, 슬픔, 사회적 위축, 집중력 및 기력저하, 무쾌감증을 호소하고 있다. 또 식욕증가, 서투름clumsiness, 피로감, 팽창감 같은 신체 증상에 대해 언급하고 있다. 이러한 증상들은 사회적 관계와 직장에서의 기능 손상을 초래할 만큼 심각한 수준이었다.

이러한 과거력은 여러 정신건강의학적 장애에 부합될 수 있다. 그러나 왕 씨는 이 증상들이 월경이 시작되기 전에만 국한되어 발생한다고 했다. 즉, 그녀는 한 달 중 다른 시기에는 낙관적이고, 활력 넘치며, 낙천적으로 지낸다. 월경이 시작되는 순간, 증상이 자취를 감추는 것은 DSM-5의 월경전불쾌감장애premenstrual dysphoric disorder(PMDD) 진단의 핵심적 특징이다.

왕 씨는 월경 전 증상들이 7~10일간 지속된다고 했다. 이는 PMDD의 증상 지속기간 스펙트럼에 비해 다소 긴 편이다. 여성에 따라서는 증상이 배란일에 시작되어 2주간 지속되기도 하지만, 이보다는 다소 짧은 것이 일반적이다. 월경전 증상을 나타내는 여성들 중, 가장 심하게 증상을 보이는 날은 모든 여성이 평균적으로 월경을 시작하기 4일 전과 시작 후 2일이다.

왕 씨의 칼로 자해하는 행동은 PMDD의 전형적인 증상은 아니다. 손상된 충동조절은 PMDD 외에 경계선적 특성이 있음을 암시하고 있다. 동반이환 장애가 있다고 해서 PMDD로 진단할 수 없는 것은 아니다. 의외로 많은 정신질환이 월경전 기간에 악화되는데, 이 사례에서 환자는 월경이 시작된 이후에도 이전의 정상 상태로 회복되지 않고 있다. 왕 씨는 자신이 'PMS' 또는 월경전 증후군prementrual syndrome이 있음을 넌지시 말하고 있는데, 이는 의학적 상태일 뿐 DSM-5의 진단명은 아니다. PMS 기준은 PMDD에 비해 덜 엄격하다. 그리고 정동적 요인은 PMS 기준의 필수요건에 속하지 않는다.

PMDD는 에스트로겐estrogen 또는 프로게스테론progestron의 순환 수준의 비정상성과는 관련이 없다. 대신, PMDD가 있는 여성들은 정상적인 황체호르몬luteal hormone 변화에 더 민감한 것 같다. 그러므로 혈액호르몬 수준은 진단평가의 일부에 속하지 않는다. 호르몬 피임제가 이런 증상들에 대해 도움이 될 것으로 기대되지만, (왕 씨의 경우처럼) 경구 피임약을 복용하는 여성들은 흔히 계속해서 월경 전 기분 증상을 겪는다.

PMDD 진단에서 중요한 요인은 정확한 종단적 과거력이다. 기억에 의존하여 보고되는 증상은 흔히 정신의학 전체에 걸쳐 부정확하고, 특히 월경 전 증상에 대해 그렇다. 일일문제 심각도 기록지Daily Record of Severity of Problems같이 PMDD 평가를 위해 타당화 절차를 거친 척도들이 이미 개발되어 사용되고 있다. DSM-5에 의하면, 평가 초기에 왕 씨는 PMDD 잠정적 진단이 주어질 것이다. 두 차례의 월경주기 동안 그녀가 겪는 증상 기록을 토대로 DSM-5의 PMDD로 진단될 수 있다.

❖ 진단

- 월경전불쾌감장애(잠정적)

❖ 읽을거리

Bezerra de Carvalho A, de Azevedo Cardoso T, Mondin TC, et al: Prevalence and factors associated with premenstrual dysphoric disorder: a community sample of young adult women. Psychiatry Res 268:42–45, 2018

Hartlage SA, Freels S, Gotman N, Yonkers K: Criteria for premenstrual dysphoric disorder: secondary analyses of relevant data sets. Arch Gen Psychiatry 69(3): 300–305, 2012

Yonkers KA, Simoni MK: Premenstrual disorders. Am J Obstet Gynecol 218(1):68–74, 2018

사례 4.8

스트레스, 약물, 그리고 불행

Stress, Drugs, and Unhappiness

Edward V. Nunes, M.D.

프랭크 영Frank Young(40세, 남)은 회사 임원으로, 그의 아내에 의해 정신건강의학과 클리닉에 데려져 왔다. 영 씨가 아내 곁에 말없이 앉아 있는 동안, 그의 아내는 지난 6개월간 남편에게 갑작스러운 변화가 생겼다는 말을 꺼냈다. 즉, 말이 없어졌고, 위축되었으며, 평소와 달리 과민해졌다는 것이었다. 또 사회적 상황에서의 잦은 폭음으로 그녀를 난처하게 만들곤 했다. 게다가, 늦게 귀가하거나 아예 집에 들어오지 않는 경우도 잦았다. 그럴 때면 영 씨는 사무실에 있었다고 둘러댔다고 했다. 집 밖에 있을 때면, 그는 전화나 문자메시지에 잘 답하지 않았다. 이 때문에 아내는 남편이 외도하는 것으로 오해하기도 했다. 영 씨는 다른 여성을 만나고 있지 않으며, 다만 요즘 어려운 시간을 보내고 있다고 넌지시 말했다.

그의 아내가 정신건강의학과 클리닉 문을 나서자, 영 씨는 지난 1년 동안 기업 전반에 걸쳐 발생한 업무 차질과 개인적인 재정 손실에 대처하느라 직장에서의 스트레스가 매우 심했다고 했다. 그는 거의 온종일 감정이 저하되고 우울해했다. 거의 매일 밤 잠들기 힘들어했고, 아내와 자녀들에 대한 관심을 잃었으며, 기력 저하, 실패감, 자기비판적인 느낌이 들었다고 했다. 또 자주 죽고 싶은 생각이 들었으나, 자살 의도나 계획은 없다고 부인했다.

알코올에 관한 질문에, 그는 지난 6개월 동안 술을 과도하게 마신 사실을 인정했다. 다른 물질에 관한 질문을 하자, 그는 치료상의 비밀보장에 관해 묻더니, 지난 9개월에 걸쳐 일주일에 수차례 코카인을 사용한 사실을 털어놓았다. 그는 이 사실을 아내에게는 일체 말하지 않았다. 그녀가 비판적인 태도를 보일 것이 뻔했기 때문이었다. 처음에 코카인을 흡입했을 때, 그는 확실히 긍정적이고 낙관적인 기분이 들었고, 많은 일을 성취할 수 있었다. 코카인이 없었다면, 이런 일들은 꽤 지루하고 만족스럽지 않았을 것이라고 여겼다. 영 씨는 업무상 저녁 시간에 사교 모임에 참석하는 일 외에 주기적으로 술집에 들러 코카인을 술에 섞어 마시기 시작했다. 그는 점점 더 코카인을 통해 기분을 고양시키고자 했다. 처음에 맛보았던 기분을 느끼고자 하면서, 영 씨는 이전에 가족과 함께하던 많은 시간을 코카인을 구하기 위해 보내야 했다.

업무 스트레스, 코카인 사용, 우울 증상 발생 순서에 대한 질문에, 영 씨는 1년간 업무에 대해 염려와 좌절을 겪었다고 했다. 또 우울 기분, 흥미 상실, 과민성, 불면증, 낮은 자존감이 6개월 전, 즉 코카인을 주기적으로 사용한 지 3개월 후부터 시작되었다고 했다. 그는 최근 며칠은 코카인 사용과 관계없이 거의 매일 우울 증상을 겪었다.

영 씨는 과거에 우울증을 앓은 적이 없고, 다른 기분장애나 불안장애 삽화를 경험해 보지 않았으며, 자살을 시도해 본 적도 없다고 부인했다. 그는 사교를 목적으로 술을 마셨다. 그는 10대 때 대마초와 코카인을 시험 삼아 피워 본 적은 있으나, 지난해까지 주기적으로 사용하거나 손상 패턴을 나타낸 적은 없었다.

논의

영 씨는 현저한 우울증을 앓고 있다. 그는 적어도 중등도 코카인사용장애 진단기준을 충족하고, 알코올사용장애의 가능성도 있다. 또 현저한 정도의 업무 스트레스를 겪고 있고, 결혼생활에도 갈등이 있는 것으로 보인다. 그의 기분, 물질 사용, 스트레스 사이의 관계는 복잡하지만, 효과적인 치료전략 개발에 중요하다.

물질사용장애 평가에서 첫 번째 어려움은 종종 당혹스럽고 불법적인 행동에 관한 정확한 과거력을 수집하는 것이다. 영 씨는 코카인을 사용한 사실을 기꺼이 털어놓고 있는 것처럼 보이지만, 이는 알코올과 물질 사용에 대해 구체적으로 질문한 경우에 한했다. 환자가 불법물질 사용에 대해 자발적으로 말해 주기를 기다리는 것은 중요한 정보수집 기회를 놓칠 수 있다. 물질 사용이 확산되어 있고 다른 정신질환을 빈번하게 동반한다면, 이는 문제가 있다. 공감적이고 비판적이지 않은 면담방식은 보통 환자의 마음을 여는 데 도움이 될 것이다. 달리 말해서, 무미건조한 태도로 환자가 남용하고 있는 알코올과 흔한 약물에 대해 질문을 던지는 것은 환자에게 그의 답변이 그리 놀랄 만하지 않을 것이고, 치료에 도움이 될 정보를 제공할 것임을 암시한다. 영 씨의 사례에서 보는 바와 같이, 가족은 흔히 물질사용장애 환자를 진료받게 하는 역할을 한다. 또 증상을 명료화하고, 치료계획 실행을 위한 중요한 협력자가 되기도 한다. 영 씨는 임상가에게 속내를 털어놓을 시간이 필요했지만, 아내의 관찰 내용은 그의 증상 이해에 유용하게 활용되었다.

과거력에 대한 면밀한 탐색은 유사 증상과 연관된 진단 감별에 도움이 된다. 예컨대, 주요우울장애(MDD)와 코카인으로 유발된 우울장애cocaine-induced depressive disorder가 그렇듯이, 코카인 금단cocaine withdrawal은 전형적으로 우울 증상을 유발한다. 한 가지 중요한 감별요인은 증상과 물질 사용 간의 일시적인 관계다.

DSM-5에 따르면, 만일 우울증이 물질사용장애의 발병 전 또는 물질 사용 중단 이후 상당 기간 지속되었다면, 독립적인 MDD로 진단될 것이다. 시간량은 임상가의 판단에 달려 있지만, 약 1개월이 제안된다. 관련 물질이 우울 증상을 유발할 가능성이 낮다고 판단되거나 환자가 이전에 재발성 비물질로 유발된 주요우울삽화를 경험한 적이 있는 경우, 역시 MDD로 진단될 것이다. 영 씨는 코카인을 사용하기 시작한 후까지 주요우울삽화를 겪은 적이 없었고, 그 이후로 상당한 금욕 기간이 없었기 때문에 독립적인 MDD로 진단될 수 없다.

영 씨의 증상들이 중독 및/또는 금단의 직접적인 결과라는 가능성을 고려해 보는 것 또한 중요하다. 코카인과 알코올 중독 및 금단은 우울 기분과 수면장해의 원인이 될 수 있다. 그러나 이러한 증상들은 마지막으로 사용한 지 하루나 이틀 이내로 회복될 것으로 예상된다. 영 씨의 우울증과 불면증은 마지막으로 사용한 시점과 관계없이 지속되고 있다. 게다가, 자살사고 같은 다른 우울 증상들은 전형적으로 중독이나 금단의 일부에 속하지 않는다.

따라서 영 씨는 물질로 유발된 우울장애substance-induced depressive disorder로 진단된다. 이는 지속적인 물질 사용에 의해 유발된 것으로 보이고, 삶을 앗아가는 우울증과 연결되어 있다. 만일 영 씨의 우울증이 물질 사용을 중단한 지 1개월 후에도 지속된다면, 임상가가 우울증 촉발요인으로 코카인을 지목할 가능성이 있어도 그에 대한 진단은 MDD가 될 것이다.

또 물질로 유발된 우울장애의 확인은 유용하다. 독립적인 MDD와 비교할 때, 물질로 유발된 우울장애는 자살위험성 증가와 연관이 있다. 더욱이, 추가적인 우울증 진단은 물질사용장애가 있는 사람이 물질 사용을 중단할 가능성이 감소될 것이다. 물질로 유발된 우울장애는 환자의 진단 목록에 잘 보관해야 하고, 관심을 가지고 지켜봐야 한다.

진단

- 코카인사용장애, 중등도 심각도
- 물질(코카인)로 유발된 우울장애

읽을거리

Dakwar E, Nunes EV, Bisaga A, et al: A comparison of independent depression and substance-induced depression in cannabis-, cocaine-, and opioid-dependent treatment seekers. Am J Addict 20(5):441-446, 2011

Nunes EV, Liu X, Samet S, et al: Independent versus substance-induced major depressive disorder in substance-dependent patients: observational study of course during follow-up. J Clin Psychiatry 67(10):1561-1567, 2006

Wai JM, Shulman M, Nunes E: Mood disorders, in The American Psychiatric Association Publishing Textbook of Substance Use Disorders, 6th Edition. Edited by Brady

KT, Levin FR, Galanter M, Kleber HD. Washington, DC, American Psychiatric Association Publishing, 2021

사례 4.9

무쾌감증과 불안한 수면
Anhedonia and Restless Sleep

Thomas W. Meeks, M.D.

조지 앤더슨George Anderson(73세, 남, 기혼)은 신경과 예약 중 노인 우울증 척도Geriatric Depression Scale(GDS)에서 양성 판정을 받은 후, 우울증 평가를 받기 위해 정신건강 전문의에게 의뢰되었다. 파킨슨병Parkinson's disease(PD)으로 진단받은 이래, 지난 2년의 대부분의 시간 동안 앤더슨 씨는 잘 대처해 왔고, 평소에 해 왔던 많은 활동을 계속해 왔다. 그의 아내는 49년간 파킨슨병이 발병하기 1~2년 전, 앤더슨 씨가 그의 기초선 성격에 비해 열정과 의욕이 다소 떨어지기는 했지만, 염려하거나 손상을 초래할 정도는 아니었다고 했다. 그가 파킨슨병 진단을 받기 전, 신경정신과적으로 나타난 유일한 증상은 지난 5년간 그가 잠자는 동안 자주 '뒤척였다thrashed about'는 그의 아내가 전한 내용이었다.

그러나 의뢰가 있기 3개월 전부터, 앤더슨 씨는 가족과 친구들의 사교모임 초대에 응하지 않기 시작했다. 그는 스스로 사회적으로 고립을 자처했다. 그동안 즐거워했던 것들에 대해 흥미를 잃었기 때문이라고 했다. 그럼에도 그는 슬픔이나 걱정거리는 없다고 했다. 그렇지만 자신이 '평소의 자기usual self'가 아니라는 점을 인정했고, 스스로 '격려의 말pep talks'을 되뇌어 보기도 하지만 소용이 없었다고 했다. 앤더슨 씨는 고등학교 과학교사로 근무하다 67세에 은퇴했다. 그는 학생들에게서 '반 잔의 물을 보는 힘the power of seeing the glass half full'을 배웠다고 했다. 그는 삶에서 처음으로 '회복 불능'이라는 사실에 좌절감이 들었으나, 전문가의 도움을 받는 것에 대해서는 희망적이라고 했다. 그는 죽는 것은 두렵지 않으나, 가능한 한 삶을 즐기고 싶다면서 자살할 생각은 없다고 부인했다. 그는 "하나님께서는 내가 다룰 수 있는 것보다 더 많은 것을 주시지는 않으십니다. 저는 더 좋은 가족을 바랄 수 없어요. 완전한 삶을 누려 왔거든요."라는 말을 덧붙였다.

지난 수개월간 다른 새로운 증상으로는 피로감 증가, 손상된 집중력 · 기억력, 의도하지 않은 체중 감소, 수면개시 불면증이 포함되었다. 그의 만성적 수면 증상에 관한 추가적인 과거력은 대부분의 밤 3시 또는 4시 경, 앤더슨 씨가 여전히 침대에서 잠든 것처럼 보이는 동안 마치 고통 속에 있는 것처럼 사지를 격렬하게 움직이고 신음하기 시작했음을 보여 주는 것이었다. 그는 종종 이런 동작으로 아내를 깨웠고, 가끔 잠결에 아내를 때렸다. 그녀는 때로 이로 인해 다른 침실을 사용했다. 그가 이런 일로 잠을 깼을 때, 그는 조리 있고, 잠시 불안해했으며, 종종 그가 수영 또는 무엇인가로부터 달아나는 꿈을 꾸고 있었다고 했다.

그의 아내는 그의 파킨슨병 진단 직후 운전을 맡게 되었지만, 앤더슨 씨는 그 밖에 청구서 지불과 치료약물 관리 같은 일상생활 활동에서 독립적이었다. 그의 아내는 그가 지난 수년간 "건망증이 좀 더 심해진 것 같다."고 기술했지만, 이렇게 경미한 기억상실에 대해 염려하는 사람은 아무도 없었다.

과거의 병력에는 전립선암prostate cancer(관해 상태), 녹내장(관해 상태), 통풍gout이 포함되었다. 그의 최근 신경과 방문을 통한 검사실검사 결과는 혈액 수치, 혈청화학치, 갑상선 기능, 비타민 B_{12} 수준을 포함하여 주목할 만한 것이 없었다. 가족의 정신의학적 과거력은 ADHD가 있는 손녀에 대해서만 양성이었다. 그는 한 달에 2~3잔의 와인 마시는 것을 제외하고는, 과거의 문제 있는 물질 사용과 현재의 물질 사용은 없다고 부인했다. 그는 이전에 우울 삽화, 정신의학적 치료, 또는 정신건강의학적 평가를 받은 적이 없다고 부인했다.

정신상태검사에서 앤더슨 씨는 기분이 좋아 보였고, 협조적이었으며, 적극적으로 상호작용했다. 그는 경도에서 중등도 정도의 떨림, 발을 끌면서 걷기, 발성장애hypophonia, 운동완만hypophonia 증상이 있었다. 그는 때로 미소를 지었으나, 정동상태는 마치 가면을 쓴 것 같은 얼굴표정으로 인해 가늠하기 어려웠다. 그는 기분이 어떠냐는 질문에, '그냥 그냥blah blah'이라고 답했다. 정신병에 대한 증거는 없었다.

인지검사에서 그는 기호잇기검사Trail Making Test B형, 형태복사검사, 단어목록 암기

검사 부분을 어려워했다. 특히 단어목록 암기검사에서는 범주 질문 힌트category prompts의 도움을 받았다. 표준화된 간단한 인지평가에서 그는 30점 만점에 25점을 받았다.

❖ 논의

앤더슨 씨는 슬픈 기분이 없다고 했지만, 다른 우울 증상 5개(① 식욕 저하/체중 감소, ② 불면증, ③ 피로감, ④ 집중곤란, ⑤ 정신운동 지연)와 함께 무쾌감증의 증거가 있고, 이 모든 것이 2주 이상 지속되었다. 이 증상들은 그에게 고통의 원인이 되고 있고, 그의 사회적 기능에도 현저하게 영향을 주고 있다. 이 모든 상황은 그에게 주요우울장애(MDD)가 있음을 암시하고 있다. 그러나 앤더슨 씨는 우울증의 개인력 또는 가족력이 없고, 발병 시기가 비전형적으로 늦으며, PD 진행과정에서 증상이 나타났고, 이렇다 할 심각한 생활 스트레스 요인을 찾을 수 없다는 특징이 있다. 임상적으로 현저한 우울증은 대략 세 가지 PD 사례 중 한 가지에서 발생한다. 따라서 그의 우울 증상들은 파킨슨병에 의한 중추신경계에서의 생리적 변화와 연관된 것일 수 있다.

우울 증상들이 일시적으로 다른 의학적 상태의 발병 또는 진행과 연관이 있고, 섬망delirium에 의해 설명되지 않는다면, DSM-5의 '다른 의학적 상태로 인한 우울장애' 진단이 고려되어야 한다. 이 진단명은 다른 의학적 상태(예 파킨슨병에서의 신경퇴화neurodegeneration)의 생리적 효과로 인해 우울 증상이 발생한 상황을 위해 만들어졌다. 달리 말해서, 이 진단은 질병에 대한 심리적 반응에서 파생된 증상을 나타내는 사람들을 기술하기 위한 목적으로 만들어진 것은 아니다. 앤더슨 씨의 경우, '우울 기분 동반 적응장애'가 더 적절한 진단일 수 있다. 다른 의학적 상태를 가진 사람들 사이에서 우울 증상의 두 가지 가능한 병인(생리적 vs. 심리적)은 서로 완전히 설명하기 어렵고 공존할 수 있다. 그러나 증거가 한 가지 상태가 실질적으로 다른 상태보다 훨씬 더 많이 시사하는 경우가 있다.

임상적으로 현저한 우울 증상은 파킨슨병 환자의 절반까지 발생하고, 이 병의 경과 내내 발생할 수 있다. 우울 증상은 MDD 발달과 관련된 모노아민 경로monoamine pathways의 조절부전과 뉴런 소실같이 파킨슨병에서 관찰된 신경생물학적 변화와 연결되어 있다. 그러나 파킨슨병 관련 우울증 역시 항우울제에 대한 치료반응 패턴이 다른 MDD와 구별된다. 게다가, 파킨슨병은 MDD에서 관찰되는 것보다 더 두드러진 무감동apathy/무쾌감증anhedonia이 특징인 경향이 있고, 이는 파킨슨병의 주요 병리적 현상인 도파민 고갈을 반영하는 것일 수 있다.

파킨슨병의 우울 증상은 운동 손상 또는 장애의 심각도와는 일관된 관련이 없고, 종종 운동 증상에 대한 인식보다 다소 앞선다. 이러한 발견들은 앤더슨 씨의 과거력에서의 회복탄력성 및 긍정적인 대처방식과 함께 생리학적 설명이 심리적인 것보다 더 가능성이 크다는 사실을 시사한다. 달리 말하면, 다른 의학적 상태로 인한 우울장애가 적응장애보다 더 적절한 진단이라는 것이다.

만일 증상의 지속기간과 개수에 대한 기준이 MDD에 부합된다면, '주요우울장애 유사 삽화 동반'이라는 명시자가 진단에 추가되어야 한다. 비정신의학적인 의학적 질병의 증상들이 우울 증상과 중첩될 수 있기 때문에 진단상 모호한 상황이 발생할 수 있다. 예컨대, PD가 있는 사람들은 흔히 우울 기분이나 무쾌감증과는 별도로 피로감, 정신운동 지연, 수면장해, 인지 손상, 체중 감소 등의 증상을 겪는다. 그러나 앤더슨 씨의 사례에서는 이런 증상들이 새롭게 발병된 무쾌감증과 함께 발병 또는 악화되었다. 이는 다른 의학적 상태로 인한 주요우울장애 유사 삽화임을 암시하고 있다.

파킨슨병에서 흔히 나타나는 것처럼, 앤더슨 씨는 급속안구운동(REM)수면 행동장애rapid eye movement (REM) behavior disorder와 일치하는 수면장해를 겪고 있다. 이 수면장애는 '수면 중 자기 또는 침대 동반자에게 해를 입힐 수 있는 발성 및/또는 복합적인 운동성 행동들이 연합된 반복적인 각성 삽화들'이 특징이다. 잠이 깨면, 이 장애를 가진 사람들은 전형적으로 감각중추에는 이상이 없으나 꿈을 '행동화한acted out' 느낌이 들게 된다. 수면다원검사polysomnography로는 REM 수면 중 무긴장증atonia이 없는 것으로 나타날 수 있지만, 파킨슨병 같은 시누클레인병synucleinopathy의 맥락에서 진단하는 데는 필수로 요구되지 않을 것이다. 증상은 전형적으로 잠이 들게 되는 90분 이상의 시간에 나타나고, REM 수면이 더 빈번히 일어나는 밤의 후반부에 더 자주 발생한다. 앤더슨 씨의 과거력은 REM수면 행동장애와 일치하지만, 그의 새로운 초기 불면증은 이 진단으로 설명되지 않고 우울장애와 더 관련이 있을 가능성이 더 크다.

인지 변화, 특히 시공간, 집행, 기억회상 기능의 손상은 종종 파킨슨병에서 발달하고, 점진적으로 진행된다. 앤더슨 씨의 인지검사 결과는 이러한 인지변화의 전형적인 것이지만, 집중력에 대한 그의 새롭게 발병한 주관적 어려움은 우울증에 대한 2차적인 것일 수 있다. 그의 인지 문제는 경미하고 명백하게 손상되지는 않은 상태다. 파킨슨병 환자의 적어도 30%에서 관련된 주요 신경인지장애가 발병된다는 점을 고려할 때, 신경심리검사neuropsychological testing와 인지에 대한 전향적인 모니터링을 고려해야 하지만, 이용 가능한 정보는 신경인지장애가 존재한다는 것을 명확하게 나타내지 않고 있다.

DSM-5 장애의 2개 기준을 충족하는 것 외에, 앤더슨 씨는 회복탄력성, 지혜, 그리고 기타 심리적으로 건강하다는 신호를 보여 주고 있다. 그는 긍정적인 대처 기술(예 인지적 재구조화, 사회적 지지 사용), 장기적으로 건강한 관계, 영성, 감사, 낙천성, 그리고 발달적으로 적절한 자아통합성ego integrity을 보여 주고 있다. 또 건강하고, 누구나 죽음은 피할 수 없다는 사실에 대해 비병적인nonmorbid 시각을 보여 주고 있다. 안타깝게도, 우울증에 대한 위험요인이 별로 없고 평생 심리적 기능이 건강한 사람들조차 특정 의학적 상태의 신경정신의학적 질환에 대해서는 면역성이 없다.

❖ 진단

- 다른 의학적 상태(파킨슨병)로 인한 우울장애, 주요우울장애 유사 삽화 동반
- 급속안구운동(REM)수면 행동장애

❖ 읽을거리

Boeve BF: Idiopathic REM sleep behaviour disorder in the development of Parkinson's disease. Lancet Neurol 12(5):469-482, 2013

Borgonovo J, Allende-Castro C, Izquierdo AL, et al: Changes in neural circuitry associated with depression at pre-clinical, pre-motor and early motor phases of Parkinson's disease. Parkinsonism Relat Disord 35:17-24, 2017

Jeste DV, Savla GN, Thompson WK, et al: Association between older age and more successful aging: critical role of resilience and depression. Am J Psychiatry 170(2):188-196, 2013

Marsh L: Depression and Parkinson's disease: current knowledge. Curr Neurol

NeuroSci Rep 13(12):409, 2013
Pfeiffer RF: Non-motor symptoms in Parkinson's disease. Parkinsonism Relat Disord 22 (suppl 1):S119-S122, 2016

사례 4.10

혼재성 양상, 비양극성

Mixed Features, but Not Bipolar

Joseph F. Goldberg, M.D.

헬레나 베이츠Helena Bates(27세, 여, 독신)는 행정보조원으로, 우울증 진단과 치료를 받기 위해 병원을 찾았다. 그녀는 충동적인 약물 과다복용으로 2년간 사귀어 온 남자친구와 헤어졌다. 이로써 생애 처음 입원하게 되었고, 집중 외래환자 프로그램에 참여했다. 그녀는 남자친구와 헤어지게 될 조짐이 보이자, 1~2개월 동안 슬픔과 무망감에 시달렸다. 입원하기 약 한 달 전쯤, 그녀는 새로운 심리치료자에게 치료를 받기 시작했다. 심리치료자는 그녀에게 '경계성 특질borderline traits'과 '상황성 기분 기복situational mood swings' 증상이 있다고 말해 주었다.

최근 4~8주 동안, 베이츠 씨의 기분은 낮 시간을 포함해서 거의 매일 온종일 경도 우울증이 지속되었다. 그러나 기분 반응성에는 이상이 없었다. 그녀는 최근 '과도한 군것질overeating comfort food and junk'로 체중이 10파운드(4.5kg) 정도 늘었다. 그녀는 자신에게 현저한 과민성과 시비를 거는 특성은 없다고 부인했다. 그녀는 자신의 자존감을 '없음none'으로 묘사했고, 동기를 느끼거나 일상 업무에 집중하기 어렵다고 했다. 이와는 달리, 때로 '봇물 터지듯이bursts' 관계가 소원해진 남자친구를 끊임없이 생각하면서 '그에 대한 상실감으로 애통해했고' 그의 마음을 되돌릴 수 있는 방법을 골똘히 생각하곤 했다. 그녀는 남자친구의 관심을 되찾기 위한 전략들로 넘쳐나는 시간(예 신문 전면을 사서 그에게 보내는 편지란으로 활용하는 방법)

에 대해 이야기했다. 최근에는 새벽 5~6시까지 일기를 쓰거나, '지지를 얻기 위해' 한밤중에 친구들에게 전화를 걸어 댔다. 그러고 나서는 2~3시간 정도만 잠시 눈을 붙이고도 피로감 없이 '온종일 터벅터벅 걸어 다니곤 했다'. 이러한 증상들은 입원하기 전부터 시작되었다. 그녀는 약물이나 알코올 오용과 자해행동은 하지 않는다고 부인했다. 이번에 남자친구와 헤어지기 전까지는 자살사고 또는 제스처뿐 아니라 특별히 집중적 또는 혼잡한 관계를 맺은 과거력은 없다고 부인했다. 대신, 베이츠 씨는 우울증 맥락에서 발생한 약물 과다복용 때문에 충격을 받은 것 같았다.

이전에, 베이츠 씨는 고등학교 시절에 '기분 기복moodiness'과 성적불량 문제로 상담자를 만난 적이 있었다. 대학에 들어가면서 그녀는 우울증에 빠졌다. 당시, 그녀는 에스시탈로프람escitalopram을 복용하며 심리치료를 받았고, 증상이 곧 회복되어 몇 주 후 치료를 중단했다. 자살시도로 입원해 있는 동안, 그녀는 취침시간에 '수면을 위해' 빌라조돈vilazodone(***역자 주.** 항우울제로 사용이 가능한 피페라진piperazine 약물)과 쿠에티아핀quetiapine을 복용했다.

베이츠 씨는 교외에 거주하는 중산층 가정의 세 자녀 중 막내로 자랐다. 그녀는 공립학교와 주립대학교를 다녔고, '평균 B 학점을 받는 학생'이었으며, 장차 로스쿨law school 진학을 희망했다. 그녀는 자신을 '조용하고, 걱정은 많지만, 문제아는 아닌' 아이로 묘사했다. 그녀의 오빠는 다수의 물질을 남용해 왔지만, 자신은 불법물질을 사용해 본 적이 없다고 했다. 또한 언니는 공황발작과 우울증 치료를 받았고, 고모와 사촌들이 우울증에 시달렸던 것으로 알고 있다고 했다.

검사 당시, 베이츠 씨는 쾌활하고, 상호작용을 잘했고, 캐주얼하면서도 적절하게 의상을 잘 갖추어 입고 있었다. 그녀는 약간 과체중으로, 그녀가 말한 연령으로 보였고, 시선접촉을 잘 유지했다. 그녀의 말은 다소 빨랐고 장황했으나, 말을 끊을 수 있었고 압출언어는 없었다. 그녀는 비정상적인 운동성 동작은 없었으나, 극적이면서도 극도로 활기차게 제스처를 사용했다. 그녀의 기분은 우울했고, 정동은 긴장되고 불쾌한 상태였으나 제한적이지 않았고, 반응성 역시 정상이었다. 베이츠 씨의 사고과정은 다소 상황적이었으나, 대체로 조리 있고 선형적 · 논리적이었다. 사고 내용은 수동적 사고로, 차라리 죽는 것이 낫겠다고 했지만, 실행 의도나 계획은 없었다. 또한 망상, 환각, 살해사고는 없었다. 그녀의 더 높은 수준의 통합기능은 병식 및 판단력과 마찬가지로 전반적으로 이상이 없었다.

❖ 논의

베이츠 씨는 DSM-5의 주요우울삽화의 기준을 충족하고, 적어도 연관된 양상 5개(① 자살사고, ② 집중곤란, ③ 낮은 자존감, ④ 과식증, ⑤ 정신운동 초조)를 동반한 광범위한 우울 기분을 나타내고 있다. 또 조증 또는 경조증과 일치하는 몇 가지 증상, 즉 야간에 과잉행동을 동반한 수면욕구 저하와 다음 날의 피로감 결여, 확실한 정도의 질주사고, 빠르고 말이 많은 언어(면담에서 확인됨)에 대해 언급하고 있다. 검사자는 베이츠 씨의 전반적인 병식과 판단력에 이상이 없다고 했지만, 최근의 사고(예 공개된 편지를 신문에 게재하기)와 행위(예 한밤중에 친구에게 전화 걸기)는 고통스러운 결과가 따를 수 있는 행동을 포함하여 판단력이 손상되었음을 암시하고 있다.

베이츠 씨는 몇 가지 조증 증상을 가지고 있지만, DSM-5의 조증이나 경조증 진단의 필수요건을 충족하지는 않는다. 그녀는 증후군성 우울증syndromal depression과 함께 아증후군성 경조증subsyndromal hypomania을 앓고 있다. 이러한 결합을 통해 그녀에게 '혼재성 양상 동반 주요우울장애(MDD-MF)'라는 DSM-5-TR의 새로운 진단을 내릴 수 있다. 과거에 '혼재성 양상mixed features'은 제I형 양극성장애에만 적용된 반면, 현재는 주요우울장애 및 제I형 양극성장애와 제II형 양극성장애 둘 다에 적용될 수 있다.

임상가에게 MDD-MF는 병리학적 난제일 수 있다. 기분장애 실험에 피험자를 등록하는 임상 연구자들은 종종 DSM-5-TR 증상들이 제II형 양극성장애 경조증 삽화같이 명확한 진단적 실체diagnostic entity를 구성하거나, 기준 충족에 충분한 수와 기간에 발현되는 정밀도에 대해 고심한다. 근본적으로, MDD-MF의 구성은 ① MDD가 존재하지만 동반된 조증 또는 경조증 증상의 수 또는 기간이 너무 적어, 조증 또는 경조증의 공식적인 증후군으로 '인정'될 수 없는 경우, 그리고 ② 제I형 또는 제II형 양극성장애를 평생 진단받을 만한 완전한 조증 또는 경조증 삽화의 과거력이 없는 경우와 관련이 있다. 여기에는 대부분 현실 세계 개업의들에 의해 채택된 임상 접근법 사이에 잠재적 차이가 있다. 즉, 후자는 특정 실체에 대한 진단적 증상과 기간 기준이 명확한지를 결정하는 데 까다로울 수 있는 반면, 전자는 경조증같이 명확한 진단적 실체의 발현을 측정하는 데 더 자주 전반적이고, 덜 까다롭게 접근한다.

진단의 정신은 수많은 단극성 우울증 환자가 경조증의 아역치 징후subthreshold signs를 보인다는 관찰을 반영한다. MDD-MF의 DSM-5 구조를 구체적으로 적용하려면, 증상 계산을 위한 '규칙rules'을 따라야 한다. DSM-5는 네 가지 잠재적 조증/경조증 증상[① 불면증(수면욕구 감소가 아니라), ② 산만성distractibility, ③ 우유부단성indecisiveness, ④ 과민성irritability]의 수를 세는 것을 허용하지 않는다. 이는 이러한 증상들이 MDD를 반영할 수도 있기 때문이다. DSM-5에서는 '비정상적이고 지속적으로 증가된 활동 또는 기력'을 제II형 양극성 경조증 진단을 위한 필수기준으로 구분하지만, 이 양상은 MDD-MF 정의에는 필요하지 않다. 현재 사례에서 만일 베이츠 씨가 질주사고, 급속언어, 그리고 감소된 수면욕구 외에 과민한 기분 상태에 있다면, 그녀는 DSM-5 제II형 양극성장애 경조증 기준을 충족할 것이고, 그런 다음 혼재성 양상mixed features 명시자가 그녀의 동반된 우울 증상 때문에 적용될 것이다.

DSM-5-TR의 혼재성 양상 명시자를 적용하려면, 반대편 끝의 증상들(이 사례에서는 조증/경조증)이 '삽화 기간 동안 거의 매일' 나타나야 한다. 후자의 기준은 베이츠 씨의 조증/경조증 증상들이 4일 미만 동안(제II형 양극성 경조증 진단기준의 최소 지속기간) 나타난다면, 아역치 경조증 증상들은 '혼재성' 또는 '조증/경조증' 진단에 포함되지 않을 것이다. 이는 그녀에게는 단순히 단극성 주요우울장애로 내려질 것임을 의미한다. 몇몇 저자는 아역치 경조증 증상에 조증/경조증 증상 2개만 포함되거나, 이들 증상들이 삽화의 온전한 지속기간 동안 지속되지 않는 경우, 아역치 경조증 증상들을 무시하는 DSM-5의 엄격한 기준에 대해 비판해 왔다. 왜냐하면 이 증상들(문헌에서는 '우울증 혼재 상태depressive mixed states'로 불림)은 2가지 조증/경조증 증상이 기껏해야 2~4일 동안 증후군성 단극성 우울증syndromal unipolar depression과 공존할 때 관찰되었기 때문이다. 게다가, 이 증상들은 가족력, 발병 연령, 자살위험에 있어서 단극성 장애보다는 오히려 양극성장애와 더 유사한 구조를 나타내고 있기 때문이다.

베이츠 씨의 정신운동 활성화와 아역치 경조증subthreshold hypomania은 최근 선택적 세로토닌 재흡수 억제제selective serotonin reuptake inhibitor(SSRI) 빌라조돈vilazodone을

복용한 결과로 나타났을 수 있다는 주장이 제기될 수 있다. 그러나 이 사례에서의 과거력에 의하면, 그녀의 아역치 경조증 증상들은 그녀가 입원하기 전, 그리고 SSRI를 복용하기 전에 이미 발병했다는 사실을 알 수 있다. 검사자에게는 이러한 연대표chronology의 정확성 여부를 파악하는 것이 중요할 것이다(이로써 그녀의 혼재성 증상들이 의사 때문에 발생한 것이 아니라는 사실을 확인할 수 있을 것이다). 그 이유는 혼재성 양상 명시자를 기입하려면, '물질의 생리적 효과에 기인하지 않는' 증상들이어야 하기 때문이다. 이 진술은 DSM-5의 조증/혼재성/경조증 삽화 기준과는 다르다는 사실에 주목할 필요가 있다. 그 이유는 최근에 와서는 항우울제 복용과 연관된 조증/경조증 증상은 양극성장애(DSM-III-R에서의 입장과 유사함)로 분류되는 반면, 물질로 유발된 기분장애(DSM-IV-TR에서처럼)로 분류되지 않기 때문이다.

아역치 경조증이 있는 MDD 환자들을 대상으로 한 후속연구에 따르면, 궁극적으로 완전한 조증 또는 경조증이 발생할 가능성은 약 25%다. 그렇다고 해서 아역치의 혼재성 양상이 있는 MDD 환자라면 누구나 조증 또는 경조증 증후군을 겪게 되는 것은 아니지만, 이 환자들에게는 특히 면밀한 평가, 치료, 종단적 모니터링이 필요하다.

충동성과 과잉행동 같은 베이츠 씨의 증상들은 경계성 성격장애로 잘못 인식되었던 급성 증상 발생의 원인을 제공했을 수 있다. 그녀의 종단적 과거력에는 경계성 성격장애의 증상 패턴이 충분히 나타나 있지 않고, 그녀의 자살시도와 정동불안은 현재의 완전한 정동 증후군full affective syndrome으로 설명될 수 있다.

DSM-5에서 MDD-MF가 새로운 실체로 등장한 이후, 이에 대한 효과적인 치료법을 연구한 임상실험은 거의 없었다. 특히 MDD-MF에 대해 루라시돈lurasidone을 사용한 대규모 무작위 실험에서 우울 증상과 아역치 조증 증상에서 개선이 있었음이 확인되었다. 게다가 양극성장애의 경우, 심지어 아역치 조증 증상의 상황에서 항불안제 사용은 기분을 불안정하게 하는 것으로 나타나, 일부 전문가들로 하여금 외삽법extrapolation(***역자 주.** 과거의 추세가 장래에도 그대로 지속되리라는 전제 아래 과거의 추세선趨勢線을 연장해 미래 일정 시점에서의 상황을 예측하고자 하는 미래예측 기법)을 통해 MDD-MF에서 모노아민성 항우울제를 피하도록 조언하게 한다. 양극성장애의 평생 범주형 진단 기준을 충족하지 못하는 환자들의 혼재성 양상 동반 MDD에 대한 최적으로 안전하고 효과적인 약물치료법 발견에 도움을 주는 추가 연구가 요구된다.

❖ 진단

- 혼재성 양상 동반 주요우울장애

❖ 읽을거리

Angst J, Cui L, Swendsen J, et al: Major depressive disorder with subthreshold bipolarity in the National Comorbidity Survey Replication. Am J Psychiatry 167(10):1194-1201, 2010

Fiedorowicz JG, Endicott J, Leon AC, et al: Subthreshold hypomanic symptoms in progression from unipolar major depression to bipolar disorder. Arch Gen Psychiatry 168(1):40-48, 2011

Serretti A, De Ronchi D, Olgiati P: Irritable mood and subthreshold hypomanic episodes correlate with more severe major depression. Neuropsychobiology 80(5):425-436, 2021

Suppes T, Silva R, Cucchiaro J, et al: Lurasidone for the treatment of major depressive disorder with mixed features: a randomized, double-blind, placebo-controlled study. Am J Psychiatry 173(4):400-407, 2016

사례 4.11

몸부림

Floundering

Peter D. Kramer, M.D.

이안 캠벨Ian Campbell(32세, 남, 건축설계사)은 직장에서 업무 수행에 어려움을 겪고 있다는 이유로 정신건강의학과 진료를 받기 위해 병원을 찾았다. 단순한 프로젝트조차 진척시키지 못하는 캠벨 씨에 대해 그의 상사는 깊은 유감을 표했다. 캠벨 씨가 가정 문제로 정신이 산만해졌다고 설명했을 때, 그의 상사는 더 많은 문제가 잘못된 것 같다고 제안했다. 캠벨 씨는 내과 전문의에게 전화를 걸었고, 그는 그에게 신경과 의사를 보내 정신과 평가를 의뢰했다.

캠벨 씨는 이런 문제, 즉 집중곤란을 이전에도 겪은 적이 있었다. 대학 재학 시절, 아버지가 만성 질환으로 세상을 떠난 후, 캠벨 씨는 더 이상 공부에 집중할 수 없어 학교를 그만둔 적이 있었다. 전에 근무했던 직장에서도 두 차례나 수개월 동안 의사결정에 어려움을 겪는 삽화들을 경험했다. 이 기간에 겪은 삽화들 중에 한 가지는 애정관계에서 발생한 좌절로 인한 것이었다.

환자의 어머니와 누이는 주요우울장애로 진단되어 약물치료로 완치된 적이 있었다. 외삼촌은 자살했다.

현재의 손상 발병은 캠벨 씨의 6년간 결혼생활의 파경을 초래했다. 2개월 전, 그의 아내는 직장 때문에 멀리 떨어진 도시에서 살겠다면서 이혼을 요구했다. 캠벨 씨는 결혼을 통해 안정감을 기대했지만, 아내는 결혼생활 내내 적대적인 태도로 일관했다고 했다. 그는 직장동료의 좋은 생각들을 고려해 보기도 했다. 그럼에도 불구하고, '허탈감만 들어' 미래에 대해 상상조차 할 수 없게 되었다.

심층 질문을 통해, 캠벨 씨의 문제는 인지 손상보다 훨씬 더 심각한 상태임이 드러났다. 그는 무감각과 기력저하를 호소했다. 재즈에는 열정적이었으나, 그는 더 이상 공연을 보러 가지 않았다. 이 역시 손상된 집중력이 영향을 미치는 것 같았다. 경청Listening, 정신건강 전문의는 이를 통해 그에게서 확실한 정도의 언어발달 지체가 있음을 확인했다. 캠벨 씨는 자신이 마치 '느린 동작(슬로 모션)으로 움직인다'고 고용주가 말한 적이 있다고 했다. 이런 문제는 아침에는 악화되었다. 저녁이 되면, 캠벨 씨는 기력이 넘쳐나는 것을 느꼈다. 그때마다 그는 음악을 틀어놓고 근무시간에 간과했던 보고서를 검토했다.

캠벨 씨는 자신을 슬픈 특성이 있는 사람으로 묘사하기를 거부했다. 그는 결혼생활이 끝나 가는 것에 기뻐했다. 그러나 정신건강 전문의는 캠벨 씨와 함께 있으면서 들게 된 자신의 감정에 충격을 받았다. 그녀는 침울해졌고, 비관적인 상태가 되었으며, 금방이라도 눈물이 날 것 같았기 때문이었다.

그녀는 캠벨 씨에게 우울 기분, 달라진 수면과 식욕, 죄책감 또는 무가치감, 죽음에 대한 생각을 상세히 물었다. 그는 이러한 증상 중 어떤 것도 자신과는 관계가 없다고 했다. 그뿐만 아니라, 우울증과 혼동될 수 있는 장애의 지표가 될 만한 요인도 없다고 했다. 그는 손상된 삽화들 사이에 잘 느꼈고 기능 수준 역시 정상이었다.

정신건강 전문의는 현재의 문제는 우울증에 충분히 근접해 있기 때문에 치료가 필요하다고 결정했다. 그녀의 결정에 영향을 미친 요인으로는 부분적인 증후군 발현, 주간 변동, 주기적인 재발, 미래 지남력 결여, 그리고 그녀 자신의 공감 경험이 포함되었다. 그녀는 캠벨 씨의 '상실 경험에 의한 보상작용 상실decompensation'에 중점을 둔 심리치료를 제안했다. 그는 이혼이 임박했다고 보지 않는다고 주장했다. 두 사람은 단기 심리치료와 항우울제 치료를 병행하기로 의견을 모았다. 수주 이내에 캠벨 씨의 기능 수준은 완전히 회복되었다. 치료가 진행되는 동안, 정신건강 전문의는 처음에 기록되었던 내용 이외의 우울 증상에 대한 증거를 일일이 설명하지 못했다. 그럼에도 불구하고, 그녀는 손상된 집중력이 주요우울장애와 흡사한 징후이자 증상이라고 확신했다.

❖ 논의

DSM 제3판에 공식적으로 모습을 드러낸 주요우울장애에 대한 조작적 정의는 현대 의학에서의 위대한 발명품 중 하나다. 이 접근은 세포생물학cell biology으로부터 사회정신건강의학social psychiatry 분야에 이르기까지 생산적인 연구를 촉진시켜 왔기 때문이다. 기분장애에 관해 알려진 것의 대부분은, 뇌에서 나타나는 비정상성에서부터 삶에서 일으키는 피해까지, 이제 시작 단계에 불과한 신경증과 정신병에 속하는 우울증에 대한 기술에서 기인된 것들이다.

그렇다고 해도, 그 정의는 인위적이다. 역사가들은 DSM 기준을 1957년 보스턴의 정신건강 전문의였던 월터 캐시디Walter Cassidy를 중심으로 『Journal of the American Medical Association』에 게재한 논문까지 추적 조사했다. 그는 오늘날의 MDD와 유사한 상태에 관한 연구를 체계화하려고 했다. 캐시디는 진단을 내리려면 환자들이 저속사고slow thinking, 식욕부진, 집중력 상실, 그리고 현재까지 남아 있는 기타 증상들이 포함된 목록에 수록된 10개 증상 중 6개가 필수로 있어야 한다는 조건을 내세웠다. 그 후, 어떻게 6개를 선택했는지에 대한 질문에, 캐시디는 "그 정도는 되어야 할 것 같았습니다."라고 답했다.

우울증에 대한 조작적 접근은, DSM에서부터 해밀턴 우울척도Hamilton Rating Scale for Depression에 이르기까지, 태생적으로 잘못 정의된 현상, 즉 임상가들의 실질적 진단에 있어서 신뢰도를 창출해 내려는 시도다. 정신건강 전문의들은 널리 사용되는 방법들을 활용하여 우울증 환자들을 확인했다. 이들은 때로 환자에 대한 공감에 입각한 반향에 주의를 집중하는 방법에 의존하기도 했다. 증상 및 심각도에 근거한 정의들은 인상 중심의 형태에서 재생 가능한 형태로 옮겨졌다.

그러나 우울증에는 알려진 자연스러운 경계선이 없다. 행동유전학자들은 DSM 기준이 너무 인위적이라고 주장한다. 증상 개수, 심각도, 지속기간은 각각 장애의 연속체를 나타내고 있다. 2주 동안 우울증의 4개의 고도 증상으로 인해 고통을 겪는 환자들은 예후가 좋지 않다. 5개의 중등도 정도의 장애를 초래할 증상이 10일 동안 지속되면, 예후가 좋지 않다. 5개의 경도 증상이 지속된다면, 상당한 정도의 위험이 예상된다.

이 사례에서 캠벨 씨는 MDD 진단에 필요한 9개 기준 중 5개 증상을 가지고 있지 않은 것 같다. 이에 그는 DSM-5의 달리 명시되는 우울장애(불충분한 증상 동반 우울 삽화) 진단에 해당할 가능성이 크다. 우울증의 폐해—고통, 미래의 완전 삽화, 직장과 사회적 문제, 자살—는 아슬아슬하게 기준을 완전히 충족하지 않는 사람들에게 있어서 약간 덜 나타난다는 사실을 인식할 필요가 있다. 한 가지 분석에 의하면, MDD는 5개 증상을 보고한 사람들과 마찬가지로 3~4개 증상을 보고한 사람들에게서도 발병했다. 유전 가능성에 대한 추정치 역시 유사하다. 한 형제자매에게서 나타나는 '경미한' 정도의 우울증은 일란성 쌍생아에게는 완전한 우울증이 발병될 것으로 예측된다. 달리 명시되는 우울장애의 한 형태는 특히 위험해 보인다. 왜냐하면 재발성 단기 우울증은 높은 자살시도율과 연관이 있기 때문이다.

이러한 달리 명시되는 형태의 우울증은 아마도 MDD보다 덜 만연되어 있다. 25% 이상의 MDD 평생 비율을 조사하는 연구에 따르면, 이러한 덜 심각한 증후군의 평생 위험은 8~9% 정도다. 증상이 적은 환자들은 또한 더 적은 수의 동반되는 정신질환을 겪는 경향이 있다. 예컨대, 이들은 MDD가 있는 환자들보다 남용약물 또는 알코올에 의존할 가능성이 더 적다.

DSM-5의 '명시되지 않는 우울장애'와 '달리 명시되는 우울장애' 범주는 중요한 임상적 현실을 인정하고 있다. 즉, 사실상 우울증의 반쪽 그림자는 우울증이다. 낮은 수준의 삽화들은 기분저하증이 나타나지 않은 상황에서조차 주요우울장애의 전조와 후유증처럼 보일 수 있다. 낮은 수준의 우울증은 그 자체로 고통을 나타내고 위험성을 내포하고 있다.

캠벨 씨의 담당 의사는 환자의 호소내용을 심각하게 받아들이고 싶어 할 것이다. 캠벨 씨는 불충분한 증상을 동반한 우울 삽화에 접어들었을 수 있다. 그러나 불충분하다는 것은 주요우울삽화의 증상 개수와 관련이 있을 뿐, 임상적 관심을 불러일으키는 데 필요한 질환의 수준과는 무관하다. 특히 지엽적 요인들—예컨대, 이 사례에서는 고전적 우울증의 전형인 주야 변화—이 기분장애를 암시하는 경우, 임상가는 사실상 그 상태를 우울증으로 간주할 것이고, 이에 상응하는 긴급함과 철저함으로 그 상황에 접근할 것이다.

진단

- 달리 명시되는 우울장애(불충분한 증상 동반 우울 삽화)

읽을거리

Cassidy WL, Flanagan NB, Spellman M, Cohen ME: Clinical observations in manic-depressive disease: a quantitative study of one hundred manic-depressive patients and fifty medically sick controls. J Am Med Assoc 164(14):1535–1546, 1957

Havens L: A Safe Place: Laying the Groundwork of Psychotherapy. Cambridge, MA, Harvard University Press, 1989

Kendler KS, Muñoz RA, Murphy G: The development of the Feighner criteria: a historical perspective. Am J Psychiatry 167(2):134–142, 2010

Kramer P: Against Depression. New York, Viking, 2005

Vandeleur CL, Fassassi S, Castelao E, et al: Prevalence and correlates of DSM-5 major depressive and related disorders in the community. Psychiatry Res 250:50–58, 2017

사례 4.12

불면증과 신체적 불편감

Insomnia and Physical Complaints

Russell F. Lim, M.D.

카 팡Ka Fang(59세, 여)은 몽족Hmong(***역자 주.** 미아오Miao족의 자칭)의 미망인으로, 1차 진료 의사에게 피로, 만성 요통, 불면증을 반복적으로 호소하다가 정신건강의학과 클리닉에 의뢰되었다. 지난 11개월간 내과 전문의는 환자의 수면을 돕기 위해 클로나제팜을, 통증 완화를 위해 비코딘Vicodin(하이드로코돈hydrocodone/아세타미노펜acedtaminophen)을 처방해 줬다. 곧 그녀의 수면곤란은 해소되었고 통증도 완화되었으나, 그녀는 계속해서 온종일 피로감에 시달렸다. 그 시점에서 내과 전문의는 그녀를 정신건강의학적 평가에 의뢰했다.

팡 부인은 수년 전 태국에서 미국으로 이주했다. 본래 라오스가 고향인 그녀와 가족들은 베트남 전쟁으로 20여 년간 태국의 난민촌에서 지냈다. 그녀의 가족들은 지역 교단의 도움으로 새크라멘토 지역에 재정착했다.

몽족 통역자를 통해 질문하자, 팡 부인은 자신에게 우울 기분은 없다고 부인했다. 즐겁게 지내고 있는지에 대해 묻자, 그녀는 미국에 살게 된 것 자체만 해도 특권으로 여기고 있어, 자신에게는 아무런 불평할 권리가 없다고 했다. 그녀는 자신이 가족을 돕기에 충분한 일을 하고 있지 않다는 느낌이 든다고 했다. 그녀는 '온종일 아무 일도' 하지 않았음에도 피로감이 드는 것에 대해 당혹스러워했고, 자해 의도는 없다고 부인했다.

그녀는 자녀들이 매우 자랑스럽다고 했다. 특히 아들은 태국에서 우수한 학생으로 영어도 잘했었다고 말했다. 그럼에도 아들과 며느리, 그리고 두 어린 손주는 라오스와 태국에서 살 때처럼 많은 문화적 전통을 따르고 있었고, 저녁이 되면 자주 몽족 음식을 만들어 먹곤 했다. 아들 부부는 새크라멘토 변두리 지역의 소규모 농장을 매입하여 아시아 사람들이 주로 먹는 야채를 재배하는 등 운영을 잘하고 있었다. 아들은 두 누이가 새크라멘토의 몽족 공동체로 다시 돌아갈 때까지 자신의 농장에 고용하기도 했다.

팡 부인은 캘리포니아로의 이주는 기대했던 것보다 훨씬 좋다고 했다. 그녀에게 가장 실망스러운 일은 1년 전 남편이 예기치 않게 심장마비로 세상을 떠난 사실과 대가족 구성원들의 대부분이 여전히 태국에 남아 있는 것이었다.

정신상태검사 당시, 환자는 키가 작고 체격이 좋았다. 그녀는 화장을 하지 않은 상태에서 꽃이 그려진 반소매 블라우스와 검정색 폴리에스터 바지를 입고 있었고, 검은색 플립플랍 샌들을 신고 있었다. 그녀는 손목에 흰색 실을 두르고 있었다. 그녀의 눈은 전반적으로 아래를 향했고 조심스러워하는 것 같았다. 그녀는 슬프고 위축되어 보였으나 우울한 느낌은 없다고 했다. 그녀의 말은 느렸고 조심스러웠으며, 환각, 자살경향성, 살해경향성은 없다고 부인했다. 인지검사 결과, 주의력과 집중력은 정상으로 나타났다. 그녀는 정식교육을 거의 받지 않았고, 기능적 문맹으로 보였다. 그녀의 질병에 대한 병식은 제한적인 것 같았다.

손목에 감겨 있는 실에 대해 묻자, 최근에 찾아낸 몽족 무당이 멀리 있는 친척들과의 재회를 위한 영혼 초대 의식을 몇 차례 치러 줬다고 했다.

❖ 논의

팡 부인은 피로감, 불면증, 통증의 원인 규명을 위한 정신 감정을 받기 위해 클리닉을 찾았다. 그녀는 불면증, 무가치감, 피로 증상이 있음이 확실시된다. 그러나 그녀는 우울 기분, 무쾌감증, 동요, 체중 감소, 집중곤란, 또는 자살사고에 대해서는 부인했다. 그녀는 DSM-5-TR 주요우울장애 기준 9개 중 3개만을 충족한다. 진단을 위해서는 5개가 요구된다.

팡 부인은 문화와 관련된 여러 쟁점에 관해 말하고 있다. 그녀는 새크라멘토 근교에 있는 그들 소유의 농장에서 아들 가족과 함께 몽족 언어를 사용하는 가정에서 살고 있다. 이들은 채소를 재배하고 있는데, 이러한 일은 이들이 라오스와 태국에서 거주할 때의 생업인 것 같다. 몽족 문화에서 결혼한 젊은 부부는 일반적으로 남편의 가족과 함께 살면서 시어머니를 모시고 생활한다. 팡 부인은 현재 상황에 감사하고 있다. 그렇지만 최근 남편이 세상을 떠났고, 딸은 새크라멘토의 몽족 공동체로 되돌아간 상황에서, 팡 부인은 자기가 여전히 하찮은 존재 같고 외로운 느낌이 들 수 있다. 기능적 문맹 상태—제한적인 교육적 자원이 주로 남성들에게

만 주어지는 사회에서는 특이할 것도 없지만—인 팡 부인은 이메일, 신문 등 외부와 접속할 수 있는 도구를 사용할 수 없는 상황에 있다. 그녀의 고립감은 면담자가 그녀의 손목에서 목격한 줄과 연결되어 있는 것처럼 보인다. 샤머니즘적으로 영혼을 부르는 의식은 가족의 재회를 바라는 것이고, 그녀는 특히 자신의 딸들, 동남아시아에 있는 고향집, 몽족Hmong 문화, 대가족, 그리고 조상들과 멀리 떨어져 있는 상황을 감안할 때, 어려움에 처해 있을 수 있다.

팡 부인의 기분장애 평가에서는 몽족 언어에 우울증이라는 말이 없음을 알고 있을 필요가 있다. 다른 문화권의 많은 사람이 그러는 것처럼, 팡 부인은 불면증, 무력증, 신체 통증 등의 신체 증상들을 '우울 기분' 대신 기술하고 있다. 이러한 증상들은 DSM-5의 MDD 증상기준에 부합되는 것 같지 않다. 그리고 그녀에 의하면, 증상은 기분부전장애dysthymic disorder에서 필수로 요구하는 기간인 2년간 지속되지 않았다. 그러므로 그녀의 자녀로부터 부수적인 정보를 수집하는 것이 유용할 것이다. 그녀의 자녀는 진단을 공고히 할 수 있는 정보를 제공할 수 있을 것이다. 현재 상태 그대로, 그녀는 DSM-5의 달리 명시되는 우울장애 진단에 가장 잘 부합된다(불충분한 증상 동반 우울 삽화).

✧ 진단

- 달리 명시되는 우울장애(불충분한 증상 동반 우울 삽화)

✧ 읽을거리

Culhane-Pera KA, Vawter DE, Xiong P, et al: Healing by Heart: Clinical and Ethical Case Stories of Hmong Families and Western Providers. Nashville, TN, Vanderbilt University Press, 2003

Lim RF (ed): Clinical Manual of Cultural Psychiatry. Washington, DC, American Psychiatric Publishing, 2006

Llorente M: Culture, Heritage, and Diversity in Older Adult Mental Health Care. Washington, DC, American Psychiatric Association Publishing, 2019

Parekh R, Al-Mateen CS, Lisotto MJ, Carter RD (eds): Cultural Psychiatry With Children, Adolescents, and Families. Washington, DC, American Psychiatric Association Publishing, 2021

CHAPTER 5

불안장애

Anxiety Disorders

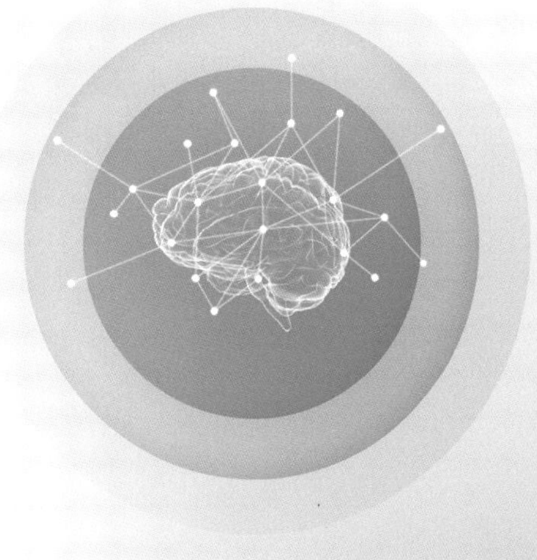

CHAPTER 5 불안장애
Anxiety Disorders

서문
John W. Barnhill, M.D.

DSM-5의 불안장애에 관한 장에는 불안, 공포, 회피가 현저하게 나타나는 일련의 장애들이 수록되어 있다. 가장 보편적인 정신건강의학적 진단 중 불안장애는 명확하게 진단하기 어려운 장애에 속한다. 진단을 복잡하게 만드는 첫 번째 문제는 불안, 공포, 회피가 정상이고 적응적인 반응이어서, 경도 증상을 보이는 사람들에 대한 평가가 모호해질 수 있다는 점이다.

두 번째 문제는 불안과 관련된 정서가 신체 증상처럼 아주 현저히 경험하게 될 수 있다는 점이다. 공포fear(실제적 또는 지각된 즉각적인 위협에 대한 정상적 반응)는 거의 언제나 자율신경계의 과다각성hyperarousal과 연관이 있다. 특히 만성적인 경우, 과다각성은 환자들이 확인 또는 기술하기 어려울 수 있다. 이와 유사하게, 불안anxiety(명백한 위협이 없는 상태에서 겪는 두려운 정서 경험)은 근육 긴장과 경계심으로 경험될 수 있다. 이는 만성적으로 고양된 불안 수준에 있는 사람에게는 인식하지 못하는 사이에 배경 소음과 뒤섞일 수 있다.

세 번째 문제는 불안장애가 흔히 서로 동반이환 상태에 있고, 기분장애 및 성격장애와도 동반이환 관계에 있다는 점이다. 이는 각 진단의 징후에 대해 적절하게 주의를 기울이기 어렵게 할 수 있다.

끝으로, 불안장애의 정의는 알려지지 않은 병리생리학적 현상을 기술해 놓은 것에 불과하다. 많은 발전이 있었음에도, 정신의학 분야는 여전히 근원적인 병의 원인을 기반으로 명확하게 확인할 수 있는 질병분류학적nosological 범주에 근접하지 못하고 있다.

DSM-5-TR에서는 DSM-5에서 처음 수행된 몇 가지 변경사항이 그대로 유지되고 있다. 예컨대, 공황panic은 계속해서 두 가지 방식으로 기술되고 있다. 공황발작panic attacks은 흔히 동반이환되고, 이제 모든 DSM-5-TR 불안장애뿐 아니라, 몇몇 정신건강의학적 장애의 명시자로 식별될 수 있다. 지속성 공황발작이 후속적인 공황발작에 대해 지속적이고 현저한 공포를 유발할 때, 가장 가능성이 큰 진단은 공황장애panic disorder다.

역사적으로, 공황장애와 연결된 광장공포증agoraphobia은 DSM-5에서는 다양한 스트레스 요인과 정신건강의학적 증상의 맥락에서 발병될 수 있는 독자적인 진단명으로 소개되어 있다. 특정공포증specific phobia과 사회불안장애social anxiety disorder와 마찬가지로, 광장공포증 진단에서는 18세 이상의 개인이 불안을 불합리한 것으로 인식해야 한다는 조건이 삭제되었다. 대신, 임상가가 불안이 실제 위험이나 위협에 어울리는 것인지 판단을 내릴 수 있도록 했다. 또 일시적인 공포에 대한 과도한 진단의 가능성을 줄이기 위해 이 장애들의 진단기준은 18세 미만으로 한정하지 않고, 모든 사람에 대해 적어도 6개월간 지속되어야 하는 것으로 수정되었다.

DSM-5의 모든 구조적 변화는 DSM-5-TR에서 유지되고 있다. 예컨대, 분리불안장애는 신경발달장애에 관한 장에서 불안장애에 관한 장으로 옮겨졌다. 진단은 여전히 18세 이전 발병이 필수로 요구되지만, 이 장의 이동은 임상가들이 이 아동기 발병 장애의 기준을 충족하는 성인의 6%를 인식하도록 장려하기 위한 것이다.

또한 DSM-5에서는 주로 불안장애로 개념화되었던 상태들을 위한 2개의 새로운 장[OCD(예 OCD뿐 아니라 신체이형장애 같은 상태들)]과 외상 및 스트레스 관련 장애(예 PTSD뿐 아니라 적응장애)를 마련했다. 이 새로운 장에는 불안이 두드러진 역할을 할 수 있지만, 다른 양상(예 강박사고/강박행동 또는 현저한 외상 과거력)도 있는 장애군이 포함되어 있다.

DSM-5-TR에는 불안 증상의 발달에서 흔히 시사하는 기질적 특질temperamental traits에 관해 기술되어 있다. 여기에는 부정적 정서를 경험하는 성향을 나타내는 부정적 정동성negative affectivity(또는 신경증적 경향성neuroticism)과 불안 증상이 해롭다고 믿는 성향을 나타내는 불안 감수성이 포함되어 있다. 또 불안장애는 행동 억제, 피해 회피, 위협에 대한 주의력 편향 같은 특질과 관련이 있다.

문화 인식cultural awareness은 DSM-5-TR 전체에서 강조되고 있다. DSM-5-TR은 젠더, 민족, 모국home country 등을 기반으로 하위집단 내의 불안장애 비율에 관한 최근의 증거를 기술하는 것 외에, 모든 환자가 서양의 질병의료모델medical model of disease을 믿는 것은 아니라는 인식을 포함하여 임상가가 문화에 대한 폭넓은 민감성을 유지하도록 권장하고 있다. 대안설명모델alternative explanatory models에 대한 임상의의 호기심은 치료동맹therapeutic alliance과 환자의 치료지속이행patient adherence을 향상시킬 수 있다. 예컨대, 캄보디아 문화권에서 캘khyâl(바람wind) 발작attacks은 현기증, 이명tinnitus, 그리고 목 통증을 포함한다. 파국적 인지와 공황발작은 캘의 장애를 반영하는 것으로 이해될 수 있는 증상(예 목 통증)의 인식된 위험성에 의해 촉발될 수 있다. 임상가는 세계의 모든 지역으로부터 모든 문화적으로 매개된 장애를 알 것으로 기대되지는 않지만, 성공적인 의학적 상호작용은 환자(또는 존경받는 부모 또는 조부모)가 서양의학모델과 일치하지 않는 의학과 건강에 관한 이론을 가지고 있다는 단서를 듣는 것에 달려 있을 수 있다. 재치 있는 면담은 종종 더 정확한 진단과 문화적으로 민감한 치료계획으로 이어질 수 있다.

불안이 보편적이고, 불안장애가 가장 흔한 정신건강의학적 장애일 수 있지만, DSM-5에서는 불안장애의 저진단underdiagnosis이 심각한 결과를 초래할 수 있다고 강조하고 있다. 빈번하게 오진되고 치료가 부족한 불안장애는 흔히 업무 수행과 삶의 만족도 감소, 그리고 자살경향성, 무기력한 날의 수, 의료 및 정신의학적 동반이환, 의료자원 사용과 연관되어 있다.

다양한 불안 관련 장애는 흔히 명확하게 구별될 수 있지만, 빈번하게 서로 동시에 발생하고, 다른 정신건강의학적 진단들(예 주요우울장애, 성격장애, 물질사용장애 등)과 동반이환된다. 즉, '불안'이라는 주요 호소내용은 진단을 내리는 것이 아니라, DSM-5 전체에 걸친 임상적 사고과정을 시작하게 한다는 것이다.

❖ 읽을거리

Hofmann SG Hinton DE: Cross-cultural aspects of anxiety disorders. Curr Psychiatry Rep 16(6):450, 2014

Horwitz AV, Wakefield JC: All We Have to Fear: Psychiatry's Transformation of Natural Anxieties Into Mental Disorders. New York, Oxford University Press, 2012

Milrod B: The Gordian knot of clinical research in anxiety disorders: some answers, more questions. Am J Psychiatry 170(7):703-706, 2013

Simon NM, Hollander E, Rothman BO, Stein DJ (eds): The American Psychiatric Association Publishing Textbook of Anxiety, Trauma, and OCD-Related Disorders, 3rd Edition. Washington, DC, American Psychiatric Association Publishing, 2020

사례 5.1

공포와 걱정

Fears and Worries

Loes Jongerden, M.A.
Susan Bögels, Ph.D.

로건Logan(12세, 남)은 오랫동안 부모를 잃을지 모른다는 불안과 비교적 최근에 생긴 심각한 병에 걸릴 것에 대한 두려움 때문에 정신건강관리mental health care에 의뢰되었다.

로건의 부모는 장기간의 불안 병력에 대해 언급했지만, 갑작스럽게 발생한 로건의 문제는 진료 신청 5주 전 희귀불치병에 대한 TV쇼를 시청하면서 시작되었다. 그 후, 그는 감춰진 병에 걸렸을 수 있음을 두려워했다. 부모에 따르면, 로건은 지난달 불안, 현기증, 오한, 숨 가쁨 증상이 특징적으로 나타나는 '공황발작'이 세 차례나 있었다. 거의 동시에, 로건은 잦은 두통과 복통을 호소하기 시작했다. 로건의 해명에 따르면, 그의 신체 통증은 질병에 대한 공포와 부모가 멀리 떠날 것에 대한 공포로 인한 것으로, 통증은 그를 고통스럽게 했다. 그는 공황발작이 더 일어날 것에 대해서는 두렵지 않지만, 아픈 상태로 홀로 남겨질 것을 생각만 해도 겁에 질리게 된다고 했다. 이 질병공포illness fears는 로건이 침대에 누워 있을 때, 몸에 무언가 있는 느낌이 들 때, 질병에 관한 말을 들었을 때 등, 일주일에 수차례 발생했다.

로건이 불안으로 고통받기 시작한 것은 그의 어린 시절로 거슬러 올라간다. 유치원 시절에는 분리불안 증상이 강하게 나타났다. 초등학교 3학년 때는 잠시 집단 괴롭힘을 당했는데, 이로 인해 처음 공황발작과 불안 악화로 이어졌다. 부모는 그에게 "언제나 새로운 불안의 대상이 있었던 것 같았다."고 했다. 불안 대상으로는 화장실, 어두움, 혼자 잠자기, 혼자 있기, 괴롭힘 당하는 것 등이었다.

가장 지속적으로 로건을 괴롭혔던 두려움은 부모의 안전에 관한 것이었다. 부모가 직장이나 가정에 있을 때는 대체로 아무 문제가 없었다. 그러나 부모가 이동 중이거나 외출하는 경우, 부모가 사고로 죽게 될까 봐 두려워하곤 했다. 부모가 직장에서 늦게 퇴근하거나 둘만 외출하거나 볼일을 보러 나가는 경우, 로건은 거의 제정신이 아닌 상태로 끊임없이 전화를 걸어 대고, 문자메시지를 보내곤 했다. 로건은 아버지보다도 어머니의 안전에 대해 크게 염려했다. 이로 인해 로건의 어머니는 점차 자신이 홀로 하는 활동을 최소로 줄일 수밖에 없었다. 어머니는 마치 '로건이 화장실까지 따라 들어올 것 같은' 느낌이 들 정도라고 했다. 로건은 아버지에게는 덜 매달렸다. 아버지는 "우리가 아이를 안심시키거나 집에서 함께 있다고 하더라도, 로건은 절대로 독립적으로 행동하지는 않을 거예요."라고 말했다. 그는 아내가 아들에게 너무 부드럽게 대하면서 과잉보호한다고 생각했다.

10세 되던 해, 로건은 가족들과 함께 수개월간 심리치료를 받은 적이 있었다. 아버지는 치료를 통해 아내가 전보다 과잉보호를 덜 하게 되었고, 로건의 불안도 호전된 것 같았다고 했다. 그녀는 남편의 진술에 동의했다. 다만, 그녀는 외출할 때나 로건이 병에 걸릴까 봐 두려울 때마다 엄마로서 어떻게 해 줘야 할지 잘 모르겠다고 했다.

이 문제 말고는 로건의 발달력에 특이사항은 없었고, 학교성적은 대체로 양호했다. 교사들에 의하면, 로건은 조용하면서도 친구들이 여럿 있었고, 다른 아이들과 잘 협조하면서 어울렸다. 그러나 때로 다른 아이들의 의도를 민감하게 받아들여 부정적으로 해석하곤 했다. 예컨대, 자신이 놀림받는 것 같은 행동에 민감하게 반응하는 경향이 있었다.

로건의 가족력은 외가 쪽으로 공황장애, 광장공포증, 사회불안장애(사회공포증)와 연관이 있었다. 즉, 외할머니는 '적어도' 로건의 어머니 정도의 불안이 있었지만, 친가 쪽으로는 정신의학적 질환 병력은 없었다.

검사 당시, 로건은 우호적 · 협조적 · 목표 지향적이었고, 생각이나 느낌을 분명히 표현하는 아이였다. 그는 대체로 '양호한 기분 상태'였으나, 죽음과 병에 대한 두려움에 관해 이야기하면서 울먹였다. 그는 자살경향성과 무망감은 없고, 고등학교에 진학하기 전까지 자신의 문제를 극복하기 위해 애쓰고 있다고 했다. 그의 인지 상태는 양호했고, 병식과 판단력은 불안 문제와 관련된 것 외에는 아무런 문제가 없는 것으로 보였다.

❖ 논의

로건은 어린 시절부터 분리에 대한 두려움이 있었다. 분리불안장애separation anxiety disorder(SAD)로 진단되려면, DSM-5에 제시된 8개 증상 중 3개가 충족되어야 한다. 로건은 5개 증상(① 예측되는 분리, ② 부모의 상해, ③ 분리로 이어질 수 있는 사건, ④ 혼자 남겨질 것에 대해 장기간 과도하게 불안을 야기하는 두려움, 그리고 ⑤ 죽음과 분리에 대한 두려움으로 인한 신체 증상)을 호소하고 있다.

로건은 공황발작도 있다. 그러나 발작 발생에 대한 두려움이 있으므로, 공황장애 기준에는 부합되지 않는다. 대신, 그의 공황은 분리나 병에 걸리는 것에 대한 두려움과 관련이 있는 것 같다. 그러므로 공황발작은 분리불안장애의 명시자로 기재하면 된다.

로건은 병에 걸릴까 봐 불안해하고 있지만, 그의 증상들이 질병불안장애illness anxiety disorder(IAD) 기준을 충족하지는 않는 것 같다. 왜냐하면 병에 대한 두려움의 지속기간이 6개월이 아니고, 의사를 찾지 않고 있으며, 건강보다는 애착 대상에서 떨어져 홀로 남겨지는 것에 대해 안심시키는 말을 듣고 싶어 하기 때문이다. 로건의 증상들은 범불안장애generalized anxiety disorder(GAD) 기준도 충족하지 않는다. 그의 압도적인 관심은 부모로부터의 분리에 집중되고 있기 때문이다. 단, 과거에는 사회불안장애(사회공포증) 기준을 충족했을 수 있다(괴롭힘당하는 것에 대한 두려움). 그러나 이 시점에서 사회공포는 현재의 임상상clinical picture으로 보이지 않는다.

불안장애는 로건의 어머니와 외할머니에게도 있었는데, 이는 유전적 소인이 있음을 암시할 수 있다. 다세대에 걸쳐 나타나는 불안 증상은 학습, 모델링, 과잉보호적인 양육방식을 통해 전달될 수 있다. 이 사례에서 로건의 어머니는 공황장애, 광장공포증, 사회불안장애를 겪고 있는 것으로 기록되어 있고, 로건의 부모는 이구동성으로 어머니의 불안이 그녀의 양육방식에 영향을 미쳐 왔다고 했다. 특히 로건은 두려움으로 보상을 받고 있는 것으로 보인다(① 부모가 가정에 머무름, ② 로건을 거의 홀로 두지 않음, ③ 로건의 전화와 문자메시지에 즉각 답해 줌). 로건의 부모는 아들의 두려움에 대해 자주 대화를 하고 있는 것처럼 보이지만, 정작 보상전략에 대한 논의를 위한 시간은 충분히 갖고 있지 않을 수 있다. 아버지는 로건의 자율성을 북돋아 주고자 노력하는 것 같지만, 전반적인 전략에 대해서는 어머니와 의견의 일치를 보지 못하는 것으로 보인다. 이처럼 비지지적인 공동양육은 오히려 로건의 문제가 지속되는 원인을 제공해 왔을 수 있다.

DSM-5에서 한 가지 잠재적으로 중요한 변화는 분리불안장애를 '불안장애' 장으로 재배치한 것이다. 분리불안장애는 DSM-III와 DSM-IV에서는 '유아기 · 소아기 · 청소년기에 흔히 시작되는 장애' 장에 배치되었다. 그러나 분리불안장애는 성인기까지 이어질 수 있고, 로건의 어머니 자신이 (기타 불안장애뿐 아니라) 성인 분리불안장애를 겪고 있을 수 있다. 그녀의 분리에 대한 두려움이 아들을 양육하는 방식에 영향을 미치고 있기 때문에 로건의 지속적인 불안에 원인 제공을 하게 되는 것은 어쩌면 당연한 일일 것이다.

진단

- 공황발작 동반 분리불안장애

읽을거리

Aktar E, Van Bockstaele B, Pérez-Edgar K, et al: Intergenerational transmission of attentional bias and anxiety. Dev Sci 22:e12772, 2019

Baartmans JMD, van Steensel FJA, Mobach L, et al: Social anxiety and perceptions of likeability by peers in children. Br J Dev Psychol 38(2):319-336, 2020

Majdandzic M, de Vente W, Feinberg ME, et al: Bidirectional associations between coparenting relations and family member anxiety: a review and conceptual model.

Clin Child Fam Psychol Rev 15(1):28–42, 2012
Patel AK, Bryant B: Separation anxiety disorder. JAMA 326(18):188, 2021

사례 5.2

공황

Panic

Carlo Faravelli, M.D.

마리아 그레코Maria Greco(23세, 여, 미혼)는 심장병 전문의cardiologist에 의해 정신건강의학적 평가에 의뢰되었다. 2개월 전, 그녀는 심계항진, 숨 가쁨, 오한, 떨림, 곧 죽을 것 같은 두려움 등의 급성 증상으로 네 차례나 응급실을 찾았다. 이때마다 발병은 급속도로 이루어졌다. 증상이 몇 분 지나지 않아서 극도에 달했고, 그녀는 두려움으로 탈진 상태가 되어, 심장이 마비되었다고 확신하곤 했다. 이 삽화가 발생할 때마다 일반적인 신체검진, 활력징후vital signs검사(***역자 주**. 맥박, 호흡, 체온, 혈압 검사 등), 검사실검사, 독소검사, 심전도검사electrocardiograms 등 의학적 평가를 받았으나, 결과는 언제나 정상이었다.

환자에 의하면, 지난 3개월 동안 이러한 발작이 공황 증상과 함께 직장, 가정, 운전 중에도 발생하는 등 총 5회 있었다. 그녀는 다른 발작이 일어날 것에 대해 계속해서 두려워하게 되면서, 이미 여러 날 병가를 냈고, 운동, 운전, 커피를 피했다. 수면의 질 역시 기분과 마찬가지로 크게 떨어졌고, 사회관계를 기피했다. 게다가, 의학적 정밀검사가 증상이 모두 해소된 이후에 실시되었기 때문에 음성으로 나타났다고 여기면서, 친구들과 의사의 안심시키는 말을 귀담아 들으려 하지 않았다. 그녀는 자신의 심장이 뭔가 잘못되었고, 정확한 진단이 없으면 자신은 곧 죽게 될 거라고 확신했다. 그녀는 한밤중에 잠들어 있는 동안에도 공황발작이 나타나자, 결국 정신건강 전문의를 만나 보라는 제의를 받아들였다.

그레코 양은 정신건강의학적 장애 병력은 없다고 부인했으나, 어린 시절 불안 병력, 즉 '학교공포증school phobia'으로 진단받은 적이 있다고 했다.

환자의 어머니는 4년 전 재발성 주요우울장애에 시달리다가 약물 과다복용으로 스스로 목숨을 끊었다. 평가 당시, 환자는 아버지, 그리고 두 동생과 함께 살고 있었다. 환자는 고등학교를 졸업했고, 전화교환수로 근무하고 있으며, 교제하고 있는 이성 친구는 없었다. 이 외에 그녀의 가족과 사회활동에서 증상에 원인 제공을 할 만한 사항은 없었다.

검사 당시, 환자는 불안한 모습이 역력했지만, 협조적이었고 조리 있게 말했다. 그녀는 자신에게 우울증은 없다고 부인했지만, 걱정이 많아 보였고, 자신에게 심장병이 있다고 굳게 믿고 있었다. 그녀는 정신병적 증상, 혼돈, 제반 자살경향성은 없다고 부인했다. 그녀의 인지 상태는 문제가 없었고, 병식은 제한적이었으며, 판단력은 양호했다.

❖ 논의

그레코 양은 공황발작panic attack이 있어서, 두려움 및/또는 불편감에 갑작스럽게 휩싸이다가 몇 분 이내에 최고조에 달하고, 신체 및/또는 인지 증상들을 동반한다. DSM-5에서 공황발작은 특별한 종류의 두려움 반응으로 간주되며, 불안장애에서만 나타나지 않는다. 엄밀한 의미에서, 공황은 DSM-5에서 두 가지 방식으로 개념화된다. 첫째, 어떤 DSM-5 진단에서든 동반될 수 있는 '공황발작' 명시자로서다. 둘째, 더 엄격한 공황발작장애의 기준에 부합되지 않는 경우, 공황장애panic disorder로 진단되는 것이다.

그레코 양은 공황장애 진단에 필수적인 다수의 기준을 충족하는 것으로 보인다. 첫째, 그녀의 공황발작은 재발성recurrent이고, 그녀는 13개 공황 증상(심계항진, 발한, 진전trembling, 숨 막힘, 흉부통증, 죽음에 대한 지속적인 두려움 등) 중 4개 이상의 필수요건을 충족한다. 공황장애의 진단기준에는 또한 공황발작이 삽화들 사이에 개인에게 영향을 미쳐야 한다는 필수요건이 있다. 그레코 양은 심장마비에 걸릴까 봐 지속적으로 걱정하고 있을 뿐 아니라, (의학적 정밀검사와 안심시키는 말에도 불구하고) 다른 공황발작을 유발시킬 수 있는 상황과 활동을 회피하고 있다. 그리고 이 증상들은 적어도 1개월 동안 지속되어야 하는데, 그레코 양은 2개월 동안 증상들을 보여 왔다.

공황장애 진단은 공황의 많은 다른 원인에 대한 평가가 필수로 요구된다. 여기에는 치료약물, 의학적 질환, 남용약물, 그리고 기타 정신장애가 포함된다. 과거력에 의하면, 이 23세 된 여성은 치료약물을 복용하지 않고 있고, 의학적 질환이 없으며, 남용물질을 사용하고 있지 않다고 한다. 그녀에 대한 신체검진, 심전도검사, 일반 검사실 결과, 독소검사 결과는 정상 또는 음성으로 판명되었다. 그레코 양에게 약초와 보약complementary medications에 관해 상세히 탐색해 볼 필요가 있다. 그러나 그녀의 증상은 근원적으로 정신병적인 것으로 보인다.

많은 정신건강의학적 장애는 공황과 연관되어 있고, 그레코 양은 다른 상태에 의해 공황발작을 일으킬 가능성이 있을 수 있다. 그녀는 아동기에 불안과 '사회공포증(DSM-5-TR의 사회불안장애)' 병력이 있었다고 한다. 그렇지만 이 증상은 이미 관해된 것으로 보인다. 4년 전, 그레코 양의 어머니는 재발성 주요우울장애를 앓다가 자살했다. 이에 관한 상세한 내용은 알려지지 않았다. 이 외상사건은 의심할 여지없이 그레코 양에게 어떤 식으로든 영향을 미쳤을 것이다. 실제로, 두 가지 트라우마가 있었을 것이다(① 어머니의 갑작스러운 자살에 따른 영향, ② 만성 또는 재발성 우울증을 겪었던 어머니로부터의 더 장기적인 영향). 향후 공황발작으로 이어지는 심리사회적 사건에 대해 초점을 맞춘 면밀한 탐색이 이루어져야 할 것이다.

예컨대, 그레코 양의 '학교공포증'은 진단되지 않은 분리불안장애의 징후였을 수 있다. 그리고 최근에 나타난 공황 증상은 데이트, 성적 탐색 및/또는 아버지와 동생들로부터 벗어나려는 상황에서 발생했을 수 있다. 그녀의 공황 패턴은 사회불안이나 특정공포증에 대한 반응은 아니다. 그렇지만 자신의 증상이 정신의학적이라는 사실을 부인하고 있다는 점에서 그녀는 자신의 공황 증상과 다른 일련의 증상들이 서로 연결되어 있다는 사실을 인식하고 있지 못할 수 있다. 따라서 그레코 양의 불안에 대한 민감성(불안을 해로운 것으로 보는 경향성)과 '부정적 정동성negative affectivity(부정적 정서를 경험하는 성향)'을 평가해 보는 것이 유용할 것이다. 이 두 가지 성격 특질은 공황의 발달과 연관이 있을 것이다.

환자들에게 흔히 스스로 특정 증상군을 인식하지 못하는 경향이 있다는 점을 고려한다면, 좀 더 구체적으로 외상후 스트레스장애와 강박장애의 가능성을 탐색해 보는 것이 도움이 될 것이다. 예컨대, 환자의 공황 증상은 심장병에 대한 염려로 이어진 것 같다. 만일 질병에 대한 염려가 공황 증상보다 앞서 발생했다면, 질병불안장애나 신체증상장애도 있을 수 있다.

우울장애와 양극성장애는 흔히 공황 증상과 동반이환된다. 그레코 양은 불면증과 죽음에 대한 집착 등의 우울 증상이 있지만, 우울증 진단기준을 충족하지 않는 것 같다. 그렇지만 그레코 양의 증상들에 대한 종단적 관찰이 필요할 것이다. 어머니의 우울증 병력은 그레코 양의 우울증 발병 위험성을 높일 가능성이 있다. 그럼에도 그레코 양은 자신의 정서 상태에 대한 병식이 없을 수 있다. 그러므로 양극성장애 증상에 대해 구체적으로 탐색해 보는 것이 도움이 될 것이다. 환자들은 흔히 자신의 조증과 경조증 증상을 의식하지 못하거나, 문제로 인식하지 않는 경향이 있다. 가능하다면, 그녀의 어머니의 증상에 대한 재치 있는 검토가 유용할 수 있다. 왜냐하면 자살경향성과 자살이 우울장애보다 양극성장애에서 더 흔하기 때문이다. 더욱이, 공황의 발달은 자살사고의 위험을 증가시키는 것으로 보인다.

더 면밀한 탐색이 요구되지만, 그레코 양은 공황장애가 있는 것 같다. DSM-5에서는 공황의 예측 여부에 대한 검사를 권장하고 있다. 그레코 양의 초기 공황발작은 운전 도중, 직장 등 스트레스 상황에서 발생한 것 같다. 따라서 공황발작은 예측 가능했거나 그렇지 않았을 수도 있었다. 그러나 가장 최근 삽화는 수면 중에 발생했기 때문에 그녀의 공황발작은 예기치 않은 것으로 분류될 것이다.

DSM-5에서 광장공포증은 공황장애와 분리되어 있다. 이 두 장애는 동반이환될 수 있지만, 광장공포증은 이제는 다양한 상황에서 발생하는 것으로 인식되고 있다. 그레코 양의 사례에서 운전, 운동, 카페인에 대한 그녀의 능동적 회피는 광장공포증의 증상이라기보다는 공황장애가 상황을 더 복잡하게 만든 행동 문제로 개념화하는 것이 더 정확할 것이다. 정확한 진단과 치료는 그레코 양의 증상 악화와 만성화 방지에 중요하다.

❖ 진단

- 공황장애

❖ 읽을거리

Bentley KH, Franklin JC, Ribeiro JD, et al: Anxiety and its disorders as risk factors for

suicidal thoughts and behaviors: a meta-analytic review. Clin Psychol Rev 43:30-46, 2016
Faravelli C, Gorini Amedei S, Scarpato MA, Faravelli L: Bipolar disorder: an impossible diagnosis. Clin Pract Epidemiol Ment Health 5:13, 2009
MacKinnon DF, Zandi PP, Cooper J, et al: Comorbid bipolar disorder and panic disorder in families with a high prevalence of bipolar disorder. Am J Psychiatry 159(1):30-35, 2002

사례 5.3

청소년 수줍음

Adolescent Shyness

Barbara L. Milrod, M.D.

나딘Nadine(15세, 여)은 오래된 수줍음에 대한 정신건강의학적 평가를 받기 위해 어머니에 의해 정신건강 전문의에게 데려져 왔다.

처음에는 자신에 대해 말을 하려 들지 않던 나딘은 계속 긴장된다고 했다. 그녀는 여러 해 동안 불안이 '많이 악화되었고', 자주 현기증과 울음 같은 삽화들이 동반되었다고 덧붙였다. 그녀는 대체로 가정이나 학교 밖 상황에서 말을 할 수 없었다. 또 타인과 상호작용하게 되는 상황에 대한 두려움 때문에 혼자서는 절대 집을 떠나려 하지 않았다. 그녀는 특히 다른 10대들과 어울리는 것을 불안해하였고, 오랫동안 알고 지내던 이웃 어른들과도 '너무 긴장되어' 아무 말도 하지 못했다. 나딘은 망신당할 거라는 두려움 때문에 레스토랑에 걸어 들어가 '카운터의 낯선 사람'에게 주문하는 것은 불가능하게 느껴진다고 했다. 또한 발작이 일어날까 봐 늘 경계를 늦추지 않았다. 이는 나딘이 혼자 집에 있을 때 실제로 효과가 있었던 전략이었다.

나딘은 전형적으로 부모에게 나가고 "싫지 않아."라고 말하면서 자신을 불구로 만드는 불안을 감추기 위해 노력했다. 덫에 걸리고 무능하다고 느낀 나딘은 항상 자살을 생각했다고 말했다. 어머니가 마침내 나딘의 정신건강의학적 평가를 받게 하기 위해 그녀를 데려오기 1개월 전, 나딘은 '아픔을 느끼고 스트레스 해소를 위해' 허벅지를 칼로 긋기 시작했다. 가족 중 이 발병에 대해 아는 사람은 아무도 없었다.

나딘은 유치원 시절부터 언제나 '수줍어'했고, 쉬는 시간이면 다른 아이들의 놀림거리가 되었다. 또래들의 놀림은 나딘이 7학년이 될 때까지 노골적인 집단 괴롭힘으로 이어졌다. 2년간의 어려운 시기가 지나자, 나딘의 또래들은 '마치 으르렁거리는 늑대 무리처럼' 몰려들어 그녀에게 '바보 멍청이stupid' '못난이ugly', 그리고 '미친 Xcrazy'라고 외쳐 대곤 했다. 자주 있었던 일은 아니지만, 또래 아이 중에는 나딘을 빤히 쳐다보면서 차라리 자살하는 게 나을 거라고 말한 아이도 있었다고 한다. 어떤 여아(초등학교 동창이면서 패거리의 우두머리)는 나딘의 눈을 때려서 눈 주위를 멍들게 한 적도 있었다. 나딘은 맞서 싸우지 않았다. 이 사실은 사건을 목격한 이웃 어른이 나딘의 어머니에게 귀띔해 주면서 밝혀졌다. 나딘의 어머니가 나딘에게 자초지종을 물었으나, 나딘은 길에서 '넘어져서' 멍든 것이라며 맞은 일 자체를 부인했다. 그러면서 나딘은 어머니에게 지나가는 말로 다른 학교로 전학가고 싶다고 했으나, 당시 이를 대수롭지 않게 여긴 어머니는 아무 생각 없이 전학을 반대하는 쪽으로 조언을 했다. 이후 나딘의 고통은 계속되었고, 밤에 잘 때마다 혼자 흐느껴 울곤 했으며, 다시는 깨어나지 않기를 바라기도 했다.

가해학생들과 이들의 편협함으로부터 탈출하려는 희망과 생각에 가득 찬 나딘은 전문 예술고등학교 9학년으로 전학했다. 그 후 집단 괴롭힘은 없어졌지만, 그녀의 불안 증상은 역설적으로 악화되었다. 나딘은 전보다 더 심하게 공공장소에 발을 들여놓을 수 없다는 느낌이 들었다. 게다가, 15세에 걸맞은 독립성을 발달시킬 수 없다는 생각에 점차 수치심이 들었다. 그러면서 나딘은 주말 내내 집안에 '갇혀trapped' 지내기 시작했고, 동네 공원에서 혼자 책 읽는 일조차 두려워지게 되었다. 밤이 되면, 전에 다니던 학교에서 괴롭힘을 당하던 일에 대해 악몽을 꾸곤 했다. 그럴수록 자살에 대한 집착은 점점 더 심해졌다.

나딘의 부모는 그녀가 점점 더 수줍어하게 되면서 정신건강의학적 도움을 찾게 되었다. 이러한 결정은 나딘의 교사가 나딘의 불안과 사회적 고립으로 인해 나딘이 좋은 대학의 진학에 필요한 학점을 받지 못하고 있고, 특별활동에도 참여하지 않고 있다고 귀띔해 준 직후에 이루어졌다.

나딘은 어머니를 시끄럽고, 흥분을 잘하며, 공격적이면서도 '조금 무서운' 사람으로 묘사했다. 아버지는 오랜 시간 일하는 성공한 세금 변호사였다. 나딘은 아버지가 사회적 상황에서는 수줍어한다고 말했다("아빠는 나랑 더 비슷해요."). 나딘과 아버지는 때로 저녁 시간의 목표가 엄마를 화나게 하는 말을 피하는 거라고 농담을 했다. 나딘은 "결코 엄마같이 되고 싶지 않아요."라는 말을 덧붙였다.

❖ 논의

나딘은 수줍음을 많이 타는 기질이 있는 것으로 보인다. 안타깝게도, 모래상자 논리sandbox logic에 의하면, 수줍어하는 아동들은 흔히 괴롭힘을 당한다. 만일 이 아이들이 적절한 자기방어 기술을 습득하지 않으면, 괴롭힘은 중·고등학교 시기가 되면 더 심해질 수 있고, 이 패턴은 이러한 불안 성향으로 이어질 수 있으며, 이미 고위험군에 속하는 청소년들은 또래들에 의해 정신적 상처를 받게 될 수 있다. 나딘의 사례에서처럼, 불안과 사회적 고립의 강도는 자살 사고와 행동 위험의 증가와 연합되기도 한다. 나딘의 사례에서, 범문화적 차별과 위협의 추가된 요소는 그녀의 무기력감과 수치심을 높였다. 그녀의 불안 증상의 강도, 심화되는 사회적 고립, 그리고 그녀가 의지할 사람이 아무도 없다는 느낌이 결합되어 그녀의 자살 사고와 행동의 위험을 고조시키고 있다.

나딘이 정신건강 전문의를 만나게 되기까지 스트레스는 수년간 계속되었다. 그녀는 흔히 동반이환되는 DSM-5 진단에 해당하는 세 가지 정신장애가 발병된 것 같다. 첫째, 나딘은 또래들과 함께하는 상황을 비롯하여 다양한 사회적 상황에 대해 뚜렷하고 과도한 불안을 나타내고 있다. 이 상황들은 항상 문화적으로 유발된 괴롭힘에 의해 부분적으로 다시 촉발되는 당혹감에 대한 두려움과 그녀의 무능감을 불러일으킨다. 나딘은 가능하면 이런 상황을 피하고자 한다. 따라서 그녀는 주진단으로 DSM-5-TR 사회불안장애의 증상기준을 충족한다.

아동과 청소년들 사이에서 흔히 발생하는 것처럼, 집단 괴롭힘을 경험한 이후, 나딘의 두려움은 일상생활로 전이되었다. 나딘이 처음으로 불안을 야기하는 사회적 상황을 회피한 것은 사회불안장애의 단면에 속한다. 그 불안은 점차 확대되었고 극심한 상태로 치달았다. 혼자 집을 나서려고 할 때조차 극심한 공포가 엄습했다. 지속적으로 근처 공원조차 혼자 나갈 수 없는 상태가 되었다면, 나딘은 두 번째 DSM-5 진단으로 '광장공포증agoraphobia'이 있다고 할 수 있다.

이렇게 증상이 확대되는 것은 아동과 청소년들 사이에 흔히 발생하므로, 최근 치료에 관한 연구들은 단일 장애보다는 DSM-5에서 정의하고 있는 불안장애군에 대한 개입에 초점을 맞추는 경향이 있다.

나딘은 세 번째 진단[DSM-5-TR 외상후 스트레스장애post-traumatic stress disorder(PTSD)]에 대해서도 고려되어야 한다. 그녀는 특히 아이가 사회적으로 고립되고 취약한 발달 시기를 거칠 때 DSM-5-TR 기준 A에 따라 외상을 구성하는 강렬하고 장기적인 괴롭힘을 경험했다. DSM-5-TR의 PTSD 진단기준을 충족하려면, 나딘은 적어도 1개월 동안 4개의 서로 다른 영역[① 악몽(밤마다 꾼다고 보고함), ② 회피(또래들로부터), ③ 인지와 기분의 부정적 변화(자신에 대한 과장되고 부정적인 견해), ④ 각성과 반응성의 변화(항상 경계심을 늦추지 않음)]에서 임상적으로 의미 있는 증상들을 나타내야 한다. 이러한 증상 중 일부는 나딘의 사회불안장애를 나타낼 수도 있기 때문에 PTSD의 과잉 진단을 피하기 위한 임상적 판단이 필수로 요구된다.

청소년 트라우마를 평가할 때, 비록 다른 아이들이 일반적으로 괴롭힘을 당하지만, 교사와 관리자들은 학교 운동장의 역학에 부적절한 관심을 기울이거나 암묵적으로 그들을 용인함으로써 문제 발생에 기여할 수 있음을 상기하는 것이 유용하다. 이 가능성은 나딘의 사례에서 그대로 드러나는 것 같다. 그녀가 보고했듯이, "선생님들이 저한테 어떤 일이 벌어지고 있는지 몰랐을 리 없어요". 게다가, 나딘의 부모는 그녀의 대학 입학에 대해 관심을 가지게 되면서 딸의 절박한 상황을 알게 된 것 같다.

임상가는 나딘이 초기 아동기부터 '마음이 불편해서' 어머니를 피해 온 점과 나딘의 어머니가 목소리가 크고 폭발적인 성격을 가진 여성이라는 사실을 인식할 필요가 있다. 이처럼 빈약한 모녀관계는 나딘의 수줍음 형성에 중요한 역할을 한 것으로 보인다. 예컨대, 어머니의 폭발하기 쉬운 성미에 대한 두려움은 나딘으로 하여금 안전하지 않다는 느낌을 지속적으로 갖게 했을 것이다. 또한 나딘이 적절하게 주장적인 태도를 형성하는 데 걸림돌이 되었을 것이다. 정신건강의학적 평가가 진행되면서, 나딘이 괴롭힘으로부터 자신을 방어하지 못한 것이 시끄럽고 무서운 엄마처럼 되지 않기를 바라는 그녀의 강한 욕망과 관련이 있을 가능성에 대해 나닌과 논의하는 것이 더 합리적일 것이다.

❖ 진단

- 사회불안장애(사회공포증), 고도
- 외상후 스트레스장애, 중등도
- 광장공포증, 고도

❖ 읽을거리

Busch F, Milrod B, Chen C, Singer M: Trauma-Focused Psychodynamic Psychotherapy: Bringing Evidence-Based Psychodynamic Treatment to Patients With PTSD. New York, Oxford University Press, 2021

Milrod B: Separation anxiety disorder and other anxiety disorders, in Separation Anxiety Disorder: A Guide to the Clinical Syndrome. Edited by Pini S, Milrod B. Berlin, Springer, in press

Schneier F, Milrod B (section eds): Part IV (Anxiety Disorders and Obsessive-Compulsive and Related Disorders), in Gabbard's Treatments of Psychiatric Disorders, 5th Edition. Edited by Gabbard GO. Arlington, VA, American Psychiatric Association Publishing, 2014, pp 341-456

사례 5.4

비행공포

Flying Fears

Katharina Meyerbrӧker, Ph.D.

올라프 헨드릭스Olaf Hendricks(51세, 남)는 사업가로, 항공편으로 여행할 수 없어 외래환자 정신건강 전문의를 찾았다. 헨드릭스 씨는 외동딸이 출산하여 첫 손녀를 만나 보고 싶었지만, 항공기로 대서양을 가로질러 딸이 살고 있는 곳으로 날아갈 수 없음을 안타까워했다.

고공비행에 대한 환자의 불안감은 3년 전 눈보라를 뚫고 착륙한 항공기에 타고 있었을 때부터 시작되었다. 그는 1년 전에 마지막으로 비행했지만, 이륙과 착륙 시 모두 울었다. 그러자 그는 여행에서 비행기로 돌아올 자신이 없어, 대신 로마에서 암스테르담으로 가는 기차를 탔다. 또 평가받기 1년 전, 그는 미국 땅에서 거행될 딸의 결혼식에 참석하기 위해 아내와 함께 공항으로 나간 적이 있었다. 작심하고 많은 양의 술을 마셨음에도 불구하고, 헨드릭스 씨는 겁에 질린 채 항공기 탑승을 거부했다. 이런 시도가 수포로 돌아간 이후, 그는 항공기편 여행만 떠올려도 극심한 불안을 느끼는 경향이 있었다. 또한 출장에 대한 불안감 때문에 그는 승진은 물론, 외부 일자리 제안도 거절했다. 헨드릭스 씨는 자신을 '가정적인 남자family man'로 여기고 있으면서, 딸의 결혼식에 참석하지 못하고, 손녀를 아직 만날 수 없음에 대해 매우 안타깝게 여기고 있다.

비행기를 탈 수 없는 것과 관련된 죄책감과 후회감 외에도, 헨드릭스 씨는 우울증과 불안의 다른 증상들이 있음을 부인했다. 그는 이 문제를 '풀기unwind' 위해 밤마다 와인 3잔을 마실 정도로 주량을 늘렸다. 헨드릭스 씨는 이전에 알코올 합병증 또는 금단 증상이 없었을 뿐 아니라, 정신의학적 문제가 있었던 가족도 없었다고 했다.

그는 동료들이 자신을 수백 명 앞에서도 '쉽게' 연설할 수 있는 힘 있고 성공한 사업가로 본다는 점을 들면서, 다른 상황에서는 불안을 겪지 않는다고 했다. 구체적인 질문에 대해 그는 어려서 야생동물의 공격을 받을 뻔했을 때 '겁에 질렸던' 적이 있었다고 답했다. 이로 인해 그는 가족 캠핑이나 장거리 하이킹을 기피하게 되었다. 어른이 되어, 그는 대도시에 살기 때문에 야생동물로부터 공격받을 염려는 하지 않는다고 했다. 그는 사업상 다른 대도시를 방문해야 할 경우에는 열차를 이용했다.

❖ 논의

헨드릭스 씨는 꼭 필요한 일이 있어도 항공기에 탑승하지 않을 정도로 비행에 대해 극심한 불안이 있다. 항공기와 공항을 떠올리는 것조차 그에게는 현저한 고통을 유발한다. 이러한 두려움은 지속적이고 현저하게 기능 손상을 초래해 왔다. 따라서 그는 특정공포증specific phobia 진단기준을 충족한다. DSM-5에는 공포증을 기술하는 명시자들이 제시되어 있다. 헨드릭스 씨의 사례에서 공포의 원인이 되는 자극은 비행하는 것이다. 이는 '상황형situational' 명시자로 부호화될 수 있다. 기타 일반적인 상황적 자극으로는 엘리베이터와 폐쇄된 공간을 들 수 있다.

특정공포증이 있는 사람들 대부분은 한 가지 이상의 대상이나 상황에 대한 두려움을 지니고 있다. 헨드릭스 씨는 처음에는 다른 불안 경험이 없다고 했지만, 어릴 적 야생동물의 공격으로 극심한 스트레스를 받았던 경험에 대해 털어놓았다. 이 경험으로 인해 그는 그 후 캠핑 여행과 하이킹을 가지 않았다. 그는 현재 야생동물을 거의 만날 수 없는 시내 한복판에서 살고 있다. 그러나 DSM-5에 의하면, 공포를 유발하는 자극과 접할 것 같지 않은 경우에도 특정공포증 진단을 내릴 수 있다. 임상적 관점에서 보면, 이러한 공포증을 찾아내는 것이 중요하다. 왜냐하면 회피는 명백한 고통과 기능이상(예 항공기를 탈 수 없어 가족방문이 어렵게 되거나, 직장에서 최적의 업무 수행을 할 수 없음)을 초래할 뿐 아니라, 무의식적인 생애결정(예 야생동물에 대한 두려움이 도심지를 제외한 지역에 대한 체계적 회피로 이어짐)으로 이어질 수 있기 때문이다.

동물형과 상황형 외에도, 공포 자극의 다른 범주들은 많다. 이러한 범주로는 자연환경형(예 높은 곳, 폭풍우), 혈액-주사-상해형(예 바늘, 침습성 의학적 절차), 기타 자극물(예 큰 소리 또는 분장한 캐릭터)이 있다.

특정공포증은 아주 흔히 우울증, 물질 사용, 신체 증상, 성격장애뿐 아니라 다른 불안장애와 동반이환된다. 헨드릭스 씨는 알코올 사용이 고통 또는 기능이상의 원인이 되고 있음을 부인하고 있다는 점에서 DSM-5 장애 기준을 충족하지 않는 것 같다. 그러나 후속적인 탐색에 의하면, 밤마다 술을 마시는 행위는 그의 삶에 있어서 또 다른 문제를 초래할 수 있다. 만일 비행공포증이 또 다른 장애의 증상(예 광장공포증의 징후)임이 판명된다면, 그 장애(광장공포증)가 더 정확한 DSM-5 진단이 될 것이다. 그러나 현재 상태로 보아서 헨드릭스 씨에게는 매우 고전적인 특정공포증이 있는 것 같다.

❖ 진단

- 특정공포증, 상황형(항공기 탑승)
- 특정공포증, 동물형

❖ 읽을거리

Böhnlein J, Altegoer L, Muck NK, et al: Factors influencing the success of exposure therapy for specific phobia: a systematic review. Neurosci Biobehav Rev 108:796-820, 2020

Eaton WW, Bienvenu OJ, Miloyan B: Specific phobias. Lancet Psychiatry 5(8):678-686, 2018

Emmelkamp PMG: Specific and social phobias in ICD-11. World Psychiatry 11 (suppl 1):93-98, 2012

Zimmerman M, Dalrymple K, Chelminski I, et al: Recognition of irrationality of fear and the diagnosis of social anxiety disorder and specific phobia in adults: implications for criteria revision in DSM-5. Depress Anxiety 27(11):1044-1049, 2010

사례 5.5

상습적 과민성
Always on Edge

Ryan E. Lawrence, M.D.
Deborah L. Cabaniss, M.D.

페기 아이작Peggy Isaac(41세, 여)은 행정보조원으로, "저는 항상 신경이 곤두서 있어요."라는 호소내용으로 1차 진료 의사에 의해 외래환자 평가에 의뢰되었다. 그녀는 혼자 살고 있었고, 결혼과 출산 경험은 없었다. 이전에 정신건강 전문의를 만나 본 적도 없었다.

아이작 씨는 8개월 전까지 오랫동안 남자친구와 함께 살았는데, 그가 젊은 여성과 사귀게 되면서 두 사람은 갑작스럽게 헤어졌다. 이 일이 있고 난 후, 아이작 씨는 일상 업무와 직장에서 실수할 가능성에 대해 매우 불안해했다. 또 평소답지 않게 긴장과 피로를 느꼈고, 초점 맞추기를 어려워했다. 게다가, 돈에 대해 지나치게 걱정하기 시작했고, 절약을 위해 주거환경이 덜 좋은 지역의 저렴한 아파트로 이사했다. 그러면서 끊임없이 직장동료들과 어머니로부터 안심시켜 주는 말을 듣고 싶어 했다. 아무도 도와줄 수 없는 것 같았고, 그녀는 '너무 무거운 짐'이 될까봐 걱정했다.

평가를 받기 3개월 전, 아이작 씨는 자신에게 안 좋은 일이 일어날 것만 같았고, 누구에게도 도움을 청할 수 없을 거라는 두려움 때문에 밤에는 외출하지 않게 되었다. 최근 들어서는 주간에도 외출을 피했다. 그녀는 또한 세 블록 떨어진 식료품점에 걸어가는 것이 자신이 '노출되어 취약하다'는 느낌이 들어 쇼핑도 삼갔다. 그녀는 음식을 배달시키는 법을 알게 되었다고 하더니, "참, 말도 안 돼요. 솔직히 저한테 끔찍한 일이 일어나고 있는데, 누구도 도우려고 하지 않는 거예요. 그래서 저는 가게에 들어가지도 않을 거예요."라고 말했다. 아파트에 살면서 그녀는 자주 이완된 상태에서 좋은 책과 영화감상을 즐길 수 있었다.

아이작 씨는 '늘 조금은 초조하게 살았다'고 했다. 유치원 시절 내내, 그녀는 어머니가 자신을 떼어 놓고 가려고만 하면 달래기 힘들 정도로 울곤 했다. 부모가 이혼한 10세 때, 그녀는 "내가 너무 어머니에게 들러붙어 떨어지지 않으려고" 해서 상담을 받은 적이 있다고 했다. 그녀는 혼자 있는 것을 좋아하지 않아서 16세 이후부터는 줄곧(때로 겹쳐서) 남자친구들을 사귀었다는 말을 덧붙였다. 그녀는 "혼자라는 사실이 싫었고, 내가 예뻐서 오랫동안 홀로 지낸 적이 없어요."라고 말했다. 그녀는 최근에 남자친구와 헤어질 때까지 자신은 늘 '아무 이상 없다'고 생각했다. 직장생활도 잘하고 있었고, 매일 조깅을 했으며, 친구들과도 탄탄한 유대관계를 맺고 있었고, '실제로 아무런 불만'도 없었다.

초기 면담에서 아이작 씨는 남자친구가 그녀의 곁을 떠난 이후 몇 주 동안 무척 슬펐다고 했다. 그렇지만 무가치감, 죄책감, 무망감, 무쾌감증, 자살하고 싶은 느낌이 든 적은 없었다고 했다. 그녀는 체중 변화도 없고, 잠도 잘 자며, 정신운동 변화도 없다고 했다. 범불안장애generalized anxiety disorder(GAD)에서 18점 중 7점을 받아서 심각한 정도의 불안을 겪고 있는 것으로 나타난 그녀는 자신이 현저할 정도의 불안을 겪고 있다고 했다.

❖ 논의

아이작 씨는 남자친구와 헤어진 이후 8개월 동안 초조해했고, 쉽게 피곤해했으며, 지나치게 걱정이 많았다. 그녀는 초점을 맞추기 어려워했다. 그녀의 걱정은 고통과 기능이상을 초래하고 있고, 반복적으로 자신을 안심시켜 주는 말을 갈급해하는 상황으로 이어지고 있다. 이런 증상들 중 일부는 우울장애의 원인일 수도 있지만, 그녀는 주요우울장애의 다른 증상들 대부분이 결여되어 있다. 따라서 아이작 씨는 DSM-5의 범불안장애(GAD) 기준을 충족한다.

아이작 씨는 아파트를 떠나는 것과 근처의 슈퍼마켓에 들어가는 것에 대해 급격하게 강한 불안을 느껴 왔다. 이런 증상들로 볼 때, 아이작 씨는 DSM-5의 광장공포증 기준을 충족할 수 있다. 이 장애로 진단되려면, 최소 2개의 서로 다른 상황에 대한 두려움과 회피가 나타나야 한다. 그러나 그녀의 광장공포증 증상들은 기껏해야 수개월간 지속되었다. 이는 DSM-5의 필수요건인 6개월이 채 되지 않는 기간이다. 임상가가 광장공포증 증상들에 의해 임상적 주의가 확실히 요구된다고 생각했는지에 따라, 아이작 씨는 명시되지 않는 불안장애(증상들의 부적절한 지속기간을 동반한 광장공포증) 진단을 추가로 받게 될 것이다.

GAD는 지역사회에서 평생 유병률이 5.7%, 1차 진료 환경에서 약 8%로 일반적이며, 환자가 신체 증상(예 두통, 위장 문제, 근골격계 통증)을 나타낼 수 있다.

인지행동치료 및/또는 치료약물[예 선택적 세로토닌 재흡수 억제제(SSRI) 또는 세로토닌 노르에피네프린 재흡수 억제제(SNRI)]은 아이작 씨의 증상을 개선할 가능성이 크다. 그녀는 또한 무엇이 그녀의 GAD를 촉진시켰는지에 대해 탐색하고 싶을 수도 있다. 비록 누군가가 왜 기분장애 또는 불안장애를 겪게 되는지는 확실하게 알 수 없지만, 증상 발병과 일치하는 심리사회적 스트레스 요인을 고려하는 것은 공식화, 목표설정, 그리고 치료에 도움이 될 수 있다.

이 사례에서, 아이작 씨는 동거하던 남자친구와 헤어져 다른 아파트로 이사하면서 급성 불안 증상이 나타났다. 이 두 사건은 그녀의 마음을 몹시 불편하게 했다. '왜 하필 지금?'에 대한 대답의 다음 부분은 스트레스 요인들이 아이작 씨의 삶에 있어서 오랫동안 지속되어 온 쟁점들과 어떻게 연결되어 있는지 생각해 보는 것이다. 그녀는 자신이 '아주 오랫동안 혼자 지내 본 적이 없었다'고 밝혔다. 또 아동기에 시작된 혼자 떨어져 있기 힘들어한 과거력을 털어놓았다. 분리에 의한 불안 유발은 애착에 문제가 있음을 암시한다. 성인애착 양식은 개인의 초기 관계와 연결된 것으로 생각된다. 안정된 애착이 형성된 사람들은 다른 사람들과 친밀한 관계를 형성할 수 있을 뿐 아니라, 혼자가 되었을 때에도 스스로 마음을 안정시키고 조절할 수 있다.

반면, 불안정한 애착이 형성된 사람들은 사랑하는 사람들에게 밀착될 수 있고, 혼자가 되었을 때도 자기조절을 못할 수 있으며, 의지하고 있는 사람에 대해 양가감정을 갖게 될 수 있다. 이렇게 생각해 본다면, 아이작 씨는 어머니와의 초기 관계와 연결된 불안정한 애착 양식으로 인해 증상이 발생했다고 가정할 수 있다.

어머니의 이혼 당시 아이작 씨가 '지나치게 달라붙어 있었던' 상황에 대한 어머니의 감정과 지지적이고자 했던 어머니의 노력에 대한 아이작 씨의 감정은 이 사례의 단서가 될 수 있다. 아이작 씨의 초기 관계와 애정관계를 지속하는 동안 발달한 문제가 될 수 있는 애착 패턴에 대해 좀 더 탐색해 보는 것이 도움이 될 것이다. 이 패턴들은 치료관계에서 재정리될 수 있을 뿐 아니라, 치료의 초점이 될 수 있다.

❖ 진단

• 범불안장애

❖ 읽을거리

Newman MG, Shin KE, Zuellig AR: Developmental risk factors in generalized anxiety disorder and panic disorder. J Affect Disord 206:94-102, 2016

Orvati Aziz M, Mehrinejad SA, Hashemian K, Paivastegar M: Integrative therapy (short-term psychodynamic psychotherapy and cognitive-behavioral therapy) and cognitive-behavioral therapy in the treatment of generalized anxiety disorder: a randomized controlled trial. Complement Ther Clin Pract 39:101122, 2020

Stein MB, Sareen J: Generalized anxiety disorder. N Engl J Med 373:2059-2068, 2015

사례 5.6

불안과 간경변

Anxiety and Cirrhosis

Andrea DiMartini, M.D.
Catherine Crone, M.D.

로버트 제닝스Robert Jennings(50세, 기혼남, 백인)의 동소 간 이식에 대한 평가 요청은 정신건강의학 이식 연결서비스psychiatric transplant liaison service에 전화가 걸려 옴으로써 이루어졌다. 그는 알코올 의존, 꽤 진행된 상태의 간경변cirrhosis이 있었지만, 다른 정신의학적 병력은 없었다. 몇 주 전, 그는 급성 알코올성 간염alcoholic hepatitis으로 입원하여 간 질환 말기 진단을 받았다. 그 후, 그는 알코올성 간염 치료를 위해 매일 프레드니솔론Prednisolone(***역자 주.** $C_{21}H_{28}O_5$: 히드로코티손의 탈수소 동족체로, 스테로이드계 항염증제임) 40mg을 복용하도록 처방받았다. 입원하게 되어서야 그는 자신의 음주 행동이 얼마나 심각하게 건강을 해쳐 왔는지 알게 되었다. 급기야 간 이식을 받아야 살 수 있다는 말에 큰 충격을 받았다. 퇴원하자마자, 그는 간 이식 수혜자 명단 등록에 필수적인 중독치료 프로그램에 참여했다.

외래환자 정신건강의학적 진료는 간 이식 팀의 요청에 의한 것이었다. 이 요청은 최근 들어 환자가 점차 과민해지고 불안해하는 등, 이식의 필수요건에 대응하기 어려워하는 것 같다고 환자의 가족들이 우려하게 되면서 이루어졌다. 제닝스 씨의 1차 진료 의사는 최근 그의 불안 감소를 위해 알프라졸람alprazolam 0.5mg을 처방해 주었다. 가족들은 이 약물이 처음에는 도움이 되었으나, 환자는 며칠 지나지 않아 전보다 더 화를 잘 냈고, 무기력해졌으며, 건망증도 더 심해진 것 같았다고 했다.

면담 당시, 환자는 진단 전 수개월간 피곤했고, 그 피로가 업무 능력을 저해했다고 말했다(그의 직업은 운송회사에서 배달하는 일이었음). 비록 진단은 충격적이었지만, 그는 '몇 년 만에 느꼈던 것보다 훨씬 더 좋은' 느낌으로 병원문을 나섰다고 말했다. 퇴원 후 약 1주간, 그는 기력과 안녕감이 증가했다고 말했지만, 그 후 그는 불안하고 초조감이 들기 시작했다. 그는 잠을 제대로 자지 못했고, 집중할 수 없었으며, 건강, 재정, 가족에 대해 끊임없이 걱정했다. 그는 가족과의 교류를 덜 하게 되었고, 보통 그가 좋아하는 취미였던 영화 보는 것을 그만두었다.

그는 악몽, 플래시백, 회피행동, 또는 질주사고는 없다고 부인했다. 그는 또 기분저하, 눈물 어림, 식욕 변화, 무쾌감증, 무기력감, 무망감, 또는 자살경향성 역시 없다고 부인했다. 그는 10년 전부터 매일 음주를 시작했다며, 퇴근 후 맥주 맛을 즐기고 친구들과 어울리는 것을 좋아했다고 말했다. 그는 같은 효과를 얻기 위해 매일 밤 6~8잔의 술을 마셔야 해서 알코올에 대한 내성을 키웠다. 그는 아침에 약간의 금단 증상이 있지만, 근무시간에는 술을 마시지 않는다고 했다. 그는 트럭 운전사라는 직업적 특성 때문에 무작위 검사를 받았다. 그는 술 마시느라 가족활동에 참여하지 않게 되었고, 이것이 부부갈등을 초래했다. 그는 자신의 알코올 사용과 그것이 자신과 가족에게 미치는 영향에 대해 죄책감을 느낀다고 인정했다. 그는 입원 후 술을 전혀 마시지 않았다고 했다. 그는 중독상담을 받아야 하는 것에 대한 분노를 인정했고, 이 요구사항에 대해 이식 팀과 논쟁을 벌인 적이 있었다. 그는 자신이 불안한 사람이었다는 사실을 부인했고, 자신을 인생의 도전 대부분을 압도당하지 않고 감당할 수 있는 사람으로 간주했다. 가족들은 그의 진술이 사실임을 인정했고, 최근 들어 그가 보여 주는 행동은 평소와는 많이 다르다고 했다.

정신상태검사 당시, 제닝스 씨는 마른 편이었고, 피곤해 보였으며, 약간 삐딱한 태도를 보이는 남성이었다. 그의 걸음걸이는 정상이었으나, 가만히 앉아 있지 못했다. 그는 시선접촉을 유지했고, 적절히 반응했지만, 반복적으로 "뭔가 맞지 않아요." "내 머릿속에 다 있지 않아요." 같은 말을 했다. 그의 정동은 불안·초조가 주를 이루었고, 말은 간결했다. 그는 다소 산만해 보였으나, 혼돈과 혼미disorientation 증상은 없다고 했고, 망상이나 환각은 없었다. 사고는 와해 없이 논리적이고 조리 있었으며, 반응 시 지체함이 없었다. 그는 몬트리올 인지평가Montreal Cognitive Assessment(MCA)에서 30점 중 26점을 얻었고, 회상과 7 연속수serial 7s(***역자 주.** 정신기능 상태를 알아보기 위해 100에서 순차적으로 7을 뺀 값을 말하도록 하는 검사)에서 7점을 놓쳤다. 그는 기호잇기검사Trail Making Tests(TMT) A형과 B형에서는 정상 범위에서 점수를 얻었지만, B형에서는 지시사항을 반복해 달라고 요청했다.

❖ 논의

제닝스 씨는 수개월간 피로감에 젖어 있었다. 간경변 진단을 받고 치료를 받던 중, 1주 정도의 다행감 발생 후 불안증, 우울증, 과민성, 인지장해, 불면증이 이어졌다. 평가 팀은 제닝스 씨의 정신의학적 호소내용의 원인에 대해 폭넓게 탐색하되, 초기 탐색은 의학적 원인에 초점을 맞추어야 할 것이다. 간 질환이 직접적으로 불안을 일으키는 경우는 드물지만, 스테로이드 치료는 흔히 초기에 안녕감을 유발하고, 1~2주 이내에 더 부정적 또는 불쾌한 기분장해 또는 불안장해를 유발하기도 한다.

다른 진단 역시 고려되어야 한다. 예컨대, 피로감, 집중곤란, 즐거운 활동 감소는 주요우울장애의 가능성이 있다. 이 증상들 중 일부는 이미 진행된 간 질환으로 인한 점진적인 신체적 한계로 인한 것일 수 있다. 의학적 질환이 있는 환자들에 대한 우울증 진단을 위해 폭넓고 '포괄적인' 접근을 적용하려면, 증상들이 신체적 문제로 인한 것일 가능성이 큼에도 불구하고, 이 증상들은 DSM-5의 주요우울장애 진단범주 내에서 고려되어야 할 것이다. 그러나 환자의 주요 호소내용에 대한 후속 검토 결과, 지속적인 기분저하, 눈물이 많아짐, 또는 기타 연관된 우울 증상(예 무쾌감증, 지속적인 불면증, 식욕변화, 부적절한 죄의식, 또는 재발성 죽음/자살 생각)에는 문제가 없었으므로, 주요우울장애는 아닌 것 같았다.

불안장애(예 범불안장애, 공황장애) 역시 고려되어야 한다. 그의 알코올 사용의 중단은 기저에 있던 불안장애의 가면을 벗겼을 수도 있다. 하지만 제닝스 씨는 과거에 불안 증상이 있었다는 것을 부인했고, 즐거움을 얻고 사람들과 어울리기 위해 술을 마신다고 보고했다. 그는 불안이나 스트레스 관리를 위해 술을 마시는 것으로는 보이지 않았다. 게다가, 그의 증상은 스테로이드와 직접적인 관련이 있는 것으로 보이고, 다른 불안장애 중 하나로 진단되기에는 증상 지속기간이 부족하다.

질환, 치료, 잠재적으로 생명을 위협하는 상황들은 급성 스트레스장애, 적응장애, 외상후 스트레스장애로 이어질 수 있다. 제닝스 씨는 고양된 각성과 반응성 증상을 가지고 있지만, 침습적 회상 또는 회피행동을 부인하고 있다. 따라서 그는 외상 관련 장애의 기준을 충족하지 않았다. 더욱이, 그는 진단을 받았음에도 불구하고 처음에는 느낌이 좋았고 나중에는 기분과 행동에 변화가 생겼다는 점이 눈에 띈다. 이러한 패턴은 트라우마 진단을 배제하지 않고 단지 그 가능성만 감소시킬 것이다.

한 가지 더 고려해야 할 중요한 진단 영역은 제닝스 씨의 알코올 의존에 관한 것이다. 술을 끊으려는 초기 단계에서 환자들은 흔히 불안증, 과민성, 우울 증상을 겪는다. 이 증상들은 알코올 재활에 따른 높은 재발률에 기여하고 있다. 생명을 위협하는 질병과 이식이 필요한 상황에서조차 적잖은 수의 사람들이 재발될 것이다. 불안 증상 치료를 위해 벤조디아제핀을 처방하는 것은 유혹적일 수 있지만, 이 약물은 갈망craving을 유발하고, 재발을 촉진할 수 있으므로 피해야 한다. 이 환자는 술을 끊었고, 간 이식 대기자 명단에 이름을 올려놓은 상태다. 만일 다시 술을 마시게 된다면, 대기자 명단에서 이름이 삭제될 것이다. 환자의 알코올 사용을 감시하기 위해서는 지속적인 면담과 무작위적인 독소검사를 활용해야 할 것이다.

또 제닝스 씨의 현재 증상들은 신경인지장애와 관련이 있을 수 있다. 중증 간 질환 환자들은 흔히 최소 간성 뇌병증minimal hepatic encephalopathy, 즉 미묘하지만 신체와 정신 기능에서 중요한 변화가 특징적으로 나타나는 문제를 가지고 있다. 간성 뇌병증(DSM-5의 다른 의학적 상태로 인한 섬망delirium)과 비교할 때, 최소 간성 뇌병증은 의식장해 또는 명시적인 행동 또는 인지기능 변화와 함께 발병되지 않는다. 대신, 환자들에게는 미묘한 피질하부의 인지 손상 또는 더딤과 함께 경미한 성격 변화 또는 과민성, 과도한 피로감이나 졸림 같은 행동 변화가 나타날 수 있다. 정신운동 속도, 시각주의visual attention, 지각 손상은 전형적으로 MMSE 같은 기본 검사로는 명확하게 발견해 낼 수 없다. 그러므로 결함을 밝혀낼 수 있는 특수 정신력 측정 검사가 필수로 요구된다(예 기호잇기검사 A형과 B형, 숫자 외우기 검사Digit Span, 손가락 두드림 속도검사finger-tapping speed).

이 사례에서는 최소 간성 뇌병증을 확인하는 것이 중요하다. 왜냐하면 이 진단을 받은 환자들은 전형적으로 항우울제나 항불안제로 증상이 사라지지 않으므로, 그 대신 암모니아 성분을 감소시킨 약물로 치료를 받아야 하기 때문이다. 최소 간성 뇌병증과 더뎌진 간성 신진대사가 결합되면, 환자들은 약물 부작용에 더 민감해진다(예 벤조디아제핀benzodiazepine, 진정제, 통증완화제, 또는 항콜린제anticholinergic로 인한 인지적 더딤 현상). 제닝스 씨의 사례에서 증상 악화는 벤조디아제핀의 복용 결과로 인한 것이었을 것이다. 이런 환자들은 인지기능을 악화시킬 수 있는 약물 복용을 피할 필요가 있다. 또한 명시적인 간성 뇌병증의 발달을 지켜봐야 한다.

최소 간성 뇌병증에 동반되는 인지곤란은 자동차 운전같이 일상적인 기능과 기술을 손상시킨다고 알려져 있다. 그러므로 이 환자는 자신이 계속해서 운전을 할 수 있는지, 또는 운전을 계속해야 하는지에 대해 상담을 받아 볼 필요가 있다(이런 점은 환자의 배달원으로서의 업무에 대해 시사하는 바가 크다). 알프라졸람 복용을 중단하고 높은 암모니아 수준(만일 나타난다면)에 대해 치료를 받고 나면, 그는 자신의 인지 기초선을 설정하도록 재검사를 받게 될 수 있다.

진단

- 알코올사용장애, 중등도, 조기 관해 상태
- 치료약물로 유발된 불안장애(스테로이드)

읽을거리

Kruckenberg KM, Shenai N, Dew MA, et al: Transplant-related trauma, personal growth and alcohol use outcomes in a cohort of patients receiving transplants for alcohol associated liver disease. Gen Hosp Psychiatry 72:73-80, 2021

Rogal S, Shenai N, Kruckenberg K, et al: Post-transplant outcomes of persons receiving a liver graft for alcoholic liver disease. Alcohol Alcohol 53(2):157-165, 2018

CHAPTER 6

강박 및 관련 장애

Obsessive-Compulsive and Related Disorders

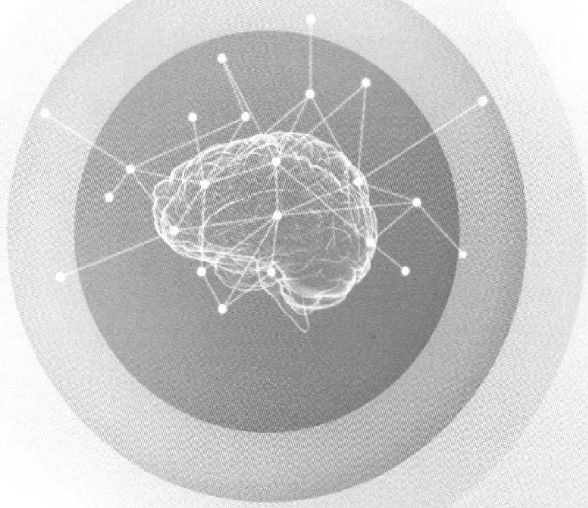

CHAPTER 6 강박 및 관련 장애

Obsessive-Compulsive and Related Disorders

서문

John W. Barnhill, M.D.

집착과 의식이 지속적이고, 과도하며, 손상된 환자를 평가할 때, 임상가는 강박 및 관련 장애obsessive-compulsive and related disorders에 관한 장에 수록된 각 장애를 고려하도록 권장된다. 이 장에는 ① 강박장애, ② 신체이형장애, ③ 수집장애, ④ 발모광(털뽑기장애), ⑤ 피부뜯기장애가 수록되어 있다.

강박장애obsessive-compulsive disorder(OCD)는 강박사고 및/또는 강박행동이 특징이다. 강박사고obsessions는 병적 의심, 오염에 대한 두려움, 신체적인 우려, 대칭의 필요성 같은 우려를 수반하는 원치 않는 반복적인 생각이다. 강박행동compulsions은 강박사고의 고통에 대응하여 수행되는 반복적인 행동이다. 일반적인 강박행동으로는 ① 확인checking, ② 정리정돈ordering, ③ 청소cleaning, ④ 정신적 의식mental rituals이 있다.

신체이형장애body dysmorphic disorder(BDD)는 다른 사람들이 쉽게 알 수 없는 1개 이상의 신체결함에의 집착이 특징이다. 게다가, BDD의 진단에는 반복행동(예 과도한 몸단장, 안심추구 등)과 현저한 고통 또는 기능이상이 필수로 요구된다. 그러나 주로 체중에 관해 집착이 있고, 섭식장애eating disorder의 진단기준을 충족한다면, 환자는 섭식장애 진단을 받게 될 것이다.

일단 진단이 내려지면, DSM-5에는 진단의 많은 부분에 대한 다수의 명시자가 포함되어 있다. OCD, BDD, 수집장애는 '병식insight' 명시자가 있다는 점에서 특이하다. 병식 명시자는 환자들을 ① 좋거나good 양호한fair 병식, ② 저하된 병식poor insight, 또는 ③ 병식 없음/망상적 믿음absent insight/delusional beliefs 중 하나로 특징짓는다. 예컨대, 자신의 BDD가 사실이라고 망상적으로 확신하는 사람들은 동반이환된 정신병적 장애(예 망상장애)가 있다고 부호화되지 않고, 대신 BDD, 병식 없음으로 기록될 것이다.

발모광trichotillomania (hair-pulling)과 피부뜯기장애excoriation (skin-picking)는 가장 흔한 신체에 집중된 반복행동 장애다. 털뽑기장애hair-pulling disorder는 이전에 방화광, 간헐적 폭발장애와 함께 '달리 분류되지 않는 충동조절장애'에 수록되었다. 피부뜯기장애는 DSM-5에 새로 추가되었다. 이 두 장애는 둘 다 모든 강박 및 관련 장애를 특징짓는 일종의 지속적 · 반복적인 역기능적 행동을 포함한다.

수집장애hoarding disorder 역시 DSM-5에 새로 수록되었다. 이 장애는 이전에 강박성 성격장애의 가능한 기준으로 수록되거나, OCD의 증상으로 간주되었다. 일부 사례에서 수집형 행동은 OCD의 증상이지만(예 접촉에 의해 감염될 것이 두렵기 때문에 쓰레기를 쌓아 두는 경우), 증거에 의하면, 역기능적 수집은 종종 OCD 진단을 동반하지 않는 상태에서 발생한다.

DSM-5의 대부분에 걸쳐 계속 사실인 것처럼, 이 장에는 치료약물, 물질, 또는 다른 의학적 상태에 비해 증상이 2차적으로 평가되는 환자들에 대한 범주가 포함되어 있다. DSM-5는 또한 임상가가 장애에 대한 전체 기준을 충족하지 못하는 임상적으로 관련된 상태를 식별할 수 있게 해 준다. 예컨대, 현저한 신체적 결함이 있는 사람의 신체이형장애 기준을 충족하는 증상 발현—(단지 '약간'에 지나지 않는 신체적 결함이 요구되어) 이 진단의 사용을 사전에 배제할 상황—은 '달리 명시되는 강박 및 관련 장애(실제 결함 동반 신체이형유사장애body dysmorphic-like disorder with actual flaws)'로 기록될 수 있다. '달리 명시되는other specified' 진단은 또한 강박적 질투obsessional jealousy 또는 후각참조장애olfactory reference disorder 같은 DSM-5 강박 및 관련 장애에 대한 기준에서 기술되지 않는 증상군을 나타내는 데 사용되기도 한다. '명시되지 않는unspecified' 장애는 특정 DSM-5 장에서 발견되는 증상 발현과 유사하지만 특정 장애의 진단기준을 충족하지 못하는 증상군을 가리킬 수 있다. '명시되지 않는' 진단은 임상가가 진단을 내리기에 불충분한 임상 정보를 가지고 있을 때(㉲ 응급 평가 또는 최초 진료 상황) 종종 사용된다.

읽을거리

Phillips K, Stein DJ (eds): Handbook on Obsessive-Compulsive and Related Disorders. Washington, DC, American Psychiatric Publishing, 2015

Simon N, Hollander E, Rothbaum BO, Stein DJ (eds): The American Psychiatric Association Publishing Textbook of Anxiety, Trauma, and OCD-Related Disorders, 3rd Edition. Washington, DC, American Psychiatric Association Publishing, 2020

사례 6.1

우울증

Depression

Mayumi Okuda, M.D.
Helen Blair Simpson, M.D., Ph.D.

새뮤얼 킹Samuel King(52세, 남, 미혼)은 건물관리인으로, 우울증 치료를 위해 클리닉을 찾았다. 그는 수년간 우울증에 시달리다가 플루옥세틴, 시탈로프람, 그리고 지지적 심리치료를 통해 조금 나아진 상태였다. 그는 전일제로 근무하며, 일 외의 다른 활동에는 거의 참여하지 않았다.

감정에 대한 질문에 킹 씨는 기분이 울적할 뿐 즐거운 일이 없고, 불면증, 무력감, 기력저하, 집중력과 의사결정 곤란이 있다고 말했다. 그는 현재 자살경향성은 없지만, 수개월 전 지하철 철로를 보다가 뛰어내릴까 생각해 봤다는 말을 덧붙였다. 그는 때로 술을 마시기는 하지만, 불법약물은 사용하지 않는다고 부인했다.

불안에 대한 질문에 킹 씨는 HIV 같은 병에 걸릴까 봐 걱정된다고 답했다. 특이하게 심한 소독약 냄새를 의식한 면담자는 킹 씨에게 HIV와 관련해서 특별히 씻는 행동을 하고 있는지 물었다. 킹 씨는 잠시 멈칫하더니 집 밖에 있는 것과는 일절 접촉하지 않는다고 단호하게 말했다. 좀 더 소상히 말해 보게 하자, 킹 씨는 자신이 잠재적으로 오염되었다고 생각하는 것들에 가까이 다가가면 가정용 표백제로 끊임없이 손을 씻어야 한다고 말했다. 그는 그의 손에 '뭔가가 여전히 남아 있다'고 느꼈고, 마침내 그가 그것을 '옳게' 했다는 느낌이 들 때까지 손을 씻어야 한다고 말했다.

평균적으로, 킹 씨는 하루에 30번까지 손을 씻었고, 이 정례적인 일에 여러 시간을 보냈다. 신체적 접촉은 특히 어려웠다. 식료품 쇼핑과 대중교통 이용은 큰 문제였고, 교제나 연애는 거의 포기한 상태였다. 이러한 행동은 COVID-19 대유행 기간 동안 강화되었는데, 한 동료는 킹 씨가 이미 COVID-19가 유행하기도 전에 수년 전부터 청소와 사회적 거리두기를 해 왔다고 농담하기를 좋아했다.

다른 걱정거리가 있는지 묻자, 킹 씨는 다른 사람을 때리는 침습적 심상이 떠오르고, 기분을 상하게 하거나 부정확한 말을 내뱉을지 모른다는 두려움, 그리고 이웃 사람들에게 방해될까 봐 염려된다고 답했다. 이러한 심상과 사고에 의해 발생하는 불안을 없애기 위해 그는 계속해서 마음속으로 이전의 대화를 되풀이했고, 이렇게 말한 내용을 일기장에 기록해 놓았다. 또 기분을 상하게 하는 소리를 낼 것이 두려워 거듭 사과하곤 했다. 목욕할 때에도, 그는 욕조의 특정 수준까지만 물이 차 있는지 확인하곤 했다. 그 이유는 주의를 게을리하다가 이웃집에 물이 흘러들어 갈 수 있기 때문이었다.

킹 씨는 직장에서도 장갑을 끼고 일을 했다. 그에게 의학적 문제는 없었고, 일이 없는 시간의 대부분을 집에서 보냈다. 그는 다른 사람들과 즐거운 시간을 보내곤 했지만, 식사 초대나 다른 사람의 집에 초대받는 일은 무언가와 접촉해야 한다는 두려움 때문에 너무 부담스럽게 느껴졌다.

검사 당시, 그는 캐주얼한 의상에 소독약 냄새를 강하게 풍기고 있었다. 그는 걱정스러운 표정으로 위축되어 보였으나, 협조적이었고, 조리 있었으며, 목표 지향적이었다. 그는 환각을 비롯하여 기타 강하게 드는 생각은 없다고 했다. 그는 현재 자해나 다른 사람들을 해치려는 의도 역시 없다고 했다. 그는 인지적으로 문제가 없었다. 또 자신의 두려움과 충동이 '일종의 미친 짓kinda crazy'이라는 사실을 인정하면서도, 이러한 것들이 자신의 통제권 밖에 있다고 느끼고 있었다.

✧ 논의

킹 씨는 강박사고와 강박행동뿐 아니라 현저한 우울 증상을 가지고 있다. 또한 불쾌감, 무쾌감증, 불면증, 무망감, 무력증, 집중곤란, 최근의 자살경향성이 있다. 이 증상들은 필수로 요구되는 2주보다 더 오래 지속되어 왔고, 삶의 질에 영향을 미쳐 왔으며, 물질 사용 또는 의학적 문제로 인해 촉발된 것 같지는 않다. 따라서 킹 씨는 주요우울장애 진단이 확실시된다.

강박장애(OCD)에 대한 평가는 덜 명확할 수 있다. 킹 씨는 첫 회기에 자신의 강박사고와 강박행동에 대해 언급했지만, 환자들 대부분은 자신의 강박 증상을 자발적으로 드러내지 않는 경향이 있다. 이러한 이유로, OCD 가능성에 대한 평가에는 사람들이 자신에게 당혹스럽고 사적일 수 있는 사고, 감정, 행동에 대한 다양한 수준의 병식을 갖게 할 수 있는 구체적이고 전략적인 질문들이 반드시 요구된다.

DSM-5에서는 강박사고obsession를 다음 두 가지의 관련된 특성이 있는 것으로 정의하고 있다. 첫째, 침습적이고 원치 않는 재발성, 지속적 사고, 욕망 또는 심상과 일반적으로 발생하는 불안 또는 고통이다. 둘째, 개인은 이 증상들을 다른 사고 또는 행위(예 강박행동 수행)를 통해 무시, 억압, 또는 상쇄시키고자 한다.

킹 씨는 다수의 강박사고에 대해 언급하고 있다. 그의 강박사고에는 ① 감염contamination(HIV 감염에 대한 두려움), ② 공격성aggression(누군가를 때리는 침습적 심상), ③ 면밀성scrupulosity(남의 감정을 상하게 하거나 부정확한 말을 할 것에 대한 두려움), ④ 대칭성symmetry(수위의 정확성)과 관련된 강박사고가 포함된다. 그는 또한 손을 씻는 강박행동 이전에 감각현상을 경험했다. 그는 손이 오염되었다는 느낌의 신체감각, 그리고 딱 맞는 감각에 대해 기술했다.

무시하려는 시도나 사고, 갈망, 또는 심상 억압은 회피의 형태로 나타날 수 있고, 심각한 장애로 이어질 수 있다. 이런 상황은 킹 씨의 사례에서도 나타난다. 그는 OCD에 해당되는 틀에 박힌 일을 하느라 아파트를 벗어나는 것조차 피하고 있고, 사회관계에 참여하지 않고 있으며, 아주 기본적인 일만 하고 있다.

DSM-5에서는 강박사고에 대한 설명에서 사소한 내용 몇 가지를 수정했다. 예컨대, 충동조절장애impulse-control disorders와의 혼동을 피하기 위해 충동impulse 대신 갈망urge이라는 용어가 사용된다. 또 부적절한inappropriate이라는 용어 대신 원치 않는unwanted이라는 용어가 사용되고 있다. 이는 OCD가 있는 사람들이 자신의 증상을 다양한 수준의 자아 비친화성ego-dystonicity을 가진 것으로 보는 현실을 반영하기 위함이다. 끝으로, 강박사고는 일반적으로 불안이나 고통을 유발하는 것으로 알려져 있다. 그러나 연구에 의하면, 강박사고가 있다고 해서 현저한 수준의 불안이나 고통을 야기하는 것은 아니다.

킹 씨는 다수의 강박행동을 나타내고 있다. 강박행동compulsion은 강박사고에 대한 반응으로, 반드시 해야 할 것 같은 느낌 또는 엄격하게 적용해야 하는 규칙에 의해 수행되는 반복행동(예 손 씻기) 또는 정신활동(예 숫자 세기)으로 정의된다. 이런 행동 또는 정신활동은 반드시 고통 감소 또는 몇 가지 두려운 사건을 막기 위한 목적으로 수행되어야 한다. 또 과도하거나 선행사건과 현실적으로 연결되어 있지 않아야 한다. 킹 씨는 자신에게 다수의 강박행동이 있음을 밝혔다. 즉, 과도한 손 씻기, 점검하기(일기 쓰기), 반복하기(자신의 말을 반복적으로 고쳐 말하기), 정신적 강박행동(말하기 전에 속으로 미리 말해 보기)이 그 예다.

DSM-5에 수록된 장애가 흔히 그렇듯이, OCD 진단 역시 증상이 고통 또는 손상을 유발해야 한다는 조건이 있다. OCD는 시간 소모적(지침선은 하루에 1시간)이고, 삶의 여러 영역에서 고통과 손상을 일으킨다. 킹 씨는 일을 할 수는 있지만, 직업 선택은 OCD 증상(지속적으로 장갑을 낄 수 있고 표백제를 자주 사용할 수 있는 직업은 거의 없음)에 의해 영향을 받아 왔다. 그는 증상이 시간 소모적일 뿐 아니라, OCD로 인해 삶이 심각할 정도로 피폐해진 고독하고 고립된 남성으로 전락했다.

이 사례에서는 OCD 증상이 물질, 치료약물, 의학적 상태, 또는 동반이환된 정신의학적 상태에 의한 것인지를 탐색하는 것이 중요하다. 과거력에 의하면, 킹 씨는 치료약물 복용, 물질남용, 그리고 이렇다 할 의학적 질병이 없었고, 실질적인 신체적 호소내용 역시 없는 것 같다. 그러므로 이러한 것들은 원인이 아닌 것 같다.

재발성 사고와 반복적 행동은 기타 다양한 정신건강의학적 진단에서도 나타날 수 있다. 이러한 기타 진단을 배제하기 위해 임상가는 환자에게 일련의 구체적인 질문을 해야 한다. 예컨대, 재발성 사고, 회피적 행동, 안심시키는 말에 대한 반복적 요구는 불안장애(예 범불안장애, 사회불안장애)에서도 나타날 수 있다. 또한 OCD의 강박사고는 주요우울장애의 반추 증상과 구별되어야 한다. 주요우울장애에서는 사고가 보통 기분과 일치하되, 반드시 침습적이거나 고통을 수반하지는 않는다. OCD가 확인되는 경우, OCD 관련 장애(예 신체이형장애, 수집장애)의 가능성에 대해 구체적으로 탐색해 볼 필요가 있다. OCD 관련 장애는 OCD와 유사하게 나타날 수 있고, 동반이환될 수 있기 때문이다.

OCD 증상들의 아형을 범주화하는 데 있어서 DSM-5에서는 2개의 명시자를 제시하고 있다. 첫 번째 것은 과거 또는 현재 틱장애 병력도 있는 OCD 환자들을 나타낸다. 자료에 의하면, 틱장애 병력이 있는 OCD 환자들은 틱장애 병력이 없는 OCD 환자들에 비해 상이한 임상적 경과와 치료에 대한 반응을 나타낼 수 있다.

두 번째 DSM-5 명시자는 병식과 관련이 있다. 이는 OCD가 있는 사람들 사이에 상당한 차이가 있다. OCD의 병식 명시자는 좋음good, 양호함fair, 저하됨poor, 병식 없음absent으로 나뉜다. 킹 씨는 자신의 강박적 믿음이 사실이 아니라고 이해하고 있다는 점에서 가장 높은 수준의 병식에 해당할 것이다. 자신의 OCD 신념이 타당한 것으로 굳게 믿고 있는 사람들은 종전에는 망상이 있는 사람으로 간주되었을 것이다. 그러나 DSM-5에서는 이런 사람들을 '병식 없음/망상적 믿음absent insight/delusional beliefs' 동반 명시자와 함께 OCD 진단범주에 포함시키고 있다.

❖ 진단

- 강박장애, 좋거나 양호한 병식 동반
- 주요우울장애

❖ 읽을거리

Hollander E, Zohar J, Sirovatka, Regier DA(eds): Obsessive-Compulsive Spectrum Disorders: Refining the Research Agenda for DSM-V. Arlington, VA, American Psychiatric Association, 2011

Leckman JF, Denys D, Simpson HB, et al: Obsessive-compulsive disorder: a review of the diagnostic criteria and possible subtype and dimensional specifiers for DSM-5. Depress Anxiety 27(6):507-527, 2010

Shephard E, Stern ER, van den Heuvel OA, et al: Toward a neurocircuit-based

taxonomy to guide treatment of obsessive-compulsive disorder. Mol Psychiatry 26(9):4583-4604, 2021
Zandberg LJ, Zang Y, McLean CP, et al: Change in obsessive-compulsive symptoms mediates subsequent change in depressive symptoms during exposure and response prevention. Behav Res Ther 68:76-81, 2015

사례 6.2

세균

Germs

Dan J. Stein, M.D., Ph.D.
Helen Blair Simpson, M.D., Ph.D.
Katharine A. Phillips, M.D.

트레버 루이스Trevor Lewis(32세, 남)는 부모와 함께 살고 있는 독신으로, 어머니에 의해 정신건강의학과 진료에 의뢰되었다. 어머니에 의하면, 루이스 씨는 청소년기 이후부터 세균에 대해 염려해 왔다. 이 문제는 오랫동안 손 씻기와 샤워 의식으로 이어졌고, 지난 6개월간 증상은 눈에 띄게 악화되었다. 그는 COVID-19에 감염되는 것에 대해 집착하게 되었고, 신체뿐 아니라 의복과 리넨 제품을 세탁하느라 온종일 시간을 보냈다. 또 가족들 역시 의복과 리넨을 정기적으로 세탁해야 한다고 주장하기 시작했고, 결국 이 문제로 정신건강의학과 진료를 신청하게 되었다. 그는 가족들도 정기적으로 옷과 리넨을 세탁하고, 창문을 항상 닫아 둘 것을 주장하기 시작했다. 그는 집에 방문객 들이는 것을 허락하지 않았다. 부모가 밖으로 나가 다른 사람들에게 가끔 노출되었을 때, 그는 그들이 그의 앞에서 마스크를 써야 한다고 주장했다. 그로 인한 갈등이 현재의 진료로 이어졌다.

루이스 씨는 과거에 증상 완화를 위해 선택적 세로토닌 재흡수 억제제(SSRI)를 복용했고, 인지행동치료를 받은 적이 있었다. 이런 처치는 효과가 좋아서 고등학교를 무사히 졸업할 수 있었다. 그러나 결국 이런 증상들로 인해 대학은 졸업하지 못했고, 집 밖을 벗어나서는 아무 일도 못하게 되었다. 그래도 집 안이 바깥세상에 비해 세균이 없다고 여겼기 때문이었다. 그러나 지난 6개월간 그는 자신의 집 역시 COVID-19를 비롯한 세균에 오염되었다는 믿음이 증가했다.

증상 발현 당시, 루이스 씨는 성적, 종교적, 또는 다른 강박사고, 외모나 획득에 대한 집착, 신체초점 반복행동body-focused repetitive behaviors 같은 다른 강박 및 관련 장애 증상은 없었다. 그러나 과거에 확인성 강박행동checking compulsions(예 난로가 꺼졌는지를 확인하는 행동 등)과 함께, 자해와 타해 행동에 대한 강박사고를 경험한 적이 있었다. 그는 아동기에 운동 틱motor tics이 있었고, 고등학교에 다닐 때는 대마초가 불안을 감소시킨다는 사실을 알게 되었다. 그는 학교를 떠난 이래, 대마초와 기타 향정신성 물질에 손을 댄 적이 없다고 했다.

루이스 씨는 원격건강시스템telehealth system을 통해 동영상 면담을 받았다. 그는 머리가 헝클어져 있는 등 대체로 단정치 못한 모습이었다. 그는 COVID-19가 그의 집을 오염시켰고, 비감염 상태를 유지하기 위해 세탁과 청소가 필요하다고 전적으로 확신하고 있었다. COVID-19 확산방식에 대한 정보에 대해 반박 질문을 하자, 그는 열린 창문이나 방문객들의 땀을 통해 COVID-19가 집 안으로 들어올 수도 있고, 마스크를 쓴 부모가 식료품점에 가면 확실히 감염될 수도 있다고 답했다. 그의 부모가 그가 과도하게 걱정하고 있다고 설득하려 했지만, 그는 그들을 믿지 않는다는 말을 덧붙였다. 실제로, 그가 다른 것을 생각하려고 할 때도 그의 걱정은 계속해서 되돌아왔다.

환각이나 사고장애의 증거는 없었다. 그는 자해/타해 의도는 없다고 부인했고, 인지적으로 이상이 없었다.

논의

루이스 씨는 자신의 집이 HIV 바이러스에 오염되었다고 굳게 믿고 있다. 그는 자신을 사로잡고 있는 침습사고를 억누를 수 없는 상태에 있다. 또 과도한 걱정에 대한 반응으로 불합리한 행동을 수행해야 한다는 느낌에 압도되어 있다. 루이스 씨는 온종일 이러한 행동을 수행하느라 여념이 없고, 사회적 · 직업적으로 피폐화되고 있다. 그는 DSM-5의 강박장애(OCD) 증상기준에 부합된다. 오염과 청결은 씻기와 청소 의식을 수반하게 되는 것으로, OCD에서 흔히 볼 수 있는 증상의 한 단면이다.

DSM-5에는 OCD의 2개 명시자가 있다. 새로 제시된 틱 관련 OCD 명시자는 축적된 문헌에 기초하여 만들어진 것이다. 문헌에 의하면, OCD와 현재 또는 과거에 틱 증상이 있었던 사람들은 눈에 띌 정도의 양상을 보이고, 현재 틱 증상의 유무는 환자에 대한 평가와 개입에 도움이 된다. 루이스 씨는 아동기에 운동 틱이 있었다. DSM-5에서는 병식, 특히 OCD가 있는 사람의 병식 수준(좋음, 양호함, 저하됨, 또는 병식 없음/망상적 믿음)에 대해 평가해 볼 것을 권장하고 있다. '병식 없음/망상적 믿음' 명시자는 OCD뿐 아니라 신체이형장애와 수집장애에도 적용되는데, 타당성이 있고 임상적으로도 유용한 것 같다.

강박사고와 강박행동은 다른 정신건강의학적 장애에서도 나타난다. DSM-5의 질병불안장애illness anxiety disorder(IAD)가 있는 환자들은 심각한 질병과 병에 걸릴 것에 대해 집착하는 동시에, 자신을 안심시킬 수 있는 행동을 과도하게 수행하는 경향이 있다. 루이스 씨는 COVID-19에 감염될 것에 대해 염려하고 있다. 이는 그에게 IAD가 있음을 짐작케 한다. 그러나 그의 청결에 대한 강박행동과 점검하는 행동은 오히려 OCD의 진단적 특징에 더 가깝다. 더욱이, 그는 IAD 환자들에게서 흔히 볼 수 있는 신체 증상, 다른 건강과 관련된 염려, 질병의 조짐을 확인하기 위한 신체검진을 받는 등의 증상은 없는 것 같다. 마찬가지로 범불안장애(GAD)가 있는 환자들은 자신 또는 다른 사람의 건강에 대해 염려할 수 있다. 이들 역시 다른 형태의 걱정을 하지만, 강박행동은 나타내지 않는다.

망상장애가 있는 환자들은 강박사고, 강박행동, 또는 강박 및 관련 장애의 다른 증상적 특징을 나타내지 않는다. 바꿔 말하면, 병식이 없는(망상적 믿음이 있는) 강박 및 관련 장애가 있는 환자들은 망상이 있는 것 같지만, 환각이나 엄밀한 의미에서의 사고장애 같은 정신병적 장애의 다른 양상들을 나타내지는 않는다. 물질 사용은 정신병적 증상들과 연관될 수 있다. 그러나 이 사례에서는 물질 사용과 증상 발병 사이의 뚜렷한 일시적 연결고리는 없는 것 같다. 루이스 씨는 정신병 증상과 관련된 물질 사용 또는 의학력은 없다.

회피와 기능 손상을 포함한 루이스 씨의 OCD 증상의 성격과 심각도에 대한 상세한 그림을 그려 보는 것이 도움이 될 것이다. 예컨대, 루이스 씨는 머리가 부스스하고 헝클어져 있었는데, 이는 두드러지게 청결에 대해 염려하는 사람으로서는 이상하게 보일 수 있다. 그러나 그의 감염에 대한 의식이 아예 시작조차 하지 않을 정도로 시간 소모적인 것인지는 그의 외모에 의해 설명될 수 있을 것이다.

루이스 씨에 대한 진단은 명확해 보이지만, '예일-브라운 강박척도Yale-Brown Obsessive Compulsive Scale'같이 OCD용 증상 심각도 척도나 '브라운 신념평가척도Brown Assessment of Beliefs Scale'같이 병식/망상 측정 척도 중 하나를 적용해 보는 것이 도움이 될 것이다.

진단

- 강박장애, 틱 관련, 병식 없음 동반

읽을거리

du Toit PL, van Kradenburg J, Niehaus D, Stein DJ: Comparison of obsessive-compulsive disorder patients with and without comorbid putative obsessive-compulsive spectrum disorder using a structured clinical interview. Compr Psychiatry 42(4):291–300, 2001

Eisen JL, Phillips KA, Baer L, et al: The Brown Assessment of Beliefs Scale: reliability and validity. Am J Psychiatry 155(1):102–108, 1998

Goodman WK, Price LH, Rasmussen SA, et al: The Yale-Brown Obsessive Compulsive Scale, I: development, use, and reliability. Arch Gen Psychiatry 46(11): 1006–1011, 1989

Leckman JF, Denys D, Simpson HB, et al: Obsessive-compulsive disorder: a review of the diagnostic criteria and possible subtypes and dimensional specifiers for DSM-V. Depress Anxiety 27(6):507–527, 2010

Stein DJ, Costa DLC, Lochner C, et al: Obsessive-compulsive disorder. Nat Rev Dis Primers 5(1):52, 2019

사례 6.3

외모 집착

Appearance Preoccupations

Katharine A. Phillips, M.D.

빈센트 만시니Vincent Mancini(26세, 남, 백인, 미혼)는 특정 증상들로 고통스러워하다가 부모에 의해 외래환자 평가에 의뢰되었다. 그는 13세 이후부터 자신의 '흉터 있는' 피부, '가늘어지는' 머리털, '비대칭적인' 귀, '여자 같고, 불충분한 근육질' 체형에 집착해 왔다. 정상적인 외모에도 불구하고, 만시니 씨는 자신이 '추하고 흉측한' 모습을 하고 있어서, 다른 사람들이 자신에 관해 말하고 있고, 외모에 대해 조롱하고 있다고 굳게 믿고 있었다.

만시니 씨는 거울, 유리창 같은 반사체에 자신이 싫어하는 신체 영역을 비춰 보면서, '완전함의 착각 상태를 창조하기 위해' 헤어스타일을 손질하는가 하면, '대칭'으로 보이도록 귀를 잡아당기고, 다른 사람들과 외모를 비교하는 등 강박적으로 확인하는 데 하루에 5~6시간을 보냈다. 또 강박적으로 피부를 뜯었고, 때로 면도기를 사용하면서까지 '깨끗이 손질'하려고 애썼다. 그리고 매일 역기를 들었고, 크게 보이기 위해 주기적으로 여러 벌의 티셔츠를 입었다. 게다가, 머리털을 감추기 위해 거의 항상 모자를 쓴 채 생활했다. 그는 피부가 걱정되어 피부과 치료를 받았으나, 별 도움이 되지 않았다고 느꼈다.

만시니 씨는 고등학교 시절, 수개월간 결석한 적이 있었다. 그 이유는 집착 성향으로 인해 학교 공부에 집중할 수 없었고, 수업을 빼먹고서라도 거울을 들여다봐야겠다고 느꼈으며, 다른 사람들의 눈에 비칠 자신의 모습에 지나치게 자기 의식적이 되었기 때문이었다. 이로 인해 그는 결국 대학 진학에 실패했다. 그 후, 그는 사회적으로 고립되었고, '나처럼 못생긴 사람과 데이트하고 싶어 하는 여자는 없을 것이기 때문에' 이성교제를 하지 않았다. 그는 '내가 희한하게 생긴 괴물처럼 보인다면' 더 이상 살 가치가 없고, '추함'으로 인해 고립되고 따돌림받는 것 같은 느낌 때문에 자주 자살을 고려했다. 그의 부모는 그의 '폭력적인 감정폭발'을 우려

했다. 이 일은 주로 그가 외모에 대해 화가 나 있고 스트레스를 받고 있을 때, 그리고 그를 거울에서 떼어 내려 할 때마다 발생하곤 했다.

만시니 씨는 우울 기분, 무쾌감증, 무가치감, 집중력 저하, 자살사고가 있다고 했다. 이 모두는 자기 외모에 대한 관심 때문이었다. 그는 외모에 대한 고통을 극복하기 위한 자기치료의 일환으로 음주와 함께 대마초를 피웠다. 그는 '근육을 키우기 위해' 단백질 파우더를 복용했으나, 동화성 스테로이드anabolic steroid(*역자 주. 근육증강제의 일종) 또는 다른 수행력 증강용 약물과 모든 물질을 남용하지는 않았다고 했다. 그는 10대 후반에 사회적 상황에서 고통과 문제가 될 정도의 불안을 겪었다. 그는 당시에 겪었던 불안이 '멍청한' 느낌 때문이라고 했다. 그러나 그는 최근 그의 외모에 대한 관심과 무관한 사회불안은 없다고 했다.

만시니 씨는 심각한 의학적 병력은 없었고 치료약물을 복용하고 있지 않았다. 그의 어머니에게는 강박장애(OCD)가 있었다.

만시니 씨는 깔끔하게 단장한 상태에서 야구 캡을 쓰고 있었다. 그는 눈에 띄는 신체적 결함은 없었으나, 시선접촉을 잘 하지 않았다. 또한 지남력이 있었고, 전반적으로 인지에는 이상이 없었다. 다만, 정동은 과민한 상태였고, 기분은 우울한 상태였으며, 수동적 자살사고를 가지고 있었다. 그는 정신운동 비정상성은 없었고, 언어표현력은 정상이었다. 또한 자신이 못생겼다고 완전히 확신하고 있었으나, 기타 정신병적 증상은 없었다. 그리고 자신의 외모 '결함'이 실제로 있지만, 정신건강의학적 장애로 볼 수는 없다고 믿고 있었다.

❖ 논의

만시니 씨는 자신의 외모 결함 또는 결점에 집착하고 있다. 그가 집착하고 있는 외모 결함은 다른 사람들이 잘 관찰할 수 없거나 아주 미미하게 보이는 정도에 불과하다. 그의 외모 우려에 대한 반응으로, 그는 거울과 다른 반사 표면을 통해 그가 싫어하는 신체 부위를 강박적으로 확인하고, 머리를 과도하게 꾸미며, 귀를 잡아당기고, 피부를 뜯는 등의 반복행동을 한다. 그는 또한 반복적인 정신행동mental acts(㉠ 자신의 외모를 타인들과 비교함)을 수행한다. 이러한 집착은 임상적으로 현저한 고통과 기능 손상을 야기한다. DSM-5에 따르면, 만시니 씨는 신체이형장애(BDD)가 있다.

BDD는 흔하며, 남성보다 여성에게 약간 더 많은 영향을 미친다. 2/3 정도의 사례가 아동기 또는 청소년기에 발병한다. BDD는 신체의 모든 영역(흔히 얼굴 또는 머리)을 포함할 수 있고, 보통 여러 영역에 대해 나타난다. 집착이 일어나는 시간은 평균적으로 하루에 3~8시간 동안 지속된다. 장애가 진행되는 동안 모든 개인은 자신의 인식된 결함에 대해 수정, 확인, 은폐, 또는 안도감을 얻기 위한 반복행동 또는 반복적인 정신행동(예 비교)을 수행한다. 인식된 피부결함의 개선을 위한 피부뜯기는 일반적인 BDD 증상이다. 이 경우, 피부뜯기장애가 아니라 BDD로 진단된다.

외모 집착은 보통 기능 손상의 원인이 되는 것으로, 흔히 두드러지게 나타난다. BDD 환자의 약 80%는 종종 BDD로 인해 평생 자살사고를 하고, 1/4 이상이 자살을 시도한다. 자살경향성은 다른 많은 심각한 정신건강의학적 장애보다 BDD에서 더 흔한 것으로 보인다. 이용 가능한 데이터는 제한적이기는 하지만, 자살률이 눈에 띄게 증가했음을 시사한다. 공격적 또는 폭력적인 행동은 BDD의 증상으로 발생할 수 있다.

BDD의 진단범주에는 BDD 믿음에 관한 병식의 정도를 나타내는 명시자(좋음, 양호함, 저하됨, 병식 없음/망상적 믿음)가 포함된다. 만시니 씨는 '병식 없음/망상적 믿음' 명시자에 해당한다. 왜냐하면 스스로 못생겼다고 굳게 확신하고 있기 때문이다. 병식 수준은 저하됨인 경우가 많고, BDD로 진단받은 사람들의 1/3 정도가 망상적 믿음을 가지고 있다. 망상적 BDD 믿음을 가진 사람들은 정신병적 장애보다는 BDD로 진단되어야 한다. 만시니 씨는 BDD의 특정 사고와 관계망상delusions of reference을 가지고 있다. 이는 BDD 환자들 대부분에게서 나타나는데, 다른 정신병적 증상들은 전형적으로 BDD 증상으로 발생하지 않는다.

BDD의 진단범주에는 근육이형증muscle dysmorphia 명시자가 포함된다. 이 명시자는 체격이 너무 작다거나 근육이 부족하다는 생각에 집착하는 사람을 구분하기 위해 마련되었다. 이 명시자는 다른 신체 영역에 집착하는 경우에도 적용된다. 따라서 만시니 씨의 진단에는 이 명시자가 적합하다. 근육이형증은 섭식장애보다는 BDD의 한 유형으로 간주된다. 왜냐하면 이는 BDD의 진단기준을 충족하는 동시에, 근육이형증이 있다고 해서 누구나 비정상적인 섭식행동을 나타내지 않기 때문이다.

BDD는 집착, 강박사고, 반복행동을 OCD와 공유하지만, BDD는 특히 인식된 외모 결함을 포함한다. OCD 증상일 수도 있는 대칭symmetry에 대한 집착은 만시니 씨의 사례에서처럼, 신체적 외모에 관한 것인 경우, BDD 증상으로 간주해야 한다. BDD와 OCD는 관련된 장애다. 만시니 씨의 어머니는 OCD를 가지고 있는 것으로 알려져 있다. 하지만 중요한 차이가 있다. 그 차이로는, ① BDD의 더 저하된 병식, 더 빈번한 관계사고와 망상, 그리고 더 높은 자살경향성, ② BBD에서의 주요우울장애와 가능성 있는 물질관련장애와의 더 높은 동반이환률, ③ 이 두 상태에 대한 인지행동치료에 사용된 일부 접근방법에서의 차이가 포함된다.

주요우울장애는 가장 흔한 동반발병 장애로, 종종 BDD로 인한 고통과 장애에 이어 2차적으로 발병한다. BDD와 주요우울장애 모두 두 장애에 대한 기준을 충족하면 진단되어야 한다.

사회불안과 회피가 지각된 외모 결함에 대한 집착의 원인이 되는 경우, 사회불안장애(사회공포증)보다는 BDD로 진단되어야 한다. 사회불안과 회피는 BDD에서 거의 보편적으로 나타나기 때문이다. 이는 자신이 못생겼고, 이런 신체적 외모 때문에 조롱당하고 거부될 것이라는 신념 또는 두려움으로 인한 것이다. 그러나 동반이환된 사회불안장애는 BDD가 있는 사람들의 1/3 이상에서 발생한다. 만시니 씨는 과거에 사회불안장애로 진단을 받은 적이 있다. 고등학교 시절에 외모와는 무관한 사회적 불안이 있었기 때문이었다. 그의 과거력에 의하면, 현재의 사회불안장애 역시 예견될 수 있었다.

물질사용장애는 BDD가 있는 사람들에게서 상당히 높은 비율로 발생하고 있다. 이러한 현상은 흔히 BDD에 의한 고통의 결과로 인한 것이다. 만시니 씨는 대마초와 알코올 사용 사실을 인정했다. 그렇지만 물질사용장애의 진단기준을 충족할 정도로 사용하고 있는지는 명확하지 않다. 근육이형증을 앓고 있는 사람들의 20% 정도가 동화성 남성호르몬 스테로이드anabolic androgenic steroids를 남용하고 있다. 이는 위험 수준의 신체적 · 생리적 효과를 유발할 수 있다. 만시니 씨는 남용한 사실이 없다고 부인했다. 그러나 그의 '폭력적 행동폭발violent outbursts'은 초기 평가에서 언급을 피했던 스테로이드를 사용하고 있음을 반영하는 것일 수 있다.

❖ 진단

- 신체이형장애, 병식 없음/망상적 믿음 동반, 근육이형증 동반

❖ 읽을거리

Phillips KA (ed): Body Dysmorphic Disorder: Advances in Research and Clinical Practice. New York, Oxford University Press, 2017

Phillips KA, Stein DJ, Rauch SL, et al: Should an obsessive-compulsive spectrum grouping of disorders be included in DSM-V? Depress Anxiety 27(6):528-555, 2010

Phillips KA, Wilhelm S, Koran LM, et al: Body dysmorphic disorder: some key issues for DSM-V. Depress Anxiety 27(6):573-591, 2010

사례 6.4

우울증과 불안

Depression and Anxiety

David Mataix-Cols, Ph.D.
Lorena Fernández de la Cruz, Ph.D.

웬디 니콜스Wendy Nichols(47세, 여, 백인, 독신)는 기분저하와 범불안이 혼재된 증상 관리를 위해 지역사회 정신건강팀에 의뢰되었다. 그녀는 정신건강의학적 약물을 복용한 적은 없었으나, 5년 전 우울 삽화 치료를 위해 인지행동치료를 받은 적이 있었다.

니콜스 양의 병력에서 눈에 띄는 점은 없었다. 그녀는 홀로 침실 2개가 딸린 아파트에서 살고 있었고, 주변에 가족이나 친구는 없었다. 또한 학사학위가 있었음에도 불구하고, 자선 중고품 할인점에서 시간제 점원으로 일하고 있었다. 그리고 대학 시절에는 이성 친구가 있었지만, 최근 들어서는 “왜 그런지 너무 바쁘게 지

냈다"고 했다. 초기 검사 당시, 그녀는 자신의 생각과 느낌을 분명히 표현했고, 조리 있고, 협조적이었으며, 옷을 잘 차려입은 상태였다. 그녀는 확실히 기분이 저하된 상태였고, 집중력 저하와 정리에의 어려움을 호소했다. 그녀는 다른 물질오용은 하지 않는다고 부인했다.

임상가는 니콜스 양의 지갑에 지폐와 다른 종이로 가득 차 있는 것을 발견했다. 이에 대해 묻자, 니콜스 양은 어깨를 으쓱하면서 "내 사무실 주변에서 들고 다녀요."라고 답했다. 면담자가 이에 대해 질문을 계속하자, 니콜스 양이 중요한 업무 관련 서류, 신문, 잡지들을 버리기 어려워해 왔다는 사실을 드러냈다. 그녀는 이 모든 일이 12세 때 어머니가 자신의 오래된 장난감을 버리면서 시작된 것 같다고 했다. 여러 해가 지나면서, 니콜스 양의 아파트는 점차 서적, 문방용품, 공예품, 플라스틱 통, 마분지 상자, 기타 이러한 종류의 물건들로 가득 차게 되었다. 그녀는 자신이 조금 미쳤다는 사실은 알고 있지만, 이 물건들이 언젠간 유용하게 쓰일 거라고 했다. 그녀는 "낭비하지 않으면, 없어서 곤란하게 되지는 않을 것"이라고 말했다. 또한 소장품들 대부분이 아름답고, 독특하며, 대체될 수 없는 것들로, 감상적 가치가 높은 것들이라고 했다. 소장품을 하나라도 버린다는 생각은 그녀에게 큰 고통이었다.

일련의 면담을 통해 임상가는 문제의 범위를 점차 명확히 파악하게 되었다. 니콜스 양 아파트의 방들은 그녀가 30대 초반이었을 무렵부터 물건들로 채워지기 시작해서 면담 당시에는 거의 발 디딜 틈이 없는 상태가 되었다. 부엌 역시 완전히 차서 그녀는 복도의 종이 더미 사이에 놓인 미니 냉장고와 토스터 오븐을 사용하고 있었다. 식사는 유일하게 사용 가능한 의자에서 해야 했다. 밤이 되면, 그녀는 침대 위에 쌓여 있는 종이 더미를 그 의자로 옮겨 놔야 잠을 잘 수 있었다. 니콜스 양은 끊임없이 자신이 근무하는 자선 중고품 할인점에서 물건을 샀고, '나중에 읽어야지' 하는 생각으로 무료 신문들을 수거해서 아파트에 쌓아 놓았다.

자신의 아파트 상태에 당혹스러워진 그녀는 자신의 행동에 대해 아무에게도 말하지 않았고, 적어도 15년간 아무도 집에 초대하지 않았다. 또한 사회활동과 이성교제를 피했다. 그녀는 본래 사교적인 성격이어서 무척 외로웠음에도 불구하고, 누군가를 집에 초대한다고 해서 외로움이 해소될 수 없음을 알고 있었기 때문이었다. 그녀는 이러한 사실을 임상가에게 털어놓는 자신에게 놀랐다고 했다. 이 사실은 어머니에게조차 비밀로 해 왔기 때문이었다. 그녀는 도움이 필요했다. 그녀는 가정방문을 하겠다는 임상가의 제안을 거절하는 대신, 휴대폰으로 촬영한 사진 몇 장을 보여 주었다. 사진에는 가구, 서류, 박스, 옷가지들이 방바닥에서 천정까지 쌓여 있었다.

니콜스 씨는 오랫동안 슬픔과 외로움, 그리고 청소를 하려고 하거나 누군가가 그녀와 친해지려고 할 때마다 느끼는 불안감에 대해 털어놓았다. 그녀는 망상, 환각, 강박사고, 강박행동을 포함한 다른 정신의학적 증상이 없다고 부인했다.

❖ 논의

니콜스 양은 DSM-5의 새 진단명인 수집장애hoarding disorder(HD)로 진단된다. 그녀는 자신이 기억할 수 있는 한 소유물을 버리기 어려워해 왔다. 물건을 언젠가는 사용할 거라는 생각과 감상적 애착으로 인해 그녀는 소유물을 버리는 생각에 대해 심각한 고통을 겪고 있다. 이러한 어려움으로 그녀의 생활공간은 제 기능을 할 수 없는 지경이 되었다. 집의 기능 상실 외에, 그녀는 사회적 고립으로 인해 고통받고 있다. 이 사례에서는 수집행동이 의학적 또는 정신의학적 상태로 인한 것이라는 증거가 없다.

가치 있는 물건들이 흔히 쓸모없거나 가치 없는 물건과 뒤섞여 있을 수 있으므로, 보석류와 법적인 서류들이 누렇게 색이 바랜 신문지 사이에 끼어 있을 수 있다는 사실을 인식하게 하는 것이 도움이 된다. 이러한 세부사항을 알고 있다면, 임상가는 정확한 문진을 할 수 있을 것이다. 이는 특히 자신의 행동에 대해 당혹스러워하는 환자로부터 과거력을 도출해 내는 데 유용하다. 사진, 동영상, 또는 가정방문을 통해 혼란스러운 상황을 문서화하는 것이 유용할 수 있다. 화재 위험 또는 기타 건강 위험같이 장애와 관련된 잠재적 위험에 대한 전반적인 평가를 위해 가정방문이 권장된다.

DSM-5에는 HD에 대한 2개의 명시자가 있다. 하나는 '과도한 습득excessive acquisition' 명시자로, 물건이 무료, 구매, 또는 훔친 것이든 명백하게 이러한 물건들이 필요하지 않거나, 놓을 공간이 없음에도 불구하고 과도하게 물건을 취득하는 경우에 적용된다. HD가 있는 많은 사람이 자신의 어려움에 대한 병식이 결여되어 있으므로, HD의 진단에는 병식 수준을 나타내는 명시자가 동반된다. 니콜스 양에 의하면, 자신이 습득·수집하는 행위는 합리적이라고 했다(물건은 유용하거나 화폐 또는 감상의 가치가 있을 수 있음). 그녀는 자신의 독특한 행위에 대해 가족들에게 말한 적이 없었고, 이전의 치료에서도 거의 나타나지 않았다. 그러나 니콜스 양은 자신에게 문제가 있다는 사실을 알고 있고, 또한 도움을 원한다고 말하고 있다는 점에서, 그녀는 좋거나 양호한 병식이 있다고 볼 수 있다.

물건을 축적하는 행위가 다른 DSM-5 장애의 직접적인 결과인지에 대한 탐색은 중요하다. 만일 그렇다면, 수집장애로 진단되지 않는다. 예컨대, 소유물의 과도한 축적은 강박장애와 다수의 신경발달장애(㉠ 자폐스펙트럼장애), 신경인지장애(㉠ 전두측두엽frontotemporal 치매), 정신병적 장애(㉠ 조현병)에서 기술되어 왔다. 이러한 기타 진단들 중 니콜스 양에게 해당되는 것은 없는 것 같다.

주요우울장애에서의 기력 저하는 지저분하게 쌓아 두는 행위로 이어질 수 있다. 니콜스 양은 우울증이 있는 것으로 보인다. 사례보고서에는 우울증으로 진단할 수 있을 만큼 상세한 내용이 기록되어 있지 않지만(그러므로 DSM-5의 '명시되지 않는 우울장애'로 진단됨), 거의 평생 지속되어 온 수집으로 인한 어려움은 그녀의 기분 증상들이 나타나기 전부터 시작된 것으로 보인다. 따라서 니콜스 양은 우울장애와 함께 HD로 진단되어야 한다.

❖ 진단

- 수집장애, 과도한 습득 동반, 좋거나 양호한 병식 동반
- 명시되지 않는 우울장애

❖ 읽을거리

Frost RO, Steketee G, Tolin DF: Diagnosis and assessment of hoarding disorder. Annu Rev Clin Psychol 8:219-242, 2012

Mataix-Cols D: Clinical practice. Hoarding disorder. N Engl J Med 370(21):2023-2030, 2014

Mataix-Cols D, Fernández de la Cruz L: Hoarding disorder has finally arrived, but many challenges lie ahead. World Psychiatry 17(2):224-225, 2018

Nordsletten AE, Fernández de la Cruz L, Aluco E, et al: A transcultural study of hoarding disorder: insights from the United Kingdom, Spain, Japan, and Brazil.

Transcult Psychiatry 55(2):261-285, 2018
Pertusa A, Frost RO, Fullana MA, et al: Refining the diagnostic boundaries of compulsive hoarding: a critical review. Clin Psychol Rev 30(4):371-386, 2010

사례 6.5

발모증
Hair Pulling

Dan J. Stein, M.D., Ph.D.

조 올리버Zoe Oliver(22세, 여)는 발모광trichotillomania(털뽑기장애hair-pulling disorder)에 관한 잡지 기사를 읽은 후, 일반 임상가를 찾았다. 그녀는 자신의 발모 증상에 대해 어머니 외에는 아무에게도 말한 적이 없었다. 그러나 잡지에는 이러한 증상이 아주 흔한 일이며, 치료가 가능하다고 적혀 있었다. 그녀는 자신의 증상이 나아질 거라는 점에 대해서는 비관적이었으나, 도움이 필요하다는 점에 대해서는 어머니와 의견을 같이했다.

올리버 양의 발모 증상은 퇴근해서 집에 오기가 무섭게 마치 의식처럼 찾아오곤 했다. 그녀는 머리 꼭대기부터 특별한 감촉이 느껴지는 머리털을 찾곤 했다(겉눈썹, 속눈썹, 외음부에서도 털을 뽑았다). 그녀는 머리털이 뿌리째 뽑힐 때면 후련한 느낌이 들었다. 그러고 나서, 뽑은 머리털은 늘 머리털의 뿌리를 입으로 떼어 내고는 나머지 부분을 삼켜 버리곤 했다. 머리털을 삼키지만, 소화기 계통의 증상이 나타난 적은 없었다. 그녀가 머리털을 뽑기 시작한 것은 12세부터였다. 당시만 하더라도, 그녀는 이러한 행동을 하는 사람이 있다는 사실을 알지 못했다.

올리버 양은 이러한 행동을 그만두기 위해 무척 노력했다. 그 결과, 언젠가 한번은 수개월 동안 그만둔 적이 있었다. 그러나 발모증은 다시 나타났고, 그녀는 다시 수치심과 자신에 대해 분노감이 들었다. 머리털이 빠진 부분은 스카프와 모자로 덮었지만, 그녀는 이 사실이 발각될까 봐 친구들, 남자친구들과는 거리를 두고 지냈다.

이런 행동을 억제하고자 할 때, 올리버 양에게 우울 증상은 없었다. 발각될 것에 대한 두려움 외에, 현저한 불안 역시 겪지 않았다. 그녀는 강박사고, 강박행동, 수집, 틱, 신체적 결함이나 병에 걸렸다는 집착 또한 없었다. 그리고 그녀 자신이나 가까운 가족들에게는 입술 뜯기 또는 뺨 씹기cheek chewing같이 기타 신체초점 반복행동 범주에 대한 병력은 없었다.

뽑기에 '적당한' 종류의 머리털을 발견할 수 없어도 머리털을 뽑을 것인지를 묻자, 올리버 양은 자주 피부나 상처 딱지를 뜯어냈다고 답했다. 상처 딱지를 잘 뜯어낼 때면, 머리털을 뽑을 때와 마찬가지로 강한 안도감이 들었고, 때로 상처 딱지를 씹어 삼키기도 했다. 올리버 양은 자주 등에 난 상처 딱지를 뜯어냈는데, 그 병변은 다른 사람들의 눈에 잘 띄지 않았다. 그럼에도 등에 난 상처로 인해 그녀는 자신의 행동이 드러날 수 있는 해변 파티와 데이트 같은 상황을 회피하게 되었다.

논의

올리버 양은 DSM-5의 발모광(털뽑기장애)과 피부뜯기장애의 진단기준을 충족하는 것 같다. 이 두 장애는 흔히 동반이환되고, 진단기준 역시 매우 유사하다. 올리버 양은 자신의 머리털을 뽑는가 하면 피부와 딱지를 뜯어내곤 한다. 그녀는 스스로 이러한 행동을 그만둘 수 없었고, 털뽑기와 피부뜯기는 심각한 심리사회적 기능 이상의 원인이 되고 있다. 사례보고서에 의하면, 동반이환 상태는 이 둘 중 1개 행동의 원인이 될 수 있다. 이런 진단은 흔히 간과된다. 그 이유는 환자들이 당혹스러워하고, 임상가는 가능성 있는 단서에 대해 후속적 탐색을 제대로 하지 않기 때문이다. 그러나 일단 증상이 확인되면, 진단은 일반적으로 명백해진다.

이 2개 상태가 올리버 양의 삶에 상당한 충격을 주고 있는 것 같지만, 그녀는 자신의 발모광 증상을 광범위한 문제로 보고 있는 것 같다. DSM-5에서는 '털뽑기장애hair-pulling disorder'를 발모광의 대체 진단명으로 사용하고 있다. 이와 마찬가지로, '피부뜯기장애skin-picking disorder'를 '표피박리장애excoriation disorder'와 동의어로 사용하고 있다. 그러나 표피박리excoriation라는 말은 행동을 기술하고 있는 반면, 발모광은 발모 증상이 조증의 한 형태라는 점을 강조하고 있다. 이는 잘못된 것으로,

많은 사람은 '털뽑기장애'라는 용어를 선호한다.

올리버 양은 털을 뽑기 전에는 긴장감을, 털을 뽑은 후에는 안도감 또는 만족감을 느끼는 것으로 보인다. 발모광이 있는 사람들 모두가 이러한 증상 패턴이 있는 것은 아니다. 발모광을 충동조절장애로 범주화한 이전의 분류체계(DSM-IV 포함)와는 달리, DSM-5에서는 대신 발모 증상의 감소를 위해 노력한 과거력에 초점을 맞추고 있다.

털뽑기로 인해 눈에 띌 정도로 모발이 상실되는 경우, 사람들은 흔히 자신의 머리가 빠진 부분을 화장, 스카프, 모자 또는 가발로 가린다. 그러므로 DSM-5에서는 모발 상실이 눈에 띌 정도여야 한다는 조건을 필수로 요구하지 않는다. 고통 또는 손상은 DSM-5 전체에서 강조되고 있다. 올리버 양은 수치심과 기능저하를 나타내고 있다. 또한 뽑은 머리털을 삼킨다trichophagy고 했다. 이 행위는 위모구trichobezoar와 위장후유증gastrointestinal sequelae으로 이어질 수 있다. 그러나 그녀는 이로 인해 다른 신체적 합병증을 겪고 있는 것 같지는 않다.

올리버 양은 특이한 형태의 머리털을 찾아서 뽑는다(그리고 딱지를 뜯는다). 또 바짝 신경을 써서 그러한 머리털을 찾다가 발견하는 경우에는 뽑아서 먹는다. 다른 사람들은 대개 자동적으로 머리털을 뽑고 피부를 뜯는다. 발모광과 피부뜯기장애가 있는 사람들에게는 대체로 강박 및 관련 장애의 개인력 또는 가족력이 있다. 반면, 올리버 양처럼 과거력이 없는 사람들도 있다. 발모광과 피부뜯기장애가 강박 스펙트럼 내에 있는 것 같지만, 이 두 장애와 강박장애 사이에는 임상적 측면에서 많은 차이점이 있다.

정신건강의학적 및 비정신건강의학적인 의학적 상태들은 흔히 털뽑기와 피부뜯기로 이어진다. 이런 증상이 발견된다면, 발모광 또는 피부뜯기장애보다는 정신건강의학적 및 비정신건강의학적인 의학적 상태들이 1차로 진단될 것이다. 예컨대, 머리털과 피부 문제가 외모에 대한 집착과 관련이 있는 경우, 환자는 신체이형장애가 있을 가능성이 더 크다. 모발 상실은 낭창lupus(***역자 주.** 결핵성 피부병의 일종)에서부터 원형탈모증alopecia areata에 이르기까지의 의학적 상태에서 발견된다. 환자에게 모발 상실의 증거가 있고, 발모 사실을 부인하는 경우에는 의학적 정밀검사를 통해 인체에 영향을 주는 질병을 탐지할 수 있을 것이다. 망상성 기생충 감염delusional parasitosis과 환촉은 코카인 중독이 옴벌레 체내침투 망상으로 이어지듯,

피부뜯기 행동으로 이어질 수 있다. 그러나 이러한 증상들은 올리버 양의 상황에 부합되지는 않는다. 끝으로, 올리버 양의 행동은 피부 병변으로 이어질 수 있는 비자살성 자해행동을 반영하고 있는 것 같지는 않다.

올리버 양의 털뽑기 및 피부뜯기 증상에 대한 상세한 탐색이 요구된다. 구조화된 면담은 동반이환의 가능성 확인에 도움이 될 것이다. 심각도 측정은 이러한 장애들의 평가에 도움이 된다. 이러한 도구들은 임상가에게 예후와 치료에 관한 정보를 제공할 수 있다. 또 초기 보고 내용(올리버 양은 보다 좋은 느낌을 갖기 위해 퇴근 후에 이러한 행동에 빠져들게 됨) 이상의 후속 탐색, 관련 단서와 스트레스 요인들에 대한 심도 있는 탐색, 그리고 이러한 행동의 긍정적 · 부정적 효과에 대해 깊은 도움이 될 것이다.

❖ 진단

- 발모광(털뽑기장애)
- 피부뜯기장애

❖ 읽을거리

Grant JE, Chamberlain SR: Trichotillomania. Am J Psychiatry 173(9):868-874, 2016

Lochner C, Keuthen NJ, Curley EE, et al: Comorbidity in trichotillomania (hair-pulling disorder): a cluster analytical approach. Brain Behav 9(12):e01456, 2019

Machado MO, Köhler CA, Stubbs B, et al: Skin picking disorder: prevalence, correlates, and associations with quality of life in a large sample. CNS Spectr 23(5):311-320, 2018

CHAPTER 7

외상 및 스트레스 관련 장애

Trauma- and Stressor-Related Disorders

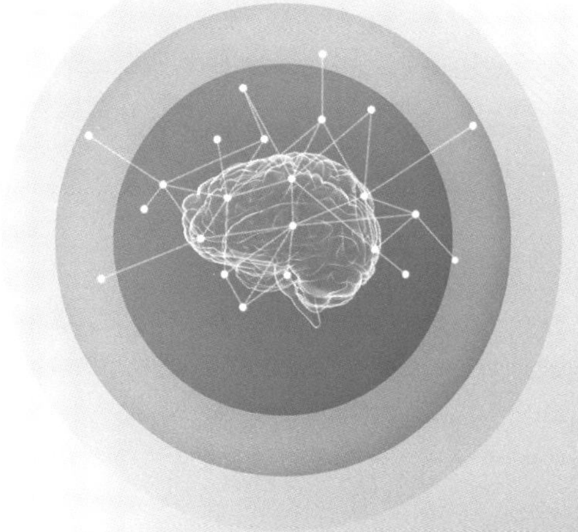

CHAPTER 7 외상 및 스트레스 관련 장애
Trauma- and Stressor-Related Disorders

서문

John W. Barnhill, M.D.

외상 및 스트레스 관련 장애trauma- and stressor-related disorders에 관한 장은 장애를 촉발하는 외부사건의 명시가 필수요건인 장애군으로 구성되어 있다. 이는 DSM-5의 새로운 장이었다. 이전에는 모든 장애가 다른 장에 수록되어 있었다. 이 장은 또한 주요 DSM-5-TR 본문에 새로 수록된 유일한 진단, 즉 DSM-5에서 제III편 '추가 연구를 위한 진단적 상태' 장에 있었고, '지속성 복합 사별장애persistent complex bereavement disorder'로 불렸던 '지속적 비탄장애prolonged grief disorder'가 수록되어 있다는 특징이 있다.

외상후 스트레스장애posttraumatic stress disorder(PTSD)와 급성 스트레스장애acute stress disorder(ASD)는 불안장애에 관한 장으로부터 옮겨졌다. PTSD와 ASD는 둘 다 불안뿐 아니라, 이질적인 증상들이 특징적으로 나타나기 때문이다. DSM-5에서는 분류체계 수정을 통해 외적인 트라우마 또는 스트레스 요인에 대한 반응 범위 평가의 중요성을 강조하고 있다. 이 두 장애는 흔히 현저한 불안을 동반한다. 또한 PTSD와 ASD에 대해 대안적인 개념화를 한다면, 이 장애들은 나란히 장애의 불안

스펙트럼상에 존재한다는 것이다. 예컨대, 강박장애 역시 DSM-5에서는 불안장애로부터 독립된 장으로 옮겨졌다.

PTSD 진단에는 4개의 증상군[① 침습 증상(이전에는 '재경험'으로 불림), ② 회피 증상, ③ 인지와 기분의 부정적 변화, ④ 각성 증상 등] 중, 각 증상군에 속하는 증상이 필수로 요구된다. DSM-5에서는 ASD가 있는 사람들은 다수의 증상군에 속하는 증상이 필수로 나타나야 한다는 기준을 삭제함으로써, 급성 외상후 반응의 이질성을 더 구체적으로 인정하고 있다. 대신, 14개 증상 중 적어도 9개 증상이 나타나야 한다고 규정하고 있다. 실제로 이는 ASD가 있는 사람이라도 4개의 침습 증상 모두를 나타낼 수 있거나, 하나도 없을 수도 있음을 의미한다.

PTSD와 ASD는 지속기간에 따라 명확하고 상세하게 기술되어 있다. 특히 PTSD는 외적 사건 발생 후 적어도 1개월간 지속되어야 하는 반면, ASD는 1개월 미만 동안 지속되어야 한다. PTSD와 ASD 둘 다에서 초기 스트레스 요인의 기준은 현재 외상이 경험되었는지, 목격되었는지, 또는 간접적으로 경험되었는지에 따라 구체적으로 구분된다. DSM-IV에서와는 달리 DSM-5에서는 PTSD와 ASD 진단을 위해 환자의 초기 주관적 반응에 대한 평가를 필수로 요구하지 않는다. 끝으로, PTSD에 대한 진단적 역치는 아동과 청소년에 대해서는 낮춰졌고, 학령기 전 아형이 추가되었다.

이 장의 2개 장애, 즉 반응성 애착장애reactive attachment disorder(RAD)와 탈억제성 사회적 유대감 장애disinhibited social engagement disorder(DSED)는 아동기에 처음 발견되는데, 둘 다 평생 동안 영향을 미칠 수 있다. RAD가 있는 아동들은 기대할 수 있는 보살핌을 위축 및 억제된 증상군으로 반응해 왔다. 반면, DSED가 있는 아동들은 무차별적으로 사회적 및 탈억제적 특성이 있다.

적응장애adjustment disorder는 종전에는 고통받고 있지만, 구체적인 장애의 진단기준을 충족하지 않는 사람들을 위한 잔여범주로 활용되었다. 그러나 DSM-5에 와서는 고통스러운 사건에 노출된 이후에 발생하는 일련의 스트레스 반응 증후군stress-response syndrome으로 재개념화되었다. DSM-IV에서처럼, 적응장애는 우세한 장해(예 우울 기분, 불안, 품행장해, 또는 복합적 요인)를 일컫는 명시자를 밝혀야 한다.

사람들이 사랑하는 사람의 죽음을 슬퍼하는 것이 정상이라는 것은 오래전부터 인식되어 왔다. 임상가와 연구원들은 1년 이상 감정 반응이 과도한 것으로 보이는 사람들의 하위 집단을 점점 더 많이 확인했다. 이러한 임상적 문제의 해결을 위해 DSM-5-TR 본문에 지속적 비탄장애 진단이 도입되었다.

DSM-5-TR에서는 문화가 임상 표현에 영향을 미친다는 증가하는 증거를 탐구하고 있다. 예컨대, 비서구인 집단은 PTSD에 대해 덜 회피적이고, 더 신체적인 증상(예 현기증, 호흡 곤란)으로 반응하는 것으로 보인다. DSM-5-TR에서는 장애 범주를 강조하지만, 여기에는 발달적 쟁점이 종합적인 증상symptomatology에 어떻게 영향을 미칠 수 있는지에 대한 논의도 포함된다. 예컨대, 6세 미만 아동은 유기 위협 같은 생명을 위협하는 사건으로 외상을 입을 수 있고, 주요 호소문제는 외상적 내용 동반 또는 동반하지 않는 악몽일 수 있다.

외상 및 스트레스 관련 장애는 서로 관련이 없어 보이는 증상들을 유용하게 함께 묶을 수 있다. 예컨대, 한 성인이 불안, 우울증, 편집증, 사회적 고립, 물질 사용과 관련된 문제를 호소할 수 있다. 외상 탐색을 위한 상세한 병력이 없다면, 최종 결과는 일련의 이질적인 문제들을 통합한 1개의 외상 및 스트레스 관련 진단이 아니라, 6개의 진단이 될 수 있다. 동시에 동반이환은 흔히 나타나는데, 만일 나타난다면, 동반이환은 일반적으로 외상 또는 스트레스와 직접적으로 관련된 장애와 함께 확인되어야 한다.

읽을거리

Doric A, Stevanovic D, Stupar D, et al: UCLA PTSD reaction index for DSM-5 (PTSD-RI-5): a psychometric study of adolescents sampled from communities in eleven countries. Eur J Psychotraumatol 10(1):1605282, 2019

Lewis-Fernández R, Kirmayer LJ: Cultural concepts of distress and psychiatric disorders: understanding symptom experience and expression in context. Transcult Psychiatry 56(4):786-803, 2019

Shaw JA, Espinel Z, Shultz JM: Care of Children Exposed to the Traumatic Effects of Disaster. Washington, DC, American Psychiatric Publishing, 2012

Simon N, Hollander E, Rothbaum BO, Stein DJ (eds): The American Psychiatric Association Publishing Textbook of Anxiety, Trauma, and OCD-Related Disorders, 3rd Edition. Washington, DC, American Psychiatric Association Publishing, 2020

사례 7.1

위험한 행동

Dangerous Behaviors

Daniel S. Schechter, M.D.

아드리아나Adriana(4세, 여)는 '위험한 행동'에 대한 평가를 받기 위해 초기 아동기 정신건강 진료 클리닉에 의뢰되었다. 부모는 특히 아드리아나의 행동 경계선이 빈약하고, 충동적이며, 낯선 사람들을 쉽게 믿는 것에 대해 염려했다.

아드리아나는 생후 29개월 때, 동유럽의 한 보육원에서 입양되었다. 입양 당시, 그 지역의 소아과 전문의가 검토한 아드리아나의 의료 기록에는 제반 영역에서 5백분위수에 미달하는 성장 매개변수 외에는 아무런 문제가 없다고 기록되어 있다. 입양부모를 보육원에서 처음 만났을 때, 아드리아나는 전혀 수줍어하거나 어려워하는 기색 없이 다가왔고, 별 어려움 없이 입양부모와 함께 시간을 보냈다. 입양부모는 아이의 행복한 모습과 스스로 다가와 따스하게 껴안는 등의 행동을 지켜보면서 만족스러울 정도로 안심이 되었다.

입양된 지 얼마 지나지 않아, 아드리아나는 고통 또는 상처를 받으면 위안을 얻기 위해 엄마를 찾곤 했으나, 이외의 경우에는 낯선 사람과 가족을 구분하지 못했다. 예컨대, 식료품점에서 줄을 서서 기다려야 하는 상황에서 아드리아나는 뒤에 서서 기다리는 낯선 사람들을 따스하게 껴안아 주거나, 여러 사람과 가족이 함께 하는 상황에서는 전혀 만난 적이 없는 사람들 무릎 위에 앉으려고 했다. 심지어 쇼핑몰에서 다른 가족들과 함께 자리를 뜨려고 한 적도 있었다. 입양부모는 아드리아나의 이런 행동으로 유괴나 학대 위험에 노출될 수 있다고 염려했다.

다른 또래아이들과 비교해 보면, 아드리아나는 학교에서 차례를 기다리고 원으로 둘러앉는 활동에서 문제를 일으켰다. 그녀는 같은 반 아이들이 노는 것을 방해하거나, 아이들이 놀고 있는 자리에 불쑥 끼어드는가 하면, 때로 아이들을 때리기도 했다. 또한 사소한 일에도 오랫동안 화를 참지 못했다. 그리고 스스로 감정을 누그러뜨리기 어려워했지만, 교사나 부모가 안아 주면 대체로 차분해지곤 했다.

아드리아나는 입양부모와 12세인 오빠(입양부모의 자녀/친아들)와 함께 살고 있었다. 어머니는 아드리아나가 미국에서 첫 해를 보낼 동안에는 집에서 머물렀다. 아드리아나는 지난 1년간 반나절 아동보호 프로그램에 참여했고, 어머니는 아동발달의 진척 상황을 기록했다. 아드리아나에게는 언어지체가 있었는데, 언어 생성보다는 이해력이 더 높은 편이었다. 그녀는 같은 반 아이들에 비해 학교준비 기술 발달이 다소 느렸으나, 전반적인 미세운동 기술은 평균 정도였다. 아드리아나의 수면과 식욕에는 문제가 없었다. 체중은 다소 늘었지만, 머리둘레는 여전히 5 백분위수 이하였다.

검사 당시, 아드리아나는 즐거워하는 모습이었고, 잘 차려입었으며, 나이에 비해 어려 보였다. 그녀는 말이 거의 없었지만, 면담자에게 주의를 집중하는 것 같았다. 몇 분이 지나자, 아드리아나는 면담자의 무릎 위로 기어오르려고 했다.

논의

아드리아나는 학령전기에 속하는 아동으로, 1차적으로 낯선 사람들과의 과도한 신체적 친밀성과 관련된 '위험한 행동'으로 인해 의뢰되었다. 부모는 이러한 행동으로 인해 아드리아나가 위험한 상황에 처하게 될 것을 염려하고 있다.

사례보고서에 의하면, 아드리아나는 다른 사람들에게 접근하는 행동 통제에도 어려움이 있다. 즉, 어머니로부터는 멀리 떨어지려고 하는 반면, 낯선 사람들과는 너무 가까워지려고 하는 것이다. 또래들과의 관계에서조차, 그녀는 '같은 반 아이들의 놀이공간에 불쑥 끼어들곤 했다'. 부모가 아드리아나를 처음 만나던 날, 아드리아나가 전혀 수줍어하지 않은 채 행복한 모습으로 다가와 스스로 따스한 포옹을 했을 때, 부모는 안도감을 느꼈다. 그러나 발달과정에 있는 아동들은 생후 6~7개월까지는 전형적으로 선택적 애착을 표출하고, 8~9개월까지는 낯선 사람들이 있는 상황에서는 드러내어 말을 잘 하지 않는 경향이 있다. 아드리아나가 29개월 되던 때에 바람직한 것처럼 보이는 행동들을 나타낸 점을 고려한다면, 애착 관련 정신병리가 이미 발병되었음을 암시하고 있다.

아드리아나는 DSM-5의 탈억제성 사회적 유대감 장애disinhibited social engagement disorder(DSED)를 겪고 있을 가능성이 아주 크다. 특히 그녀의 탈억제성 사회적 행동들은 일반적인 충동성에 의한 것이 아니다. 또한 그녀는 4개의 핵심 증상기준

(① 낯선 성인들에 대한 접근과 상호작용에서 침묵시간이 짧거나 결여됨, ② 지나치게 친밀한 행동, ③ 자신을 돌봐 주는 성인에게서 떨어져 보는 모험을 한 이후, 그의 존재에 대한 확인 감소 또는 결여, ④ 낯선 성인과 최소의 주저함 또는 주저함 없이 기꺼이 길을 나서려는 행동) 모두를 가지고 있다(필수로 두 가지만 요구됨).

DSED는 진단적 분류체계에서의 변화를 반영한다. DSM-IV의 유아기 또는 초기 아동기 반응성 애착장애reactive attachment disorder(RAD)의 진단적 특징은 5세 이전에 나타나는 뚜렷한 장해와 발달적으로 부적절한 애착행동 패턴이었다. DSM-IV에서 RAD는 2개 아형(① 억제형, ② 무분별indiscriminate형)으로 나뉜다. RAD의 무분별형은 DSM-5에서는 DSED로 재개념화된 반면, 억제형은 계속해서 반응성 애착장애로 불린다. DSM-5에서는 DSED가 장애가 있는 애착이 없는 아동들 사이에서조차 발견될 수 있다고 명확히 밝혔다. 예컨대, 아드리아나가 양어머니에게 그랬던 것처럼, 스트레스 또는 상처를 받았을 때, 보호자에게 접근하는 아이들 사이에서도 발견된다.

아드리아나의 입양은 아동들이 전형적으로 선택적 애착을 발달시키는 연령이 이미 지난 후에 이루어졌다. 이는 사회적 뇌 발달의 결정적 시기는 아니지만, 민감한 시기에 발병의 원인이 될 수 있는 보살핌에 영향을 받았을 가능성이 있음을 암시한다. 예컨대, 아동 대 보모의 비율이 높은 보육원에서는 선택적 애착 형성을 위한 기회가 그만큼 제한적이다. 이처럼 인생 초기에 주로 방임으로 인한 어려운 환경이 생물학적 취약성과 상호작용했을 것으로 가정할 수 있다. 예컨대, 아드리아나의 억제성 통제곤란dyscontrol은 뇌의 전두엽, 대상피질, 그리고 관련 회로에 비정상성이 있음을 나타낸다. 이러한 비정상성은 태아 전 영양실조 또는 유독성 및/또는 조숙 같은 위험요인뿐만 아니라, 기타 유전적 위험요인과 연관이 있을 수 있다.

아드리아나는 쉽게 스트레스를 받고 진정이 잘 안 되는 경향이 있다. 정서조절 곤란은 초기 애착 문제와 병을 유발시킨 보살핌과 연결되어 있을 수 있다. 그러나 아드리아나의 자정 능력 결여는 표현성 언어발달 지체로 인한 것일 수 있다. DSM-5에 의하면, 이러한 양상은 DSED 진단기준과 연관이 있다.

또한 아드리아나의 머리둘레가 5백분위수도 채 되지 않는 등의 초기 성장 매개변수들과 학교 준비도에 영향을 미치는 경미한 인지적 지체에 대해 언급된 내용은 초기(태아기 포함)에 발병의 원인을 제공한 보살핌과 연결되어 있다. 아드리아나의 사례에서는 나와 있지 않지만, 영양실조, 생모의 물질남용, 태아 알코올 증후군(FAS)의 가능성을 탐색해 볼 필요가 있다. 또한 동반이환의 가능성을 조사해 보는 것이 도움이 될 것이다. 예컨대, DSED가 있는 아동들 중에는 주의력결핍 과잉행동장애(ADHD)가 있는 경우도 있다. DSED와 ADHD는 둘 다 충동성 양상을 나타낼 수 있지만, DSED는 특수한 관계 장애라는 점을 상기할 필요가 있다.

DSED는 외향적 우호성을 손상시키는가? 간단히 답하면, '그렇지 않다'. 어린 아동 대부분은 친숙한 어른들 또는 돌봐 주는 사람이 '안전성'을 인정한 친숙하지 않은 어른들에게도 미소를 짓거나 말을 할 수 있지만, 4.5세 된 아동이 특히 자신을 돌봐 주는 사람이 인정해 주지 않은 상황에서 낯선 사람들에게 애정을 가지고 접근 또는 접촉하거나, 말을 걸거나, 이들을 따라가는 것은 발달상 전형적으로 나타나는 현상은 아니다. DSED에 대한 인식은 이미 삶에서 방치와 방임의 흔적이 현저하게 드러나는 취약한 환자들의 임상 진료 제공에 있어서 중요한 조치다.

진단

- 탈억제성 사회적 유대감 장애

읽을거리

Bowlby J: Attachment and Loss, 2nd Edition, Vol 1: Attachment. New York, Basic Books, 1999 Schechter DS, Suardi F, Manini A, et al: How do maternal PTSD and alexithymia interact to impact maternal behavior? Child Psychiatry Hum Dev 46(3):406–417, 2015

Seim AR, Jozefiak T, Wichstrøm L, et al: Reactive attachment disorder and disinhibited social engagement disorder in adolescence: co-occurring psychopathology and psychosocial problems. Eur Child Adolesc Psychiatry 31(1):85–98, 2022

Zeanah CH, Chesher T, Boris NW; American Academy of Child and Adolescent Psychiatry (AACAP) Committee on Quality Issues (CQI): Practice parameter for the assessment and treatment of children and adolescents with reactive attachment disorder and disinhibited social engagement disorder. J Am Acad Child Adolesc Psychiatry 55(11):990–1003, 2016

사례 7.2

외상에 대한 두 반응

Two Reactions to Trauma

Matthew J. Friedman, M.D., Ph.D.

외상적 사건. 베다니 핀스키Bethany Pinsky(23세, 여)는 지역에서 처음 개봉되는 블록버스터 영화 관람을 위해 영화관에 갔다. 관람석에 앉아 영화가 시작되기를 기다리던 중, 갑자기 스키 마스크를 쓴 젊은 남성이 스크린 앞에 나타났다. 그 순간, 그 남성은 관객들을 향해 공격용 자동소총을 발사했다. 그녀는 바로 옆에 앉은 여성을 비롯해서 여러 사람이 총에 맞는 광경을 목격했다. 주변에 있던 사람들이 비명을 지르며 출구를 향해 정신없이 몰려나갔다. 공포에 질린 핀스키 양도 겨우 출구를 찾아 무사히 주차장으로 탈출했다. 거기에는 경찰차들이 속속 도착하고 있었다.

찰스 퀴글리Charles Quigley(25세, 남)도 같은 시각에 그 영화관에 있었다. 그 역시 생명의 위협을 느꼈다. 길게 늘어선 의자들 뒤에 숨어 있던 그는 가까스로 통로까지 기어가 재빨리 출구 쪽으로 뛰었다. 그는 온몸이 피로 뒤범벅이 되었지만, 다친 데 없이 빠져나왔다.

베다니와 찰스, 이틀 후. 이틀 후, 핀스키 양과 퀴글리 군은 둘 다 자신들을 '신경쇠약자nervous wrecks'로 간주했다. 감사하게도 그들은 살아 있었고 다친 데 하나 없었음에도 불구하고 극도로 불안해하며, 신경이 곤두서 있었고, 약간의 소음에도 소스라치게 놀랐다. 그러면서도 총격사건에 관한 소식을 듣기 위해 TV에 온 신경을 집중했다. 그러나 사건 현장을 담은 장면이 나올 때마다 이들은 공황발작을 경험했고, 식은땀을 흘렸으며, 진정하기 어려워했고, 외상적 사건에 대한 생각을 멈출 수 없었다. 이들은 악몽 때문에 잠을 이룰 수 없었고, 주간에도 총소리, 비명소리, 그리고 사건 당시 개인적인 공포심에 대한 침습적이고 반갑지 않은 기억에 의해 공격받는 느낌이 들었다.

베다니, 2주 후. 핀스키 양은 2주 이내에 외상 전 사고, 감정, 행동의 대부분이 회복되었다. 총기사건을 떠올리게 하는 외상적 단서들로 인해 단기 공황 또는 생리적 반응을 겪곤 하지만, 이러한 요인들이 그녀가 깨어 있는 시간을 압도할 정도는 아니었다. 그녀는 더 이상 악몽을 꾸지 않았다. 그녀는 영화관에서 일어난 일은 결코 잊히지 않을 거라는 사실을 알고 있었다. 그렇지만 그녀의 삶의 대부분은 이미 정상으로 회복되고 있었고, 총기사건이 발생하기 전까지 살아왔던 삶의 궤적으로 되돌아가고 있었다.

찰스, 2주 후. 퀴글리 군은 2주가 지난 후에도 회복되지 않았다. 그는 정서적으로 위축되었고, 즐겁고 긍정적인 감정을 느낄 수 없었다. 동시에 아주 작은 소리에도 소스라치게 놀랐고, 일에 집중할 수 없었으며, 잠을 잘 때에도 자주 깨는가 하면 외상적 악몽을 꾸곤 했다. 퀴글리 군은 총기사건을 떠올리는 요인들을 피하려고 애썼음에도 불구하고 총소리, 비명소리, 그리고 객석 뒤에 숨어 있을 때 주변에 있던 사람의 가슴에서 뿜어져 나오는 피가 자신을 덮치는 것처럼 끈적거리는 느낌이 들곤 했다. 또한 삽화적으로 주변 환경과 자신으로부터 단절된다는 느낌이 들었다. 그리고 자신의 삶이 외상적 경험에 의해 변했다는 생각이 들었다.

❖ 논의

외상적 사건으로 인해 급성 후유증이 발생하는 동안, 대부분의 사람은 심리적으로 고통스러워하게 된다. 이처럼 아주 초기 단계에서 적절한 전문가의 입장은 이러한 증상들은 전형적으로 2~3일 이내에 해소되는 일과성 반응으로, 정상적으로 회복될 것이라는 것이다. 총격사고 후의 핀스키 양의 반응은 DSM-5에서는 정상군에 속하는 스트레스에 대한 반응으로 불리는 폭넓은 반응 범주에 속한다. 즉, 이는 정신건강의학적 장애가 아니라, 외상성 스트레스에 대한 정상적인 반응이다.

정상군에 속하는 스트레스 반응에서 다수의 서로 다른 증상이 나타날 수 있지만, 다음에 제시된 증상들이 복합적인 형태로 나타난다.

반응	증상
1. 정서	❍ 충격, 두려움, 애도, 화, 분노, 죄책감, 수치심, 무력감, 무망감, 무감동
2. 인지	❍ 혼돈, 와해, 해리, 우유부단, 집중곤란, 기억상실, 자책, 원치 않는 기억
3. 신체	❍ 긴장감, 피로, 불면증, 놀람반응, 맥박상승, 메스꺼움, 식욕저하
4. 대인	❍ 불신감, 과민성, 철수/고립, 거부감/버려진 느낌, 거리감

외상적 사건 이후 1개월간 더 강렬한 증상을 동반하는 급성 스트레스장애(ASD)를 겪는 사람의 수는 그리 많지 않다. 외상으로 인해 DSM-5의 ASD 진단기준을 충족하기 위해서는 다음에 제시된 5개 범주에서 14개 가능한 증상 중 적어도 9개 증상이 나타나야 한다.

증상	설명
1. 침습 증상	❍ 침습성 고통을 야기하는 기억들, 재발성 외상적 꿈, 외상적 사건에 대한 해리성 재생(예 플래시백), 그리고 외상적 사건을 상기시키는 단서에 대한 강렬한 심리적 고통 또는 생리적 반응
2. 부정적 기분	❍ 긍정적 정서 경험 능력 상실
3. 해리 증상	❍ 기억상실, 그리고 비현실감 또는 이인증
4. 회피 증상	❍ 외상 관련 사고/감정 같은 내면적으로 외상적 사건을 시키는 단서 회피와 사람, 장소, 또는 상황처럼 외적으로 외상 관련 사고를 상기시키는 단서 회피
5. 각성 증상	❍ 불면증, 과민성, 과다경계, 집중 문제, 또는 과장된 놀람 반응

어떤 증상 범주가 아주 두드러지는지에 따라, ASD가 있는 환자들은 서로 상당히 다를 수 있다. 예컨대, ASD가 있는 사람들 중에는 침습성 증상 모두를 가지고 있을 수 있는 반면, 전혀 가지고 있지 않은 사람도 있을 수 있다.

ASD는 면밀하게 검토된 과거력을 기반으로 다른 정신건강의학적 진단과 구별된다. 예컨대, ASD는 외상 발생 이후 1개월 이내에 진단되는 반면, 외상후 스트레스장애(PTSD)는 1개월이 지나야 진단이 가능하다. 적응장애 역시 외상적 사건 발생 후 1개월 이내에 진단될 수 있지만, ASD 환자들과는 달리 적응장애가 있는 환자들은 14개의 가능성 있는 ASD 증상 중 9개 증상을 가지고 있지 않다.

증상이 개별적으로 평가되는 경우, ASD 증상이 다양하다는 점에서 임상가가 잘못 판단할 수 있다. 예컨대, 공황, 불안, 우울, 해리, 침습성 강박사고는 모두 ASD에서 흔히 나타나지만, 자칫하면 장애의 광범위한 스펙트럼을 모두 고려해 보고자 하게 될 수 있다. 외상성 뇌손상, 특히 뇌손상이 비교적 미묘하고 인식되지 않는 경우, 흔히 ASD와 PTSD 진단을 동반하게 되어 진단을 복잡하게 한다. 이런 각 증상에 대한 평가는 특히 외상적 사건이 영화관 총격사고처럼 명확하지 않은 경우, 매우 혼란스러울 수 있다. 관련이 없는 것처럼 보이는 증상들을 1~2개 진단으로 압축시켜 보는 것은 환자의 혼란을 감소시키고, 치료에 초점을 맞추며, 불필요한 약물치료를 줄일 수 있다.

진단

- 핀스키 양: 진단 없음; 정상적인 스트레스 반응
- 퀴글리 군: 급성 스트레스장애

읽을거리

Bryant RA: Acute stress disorder. Curr Opin Psychol 14:127-131, 2017

Friedman MJ, Bovin MJ, Weathers FW: DSM-5 criteria for PTSD, in Handbook of PTSD: Science and Practice, 3rd Edition. Edited by Friedman MJ, Keane TM, Schnurr PP. New York, Guilford, 2021, pp 19-37

Silov D, Klein L: Cultural, trauma and traumatic stress among refugees, asylum seekers and postconflict populations, in Handbook of PTSD: Science and Practice, 3rd Edition. Edited by Friedman MJ, Keane TM, Schnurr PP. New York, Guilford, 2021, pp 483-500

사례 7.3

자동차 사고
A Car Wreck

Robert S. Pynoos, M.D., M.P.H.
Alan M. Steinberg, Ph.D.
Christopher M. Layne, Ph.D.

딜런Dylan(15세, 남)은 고등학생으로, 2주 전 심각한 자동차 사고로 인한 스트레스로 정신건강 전문의에게 의뢰되었다. 사고 당일, 딜런은 자동차의 조수석에 타고 있었다. 노란색 신호등이 켜진 상황에서 딜런이 타고 있던 자동차가 진입로로 들어서는 순간, 앞에서 달려오던 SUV 차량과 충돌했다. 딜런이 타고 있던 차량의 운전석이 정면으로 받히면서 그 차량은 한 번 굴러서 조수석이 위로 향한 채 멈추어 섰다. 금속끼리의 충돌은 엄청나게 큰 소리를 냈다. 차량의 운전자는 고등학교 같은 반 학생으로, 잠시 정신을 잃었고, 이마에 난 깊은 상처에서는 피가 흐르고 있었다. 다친 친구를 보자마자, 딜런은 친구가 죽을 수도 있다는 생각에 두려움이 엄습했다. 차량의 뒷좌석에 있던 친구는 미친 듯이 안전벨트를 풀려고 하고 있었다. 차량의 조수석 문은 심하게 찌그러졌다. 딜런은 차량에 갇혀 있는 동안 차량에 불이 날까 봐 두려웠다. 몇 분이 지난 뒤, 운전자, 딜런, 그리고 다른 친구는 뒷좌석 창을 통해 탈출하여 차량에서 멀리 떨어질 수 있었다. SUV 차량의 운전자는 전혀 다치지 않았고, 이미 경찰을 부른 상태였다. 구급차가 오고 있었다. 이 세 사람은 모두 지역 병원의 응급실로 실려 갔다. 거기에서 이들은 보호를 받다가 몇 시간 후, 각자의 부모에게 인계되었다.

딜런은 사고 이후 깊이 잠을 잔 적이 없었다. 그는 한밤중에 심장이 두근거렸고, 다가오는 헤드라이트가 눈에 어른거려 자주 잠을 깼다. 그는 집중에도 문제가 있었고, 학교 숙제도 제대로 할 수 없었다. 그를 승용차로 등하교시켜 주게 된 부모는 딜런이 진입로나 사거리를 지날 때마다 불안해하는 모습을 보곤 했다. 딜런은 최근에 운전연습 허가증을 받았지만, 아버지와의 운전연습을 거부했다. 또 부모, 여동생, 친구들에게 특이하게 성질을 부리곤 했다. 그는 최근에 영화관에 갔다가 영화가 시작하기도 전에 도로 나왔다. 음향기기 소리가 너무 크다는 것이 이유였다. 아들을 염려한 부모는 딜런이 겪고 있는 스트레스에 대해 대화를 시도했다. 그러나 딜런은 크게 화를 내면서 말도 꺼내지 못하게 했다. 그러나 중요한 시험을 엉망으로 치르고 나서야, 그는 자신이 좋아하는 교사가 해 준, 정신건강 전문의를 만나 보라는 격려를 받아들였다.

면담에서 딜런은 추가적인 어려움에 대해 털어놓았다. 그는 주변의 큰 소리에 '펄 듯이' 놀라는 것이 싫었다. 그리고 부상으로 인해 아무 반응이 없던 친구의 모습을 기억에서 지울 수 없었다. 그는 SUV 차량의 운전자에 대해 파도치는 것 같은 분노감이 있었다. 그는 운전연습을 꺼리는 자신에 대해 당혹스럽고 실망스럽다고 했다. 그는 5년 전쯤 여동생이 물에 빠져 익사 직전의 모습을 목격한 적이 있었다. 또한 지난달은 친할아버지가 돌아가신 지 1주기였다고 말했다.

❖ 논의

딜런은 14개 증상 중 9개를 필수요건으로 제시하고 있는 DSM-5의 급성 스트레스 장애acute stress disorder(ASD) 기준을 충족한다. ASD는 외상적 상황에의 노출 후 3일간 진단될 수 있다. 이는 1개월 이내에 관해되는 일과성 스트레스 반응일 수 있거나, 1개월 이후에는 PTSD로 진행될 수 있다.

딜런은 심각한 자동차 사고를 당한 후, 2주간 ASD 증상을 보이고 있다. 그의 증상들은 임상적으로 현저한 고통, 사회와 학교에서의 기능 손상, 그리고 현재의 발달과업(예 운전학습)으로부터의 이탈과 연관이 있다. 청소년기에 이런 급성 붕괴는 즉각적이고 장기적인 결과를 초래할 수 있으므로, 즉각적인 진단과 개입이 요구된다.

딜런의 스트레스 관련 증상으로는, ① 사건에 대한 재발성 침습적 고통을 유발하는 기억, ② 외상적 사건을 떠올리는 단서에 대한 심리적 · 생리적 반응, ③ 사건에 대한 생각 또는 감정 회피를 위한 노력, ④ 주간에 편치 않고 피로감을 주는 재발성 고통을 야기하는 꿈과 수면장해, ⑤ 부모, 친구와의 관계를 저해하는 과민성 행동, ⑥ 중요한 고등학교 시기에 학업수행을 위기에 처하게 하는 집중곤란, ⑦ 유치한 느낌이 들고 친구들과 다르다는 느낌이 들게 하는 과장된 놀람 반응이 있다. 딜런에게 자신의 증상을 설명할 수 있는 이전의 불안장애 병력은 없다. 이 모든 증상은 외상적 사건 이후에 시작되었다.

많은 청소년이 그렇듯이 딜런은 자신의 경험이나 증상에 대한 논의를 꺼리고 있다. 그 이유는 부분적으로 그렇게 하는 것이 자신에게 무언가 잘못된 것이 있는 것 같은 느낌, 즉 또래들과 다르다는 것에 대한 청소년기 불안 외의 걱정으로 작용하기 때문이다. 적극적인 개입 전략을 통해 청소년들이 자신의 급성 스트레스 반응 이해, 외상적 사건을 상기시키는 단서들의 관리 기술 습득, 그리고 교사들과 함께 이전의 학업기능 수준을 점차 회복시키기 위한 계획을 수립할 수 있도록 도울 수 있다. 이전의 외상 경험(예 여동생이 익사 직전까지 갔었던 사건)과 상실(예 친할아버지의 죽음)은 현재의 외상적 사건에 대한 개인의 반응을 악화시킬 수 있는 반면, 임상가의 증상 프로파일에 대한 이해 수준을 높일 수 있다.

❖ 진단

- 급성 스트레스장애

❖ 읽을거리

Bryant RA, Friedman MJ, Spiegel D, et al: A review of acute stress disorder in DSM-5. Depress Anxiety 28(9):802-817, 2011

Dai W, Liu A, Kaminga AC, et al: Prevalence of acute stress disorder among road traffic accident survivors: a meta-analysis. BMC Psychiatry 18(1):188, 2018

사례 7.4

쉽게 발끈하는 성미

Easily Triggered

Lori L. Davis, M.D.

에릭 레이놀즈Eric Reynolds(75세, 남)는 은퇴한 전기기사로, 그의 '쉽게 화를 내고, 쉽게 발끈하는' 경향 때문에 보훈처 외래 정신건강관리 클리닉에서 도움을 청했다. 레이놀즈 씨는 수십 년간 이런 증상이 있었지만, 그가 자신을 더 잘 통제하기를 아내가 간절히 바라는 것처럼 보였기 때문에 결국 치료받기로 동의했다고 말했다.

레이놀즈 씨는 특히 사람들이 있는 데서 항상 경계심을 느꼈다고 밝혔다. 갑작스러운 소리에 예상치 못하게 놀라면, 그는 크게 격분하는 경향이 있었다. 이는 필경 그가 자영업 전기 기술자가 되기로 택한 이유 중 하나였다(그는 혼자서 일할 수 있었다). 이와 유사하게, 그는 사냥과 정원 가꾸기를 즐겼다. 조용한 고독 속에서 즐길 수 있는 활동이었기 때문이었다.

본의 아니게, 그는 동료 병사들이 전쟁터에서 죽는 것을 지켜봤던 침습적인 기억을 기술했는데, 이는 그에게 엄청난 수치심, 죄책감, 슬픔을 안겨 주었다. 그는 "말도 안 되는 일이죠. 그 녀석들이 죽은 지 50년이나 되었거든요."라고 말했지만, 일주일에 수차례 전투 악몽을 꾼 후 공포에 질린 채, 온몸이 땀에 젖은 상태로 잠을 깨곤 한다.

이 증상들이 심한 고통을 주고 있지만, 레이놀즈 씨는 자신의 '순간적으로 격해지는hair-trigger' 기질에 대해 매우 걱정하고 있다. 즉, 이유 없이 자신을 가로막는 다른 운전자들을 적대시하고, 계산대에서 너무 가까이 서 있는 낯선 사람들과 정면으로 부딪치며, 다른 사람들이 뒤에서 접근하면 '공격 모드attack mode'로 전환하곤 한다. 그는 상황에 대한 생각이나 고려 없이 자동적으로 공격 모드로 뛰어든다. 비록 그는 자기보호용으로 자동차 콘솔에 권총을 보관하고 있지만, 다른 사람들을 해칠 의도는 없다. 그는 항상 위협적인 사건 후에 후회하고, 자신이 무심코 누군가를 다치게 할까 봐 걱정한다. 최근에, 의사의 진찰대에서 잠을 자려고 하던 중 간호사가 그의 발을 건드리자, 그는 벌떡 일어나 위협적으로 욕하기 시작했다. 그는 실수로 졸고 있을 때, 마치 경계 근무를 하고 있는 것처럼 느꼈고, 날아오는 박격 포탄이 그를 놀라게 하여 행동으로 옮겼다. 그의 반응은 간호사와 그 자신 모두를 두려움에 휩싸이게 했다.

레이놀즈 씨의 증상은 그가 야전 무전병으로 복무했던 베트남을 떠난 직후에 시작된 것으로 보인다. 그는 그의 독립적이고 자립적인 성격 때문에 결코 그의 증상에 대해 도움을 청하지 않았다. 자영업 전기기사로 은퇴한 뒤, 그는 거의 모든 시간을 집에서 보냈다. 지난 몇 년 동안, 그의 아내와 성인 자녀들은 그의 가족관계와 전반적인 행복에 심각한 부담을 주는 것을 포함하여, 그의 다양한 증상을 더 잘 알게 되었다.

레이놀즈 씨는 중서부 지방의 농부의 아들로 태어나, 재정적으로 넉넉하지는 않았어도 온화한 분위기의 가정에서 자랐다. 20세 때, 미 육군에 징집되어 베트남에 파병되었는데, 입대 전까지는 긍정적이고 행복했다. 그는 기초훈련을 즐겁게 받았고, 베트남에서의 처음 몇 주간은 즐거웠다. 그러나 동료 병사가 전사하면서 상황은 완전히 딴판이 되었다. 그 시점에서 레이놀즈 씨의 관심사는 온통 가장 친한 친구와 함께 살아서 집에 돌아가는 것에 집중되었다. 이렇게 하려면, 다른 사람을 죽여도 상관이 없었다. 그의 말에 의하면, 이 일로 인해 자신의 성격은 변했고, 태평스럽기만 했던 농촌 소년은 끔찍하고 과잉보호적인 병사로 바뀌어 있었다. 민간인 신분으로 되돌아오면서, 그는 가까스로 대학 졸업장과 경영학 석사학위(MBA)를 취득했다. 그러나 그는 자영업 전기기사가 되었다. 그 이유는 자신의 일만 하면서 살고 싶었기 때문이었다. 그는 아내와 25년째 결혼생활을 하고 있고, 대학에 다니는 두 아들의 아버지이기도 했다. 그는 은퇴하면, 목공과 독서를 하며, '평화롭고 조용히' 살고 싶어 했다. 그러나 정작 그의 은퇴는 그의 성인 생활의 나머지와 매우 비슷하다는 것이 드러났다. 즉, 비록 그는 때로 그의 취미 중 하나에 정착할 수 있었지만, 그의 대부분의 날은 긴장, 죄책감, 그리고 논쟁으로 가득 차 있었다.

레이놀즈 씨는 성인기 초기에 대마초를 피웠고, 때로 과음한 적도 있었음에도 불구하고, 30세 이후로는 수십 년간 과음하거나 대마초를 피운 적은 없었다. 그에게 범죄기록은 없었다.

검사 당시, 레이놀즈 씨는 옷을 잘 차려입은 아프리카계 미국인 남성으로, 불안해하면서 다소 경계하는 듯이 보였다. 그는 조리 있게 생각과 감정을 명확하게 표현했다. 말의 속도는 정상적이었으나, 마음의 동요를 일으키는 이야기를 할 때는 점차 빨라졌다. 그는 우울증은 없다고 부인했으나, 불안 증상은 있었다. 그의 정동은 다소 위축되어 있었으나, 말의 내용은 적절했다.

그의 사고과정은 조리 있었고 선형이었다. 그는 자살사고와 살해사고는 없다고 부인했다. 또 정신병적 증상, 망상, 또는 환각 증상은 없었다. 그의 병식은 매우 좋았다. 그의 지남력 역시 좋았고, 평균 이상의 지능을 가지고 있는 것 같았다.

❖ 논의

레이놀즈 씨는 네 가지 외상후 스트레스장애(PTSD) 증상 범주(① 침습, ② 회피, ③ 인지와 기분의 부정적 변화, ④ 각성과 반응성 변화) 모두에서 증상을 나타낸다. 레이놀즈 씨의 1차적 관심사는 두려움이 매개하고 있는 증상들, 특히 예기치 않은 자극에 대한 그의 과장된 투쟁 또는 도피 반응fight-or-flight response(***역자 주.** 유기체가 스트레스 상황에 처할 때 교감신경계 활성화되면서, 유기체가 그 상황에 맞서 투쟁할 것인지 도피할 것인지를 결정한 뒤의 결정 이행과정)과 관련이 있다. PTSD 사례에서 흔히 나타나는 것처럼, 반응은 평소보다 과도하고, 예측할 수 없다. 달리 말해, 반응은 사전에 중재할 수 없거나, 일반적인 충동성의 일부가 아니다. 과잉반응 외에도, 레이놀즈 씨는 과다경계hypervigilance, 안전에 대한 과도한 염려, 불안 또는 공포심을 보인다. 그는 외상적 사건들과 유사하거나 이 사건들을 상기시키는 촉발 사건들에 대해 침습성 기억, 악몽, 플래시백, 생리적 반응 등의 고전적 증상들을 재경험하고 있다. 이 환자에게서는 나타나지 않지만, PTSD 환자들에게 자살경향성과 정신병적 증상들이 흔히 나타나므로, 이에 대해 주기적인 평가가 이루어져야 한다.

PTSD 사례에서 흔히 그런 것처럼, 레이놀즈 씨는 특정한 종류의 외부 자극에 대해 강력하고 비자발적인 반응을 보인다. 이러한 '쉽게 유발되는' 증상은 개인은 물론 가족, 친구, 간병인의 삶을 혼란에 빠뜨리고 있다.

갈등을 피하려는 레이놀즈 씨의 노력은 사회, 가족, 취미를 비롯한 모든 영역에서 그의 기회를 점진적으로 좁혔다. 예컨대, 경영학 학위를 이용하기보다는 전기기사로 일하기로 한 결정은 주로 그의 개인적인 공간을 통제하려는 노력에 기반을 둔 것으로 보인다. 레이놀즈 씨의 PTSD가 부인과의 관계에 어떤 영향을 미칠지에 대해 더 상세히 아는 것이 유용할 것이다. 그의 은퇴는 그의 증상을 악화시키고 결국 치료를 받게 한 것으로 보인다. 한 가지 가능성은 그의 아내가 현재 그와 더 많은 시간을 보내고 있고, 그의 반응을 더 자주 볼 수 있으며, 치료를 받기로 한 그의 결정에 큰 힘으로 작용하고 있다는 점이다. 또 다른 가능성은 치료되지 않은 PTSD 증상이 그의 직무 관련 의무와 관계에 미치는 부정적인 결과로 인해 그의 은퇴가 촉진되었다는 것이다.

PTSD가 있는 사람들은 정신건강의학적 동반이환률이 높기 때문에 임상가는 조심스럽게 다른 진단들을 고려해 봐야 한다. 레이놀즈 씨는 확실히 수년 동안 과음을 하거나 대마초를 피우지 않은 것으로 보이고, 이 사실은 그의 증상 발달과 관련이 없는 것 같다. 그러나 물질사용장애는 PTSD에서 흔히 발생하므로, 아직 덜 보고된 정보가 있을 가능성에 초점을 맞추어야 한다.

레이놀즈 씨의 불안을 동반한 과잉각성 증상은 제II형 양극성장애에서 볼 수 있는 불쾌감 과민성과 다소 중첩된다. 그러나 그의 사례에서는 증상들이 갑자기 놀람 지각에 대한 반응으로 발달되었을 뿐 아니라, 여러 날 동안의 조증 증상(질주사고, 기력 또는 추동 상승, 감소된 수면 욕구 등)이 발생하지 않았다. 그는 우울한 감정은 없다고 했다. 그의 즐거움 감소 증상은 오히려 그가 이전에 즐겼던 사회활동 회피와 더 관련이 있는 것 같다. 그는 계속해서 목공과 독서에 흥미를 보이고 있다. 이는 안전하고 조용한 환경에 자기를 고립시키려는 경향이 특징적으로 나타나는 것이다.

많은 트라우마 생존자와 마찬가지로, 레이놀즈 씨는 자신의 회복탄력성과 독립성에 자부심을 느끼고 있다. 이러한 자질은 베트남에서, 그리고 사업을 운영하는 동안 그에게 도움이 되었을 것이다. 50년 동안 불편한 증상을 겪었음에도 정신건강 치료를 기피한 것도 같은 독립성 때문인 것으로 보인다. 신뢰할 수 있는 동맹의 발전이 그의 치료에 결정적일 것이라는 점을 고려할 때, 낙인, 심리치료, 그리고 PTSD에 대한 그의 생각을 더 탐색하는 것이 유용할 것이다.

진단

- 외상후 스트레스장애

읽을거리

Bryant RA: Post-traumatic stress disorder: a state-of-the-art review of evidence and challenges. World Psychiatry 18(3):259-269, 2019

Moore BA, Pujol L, Waltman S, Shearer DS: Management of post-traumatic stress disorder in veterans and military service members: a review of pharmacologic and psychotherapeutic interventions since 2016. Curr Psychiatry Rep 23(2):9, 2021

Schein J, Houle C, Urganus A, et al: Prevalence of post-traumatic stress disorder in the United States: a systematic literature review. Curr Med Res Opin 37(12):2151-2161, 2021

사례 7.5

스트레스 누적

Stressed Out***

Cheryl C. Munday, Ph.D.
Jamie Miller Abelson, M.S.W.

프랭클린 심즈Franklin Sims(21세, 남, 미혼)는 아프리카계 미국인으로, '스트레스 누적' '친구들로부터의 고립' '돈에 대한 걱정' 때문에 대학과 연계된 지역사회 정신건강 클리닉을 찾았다. 그는 3개월간 줄곧 우울했다고 말했다. 그는 '급락nosedive'의 원인을 그와 그의 여자친구가 진지하게 결혼을 논의한 직후 3년간의 연인관계에 종지부를 찍은 것으로 돌렸다.

심즈 씨의 부모는 노동자 계층으로, 그는 고등학교 시절부터 재정적으로 스스로 생계를 유지해 왔고, 하루하루 벌어서 먹고사는 것을 걱정하는 것에 익숙했다. 그는 관계를 끝내기로 한 그의 여자친구의 결정, 특히 그녀가 재정적 안정성을 확

*** 이 사례는 미국 흑인들의 정신건강에 대한 연구를 주도한 James S. Jackson, Ph.D.를 추모하기 위한 것입니다.

럽하는 것에 대한 그의 걱정을 이해하지 못한 것에 화가 났다. 그는 돈, 성적, 그리고 미래에 대해 점점 더 많이 생각했다.

심즈 씨는 학부생으로 야간 근무를 하는 창고 노동자로 고용되었다. 그는 이 일정에 익숙했지만, 창고에서 밤을 새운 후 수업에 집중하기가 점점 어려워졌다. 그가 쉬는 날, 그의 수면과 기력은 괜찮았고, 그는 여전히 친구들과 어울리는 것을 즐겼다. 그의 식욕은 변함이 없었고, 신체건강도 좋았다. 하지만 그의 성적은 최근에 하락했고, 그는 돈과 그의 가족의 첫 번째 대학생이 되는 것에 대해 점점 더 낙담하게 되었다. 그의 부모는 그가 왜 자신의 주소지와는 다른 주[out-of-state]의 대학에 다니기로 결정했는지 이해하지 못했고, 그는 최근 인종차별을 겪은 후, 백인 수가 압도적으로 많은 대학 캠퍼스에서의 삶에 점점 더 불만족스러워했다. 그는 이전에 어떤 정신건강관리 서비스도 구하지 않았다. 그러나 그가 사촌누나에게 가끔 포기하고 싶다고 말한 후, 지지적인 사촌누나는 그에게 치료자를 만나 볼 것을 제안했다.

심즈 씨는 외아들이었다(자칭 "좋은 학생이자 인기 있는 아이"였음). 고등학교 시절은 그의 부모의 주기적인 실직, 재정적 부담, 그리고 이로 인한 결혼생활의 어려움으로 인해 복잡했다. 그는 9학년 때 술을 마시고 대마초를 피우기 시작했지만, 둘 다 그를 힘들게 한 적은 없었다. 평가 당시, 파티에서 가끔 맥주를 마시거나 마리화나 담배를 피웠지만, 술에 취할 시간, 돈, 성향이 없다고 말했다.

검사 당시, 심즈 씨는 시간을 잘 지켰고, 협조적이었으며, 기분이 좋아 보였다. 또 주의집중을 잘했고, 적절한 의상으로 잘 차려입었다. 그는 조리 있게 말했으며, 대체로 걱정이 많고 위축되어 보였으나, 면담이 진행되는 동안 여러 차례 적절하게 미소를 지어 보였다. 그는 자신의 성적하락에 대해 기분이 나쁘다고 말했지만, 죄책감 또는 무가치감은 없다고 했다. 그는 조용하면서도 무미건조한[dry] 유머감각을 지니고 있었다. 그는 자살경향성, 살해경향성, 정신병은 없다고 부인했다. 그는 인지적으로 문제가 없었고, 병식과 판단력은 양호했다.

✧ 논의

사례보고서에 따르면, 심즈 씨는 지난 몇 달 동안 우울, 분노, 위축, 그리고 가끔씩 무망감을 느꼈다고 한다. 이러한 문제들은 그의 여자친구와의 결별에 대한 반응으로 발생한 것으로 보인다. 무망감이 자살경향성으로 서서히 변했는지 등 그의 최근 상황을 좀 더 탐색하는 것이 유용하겠지만, 그의 식욕, 수면, 기력은 정상으로 보인다. 그는 집중력과 휴식에 어려움을 겪었지만, 그의 일정은 수면부족을 겪지 않게 하기 어렵게 만들곤 했고, 그가 가끔 쉬는 날을 갖게 되면 빠르게 회복되는 것으로 보인다. 그는 주요우울장애에 대한 DSM-5 기준을 충족하지 않지만, 고통을 겪고 있고, 제 기능 회복에 어려움을 겪고 있는 것으로 보인다. 물질 사용과 의료 문제는 관련이 없는 것으로 보인다. 따라서 그는 우울 기분 동반 적응장애의 기준을 충족하는 것으로 보인다.

결별에 대해 더 많이 알게 되는 것 외에도, 인종차별로 인한 스트레스와 부모가 그의 상황의 어려움을 이해하지 못할 가능성을 포함하여, 심즈 씨가 백인이 두드러지게 많은 대학에 적응한 것을 더 탐색하는 것이 중요할 것이다. 그의 수면 문제, 우울과 불안 증상, 그리고 가족 갈등 및 재정적 불안과 관련된 스트레스를 명확히 하는 것도 유용할 것이다.

평가과정에서 그의 많은 강점을 강조하는 것도 도움이 될 것이다. 예컨대, 최근까지 그는 집에서 멀리 떨어진 대학에서 정규직, 진지한 관계, 전일제 학사 일정을 성공적으로 성사시킬 수 있었다. 그의 회복탄력성을 명료화하는 것은 치료계획 개발과 심즈 씨에게 평가자가 그를 유망한 젊은이일 뿐 아니라, 그의 정신건강에 도움을 줄 수 있는 사람으로 본다는 것을 상기시키는 데 모두 유용하다.

심즈 씨가 치료에 대한 동기부여가 된 것은 그의 장기적인 적응에 좋은 징조다. 젊은 흑인 남성들은 일반적으로 강하고 독립적일 것으로 기대되며, 남성성의 규범은 그들이 도움을 구하거나 그들의 감정에 관해 이야기하는 것을 어렵게 한다. 심즈 씨에게도 상담센터에 오는 것은 쉬운 일이 아니었을 것이다. 심즈 씨의 궁극적인 치료의 성공은 적어도 부분적으로는 심즈 씨의 젠더, 인종, 민족성과 관련된 문제에 정통한 치료자와의 동맹에 기반을 두고 있을 가능성이 크다. 예컨대, 심즈 씨는 개인 성장에 대해 상당한 열망을 가지고 학업적으로 노력하는 사람이지만, 그가 자신의 성취 지향성에 대해 양면적인 관점을 유지하고 있다면 그리 놀랄 일은 아닐 것이다. 제1세대 대학생으로서, 부모의 정서적 지지는 더 높은 교육적 요구에 대한 그들의 제한된 친숙함으로 인해 손상될 수 있다. 그의 문화에서 열심히 공부하는 것은 '백인white' 노력으로 보일 수 있고, 심리적 고통을 호소하는 것은 남성성의 나약함의 징후로 보일 수 있다.

재정적 독립을 유지하고 남성적인 사회적 역할 강화를 위해 노력하는 젊은 남성으로서, 일상적인 인종차별에 대한 인식이 증가하면, 여자친구의 거부로 인한 스트레스가 악화될 수 있다. 진단적으로, 적응장애는 즉각적인 스트레스 반응을 반영하고, 더 장기적이고 더 심각한 심리적 결과를 예고할 수 있다. 치료적으로, 그가 동료 문화, 인종집단 정체성, 인종 및 문화 규범과 일치하는 성역할을 강화하려고 시도하는 경우, 상실의 개인적 의미와 일상적인 인종차별의 잠재적 만성성을 다루는 것이 중요할 것이다. 따라서 치료 추구는 그의 정서적 회복탄력성의 감각에 대한 추가적인 타격으로 인식될 수 있고, 여자친구 상실에의 적응에 중요한 지지의 원천으로 인식될 수 있다. 그의 장기적인 미래목표에 대한 치료적 지원은 지속적인 인종차별과 미래의 심리적 고통의 장기적인 영향에 대한 보호요인임을 입증할 수 있을 것이다.

❖ 진단

- 우울 기분, 급성 스트레스 요인 동반 적응장애

❖ 읽을거리

Assari S, Moazen-Zadeh E, Caldwell CH, Zimmerman MA: Racial discrimination during adolescence predicts mental health deterioration in adulthood: gender differences among Blacks. Front Public Health 5:104, 2017

Goodwill JR, Taylor RJ, Watkins DC: Everyday discrimination, depressive symptoms, and suicide ideation among African American men. Arch Suicide Res 25(1):74-93, 2021

Hoggard LS, Powell W, Upton R, et al: Racial discrimination, personal growth initiative, and African American men's depressive symptomatology: a moderated mediation model. Cultur Divers Ethnic Minor Psychol 25(4):472-482, 2019

Strain JJ: The psychobiology of stress, depression, adjustment disorders and resilience. World J Biol Psychiatry 19(suppl 1):S14-S20, 2018

Watkins DC, Neighbors HW: An initial exploration of what "mental health" means to young black men. The Journal of Men's Health & Gender 4(3):271-282, 2007

사례 7.6

폐암

Lung Cancer

Anna Dickerman, M.D.
John W. Barnhill, M.D.

대형병원의 정신의학 진료연결서비스에 재발성 폐암을 앓고 있는 가브리엘라 트렌티노Gabriela Trentino(65세, 여)의 '우울증 배제rule out depression' 요청이 들어왔다. 오전 회진에서 그녀에게서 슬픈 정동과 눈물 어림 증상이 발견된 이후에 일어난 일이었다.

트렌티노 부인은 남편과 사별하고, 슬하에 장성한 두 아들이 있는 이탈리아계 미국인 가정주부였다. 그녀는 숨이 가쁜 증상 때문에 입원 중이었다. 그 후, 그녀에게 일방흉수unilateral pleural effusion(한쪽 늑막에 물이 차 있음)가 발견되었다. 트렌티노 부인은 이미 지난 수개월간 수차례 화학요법을 받아 왔다. 정신의학적 진료 시간에 그녀는 종양의 폐 전이 상태를 확인하기 위해 흉막천자술thoracentesis의 결과를 기다리고 있었다.

개별면담 결과, 트렌티노 부인과 두 아들은 이번에 입원할 때까지 그녀가 특별히 우울해하거나 불안해한 적은 없지만, 대신 가정의 '흔들림rock'은 있었다고 입을 모았다. 그녀는 정신건강의학적 치료를 받아 본 적도, 향정신성 약물, 알코올, 아편, 또는 불법약물을 사용한 적도 없었다. 가족력으로는 폭음하는 아버지가 있었는데, 그녀는 이런 이유로 술을 입에 대지도 않았다고 했다.

검사 당시, 환자는 잘 차려입은 여성으로, 산소비강캐뉼라oxygen nasal cannula를 쓴 채, 침대에 앉아서 손을 비틀어 젖은 티슈로 눈을 가볍게 두드리고 있었다. 그녀는 협조적이었고 조리 있게 말했으나, 불쾌해 보였고, 위축되고 걱정스러운 정동을 나타냈다. 그리고 임박한 흉막천자술 검사thoracentesis study에 대해 매우 염려된다고 했다. 그녀는 폐 전이가 일종의 '사형선고'와 같다는 사실을 알고 있었다. 그녀는 "꼭 살아서 올해 있을 아들 결혼식에 참석하고 싶어요."라고 말했다. 그러고는 울먹이면서, "저는 이미 이 병으로 많이 힘든 시간을 보냈어요……. 이 고통이 언제나 끝날까요?"라는 말을 덧붙였다.

트렌티노 부인은 5일 전 병원에 입원한 후로 수면곤란과 집중력 저하를 호소했다. 식사량은 평소보다 줄었고, '너무 슬프고 걱정이 되어' 평소에 매일 하던 십자말풀이를 더 이상 할 수가 없다고 했다. 그녀는 혼돈과 정신병적 증상은 없다고 부인했다. 그녀는 인지적으로는 이상이 없어 보였다. 몬트리얼 인지 검사Montreal Cognitive Assessment(MoCA)에서는 5분 후에 대상을 기억해 내는 문항 1개를 틀려서 30점 만점에 29점을 받았다. 그녀는 자살사고는 없다고 하면서, 두 아이를 얼마나 사랑하는지에 대해 이야기를 늘어놓았다.

트렌티노 부인의 중요한 징후로는 실내 공기에 대한 94%의 산소포화도(비강캐뉼라로 99%로 교정됨)가 주목할 만했다. 흉부 X선 촬영 결과에 의하면, 좌흉수pleural effusion(좌측 늑막에 많은 물이 차 있음)로 나타났다. 신경학적 검사 결과는 크게 눈에 띄는 점은 없었다. 이 외에도 기초 검사실 결과는 정상 범주에 속했다. 간호진의 부수 정보에 의하면, 그녀는 온종일 간호사실에 전화를 걸어 약물치료와 검사에 대한 세부사항에 대해 질문했다고 한다.

가족면담에서 가족들은 어머니의 건강에 대해 적절한 정도로 염려하고 있었고, 그녀의 심리 상태에 대해 좌절감이 든다는 심경을 밝혔다. 한 아들은 정신건강의학 컨설턴트에게 "우리는 이 순간이 어머니에게는 고통의 시간이라는 것을 이해하고 있지만, 어머니가 병원에서 하는 일이라고는 온종일 울기만 하고 우리한테 똑같은 질문을 하고, 또 하고를 반복하고 있어요. 어머니는 평상시 우리 가족의 기둥이었는데, 지금은 도움이 필요한 비관적인 사람이 되어 버렸어요. 좀 어떻게 할 수 없나요?"라고 물었다.

❖ 논의

트렌티노 부인은 주요 스트레스 요인(질병 진행의 가능성 악화로 인한 재입원)과 이로 인해 일시적으로 나타난 우울증과 불안 증상으로 클리닉을 찾았다. 환자, 가족, 병원 직원들에 의하면 그녀의 증상은 임상적으로 현저하며, 그녀 자신과 그녀의 입원에 영향을 미치고 있다. 이 사례에서 가장 가능성이 큰 DSM-5 진단은 불안 및 우울 기분 함께 동반 적응장애다.

적응장애 외에도, 몇 가지 다른 진단 역시 가능하다. 의료진들은 그녀에게 우울증이 있다는 점을 염려하고 있다. 트렌티노 부인은 네 가지 주요우울장애 증상(① 거의 온종일 우울해함, ② 식욕저하, ③ 불면증, ④ 집중곤란)을 보이고 있고, 이 증상들로 인해 삶의 질에 영향을 받고 있음이 거의 확실하다. 그러나 DSM-5의 주요우울장애 기준을 충족하려면, 2주 동안 5개의 우울 증상이 나타나야 하는데, 트렌티노 부인은 1주일 미만 동안 4개 증상만 보였다. 만일 트렌티노 부인의 증상이 다소 악화 · 지속된다면, 그녀는 주요우울장애 진단이 가능할 것이다.

트렌티노 부인은 또한 현저할 정도의 불안을 보인다. 그녀는 집중곤란, 불안감, 수면곤란을 호소하고 있다. 보고서에 의하면, 트렌티노 부인은 최근에 잠재적으로 생명을 위협할 정도의 질병에 직면하기 전까지는 현저한 정도의 불안을 겪은 적이 없었다. 증상이 급속하게 발생한 것으로 볼 때, 근본적으로 불안장애가 있는 것 같지는 않다.

전이성 뇌종양brain metastases과 부종양 증후군paraneoplastic syndrome은 폐암에서는 특이한 것은 아니고, 다만 불안과 우울증의 원인은 될 수 있다. 그러나 이러한 파괴적인 합병증은 다른 신경학적 비정상성과 섬망이 없이는 발생하지 않는 경향이 있다. 신경학neurology과 종양학oncology 진료에서 뇌 촬영 및/또는 부종양 패널paraneoplastic panel이 요구될 것이다.

흉수에 대한 2차 증상으로 보이는 저산소혈증hypoxemia은 트렌티노 부인의 불안의 원인으로 작용한 것 같다. 불안은 그녀의 산소포화도를 수정한 이후에 계속해서 나타났다. 불규칙한 산소 섭취는 흔히 불안의 원인이 된다.

치료약물 투여 역시 불안과 우울증의 원인이 될 수 있다. 의료진이 처방약물 목록을 꼼꼼히 살펴보아야겠지만, 특히 스테로이드, 아편계 약물, 벤조디아제핀의 사용과 금단에 초점을 맞춘 탐색이 이루어져야 할 것이다.

적응장애는 새로 수록된 '외상 및 스트레스 관련 장애' 장에 재분류되었다. 생명을 위협하는 질병은 이 스트레스 요인의 한 예다. 트렌티노 부인에게 급성 스트레스장애 진단을 내리려면, 증상이 좀 더 악화된 상태여야 한다. 외상후 스트레스장애 진단은 증상 악화와 1개월 이상의 지속기간이 필수로 요구된다.

만일 트렌티노 부인의 염려가 치료에 방해가 된다면, 그녀는 추가로 DSM-5 진단, 즉 다른 의학적 상태에 영향을 미치는 심리적 요인들에 부합될 것이다. 그러나 그녀는 치료와 개입에 순응적이었다.

❖ 진단

- 불안 및 우울 기분 함께 동반 적응장애

❖ 읽을거리

Bachem R, Casey P: Adjustment disorder: a diagnosis whose time has come. J Affect Disord 227:243-253, 2018

O'Donnell ML, Agathos JA, Metcalf O, et al: Adjustment disorder: current developments and future directions. Int J Environ Res Public Health 16(14):2537, 2019

사례 7.7

과다복용

Overdose

Megan Mroczkowski, M.D.
Cynthia R. Pfeffer, M.D.

해나Hannah(16세, 여, 백인)는 과거 정신건강의학적 병력이 없는 상태에서, 알려지지 않은 양의 클로나제팜, 알프라졸람, 옥시코돈 과다사용으로 병원 응급의학과에 데려져 왔다. 응급실에 도착하자마자, 해나는 글라스고 코마척도Glasgow Coma Scale에서 8점을 받았는데, 이는 매우 심각한 상황을 의미한다. 해나에게 즉시 관이 삽입되었고, 해나는 소아 중환자실로 옮겨졌다. 며칠 후 안정을 되찾자, 해나는 다시 정신건강의학과 입원환자 병동으로 옮겨졌다. 현재 규정상의 관행은 모든 환자에게 자살검사를 의무화하고 있다. 이 사례에서 해나는 자살 사고·계획·시도에 대해 컬럼비아 자살심각도 평정척도Columbia Suicide Severity Rating Scale(C-SSRS)에서 양성 판정을 받았다.

해나가 삽관을 하는 동안, 그녀의 부모와 그녀의 가장 친한 친구는 그녀가 약물 과다복용을 했던 저녁까지 평소와 같은 기분이었던 것 같다는 것에 동의했다. 가장 친한 친구는 다른 친구가 해나에게 해나의 남자친구가 다른 여자에게 키스하는 것을 봤다는 문자를 보냈다고 보고했다. 문자를 읽은 지 몇 시간 만에, 해나는 혼란스러워하지만 거의 동요하지 않는 부모에게 발견되었다. 그녀의 책상 위에는 "나는 단지 영원히 잠들고 싶어."라고 적힌 쪽지가 있었다. 부모는 즉시 구급차를 불렀다.

해나의 정신건강의학적 병력에는 이렇다 할 우울증, 자살사고, 자해행동, 조증, 또는 정신병은 없었다. 또 정신건강의학적 문제로 병원을 찾거나, 입원하거나, 심리치료를 받은 적 역시 없었다. 그녀의 부모와 그녀의 가장 친한 친구에 따르면, 해나는 담배, 알코올, 대마초, 또는 기타 불법약물을 사용한 적이 없었다. 그녀는 범법행위를 한 적도 없다.

해나는 부모와 두 여동생과 함께 살고 있었고, 지역의 공립학교 11학년 학생으로, 학업성적이 우수했다. 그녀는 앞으로 의사나 변호사가 되고 싶어 했다. 해나의 가장 친한 친구는 해나가 그 사건이 있기 전까지는 쾌활했다고 전했다. 가족의 정신건강의학적 병력에 의하면, 어머니가 불안장애가 있어서 클로나제팜과 알프라졸람을 복용하고 있었다. 어머니 역시 청소년 후기에 두 차례나 약물 과다사용으로 자살을 시도한 적이 있었다. 아버지는 대학 시절에 운동하다가 다치면서 생긴 만성요통으로 옥시코돈을 복용하고 있었다. 대가족의 병력으로는 물질남용을 하는 삼촌이 있었지만, 자살을 한 사람은 아무도 없었다.

삽관이 된 후, 해나는 괜찮다는 느낌이 들었고, 자살충동이 완전히 사라졌다고 말했다. 그녀는 또 그녀의 남자친구가 다른 여자아이에게 키스하는 것을 읽는 순간까지는 잘 지냈다고 말했다. 해나는 평가 당시 또는 약물을 과다복용하기 전 몇 주 동안 기분, 불안, 수면, 식욕, 기력, 또는 집중력에 어려움이 있었다는 사실을 부인했다. 그녀는 신체적 불만, 정신병적 양상, 칼로 긋기 같은 자해 과거력은 없다고 부인했다. 그녀는 외상 또는 물질 사용 과거력도 없다고 했다. 그녀는 죽음에 대한 생각이 '갑자기' 떠올랐고, 즉시 유서를 쓰고 부모의 약품수납 선반에서 약을 모았다고 회상했다. 돌이켜 보면, 그녀는 과다복용에 진저리를 쳤고, 그녀가 살아 있음에 감사했다.

해나는 입원 기간 내내 계속해서 우울증과 자살경향성은 없다고 부인했다. 그녀는 퇴원해서 병원진료소 내에 있는 외래진료를 받았다. 처방된 향정신성 약물은 없었다. 그녀는 매주 화가 나거나 실망했을 때 필요한 대처기술에 초점을 둔 인지행동치료를 받았다. 6개월 후, 해나는 잘 지내고 있었고, 지속적으로 자살사고 · 의도 · 행동으로부터 자유로웠다. 그 시점에서 해나, 부모, 심리학자는 그녀가 대처를 어려워하면 치료를 재개한다는 합의하에 치료를 종결하기로 동의했다.

❖ 논의

약물 과다복용이 있었던 그날 저녁까지, 해나는 행복하고 매우 기능적인 10대로 보였다. 남자친구에 대한 문자를 받은 후, 그녀는 즉시 자살충동에 사로잡혔고, 쪽지를 남겼고, 부모의 약장에서 진정제를 과다복용했다.

모든 사람의 증언에 의하면, 해나의 과다복용은 전혀 예상치 못했던 것이었다. 그녀는 우울증, 불안, 또는 외상에 관한 과거력이 없었다. 그녀는 물질 사용, 자해행동, 자살사고 과거력도 없었다. 그녀는 자살시도를 할 수 있는 성격 특질을 가지고 있는 것 같지 않았다. 해나의 어머니는 청소년기에 불안장애와 약물 과다복용으로 두 차례 자살시도를 한 전력이 있었지만, 해나 자신은 분명히 '쾌활한' 친구이자 '스타' 학생이었다.

진단과 관련하여 해나는 스트레스 요인에 대한 반응으로 현저하고, 정도 이상의 유해한 고통을 발달시킨 것으로 보인다. 다른 정신건강의학적 장애의 증거는 없다. 따라서 해나의 증상은 '우울 기분 동반 적응장애'라는 DSM-5 진단의 기준에 가장 적합한 것으로 보인다.

거의 모든 DSM 진단에 적용되는 것처럼, 적응장애의 진단기준에는 자살 사고 또는 행동에 관해 언급되어 있지 않다. 자살이 기준에서 여러 잠재적 증상 중 하나로 나열되는 진단(예 주요우울장애, 경계성 성격장애)에서조차 진단에 필수적인 부분은 아니다. 대신, DSM에서는 높은 자살행동 비율과 연관된 장애의 진단기준과 함께 기술적인 본문에서 자살경향성과 자기파괴적 행동에 대해 논의하고 있다.

DSM-5에서는 제III편 '추가 연구를 위한 진단적 상태'에 자살행동장애suicidal behavior disorder와 비자살성 자해nonsuicidal self-injury에 대한 제안된 기준이 포함되어 있다. DSM-5-TR에서는 '비자살성 자해장애nonsuicidal self-injury disorder'로 확대되었지만, 기준 자체는 변경되지 않았다. DSM-5에서 그랬듯이, 두 조건 모두에 대한 기준은 본질적으로 (여러 배제기준의 부재와 함께) 특정 행동의 발현만을 필수로 요구하고 있다. 달리 말해서, 개인이 자살을 숙고했는지, 또는 자해를 고려했는지와 정도를 구체적으로 평가하는 것이 임상가에게 중요할 수 있지만, 자살행동장애의 진단에는 자살시도만 필수로 요구되고, 비자살성 자해장애의 진단에는 어떤 종류의 자해에 의한 신체적 손상만이 필수로 요구된다.

DSM-5에서 중요한 변경사항으로, DSM-5-TR에서는 또한 제II편 '임상적 관심의 초점이 될 수 있는 기타 상태Other Conditions That May Be a Focus of Clinical Attention' 장에 자살행동 및 비자살성 자해를 추가했다. 이는 정신장애 자체는 아니지만, 장애의 경과, 예후, 진료에 영향을 미칠 수 있는 상태, 행동, 환경, 또는 문제에 대한 ICD-10-CM 부호를 제공한다(예 가족 문제, 경제적 어려움, 의학적 치료를 멀리함nonadherence to medical treatment 등). 이런 행동을 제II편의 장chapter에 부호화가 가능한 상태로 추가하는 것은 의료기록 보관에 중요한 영향을 미친다. 예컨대, 의료차트에서 자살행동을 입력하면 임상가가 특정 정신건강의학적 진단과 관련되거나 관련되지 않을 수 있는 자살행동을 기록하고 모니터할 수 있다. 이런 부호는 또한 미래의 임상가가 잠재적으로 모호한 상황을 더 신속하게 평가하는 데 도움이 될 수 있다. 예컨대, 만일 해나가 의식이 변성 상태이지만 쉽게 이용할 수 있는 부수적인 역사 없이 병원으로 돌아온다면, 임상가들은 그녀의 차트의 부호에 의해 과다복용을 찾도록 상기될 것이다.

제III편 '추가 연구를 위한 진단적 상태' 장에서 자살행동장애에 대해 제안된 기준과 함께 제공되는 본문에는 문서화뿐 아니라, 평가에도 도움이 될 수 있는 명시자들이 수록되어 있다. 이 명시자들은 시도와 관련된 폭력성, 치명성, 그리고 계획의 정도가 특징이다. 예컨대, 해나의 과다복용은 자해성 총상 같은 행동과는 대조적으로, '비폭력'으로 범주화될 것이다. 그녀가 실제로 자살을 의도한 정도는 분명하지 않은 반면, 그녀의 과다복용은 삽관과 중환자실 입원이 필요하기 때문에 높은 치사율로 간주될 것이다. 끝으로, 그녀의 과다복용은 잘 계획된 것이라기보다는 충동적인 것으로 간주될 것이다.

시간 프레임은 추가적인 명시자다. 해나는 약물 과다복용 후 12개월 동안 '현재' 자살행동장애를 가진 것으로 간주될 것이다. 시도 후 2년간 추가적인 자살시도 위험이 높기 때문에 이 장애는 이 사건 이후 13개월에서 24개월 사이에 '조기 완화 상태'로 범주화될 것이다. 만일 모든 것이 잘 되면, 해나의 자살행동장애는 그녀가 대학 1학년이 될 때쯤 관해 상태가 된 것으로 간주될 것이다.

진단

- 우울 기분 동반 적응장애
- 자살행동장애

읽을거리

Miller AB, Prinstein MJ: Adolescent suicide as a failure of acute stress-response systems. Annu Rev Clin Psychol 15:425-450, 2019

Nestadt PS, Triplett P, Mojtabai R, Berman AL: Universal screening may not prevent suicide. Gen Hosp Psychiatry 63:14-15, 2020

Rodway C, Tham SG, Turnbull P, et al: Suicide in children and young people: can it happen without warning? Journal of Affective Disorders 275:307-310, 2020

사례 7.8

소진

Burnout

John W. Barnhill, M.D.

아이작 율리스Isaac Ulysse(29세, 남)는 대도시의 한 대형병원의 외과 레지던트로, '소진burnout' 때문에 직원 지원 프로그램에 의뢰되었다. 율리스 박사의 상사들은 그가 점점 더 산만해지고 슬퍼하는 것을 염려하게 되었다. 그들의 의대에서 매우 좋은 성적을 거둔 후, 그리고 처음 2년간의 수술 훈련 동안, 율리스 박사는 현재 몇 가지 문제를 드러내고 있었는데, 그의 가장 최근 실적평가에 의하면, 평소답지 않은 태만과 지각이 두드러졌다. 율리스 박사는 두 차례의 의뢰를 무시했지만, 정신건강의학과로부터 허가를 받을 때까지 업무로부터 배제될 것이라는 말을 들은 후에야 평가에 동의했다.

율리스 박사는 자신은 '약간 소진되었을 뿐', 괜찮다고 말했다. 그는 항상 다른 사람들보다 더 많은 에너지를 가지고 있다고 자부해 왔지만, COVID-19 팬데믹 기간 동안 그는 지치기 시작했다. 그는 잠이 부족했고, 항상 피곤했으며, 집중에 어려움을 겪고 있다고 말했다. 약 20분 후, 그는 자리를 떠나도 되는지를 묻고는 이미 기분이 좋아졌다고 했다. 정신건강 전문의는 그가 업무 복귀를 허락하기 전에 적어도 몇 번은 그를 만날 필요가 있을 거라고 설명했다.

아직 업무에 복귀할 준비가 되지 않았다는 것을 상기시키자, 율리스 박사는 자리에 털썩 주저앉는 것처럼 보였다. 정신건강 전문의가 그에게 좀 더 말해 보도록 요구했을 때, 그는 이런 식으로 있는 것이 싫고, 약해 보이는 것이 싫다고 답했다.

그는 자신이 소진되었음을 알고 있었다고 말했다. 그는 그것에 대해 읽고 있었고, 기진맥진함을 느꼈으며, 자신이 '의료-산업 복합체의 톱니cog'에 불과한 것에 대해 냉소적이었고, 그의 일상 업무를 끝낼 수 없을 거라는 느낌이 들었다. 그는 매일매일 슬프고, 또 피곤하고 무가치감이 들며, 정상적으로 잠을 잘 수 없고 집중할 수 없음을 고려할 때, 자신에게도 우울장애가 있을지 모른다고 생각했다. 그는 이 상태가 12개월 또는 18개월 동안 계속되고 있었지만, '최근까지 이를 잘 숨기고 있었다'고 말했다. 율리스 박사는 정신건강 전문의가 그를 소진으로 진단할 수 있는지 물었다. 그는 '최소한 외과 의사로서는 커리어 킬러'라는 꼬리표를 받고 싶지 않기 때문이었다. 그는 정신건강 전문의가 자신이 업무 복귀를 할 수 있게 해 준다면, 항우울제 치료를 완전히 성실하게 받을 거라고 말했다. 자살충동을 느끼냐는 질문에 그는 항상 그것이 우스꽝스러운 질문이라고 생각했다고 답했다. "만일 당신이 자살에 대해 실제로 진지하다면, 왜 단축 다이얼에 911을 가지고 있는 사람에게 말합니까? 하지만 아니요, 저는 자살하지 않을 겁니다."

이 시점에서 정신건강 전문의는 더 많은 배경정보를 요청했다. 율리스 박사는 약사(그를 낳자마자 아이티를 떠났음)와 프랑스인 교수 사이에서 태어난 독자였다. 그는 종종 그의 학년에서 유일한 흑인 아이였던 교외 지역에서 자랐다. 그것이 그에게 어려운 일인지 물었을 때, 그는 회의적인 표정을 지었다. "네에Yeah." 그가 말했다. "저는 미묘한 공격microaggression과 구조적 인종차별 같은 것들에 대해 모두 알고 있습니다. 하지만 저의 전략은 항상 누구보다 더 똑똑하고, 재미있고, 더 좋고, 더 탄탄했어요. 저는 항상 자신감 넘치는 미소를 짓고 있었고, 지금은 어떤 것도 저를 행복하게 해 주지 않습니다. 제가 다니던 고등학교에서 제 별명은 슈퍼맨이었지요. 저는 말 그대로 (축제의 여왕인) 홈커밍 퀸homecoming queen과 데이트했고, 아무도 흑인/백인에 대해 신경 쓰지 않는 것 같았습니다." 그 순간, 그는 웃으며 "글쎄요, 제가 자랄 때 우리와 함께 살았던 아버지의 어머니인 할머니를 제외하고는요. 할머니는 제가 문제를 제기하는 것이라고 생각했습니다."라고 말했다.

잠시 침묵이 흐른 후, 율리스 박사는 조용히 울기 시작했다. 더 말해 달라는 요청에 그는 그가 어렸을 때 부모가 '항상' 일을 해서 할머니가 함께 살면서 학창시절 내내 그를 돌보았다고 설명했다. 그녀는 약 18개월 전에 COVID-19로 세상을 떠났다. 그 이후로, 그는 할머니에 대해 '항상' 생각했고, COVID 백신을 접종하도록 설득하지 못한 것에 점점 더 집착하게 되었다고 기술했다.

그는 그것이 터무니없다는 것을 알고 있었지만, 할머니가 가족 모두를 바이러스로부터 보호할 수 있다고 주장했을 때, 그녀를 부분적으로 믿었다고 했다. "내가 할머니는 가톨릭 마녀였고, 매우 선한 마녀라고 말했나요?" 율리스 박사는 그녀가 세상을 떠났다는 사실을 알고 있었음에도 불구하고, 그의 일부는 그녀가 문을 통과하기를 계속 기대했고, 그는 그녀가 그곳에 있을 거라고 기대하며 매일 여러 차례 올려다보곤 했다는 말을 덧붙였다. 그는 그녀에게 백신을 맞으라고 설득할 수 없는 자신의 능력과 그녀를 감염시킬까 봐 몇 달 동안 그녀를 방문하지 않기로 한 결정을 검토하는 데 오랜 시간을 보냈다. 그는 거의 매일 밤 악몽을 꾸다가 잠을 깼다. 그는 꿈의 내용을 잘 기억하지 못했지만, 그의 할머니가 사라지고 그가 도울 수 없다는 것에 대한 것이었다. 그는 동료들, 부모, 그리고 전 여자친구에게 점점 더 화가 나고 야속한 느낌이 들었다고 말했다. 그녀가 6개월 전에 그들의 아파트에서 이사한 이후로, 그는 그녀에게 말을 걸지도, 그의 친구들을 보지도 않았다. 그의 부모는 자주 전화를 했고, 가족들과 함께 주말 동안 그를 '유괴kidnap' 하려고 했지만, 그들은 그가 너무 고집을 부리는 것에 좌절한 것 같았다. 그는 자신이 '전염병과 전쟁'에 초점을 맞춘 TV를 보는 것은 괜찮았지만, 너무 감각이 없는 느낌이 들어서 사람들과 이야기를 나눌 수 없었다고 말했다. 그는 또한 더 이상 자신이 누군지도 모르겠고, 가족을 도울 수 없다는 의미라면 외과 실습생이라는 직업도 무관해졌다고 말했다. 비록 그는 분명히 자살하지 않을 것이고, 모든 생각이 '어리석었다'는 것을 알았지만, 그는 거의 매일 죽는 것에 관해 백일몽을 꿈으로써 할머니를 다시 볼 수 있었다.

❖ 논의

외과 레지던트로서 직무 정지의 위협을 받고 있는 율리스 박사는 그가 소진이라고 부르는 것에 대한 정신건강의학적 평가를 받아들였다. 소진burnout은 국제질병분류International Classification of Diseases, 11판(ICD-11)에 의학/정신건강의학적 장애가 아닌 직업적 현상으로 수록되어 널리 사용되는 용어다. DSM-5-TR에는 '소진' 진단이 없다. ICD-11에서 소진은 직장 스트레스에서 파생되는 증후군으로 정의되며, 세 가지 중첩된 기준(① 탈진, ② 직무에 대한 거리감 또는 냉소주의cynicism, ③ 직장에서의 감소된 효율성)이 특징이다. 비록 정신건강 전문의가 그의 상황을 더 잘 이해하기 위해 평가를 계속하고 있지만, 율리스 박사는 이러한 기본적인 소진 기준을 충족하는 것으로 보인다.

소진의 기준 충족 외에, 율리스 박사는 우울증 증상군을 기술하고 있다. 그는 1년 이상 하루의 대부분, 거의 매일 우울증과 무쾌감증을 겪었다. 주요우울장애(MDD)의 모든 기준이 사례보고서에서 평가되는 것은 아니지만, 율리스 박사는 불면증, 피로감, 부적절한 죄책감, 집중곤란, 그리고 죽음에 대한 반복적인 생각을 언급하고 있다. 그의 증상이 2년 미만 지속되었기 때문에, 그는 지속성 우울장애persistent depressive disorder의 기준을 충족하지 못할 것이지만, MDD에 대한 기준을 충족하는 것으로 보인다.

그러나 율리스 박사는 자신의 증상을 할머니의 죽음과 구체적으로 연관 짓고 있고, 할머니가 18개월 전에 세상을 떠난 이후의 극심한 증상을 기술하고 있다. 따라서 그는 DSM-5-TR의 진단기준과 부호에 대한 공식적인 절에 추가된 유일한 진단인 지속적 비탄장애prolonged grief disorder 기준을 충족할 수 있다. 이전에 동일한 진단이 DSM-5의 제III편 '추가 연구를 위한 진단적 상태' 장에서 '지속성 복합 사별장애persistent complex bereavement disorder'로 기술되었다.

지속적 비탄장애는 사랑하는 사람이 죽은 지 12개월 후에 확인될 수 있는 부적응적인 애도반응이다. 애도반응은 지난 1개월 동안 거의 매일 사망자에 대한 강한 그리움뿐 아니라, 사망과 직접적인 관련이 있는 8개 증상 중 적어도 3개를 포함하여, 대부분의 날에 발생하는 증상군을 포함한다(달리 말해서, 율리스 박사가 그의 증상 중 일부가 평생 지속되었고, 최근에 심해지지 않았다고 했다면, 지속적 비탄장애의 진단에 포함되지 않을 것임). 이 8개 증상은 다음과 같다.

1. 정체성 붕괴(자신의 일부가 죽은 것 같은 느낌)
2. 죽음에 대한 뚜렷한 불신감
3. 당사자가 사망했다는 알림 회피
4. 극심한 정서적 고통(분노, 쓰라림, 죄책감)
5. 개인적인 관계와 활동에의 재통합 곤란
6. 정서적 마비
7. 삶이 무의미하다는 감각
8. 강렬한 외로움

DSM-5-TR 전체에 걸쳐 사실인 것처럼, 이 증상은 사회, 직업, 또는 기타 기능 영역에서 임상적으로 상당한 고통 또는 손상을 초래해야 한다.

정상적인 슬픔 경험은 매우 다양하므로, DSM-5-TR에서는 사별반응의 성격, 기간, 심각도가 사회적 · 문화적 맥락에서 기대될 반응을 분명히 초과해야 한다고 강조한다.

율리스 박사의 경우, 그는 1년 넘게 거의 매일 증상을 경험한 것으로 보이고, 그의 반응은 심각한 고통과 전반적인 기능 손상으로 이어졌다. 게다가, 그의 많은 증상은 지속적 비탄장애의 핵심 기준에 들어맞는 것으로 보이고, 그의 할머니의 죽음과 직접적인 관련이 있는 것으로 보인다[즉, ① 자신의 일부가 죽은 것처럼 느끼고 있음(정체성 붕괴), ② 할머니가 실제로 죽은 것이 아니라는 감각을 가지고 있음, ③ 강렬한 감정적 고통을 느끼고 있음, ④ 평소와 달리 관계와 활동에서 어려움을 겪고 있음, ⑤ 직업적으로 하고 있는 일이 무의미하다고 느끼고 있음, ⑥ 강렬한 외로움을 느낌]. 따라서 그는 지속적 비탄장애의 기준을 충족하는 것으로 보인다.

율리스 박사의 문화적 배경을 더 잘 이해하는 것이 유용할 것이다. 아이티 태생인 그는 무심코 할머니를 '가톨릭 마녀Catholic witch'로 묘사하고 있다. 우리는 관련된 정보가 많이 없지만, 율리스 박사의 아이티 할머니가 가톨릭교회와 아이티 부두vodou(voodoo)로부터 통합된 믿음을 가지고 있었던 것은 율리스 박사에게 그리 특이한 일이 아니었을 것이다. 비록 그는 부유한 교외에서 자랐고 미국에서 의사로 훈련받았지만, 율리스 박사는 그의 주요한 어린 시절 돌보미였던 할머니의 믿음의 일부를 흡수했을 것이다. 예컨대, 그녀는 꿈을 무척 중요하게 여겼을 수 있고, 이것은 그가 COVID-19로부터 그녀를 구하지 못하는 잦은 악몽에 대한 그의 반응을 강화시킬 수 있다. 환자의 문화적 쟁점에 대해 더 명확한 그림을 갖는 것이 도움이 되겠지만, 그의 반응은 그의 문화 내에서 적응하지 못하는 것으로 보인다. 예컨대, 그의 부모는 적극적으로 그를 고립에서 벗어나게 하려고 노력했을 정도로 충분히 그를 걱정해 왔다.

율리스 박사는 잠정적으로 MDD와 지속적 비탄장애, 두 진단을 받을 수 있다. 추가 평가를 통해 임상가는 두 질환을 의미 있게 구별할 수 있을 것이다. 두 장애 사이에는 증상적으로 겹치는 부분이 많지만, 지속적 비탄장애의 고통은 전반적으로 낮은 기분을 반영하기보다는 사랑하는 사람의 상실감과 분리감에 초점이 맞춰져 있다. 앞의 임상 정보를 고려할 때, 두 가지 장애를 모두 가진 그를 잠정적으로 진단하는 것이 가장 타당해 보인다.

그의 구체적인 진단과 상관없이, 율리스 박사의 증상은 그가 정신질환과 연관된 낙인에 의해 심화되는 것으로 보인다. '슈퍼맨Superman'이라는 별명의 외과의사인 그는 자신의 현재 상황을 부끄러워하는 듯해 고립감과 무망감이 증폭될 것으로 보인다. 지속적 비탄장애는 자살사고의 증가율과 관련이 있고, 그는 자살할 것임을 부인하지만, 죽음에 대한 백일몽을 꿈으로써 할머니와 재회할 수 있다고 기술하고 있다. 치료적 개입이 없다면, 그는 확실히 장기적인 고통과 기능이상뿐 아니라, 자해위험에 처해 있다. 평가하는 정신건강 전문의는 소진으로 진단해 달라는 율리스 박사의 요청에 저항해야 한다. 동료의 요청에 응하는 것은 유혹적일 수 있고, 율리스 박사에게 '소진burnout'은 MDD나 지속적 비탄장애보다 덜 낙인찍히는 것처럼 느껴질 수 있지만, 부정확한 진단이 수준 이하의 치료계획과 좋지 않은 결과로 이어질 수 있다는 점을 고려할 때, 율리스 박사의 증상을 경시하는 것은 기만적이고 잠재적으로 위험을 초래할 것이다.

끝으로, 율리스 박사는 또한 물질사용장애의 위험에 처해 있다. 사례보고서에는 물질에 대한 언급은 없지만, 만일 그가 평소 수준으로 기능할 수 있게 불면증, 슬픔, 피로감 등을 자가치료하려 했다면, 그리 특이한 것은 아닐 것이다. 더욱이,

율리스 박사는 약물과 과도한 양의 알코올 사용을 자발적으로 보고하지 않을 것이다. 비록 합법적일지라도, 과도한 사용은 의학 내에서 오명을 쓸 뿐 아니라, 훈련 프로그램에서 퇴출될 수 있는 잠재적인 근거가 될 수 있다. 이 정신의학적 평가의 성격이 완전히 명확하진 않지만, 복직이 허용되기 전에 의무적인 평가라면 독소검사를 받아야 할 가능성이 크다(실제로, 이러한 검사는 아직 이루어지지 않았음).

율리스 박사는 평가가 스트레스를 준다고 생각할지 모르지만, 그의 정신건강의학적 장애를 성공적으로 확인하는 것은 효과적인 치료계획 개발에 중요한 첫 단계가 될 것이다.

진단

- 주요우울장애
- 지속적 비탄장애

읽을거리

Bryant RA, Kenny L, Joscelyne A, et al: Treating prolonged grief disorder: a randomized clinical trial. JAMA Psychiatry 71(12):1332-1339, 2016

Casey PR, Strain JJ: Trauma- and Stressor-Related Disorders: A Handbook for Clinicians. Arlington, VA, American Psychiatric Association Publishing, 2016

Maciejewski PK, Maercker A, Boelen PA, Prigerson HG: "Prolonged grief disorder" and "persistent complex bereavement disorder", but not "complicated grief", are one and the same diagnostic entity: an analysis of data from the Yale Bereavement Study. World Psychiatry 15(3):266-275, 2016

Molina N, Viola M, Rogers M, et al: Suicidal ideation in bereavement: a systematic review. Behav Sci (Basel) 9(5):53, 2019

Prigerson HG, Shear MK, Reynolds CF III: Prolonged grief disorder diagnostic criteria—helping those with maladaptive grief responses. JAMA Psychiatry 79(4):277-278, 2022

World Health Organization: International Statistical Classification of Diseases and Related Health Problems, 11th Edition (ICD-11). Geneva, World Health Organization, 2019/2021

CHAPTER 8

해리장애

Dissociative Disorders

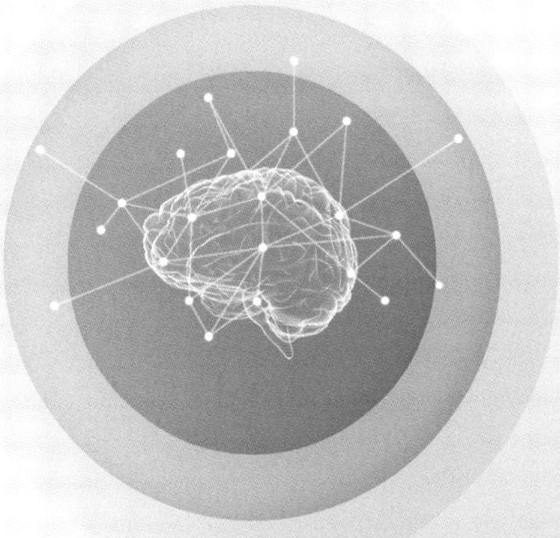

CHAPTER 8 해리장애
Dissociative Disorders

서문
John W. Barnhill, M.D.

다양한 정신건강의학적 진단을 받은 사람들에게 있어서(그리고 진단을 받지 않은 사람들과의 만남에서) 흔히 나타나는 해리dissociation 증상은 의식, 기억, 정체성, 정서, 지각, 신체표현, 행동에 영향을 미칠 수 있다. 해리 경험은 흔하고, 어느 시점에서는 인구의 절반에 영향을 미치기도 한다. 해리 경험은 흔하지만, 증상은 모호하게 경험될 수 있고, 거의 기억하지 못할 수 있다는 점에서 임상가들조차 간과하기도 한다. 많은 또는 대부분의 해리성 삽화는 순간적으로 지나가거나 심각한 고통이나 기능이상을 초래하지 않으므로, 특정한 DSM-5 진단 근거가 없다는 특징이 있다. 그럼에도 이들의 존재를 인식하는 것은 진단뿐 아니라, 때로 혼란스러운 증상 파악에 도움이 되기 때문이다.

DSM-5에는 3개의 구체적인 해리장애(① 해리성 정체성장애dissociative identity disorder, ② 해리성 기억상실dissociative amnesia, ③ 이인성depersonalization/비현실감 장애derealization disorder)뿐 아니라, 더 일반적인 2개 범주(① 달리 명시되는 해리장애, ② 명시되지 않는 해리장애)가 수록되어 있다. 이 모두는 신체적 · 정서적 및/또는 성적 외상 및 학대와 연관되어 있다. 그리고 DSM-5의 해리장애 장이 외상 및 스트레스 관련 장애에 초점을 둔 장 바로 다음에 배치된 것은 의도적이었다.

해리성 정체성장애dissociative identity disorder(DID)란 2개 이상의 현저한 성격 상태가 발현되는 것을 의미한다. 이전에는 '다중성격장애multiple personality disorder(MPD)'로 알려졌던 DID의 증상으로는 자기감sense of self과 소속감sense of agency 지각, 인지 및/또는 감각운동 기능 단절이 있다. 또 일상적인 망각을 넘어서는 기억공백memory gaps이 포함된다. 문화적 집단에 따라서는 DID를 '빙의possession'로 간주하기도 한다. 그러나 만일 이 현상이 널리 받아들여지는 문화적 또는 종교적 실천에 따르는 것이라면, 이러한 장해는 병리적인 것으로 진단되지 않아야 한다. 더욱이, DID는 일반적으로 상상적 놀이 친구로 삼거나 정상적인 상상놀이를 하고 있는 아동들에게는 적용할 수 없다. 모든 해리장애에서 흔히 그렇듯이, DID를 겪고 있는 사람들은 우울증, 불안증, 물질남용, 자해, 외상후 스트레스장애, 비뇌전증 발작non-epileptic seizure 같은 기타 정신의학적 문제를 나타내는 경향이 있다. 환자들은 기억공백과 기타 단절 현상을 감추거나 깨닫지 못할 수 있는데, 이는 정신의학적 평가를 더욱 어렵게 하는 원인으로 작용한다.

DID, 즉 해리과정을 통한 서로 다른 성격들의 구성이 포함된 장애와는 대조적으로, 기타 해리성 진단들은 더 흔히 나타나면서도 크게 논란거리가 되고 있지 않다. 해리성 기억상실dissociative amnesia(DA)에는 일반적으로 특정 스트레스 요인이나 외상과 연관이 있는 중요한 자서전적 정보를 기억해 낼 수 없는 증상이 포함되어 있다. 이는 비뇌전증 발작이나 기타 기능성 신경학적 증상들[예 DSM-5-TR 기능성 신경학적 장애(전환장애conversion disorder)]과 관련이 있을 수 있다. DSM-5에서는 해리성 둔주dissociative fugue가 분리되어 해리성 기억상실의 명시자로 재배치되었다. 둔주fugue 상태란 중요한 자서전적 기억들(예 개인 정체성)을 기억해 낼 수 없고, 집에서 멀리 떨어진 곳에서 방황하면서도, 적절하게 기능할 수 있는 능력을 유지하는 것이 특징인 증상을 말한다.

자기로부터의 분리 및 현실 같지 않은 감각(이인증depresonalization) 또는 외부세계로부터의 분리 및 현실 같지 않은 감각(비현실감derealization)은 비교적 흔하고, 보고된 평생 인구 유병률은 50%다. 그러나 이인성/비현실감 장애의 기준을 충족하려면, 증상의 지속성(일반적으로 적어도 1개월간 지속되어야 함) 및/또는 재발성이 포함되어야 한다. 현실검증력reality testing은 손상이 없어야 한다. 다른 DSM-5 진단과 마찬가지로, 손상 및/또는 고통 역시 필수로 요구되므로, 때로 '멍하게 있는 것'은 반드시 장애로 간주되지는 않는다.

DSM-5에는 DID, DA, 또는 이인성/비현실감 장애에 대한 모든 기준을 충족하지 않는 '달리 명시되는 해리장애'를 위한 기준이 마련되어 있다. 예컨대, 개인이 세뇌, 장기적인 정치적 구금, 추종을 위한 교화 등의 강렬한 경험에 따른 해리 결과가 나타나는 경우, 장기적이고 강한 강압적 설득에 의한 정체성장해로 진단된다. 스트레스를 유발하는 사건에 대한 급성 해리성 반응은 횡단면적으로 볼 때 다양한 해리성 징후를 보일 수 있으나, 현저하게 짧게 나타났다가 수일 내에 사라진다. 그러나 만일 1개월 이상 지속된다면, 그 사람은 다른 장애(예 이인성/비현실감 장애)로 진단된다.

읽을거리

Laddis A, Dell PF, Korzekwa M: Comparing the symptoms and mechanisms of "dissociation" in dissociative identity disorder and borderline personality disorder. J Trauma Dissociation 18(2):139–173, 2017 27245196

Lewis-Fernández R, Martínez-Taboas A, Sar V, et al: The cross-cultural assessment of dissociation, in Cross-Cultural Assessment of Psychological Trauma and PTSD (International and Cultural Psychology Series). Edited by Wilson JP, Tang CS. Boston, Springer, 2007, pp 279–317

Lippard ETC, Nemeroff CB: The devastating clinical consequences of child abuse and neglect: increased disease vulnerability and poor treatment response in mood disorders. Am J Psychiatry 177(1):20–36, 2020

Lyssenko L, Schmahl C, Bockhacker L, et al: Dissociation in psychiatric disorders: a meta-analysis of studies using the Dissociative Experiences Scale. Am J Psychiatry 175(1):37–46, 2018

사례 8.1

슬픔과 외로움
Sad and Alone

Richard J. Loewenstein, M.D.

주디스 본Judith Vaughan(29세, 여)은 특수교사로, '늘 슬픔과 외로움에 지쳐 있다'면서 정신건강의학과 진료를 요청했다.

환자는 항우울제와 기분 안정제 복용량을 여러 차례 높였음에도 불구하고 별 효과가 없는 만성, 고도 우울증을 앓고 있다고 했다. 그녀는 인지행동치료와 변증행동치료dialectical behavior therapy(DBT)를 기반으로 한 심리치료가 큰 효과가 있었다고 했다. 전기충격치료가 제안되었으나, 그녀는 거절했다. 그녀는 자살사고와 여러 바늘을 꿰매야 할 정도로 심각한 수준의 자해로 두 차례 입원한 적이 있었다.

본 씨는 이전의 치료자들이 외상의 가능성에 초점을 맞추었다고 했다. 그녀는 학대 가능성에 대한 질문에, 고려할 가치조차 없다는 듯이 묵살했다. 본 씨가 13세 때, 아버지가 '괴상한 성적 접촉'을 했다고 신고한 사람은 본 씨의 여동생이었다. 이 사건에 대한 경찰조사는 없었다. 그 후, 아버지는 교회의 중재, 알코올 중독과 '섹스 중독'에 대한 입원환자 치료를 받게 되면서 환자와 여동생에게 용서를 구했다. 본 씨는 이 사건에 대해 아무런 느낌도 없다고 했다. 그러고는 "아버지가 문제를 해결해서 저는 아버지에게 화날 이유가 없어요."라고 말했다.

본 씨는 7~13세 시절의 기억이 거의 없다고 했다. 그녀의 형제자매들은 그녀가 가족들의 기념일, 학교행사, 수학여행에 대한 기억을 전혀 하지 못하는 것에 대해 농담을 하곤 했다. 그녀는 "아무 일도 일어나지 않아서 기억나지 않을 거예요."라면서 자신의 기억상실을 해명했다.

그녀는 부모 모두와 관계가 '좋다'고 했다. 아버지는 어머니를 계속해서 '통제하려고' 해서 여전히 '분노 문제'가 남아 있지만, 16년 동안 술은 입에 대지 않았다고 했다. 더 심층적인 질문에, 본 씨는 자신의 자해 및 자살 행동이 처음에는 가족을 만나기 위해 방문했을 때 또는 부모가 방문해서 그녀를 놀라게 했을 때였다고 답했다.

'사회적으로 위축된 상태'에서 살아가던 본 씨는 고등학교에 입학하면서 공부를 잘하게 되었고, 여러 팀과 클럽에서 활동했다고 말했다. 그녀는 대학에 가서도 공부를 잘했다. 또한 업무 능력도 탁월했고, 자폐아들을 잘 가르치는, 재능 있는 교사로 인정받았다. 그러고는 수년간 자신이 경험한 우정의 여러 형태에 대해 이야기했다. 그녀는 남성들의 성적인 접근에 대해 강한 두려움과 역겨움을 느꼈다면서, 남성들과의 친밀감 형성이 매우 어렵다고 했다. 남성과 관여되어 있을 때마다, 그녀는 강한 수치감이 들고 자신이 '나쁘다'고 느꼈다. 다른 상황에서도 마찬가지로 자신이 무가치한 사람이라는 느낌이 들었다. 그녀는 잠을 잘 못자는 경향이 있었고, 자주 피로를 느꼈다.

그녀는 음주 또는 약물 사용은 하지 않는다고 부인했다. 술은 냄새만 맡아도 심한 메스꺼움과 복통을 유발한다는 말을 덧붙였다.

정신상태검사 당시, 환자는 잘 차려입었고 협조적이었다. 그녀의 반응은 조리 있고 목표 지향적이었으나, 대체로 정서적인 내용은 언급하지 않았다. 그녀는 슬프고 위축되어 보였고, 자신을 '멍한numb' 사람으로 묘사했다. 그녀는 환각, 혼돈, 현재 자살의도는 없다고 부인했지만, 자살사고는 '항상 주변에always around' 있었다.

더 구체적인 질문을 던지자, 본 씨는 일상생활에 대해 지속적인 기억상실은 없다고 답했다. 특히 회상할 수 없는 행동, 설명되지 않는 소유물, 주관적 시간 손실, 둔주 삽화, 또는 기술, 습관 및/또는 지식에 있어서 설명할 수 없는 변동사항은 없다고 했다. 그녀는 주관적 자기분할subjective self-division 감각, 환각, 마음의 목소리, 또는 수동적 영향 증상 역시 없다고 부인했다. 또한 플래시백 또는 침습성 기억 역시 없다고 부인했으나, 벗어날 수 없는 '위험한 남자'에게 쫓기는 재발성 악몽을 자주 꾸고, 집중에 어려움이 있다고 했다. 그러나 일에 대해서는 '과잉집중hyperfocused'했다. 그녀는 자신에게 강렬한 경악 반응이 있다고 했다. 또 백일몽에 빠지도록 내버려두기보다 자주 마음속으로 반복해서 숫자를 세고, 노래를 부르곤 한다고 말했다. 그녀는 자신이 매우 조심스러워서, 매일 밤 문이 잠겼는지 여러 차례 확인한다는 말을 덧붙였다. 그녀가 불안해졌을 때, 그녀는 가구를 재배치하는 것이 그녀가 더 안전하게 느끼도록 도와준다는 것을 알게 되었다.

❖ 논의

본 씨는 지속적인 우울 기분, 불면증, 피로, 무가치감, 자살경향성을 호소한다. 그녀가 연속적으로 주요우울장애 치료를 받았다는 사실은 그리 놀라운 일이 아닐 뿐더러, 치료가 그리 성공적이지는 않았다는 사실 역시 놀라운 일이 아니다.

환자는 우울 증상 외에도 추가적인 문제를 암시하는 증상과 과거의 사건을 기술하고 있다. '괴상한 성적 접촉'으로 아버지를 신고한 사람은 본 씨의 여동생이었지만, 아버지는 그녀뿐 아니라 그녀의 여동생에게도 사과했다. 본 씨는 가족들이 보는 앞에서 심한 자해를 한 과거력이 있다. 성적 친밀감은 혐오감과 수치심으로 이어지고, 결과적으로, 슬프고 외롭기 때문에 치료를 구했음에도 불구하고, 본 씨는 남성을 피하고 있다. 그녀는 '위험한 남자a dangerous man'에게 쫓기는 악몽을 반복적으로 꾼다. 그녀는 학대받은 사실을 부인하지만, 아버지가 알코올 중독과 '섹스 중독sex addiction'으로 입원치료를 받으러 간 정확한 시점에 끝난 것으로 보이는 6년간의 자전적 기억공백에 대해 기술하고 있다. 심지어 술 냄새조차 그녀를 토하고 싶게 만들고 있다.

이 정보를 고려한다면, 이전의 치료자들이 '외상 가능성에 초점을 둔' 것은 그리 놀라운 일이 아니다. 6년간의 기억결손과 함께 명백해 보이는 성학대 경험은 DSM-5의 해리성 기억상실dissociative amnesia(DA) 진단에 잘 부합된다.

중독, 그리고 신경인지장애와 연관된 기억결손과는 달리, DA에는 자서전적 기억공백(내가 한 일, 내가 갔던 곳, 내가 생각하거나 느낀 것 등)이 포함된다. DA의 가장 흔한 증상은 국소화된 DA, 즉 2학년 때에 관한 모든 것과 같이 구체적인 시간이나 사건을 기억할 수 없는 것이다. 선택적 DA에 있어서, 기억은 한정된 시기에 일어난 사건의 일부(예 2학년 때부터 보유된 일부 기억)로 보존된다. 그러나 기억상실은 실제 외상 전체 또는 일부에 대해 발생한다.

DA는 신체학대 및 성학대와 연관되어 있고, 그 범위는 학대의 심각도, 빈도수, 폭력성이 증가하면서 더욱 넓어지는 것 같다.

DA는 다른 외상 관련 진단들과 구별하기 어려울 수 있다. 그 이유는 외상후 스트레스장애(PTSD) 같은 장애 역시 외상의 맥락에서 기억손실 양상이 나타나기 때문이다. 만일 기억손실이 핵심 증상이고, 실제 외상 너머까지 확대되어 나타난 기간까지 포함된다면, DA는 PTSD 진단과는 별도로 부호화되어야 한다. 본 씨의 기억손실은 6년간 지속되었다. 이는 짐작되는 성학대 기간과 일치하고 있다. 게다가, 그녀는 ① 침습사고(악몽), ② 회피(데이트, 성행위), ③ 인지와 기분의 부정적 변화(자신이 '나쁜 사람'이라는 신념), 그리고 ④ 과잉각성/과잉반응성(놀람 반응)을 호소하고 있다. 달리 말해서, 그녀는 PTSD의 진단기준도 충족하고 있어서, 동반이환 진단이 거의 확실시된다.

DA 환자들의 하위집단은 현저한 강박장애 증상들도 가지고 있을 것이다. 본 씨는 반복적으로 숫자를 세고, 노래하며, 점검하고, 배열하는 등 '내가 다치는 것을 막기 위해' 혼신의 노력을 기울이고 있다고 한다.

환자들의 또 다른 부류의 하위집단은 범해리성 기억상실generalized dissociative amnesia(GDA)로 불리는 훨씬 더 폭넓은 기억손실을 겪을 것이다. 기억손실은 개인의 정체성, 지식의 재원, 기술에 대한 기억 등 삶의 전체로 확대될 수 있다. GDA가 있는 사람들에 대한 종단적 관찰에 의하면, 다수의 사람이 DSM-5의 해리성 정체성장애dissociative identity disorder(DID)의 진단기준을 충족할 것이다.

DID는 2개 또는 그 이상의 뚜렷한 성격 상태로 된 정체성 붕괴가 특징이다. 이러한 상태에는 임상적으로 관련 있는 기억공백뿐 아니라, 자기감에서의 뚜렷한 단절이 포함된다. 본 씨는 초등학교 시절의 많은 부분을 기억하지 못하지만, 전형적인 DID 증상 경험[① 자신이 가 본 기억이 없는 장소에 있다는 사실을 갑자기 인식함(해리성 둔주dissociative fugue), ② 소유물의 등장과 사라짐을 설명하지 못함, ③ 기억나지 않는 행동을 했다는 말을 듣게 됨, ④ 기술, 능력, 지식에 있어서 설명할 수 없는 변동 상태(㉮ 어느 순간에는 연주할 수 있다가도 시간이 지나면 이 기술에 접근할 수 없게 됨)]을 부인하고 있다. 게다가, DID가 있는 사람들은 ① 내면의 목소리 듣기, ② 이인증/비현실감, 주관적 자기구획감subjective sense of self-division, ③ 정체성 상태의 변환 또는 이동 관련 행동, 그리고 ④ 정체성 상태 사이의 중첩 또는 교란과 관련된 증상을 경험하는 경향이 있다. 이 증상들에 대해서는 종단적 연구가 요구되지만, 본 씨는 특히 이러한 증상들을 부인했고, DID가 있는 것 같지는 않다.

DA가 있는 사람의 진단면담은 특이한 일이다. 이들은 기억 문제에 관한 정보를 자발적으로 제공하는 경우가 드물기 때문이다. 이들은 기억상실과 이 문제가 외상적 사건과 연결되어 있다는 사실을 축소하려는 경향이 있다. 더욱 중요한 사실은 외상적 사건의 가능성에 관한 논의조차 강렬한 불안, 플래시백, 악몽, 학대에 대한 신체적 기억을 유발할 수 있다는 것이다. 요령, 속도, 타이밍이 중요하다. '진실'을 열정적으로 추구하는 것은 이미 여러 해 전부터 견뎌 온 학대로 여전히 고통을 겪고 있는 사람에게는 오히려 심리적 해악이 될 수 있다.

✣ 진단

- 해리성 기억상실
- 주요우울장애, 만성, 자살사고 동반
- 외상후 스트레스장애

✣ 읽을거리

Brand BL, Loewenstein RJ, Spiegel D: Dispelling myths about dissociative identity disorder treatment: an empirically based approach. Psychiatry 77(2):169–189, 2014

Lanius RA, Vermetten E, Pain C (eds): The Impact of Early Life Trauma on Health and Disease: The Hidden Epidemic. Cambridge, UK, Cambridge University Press, 2010

Loewenstein RJ: Dissociation debates: everything you know is wrong. Dialogues Clin Neurosci 20(3):229–242, 2018

사례 8.2

비현실감

Feeling Unreal

Daphne Simeon, M.D.

켄 월드론Ken Waldron(20세, 남)은 대학교 2학년생으로, 여자친구와의 이별 후 몇 주 동안 우울한 모습을 보이다가 기숙사 조교(RA)에 의해 대학의 정신건강클리닉에 의뢰되었다. 월드론 군은 평가 회기에 참석하지 않았고, 그의 RA에게 "모든 사람은 이별 후에 상심합니다. 저는 괜찮을 거예요."라고 말했다. 월드론 군이 '이상하고 제정신이 아닌' 것처럼 보이자, RA는 다른 약속을 잡고 켄과 함께 회기에 참석했다.

첫 회기에서 월드론 군은 망설였지만, 그가 이별로 인해 짓뭉개졌다고 토로했다. 그는 이전에는 우수한 학생이었지만, 숙제하는 것을 그만두고 수업 중에 창밖을 내다보곤 했다. 그는 자신의 성적이 눈에 띄게 떨어졌다는 것을 알아차렸지만, "저는 신경 쓰지 않는 것 같아요."라고 말했다. 외로움을 느낀다고 했지만, 들어오는 문자메시지를 계속해서 삭제해, 친구나 가족과 거의 소통하지 못했다고 인정하기도 했다.

우울증의 다른 증상에 대해 말해 달라는 요청을 받았을 때, 월드론 군은 할 말이 없다고 답했다. 그는 자신의 마음이 '평소처럼' 공허하게 느껴진다고 말했다. 그는 또 매일의 활동을 '로봇처럼' 하면서 신체로부터 점점 더 멀어지는 느낌을 받는다는 말을 덧붙였다. 그는 너무 단절된 느낌이 들어, 자신이 죽었는지 꿈속에서 살고 있는지, 아니면 그저 '자신이 없는' 것인지 궁금하다고 말했다.

월드론 군은 이별 후 몇 주 동안 우울했다고 말했다. 그는 이전에 사랑을 해 본 적이 없고, 질이 그에게 '따로 떨어져 있는 시간'이 필요하다고 말했을 때 충격받았다고 했다. 그 후 몇 주 동안, 그는 슬프고 약간 절망적이었지만, 계속해서 친구들을 만나고 수업을 들으러 갔다. 하지만 어느 순간, 상황이 바뀌기 시작했다. 그는 무감각하고 비현실감이 들었으며, 단절된 느낌이 들기 시작했다고 말했지만, 그것은 모두 약간 모호했다.

월드론 군은 10학년 때 극도의 불안이 시간 제한적으로 엄습했던 기억에 대해 기술했다. 그때 공황발작이 시작되었고, 2개월에 걸쳐 심각도와 발생빈도가 점차 증가했다. 발작이 진행되는 동안에는 마치 모든 것이 현실이 아닌 것 같은 심한 분리감이 느껴졌다. 이 증상은 때로 여러 시간 동안 지속되었고, 현재의 호소내용과 연관이 있었다. 발병은 어머니의 정신병원 입원과 동시에 이루어진 것 같았다. 어머니가 퇴원하자 모든 증상이 감쪽같이 사라졌기 때문이었다. 당시 그는 치료를 신청하지 않았다.

월드론 군은 또 초등학교 시절, 며칠간 일과성 비현실감 증상을 겪은 적이 있었다. 그때는 부모가 이혼한 시점으로, 아버지가 어린 월드론 군을 편집성 조현병이 있는 어머니에게 맡긴 채 집을 나간 직후였다. 그의 아동기는 전반적인 고독감과 가족 내에서 자신이 유일한 어른이라는 느낌으로 점철된 시기였다. 어머니는 겨우 기능하는 정도였고, 전반적으로 정신병 증상이 확연히 드러나지 않은 상태였다. 아버지는 거의 집에 들른 적은 없지만, 나름 편안히 살 수 있을 정도의 생활비를 계속 보내 줬다. 주말에는 할머니, 할아버지와 함께 지낸 적도 있었지만, 그 외에는 거의 어머니와 단둘이 고립된 채 생활했다. 윌드론 군은 학교에서 공부를 매우 잘했고, 친한 친구들도 있었다. 그러나 다른 아이들과는 거의 어울리지 않았고, 친구들을 집에 데려오는 일 역시 거의 없었다. 질과 헤어지지만 않았다면, 그녀는 윌드론 군의 어머니를 만나게 된 첫 번째 여자친구였을 것이다.

윌드론 군은 대마초, 환각제, 케타민 등 어떤 약물도 사용하지 않았다고 부인했고, 그의 소변독소검사 결과는 음성이었다. 그의 가정생활은 어머니가 활동성 정신병에 걸렸을 때 부모 모두에 의한 정서적 무시와 정서적 학대가 특징적이었지만, 그는 신체학대 또는 성학대는 없었다고 부인했다. 그는 앞에서 설명한 것을 제외하고는 조증, 정신병, 또는 다른 과거 정신의학적 증상의 정신의학적 병력을 부인했다. 그는 또 기억상실, 일시적 의식소실blackouts, 다중정체성, 환각, 편집증, 그리고 다른 특이한 생각 또는 경험 역시 없었다고 단호하게 부인했다.

일상적인 검사실검사, 독소검사, 신체검진 결과는 정상으로 나왔고, 뇌 자기공명영상 촬영과 뇌전도 역시 이상 없었다. 이비인후과 전문의 및 신경과 전문의와의 진료 결과 역시 특이사항은 없었다.

❖ 논의

윌드론 군은 신체, 마음, 정서로부터 지속적인 분리감을 경험하고 있고, 광범위한 '자기가 없는no self' 감각을 가지고 있다. 윌드론 군의 과거력에 의하면, 그에게는 이 증상들에 대한 의학적 또는 정신건강의학적 원인이 없었다. 증상은 지속적이고, 그의 기능은 현저하게 손상되어 있다. 윌드론 군은 DSM-5의 이인성/비현실감 장애depersonalization/derealization disorder 기준을 충족한다.

윌드론 군은 이전에 두 차례 유사 증상을 나타낸 적이 있었으나, 그 어느 것도 이인성/비현실감 장애 기준을 충족한 것으로 보이지 않는다. 윌드론 군의 첫 삽화는 초등학교 시절 아버지로부터 버림받으면서 촉발되었다. 전하는 바에 의하면, 증상은 수일간 지속되었다. DSM-5에는 이인성/비현실감 장애의 최소 지속기간이 구체적으로 명시되어 있지 않지만, 증상은 반드시 '지속적 또는 재발성'이어야 한다는 조건이 명시되어 있다. 그가 아동기에 보였던 증상들은 DSM-5의 달리 명시되는 해리장애(스트레스 사건들에 대한 급성 해리성 반응)에 더 가까운 것 같다. 이 장애는 1개월 미만 동안 지속되는 급성, 일과성 상태를 말한다.

두 번째 삽화는 어머니의 정신건강의학과 입원으로 촉발된 2개월간 공황발작이 심해지던 맥락에서 발생했다. 이러한 증상들이 이인성/비현실감 장애의 지속기간 기준을 충족했지만, 다른 정신의학적 상태(공황장애)의 맥락에서 독자적으로 발생했고, 다른 정신건강의학적 장애가 해소되면서 해결되었다. 그러나 윌드론 군의 가장 최근 삽화는 이인성/비현실감 장애의 고전적인 특징을 보인다(즉, ① 이런 경험들이 단기 우울 삽화가 해소되고 나서 수개월간 지속되었음, ② 이 경험들은 다른 정신건강의학적 장애, 물질사용, 또는 의학적 장애와 연관이 없음, 그리고 ③ 이런 경험을 하는 동안 현실검증력이 온전한 상태를 유지했음). 특히 증상의 두 번째 삽화는 비현실감derealization에 더 무게가 실려 있었던 반면, 세 번째 임상적 진단 삽화는 이인증depersonalization에 좀 더 무게가 실려 있었다. DSM-5에서는 이 분야의 최근 연구의 증거를 반영함으로써, 이인증 및 비현실감 증상들을 하나의 증상 세트 또는 더 일반적으로 두 세트로 구성될 수 있는 단일 장애로 결합했다.

진단을 내리기 전에, 다른 잠재적 정신건강의학적 및 의학적 원인을 탐색 및 제거할 필요가 있다. 윌드론 군의 어머니가 조현병이 있었다는 사실을 고려할 때, 한 가지 대안적 설명은 정신병적 장애 또는 조현병 전구 증상prodrome이 있을 것으로 보인다는 것이다. 그러나 윌드론 군은 이인증 증상이 악화될 때까지 사회적·학업적 기능을 유지해 왔고, 증상에도 불구하고 현실검증력을 유지해 온 것 같다. 따라서 그는 현재 정신병 기준에 충족되지 않는다.

게다가, 해리성 증상이 있는 환자의 경우, 가능한 모든 유형의 해리 증상이 평가되어야 한다. 이인성/비현실감 증상은 해리성 정체성장애에서 매우 흔하며, 해리성 기억상실에서도 발생할 수 있다. 특히 윌드론 군은 기억상실 또는 정체성 변화 증상을 부인했다.

이인성/비현실감 장애가 있는 많은 환자처럼, 윌드론 군은 망상에 의한 고통을 개의치 않았지만, 대신 그것의 '물리적' 성질을 굳게 믿고 있었다. 이러한 확신은 종종 의학적 정밀검사로 이어져, 의학적 병인의 확인에 도움이 되기보다는 환자를 안심시키는 방편이 될 수 있다. 전형적인 증상을 나타내고 있지만, 위험요소 또는 신체검진과 신경학적 검사에서 이상 징후가 발견되지 않은 젊은 사람들은 어떤 근본적인 의학적 또는 신경학적 질환을 겪는 것 같지 않다. 일련의 정밀검사는 이러한 환자들이 정신의학적 치료를 받는 데 도움을 줄 수 있지만, 때로 정신건강 전문의가 장기적 또는 침습적인 검사를 제안할 수 있는 다른 의사들의 열정을 누그러뜨리는 데 유용할 수 있다.

월드론 군이 애초에 이별 후 우울증 증세를 보인 대학생이라는 사실을 인지하는 것도 유용하다. 기숙사 사감의 우호적인 끈기와 정신건강 클리닉 임상가의 재치 있는 질문이 없었다면, 월드론 군의 해리 증상에 대한 인식과 효과적인 치료계획의 개발이 상당히 지연되었을 것이다. 물론 효과적인 치료는 항상 중요하지만, 청소년에 대한 지연되거나 부정확한 진단은 이들의 내적 자기감뿐 아니라 학교, 직장, 관계에서 어려움을 초래할 수 있다. 이러한 어려움은 일시적으로 도전적이고 고통스러울 뿐 아니라, 삶의 궤적에 강력하게 부정적인 영향을 미칠 수 있다.

해리장애는 아동학대와 연관이 있는 경향이 있다. 다른 해리장애가 있는 사람들과 비교할 때, 이인성/비현실감 장애를 가진 환자들은 덜 극단적이고 종종 신체적 또는 성적이기보다는 정서적인 성격의 외상을 보고하는 경향이 있다. 월드론 군의 과거력은 그가 분명히 정서적 무시와 주기적인 정서적 학대를 경험했다는 점에서 전형적이지만, 그는 신체적 또는 성적 외상을 부인했다. 초기 작업가설은 월드론 군의 최근 삽화가 공황과 우울증에 대한 그의 취약성과 첫 번째 실제 여자친구를 잃은 충격이 결합하여, 이러한 어린 시절의 경험에서 비롯된 것이라고 설정될 수 있다.

❖ 진단

- 이인성/비현실감 장애

❖ 읽을거리

Choi KR, Seng JS, Briggs EC, et al: The dissociative subtype of posttraumatic stress disorder (PTSD) among adolescents: co-occurring PTSD, depersonalization/derealization, and other dissociation symptoms. J Am Acad Child Adolesc

Psychiatry 56(12):1062-1072, 2017
Simeon D, Abugel J: Feeling Unreal: Depersonalization Disorder and the Loss of Self. New York, Oxford University Press, 2008
Thomson P, Jaque SV: Depersonalization, adversity, emotionality, and coping with stressful situations. J Trauma Dissociation 19(2):143-161, 2018

사례 8.3

해리

Dissociations

Roberto Lewis-Fernández, M.D.

루르드 자야스Lourdes Zayas(33세, 여)는 미국에서 태어난 푸에르토리코인으로, 제정신이 아닌 상태에서 표백제를 마시려고 하다가 응급실(ER)에 데려져 왔다.

환자는 과거에 정신건강의학적 병력은 없었고, 사건이 발생하기 전까지는 별문제 없이 잘 지내고 있었다. 이번 사건은 그녀의 약혼자가 푸에르토리코에서 마약 관련 사건으로 살해되면서 발생했다. 그녀의 가족들은 자야스 양이 처음에는 이상할 정도로 차분했다고 전했다. 이를 걱정한 친척들은 여러 시간 조그만 아파트 안에서 조심스럽게 그녀의 뒤를 따라다녔다. 그녀는 한마디 말도 하지 않으면서, 옷을 개켰다가 펼치는 등 불필요해 보이는 일을 반복했다.

그날 오후, 그녀는 세탁기 앞에 선 채 울음을 터뜨리고 말았다. 그러더니 갑자기 표백제가 든 병을 손으로 부여잡고는 마시려고 했다. 그 순간, 그녀의 오빠가 달려들어 표백제 병을 낚아채자, 그녀는 바닥에 주저앉더니 몸을 이리저리 흔들며 소리를 질러 대면서 목 놓아 울었다. 이 삽화는 몇 초간 계속되었고, 그녀가 몇 분간 '마치 죽은 것처럼 드러누우면서' 멈췄다. 가족들은 대발작, 교설벽tongue biting, 괄약근sphincter 통제 상실 같은 움직임은 없었다고 했다. 구급차가 도착하자, 자야스 양은 훌쩍이며 계속해서 약혼자 이름을 불렀을 뿐, 질문에 대해서는 거의 반응하지 않았다. 의료진이 그녀의 입술에 생긴 가벼운 화상을 치료하고 난 뒤, 그녀는 정신건강의학과 환자로 분류되었다.

그리고 몇 시간이 지나자, 자야스 양은 훨씬 더 반응을 잘했다. 스페인어로 진행된 임상면담에서 그녀는 약혼자의 사망 소식에 '멍한numb(무감각)' 상태로 꼼짝할 수 없었고, 자신의 신체, 정서, 주위와 차단되는 느낌이 들었다고 했다. 이런 증상들은 응급실에서도 느껴졌으나, 시간이 지나면서 사라졌다고 했다. 또한 통곡하면서 눈앞이 '캄캄해졌을(어두워졌을)' 때부터 응급실에서 '정신을 차렸을' 때까지 사이에 일어난 일에 대해 전혀 기억이 나지 않는다고 했다.

24시간 계속된 관찰에서 자야스 양이 두 차례 더 갑작스러운 동요, 통곡, 소리를 지르는 삽화가 발생했다. 동시에, 자신의 얼굴을 할퀴려고 하는가 하면 병실을 뛰쳐나가려고도 했다. 그러나 언어적 개입과 진정시키는 신체접촉에 즉시 반응했기 때문에, 그녀에게 약물이 투여되거나 신체구속은 없었지만, 일대일 관찰은 지속되었다. 그녀에 대한 검사실검사 결과에 특이사항은 없었고, 뇌전도와 요추천자술 결과 역시 마찬가지였다.

검사 당시, 그녀는 눈물을 글썽였고, 슬퍼 보였으며, 이인증, 비현실감, 자살시도에 대해 전혀 기억이 나지 않는다고 했다. 그녀는 시간, 사람, 장소에 대한 지남력이 있었다. 그녀에게 정신병적 증상은 없었고, 현재 자살사고는 없다고 부인했다.

자야스 양은 평가를 받기 위해 입원환자 정신건강의학과 병동으로 옮겨졌다. 그녀는 처음에 잠들기 어려워했고, 약혼자에 대한 슬프고 무서운 꿈을 꿨다고 했다. 그녀는 표백제를 마시려고 한 이후 몇 시간 동안 일어난 일에 대해 잘 기억나지 않는다고 했다. 그녀는 약혼자에 관해 생각하지 않으려고 노력했고, 그와 함께 한 시간에 대한 침습성 추억 때문에 많이 혼란스러워했다. 그러나 그녀는 DSM-5의 급성 스트레스장애나 주요우울장애 기준을 결코 충족하지 않았다. 일주일이 지나면서 증상은 눈에 띄게 호전되었다. 그녀는 병원에서 약물치료 없이 열흘 후 외래환자 치료로 후속치료 예약을 하고는 퇴원했다. 그로부터 한 달 후, 자야스 양은 한 차례 약속된 시간에 병원을 다녀갔다. 이때 자야스 양과 가족들은 그녀가 약혼자의 죽음에 대해 삽화적으로 슬퍼했지만, 본래의 상태로 호전되었다고 입을 모았다. 그 시점에서, 그녀는 후속치료에 대해 더 이상 신경 쓰지 않게 되었다.

❖ 논의

자야스 양의 증상에 대해서는 임상가마다 서로 다른 방식으로 개념화하려고 할 수 있다. 약혼자가 피살된 사건은 의심할 여지없이 외상적 사건이므로, 임상가라면 그녀의 증상이 DSM-5의 외상 및 스트레스 관련 장애에 속한 진단에 충족되는지를 검토할 것이다. 아니면 정신병적 증상을 인식하고는 조현병 스펙트럼 및 기타 정신병적 장애에 속해 있는 진단을 찾고자 할 것이다. 그런가 하면, 증상에 부합되는 우울증 또는 불안 관련 장애를 찾고자 하는 임상가도 있을 것이다. 그렇지 않으면, 증상의 원인으로 작용할 수 있었던 성격장애나 이미 존재하던 성격적 취약성을 탐색해 보려고도 할 수 있다.

그러나 이미 제공된 정보를 좀 더 면밀히 살펴보면, 더 간결한 설명이 가능해진다. 약혼자의 피살 소식에 대한 반응으로 자야스 양은 '멍한 상태'가 되었고, 여러 시간 동안 아파트 주위를 배회하면서 옷을 접었다 펴기를 반복했다. 그녀는 자신의 신체, 정서, 주변과 분리된 상태에 있었다. 그녀는 표백제를 마시려다가 땅바닥에 쓰러져 몸을 떨면서 통곡했다. 그녀는 사건에 대해 기억하지 못했고, 여러 시간이 지나고 나서야 응급실에서 깨어났다고 했다. 그러고 나서 그녀는 계속해서 며칠간 침습적인, 달갑지 않은 기억과 악몽, 그리고 재발성 이인증과 비현실감 경험을 계속했지만, 1~2주가 지나면서 종래의 정상적인 상태로 회복되었다.

자야스 양은 급성 해리성 삽화가 있었다. 달리 명시되는 해리장애의 예로 수록된 이 새로운 DSM-5 진단은 스트레스에 대해 급성, 일과성 해리 증상[① 의식 위축, ② 이인증, ③ 비현실감, ④ 지각장해(예 시간 더딤, 거시증macropsia), ⑤ 부분 기억상실증micro-amnesias, ⑥ 일시적 혼미, ⑦ 감각-운동 기능의 변화(예 통각상실analgesia, 마비)가 일부 결합된 양상을 포함할 수 있음]으로 반응하는 일단의 사람들을 기술하고 있다. 자야스 양은 의식 위축(반복적 행동에 대한 곱씹기), 이인증, 비현실감, 일과성 혼미, 미세 기억상실증을 겪었다고 했다.

일부 개인에게는 특히 반복되는 스트레스 요인들이 새로운 급성 반응을 촉진할 때, 급성 삽화가 재발한다. 다른 개인들의 경우, 급성 상태는 최소의 후유증으로 해결되기도 한다.

급성 해리성 삽화들은 다른 정신건강의학적 진단과 동반이환될 수 있다. 반면, 정상적으로 기능하는 사람들에게는 단순한 반응에 불과한 것일 수 있다. 이런 증상들은 주변 세계에서는 이질적 증후군의 일부로 여겨졌다. 유사한 해리성 삽화는 미국 남부에서는 '떨어져 나가기falling out'로, 아이티에서는 '가벼운 병indisposition'이라는 별칭으로 불린다. 라틴 아메리카를 통틀어 유사한 삽화들이 '아타케 데 네르비오스ataque de nervios(신경발작attack of nerves)'로 불린다. 이는 자야스 양과 가족들이 그녀의 입원 기간 내내 사용했던 용어다. DSM-5-TR 제III편의 개정된 '문화와 정신과적 진단Culture and Psychiatric Diagnosis' 장에는 잠재적으로 이 상태와 관련된 진단을 포함하여 아타케 데 네르비오스에 대한 항목이 있다.

이런 유형의 반응에 대한 두려움 때문에 가족들은 소식을 접한 후 자야스 양을 면밀히 지켜보았고, 표백제로 인한 더 큰 해를 입지 않도록 돕게 되었다. 아타케Ataques는 매우 흔히 발생하는 현상으로, 미국 태생의 푸에르토리코인 중 약 10%가 평생에 한 번은 경험하곤 한다. 자야스 양의 사례에서처럼 명백하고 견디기 힘든 스트레스 요인들에 의해 촉발되는 경우, 정상적인 반응으로 간주된다. 그러나 아타케에 대한 생애력은 더 높은 비율의 정신건강 관련 장애, 자살사고, 외래환자들에 대한 정신건강과 관련이 있다. 그러므로 자야스 양의 아타케는 정신건강의학적 후유증에 대해 잠재적 취약성이 있음을 암시하고 있다. 이 사례에서 자야스 양과 가족들은 그녀가 더 이상 다른 스트레스 상황에서 발작이 나타나는 위험에 처하지 않도록, 또 외상후 스트레스장애가 지연되어 발병하는 위험에 처하지 않도록 상담을 받아야 한다.

개인의 문화평가 수행을 위한 표준화된 프로토콜인 DSM-5-TR 핵심 문화적 공식화 면접Core Cultural Formulation Interview(CCFI)은 임상가들이 상황에 대한 자야스 씨와 그녀의 가족의 관점을 이해하고, 협의된 치료계획 개발에 도움을 줄 수 있다.

❖ 진단

- 달리 명시되는 해리장애(스트레스성 사건에 대한 급성 해리성 반응)

❖ 읽을거리

Guarnaccia PJ, Lewis-Fernández R, Martínez Pincay I, et al: Ataque de nervios as a marker of social and psychiatric vulnerability: results from the NLAAS. Int J Soc Psychiatry 56(3):298-309, 2010

Lewis-Fernández R, Kirmayer LJ: Cultural concepts of distress and psychiatric disorders: understanding symptom experience and expression in context. Transcult Psychiatry 56(4):786-803, 2019

Lewis-Fernández RL, Aggarwal NK, Hinton L, Hinton DE, Kirmayer LJ (eds): DSM-5 Handbook on the Cultural Formulation Interview. Arlington, VA, American Psychiatric Publishing, 2016

Lim RF (ed): Clinical Manual of Cultural Psychiatry, 2nd Edition. Arlington, VA, American Psychiatric Publishing, 2015

CHAPTER 9

신체증상 및 관련 장애

Somatic Symptom and Related Disorders

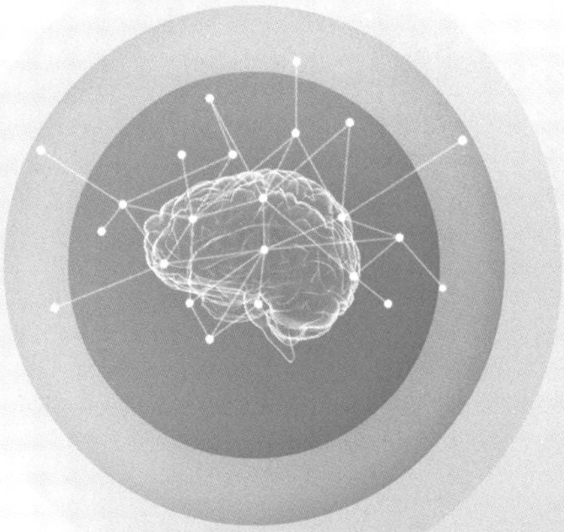

CHAPTER 9 신체증상 및 관련 장애
Somatic Symptom and Related Disorders

서문

Anna Dickerman, M.D.
John W. Barnhill, M.D.

신체증상장애somatic symptom disorder(SSD)는 고통스러운 신체 증상이 있고, 이 증상에 대한 반응으로 비정상적인 사고, 감정, 행동이 특징적으로 나타나는 일련의 환자들을 기술하는 DSM-5 진단명이다. 이 진단명은 이전에 DSM-IV의 신체형장애somatoform disorders 장에서 신체화장애somatization disorder, 통증장애pain disorder, 건강염려증hypochondriasis 등의 진단을 받았던 환자들을 기술하기 위한 포괄적인 용어다. 이 두 용어의 주요 차이점은 SSD 진단은 음성 증상(예 의학적으로 설명되지 않는 증상들 배제)보다는 양성 증상(예 고통과 기능이상) 탐색을 필수로 요구한다는 것이다. 흔히 그렇듯이, SSD 환자들은 생리학적 기반의 의학적 진단을 받을 수 있지만, 새로운 진단을 통해 임상가들은 환자들의 의학적 호소내용의 타당성보다는 이들의 고통과 비정상적 사고, 감정, 행동에 초점을 맞출 수 있게 되었다.

DSM-5의 '신체증상 및 관련 장애'에 관한 장에도 ① 질병불안장애illness anxiety disorder(IAD), ② 기능성 신경학적 증상장애(전환장애conversion disorder), ③ 기타 의학적 상태에 영향을 주는 심리적 요인psychological factors affecting other medical conditions

(PFAOMC), ④ 인위성장애factitious disorders뿐 아니라, ⑤ '달리 명시되는 신체증상 및 관련 장애'와 ⑥ '명시되지 않는 신체증상 및 관련 장애' 범주가 포함되어 있다.

이러한 장애 각각에 대해 임상가는 문화, 건강 리터러시health literacy(***역자 주.** 적절한 결정을 내리고 치료지침을 따르기 위해 의료정보를 얻고, 읽고, 이해하고, 사용하는 능력) 및 이전의 의료 경험을 포함한 여러 렌즈를 통해 거의 필연적으로 필터링되는 신체 경험에 대한 환자 자신의 관점을 이해하려고 노력해야 한다. 가능하면, DSM-5-TR 본문에서는 정신건강의학적 진단의 일부가 될 수 있는 오명과 인식된 비판을 줄이기 위한 시도를 하고 있다.

예컨대, 건강염려증hypochondriasis이라는 용어는 DSM-5에서 삭제되었다. 이 용어가 치료동맹 형성에 경멸적이고 비생산적이라고 여겨진다는 이유에서였다. 이는 또한 그 의미와 병인에 대한 광범위한 생각의 스펙트럼을 이끌었던, 길고 복잡한 역사를 가진 용어다. DSM-5에서 건강염려증은 2개 진단군으로 나뉘어져 있다. DSM-IV에서 건강염려증이 있는 사람들 대부분은 심각한 신체 증상이 나타나는 동시에, 건강에 대해 현저한 정도의 불안을 가지고 있다. 반면, DSM-5에서는 이 사람들이 SSD를 가지고 있는 것으로 기술하고 있다. 건강 불안이 높은 사람들의 25% 정도는 현저한 정도로 신체에 대한 불만을 가지고 있지 않다. 따라서 이들은 새롭게 수록된 질병불안장애(IAD)로 진단된다.

DSM-5에서는 통증의 맥락에서 비정상적인 사고, 감정, 행동을 가진 것처럼 보이는 사람들에 대해 비슷하게 접근하고 있다. DSM-IV에서 통증장애로 진단되어야 할 사람들은 DSM-5에서는 일반적으로 SSD라는 포괄적인 장애군에 '통증이 우세한 경우with predominant pain' 명시자와 함께 제시된다. 통증과 관련된 비정상적인 사고, 감정, 행동을 나타내는 일부 사람들은 DSM-5에서는 '기타 의학적 상태에 영향을 주는 심리적 요인(PFAOMC)'을 가진 것으로 가장 잘 범주화될 수 있을 것이다. 이 진단명은 이전에는 DSM-IV의 '임상적 주의의 초점이 될 수 있는 기타 상태Other Conditions That May Be a Focus of Clinical Attention' 장에 속해 있었다. PFAOMC란 심리적 또는 행동적 요인들이 의학적 상태에 불리하게 영향을 주는 상태를 말한다. 예컨대, 흉부통증의 현저함을 부인하여 심근경색myocardial infarction에 대한 의료적 개입을 지연시키는 것이다.

DSM-5에서는 의학적으로 설명되지 않는 증상에 대한 탐색은 덜 강조되고 있고, 이 장에 수록된 장애의 대부분은 임상가가 생리학적으로 기반한 의학적 상태를 배제rule out할 필요가 없다. DSM-5-TR의 기능성 신경학적 증상장애functional neurological symptom disorder(이전에는 전환장애로 알려짐)는 조금 다르다. 이 장애의 증상기준에는 증상과 인식된 신경학적 또는 의학적 상태 사이에 양립할 수 없다는 증거와 함께, 변화된 자발적 운동 또는 감각 기능이 포함되어 있다. 기능성 신경학적 증상장애에 대한 명시자는 증상(예 허약 또는 발작), 지속기간(예 급성 또는 지속성), 그리고 관련된 심리적 스트레스 요인을 동반하는 경우와 동반하지 않는 경우를 기술하는 데 사용될 수 있다.

인위성장애factitious disorder란 거짓된 징후 또는 증상들을 의식적으로 산출하는 것을 말한다. '기능성 신경학적 증상장애'의 경우처럼, 인위성장애의 가능성을 탐색하려면, 임상가는 환자의 증상이 생리학적으로 매개된 질병에 기초하고 있지 않다는 사실을 확인해야 한다. 이 과정은 마치 법정에서 심리하듯 적대적으로 접근할 필요는 없다. 환자의 증상이 잘 납득이 가지 않는 경우에는 전문가의 호기심과 필요한 회의론이 균형을 유지하는 것이 바람직하다.

DSM-5에서 보는 바와 같이, '신체증상 및 관련 장애'에 관한 장에는 증상이 연상되지만, 정보가 제한적인 경우에 잘 사용되는 '명시되지 않는unspecified' 범주가 포함되어 있다. '달리 명시되는other specified' 범주는 개인이 특정한 신체증상장애의 특징적 양상을 가지고 있고, 심각한 고통 및/또는 기능이상이 있지만, 특정 장애의 기준을 완전히 충족하지 않는다고 임상가들이 결정을 내리는 경우에 사용된다. 예컨대, 환자에 따라서는 SSD나 IAD의 모든 기준을 충족하지만, 증상이 필수로 요구되는 기준인 6개월 동안 지속되지 않을 수 있다. 그러면 이 환자는 단기 SSD 또는 단기 IAD가 있는 것으로 간주될 것이다. 이 '달리 명시되는' 범주 내의 다른 2개 진단으로는 과도한 건강 관련 행동과 가성임신pseudocyesis(거짓임신false pregnancy)이 동반되지 않는 IAD가 있다.

불안장애와 우울장애는 각각 '신체증상 및 관련 장애'의 절반 정도에서 확인된다. 외상후 스트레스장애와 강박장애는 SSD가 있는 사람들에게서도 흔히 확인된다. 동반이환의 확인은 강력한 동맹과 실행 가능한 치료계획 개발에 매우 중요할 수 있다.

이러한 모든 장애는 신체적인 문제에 초점을 맞추고 있어서, 정신건강 진료 장면보다 의료적 장면에서 가장 흔히 발견되는 것은 그리 놀라운 일이 아니다. 이런 장애는 종종 비정상적인 정도의 임상적 불확실성을 동반하고, 이는 문제의 '실제real' 원인에 대한 열정적인 탐구로 이어질 수 있다. 일반적으로 DSM-5는 임상의들이 허위의 탐지보다는 환자에게 초점을 맞출 것을 권장한다. 비록 심인성psychogenic 비뇌전증 발작pseudocyesis(이전에는 가성발작pseudoseizure이라고 불림)으로 보이는 것을 발견하기 위해 임신 테스트나 뇌전도를 확인하는 것이 유용할 수 있지만, '진실the truth'에 대한 회의적인 검색은 종종 헛되고 불신, 분열된 동맹, 치료 종결로 이어질 수 있다. 대신, DSM-5에서는 임상가들이 인지적 · 행동적 · 정동적 관점에서 증상에 대한 개인의 관계를 이해하도록 장려한다. 이렇게 함으로써, 임상의는 환자에 대한 정확하고 비판단적인 이해를 발전시킬 수 있을 뿐 아니라, 치료과정을 시작할 수 있다.

읽을거리

Bagayogo IP, Interian A, Escobar JI: Transcultural aspects of somatic symptoms in the context of depressive disorders. Adv Psychosom Med 33:64–74, 2013

Bailer J, Kerstner T, Witthöft M, et al: Health anxiety and hypochondriasis in the light of DSM-5. Anxiety Stress Coping 29(2):219–239, 2016

Löwe B, Gerloff C: Functional somatic symptoms across cultures: perceptual and health care issues. Psychosom Med 80(5):412–415, 2018

MacKinnon RA, Michels R, Buckley PJ: The psychosomatic patient, in The Psychiatric Interview in Clinical Practice, 3rd Edition. Arlington, VA, American Psychiatric Publishing, 2015, pp 499–512

Newby JM, Hobbs MJ, Mahoney AEJ, et al: DSM-5 illness anxiety disorder and somatic symptom disorder: comorbidity, correlates, and overlap with DSM-IV hypochondriasis. J Psychosom Res 101:31–37, 2017

사례 9.1

통증과 우울증
Pain and Depression

James A. Bourgeois, O.D., M.D.

미셸 애덤스Michelle Adams(51세, 여)는 전직 미용사로, 1차 진료 의사의 설득으로 정신건강의학과 클리닉에 오게 되었다. 사전에 송부된 메모에 의하면, 그녀는 최근 병원 예약에 대해 눈물을 지으며 마음에 들지 않아 했다. 반면, 그녀의 지속적인 요통back pain 치료에 사력을 다해 왔던 의사는 정신건강 전문의의 평가가 도움이 될 것이라는 느낌이 들었다.

대기실에서 애덤스 부인을 맞이하던 정신건강 전문의는 그녀의 외모와 태도에 아연실색했다. 그녀는 텁수룩한 은발에 검은 선글라스를 쓰고 휠체어에 앉아 있었기 때문이었다. 그녀는 정신건강 전문의가 휠체어를 밀고 진료실 안으로 들어가도 좋겠냐고 묻기도 전에, 축 늘어진 손으로 악수를 청하면서 애처로운 소리를 내며 한숨을 내쉬었다. 그녀는 장거리 이동으로 인해 피로한 듯했다. 그러면서 "길 가는 사람 누구라도 저를 도울 수는 없을 거예요. 믿으실 수 있겠어요?"라고 말했다.

휠체어가 자리 잡기 무섭게, 애덤스 부인은 지난 13개월 동안 참기 힘든 요통으로 고통을 받아 온 이야기를 털어놓았다. '모든 것이 뒤바뀐' 그날 밤, 그녀는 자신이 사는 아파트에서 문을 걸어 잠그고는 화재 대피용 통로로 기어들어 가려고 하다가 떨어져 골반, 꼬리뼈, 우측 팔꿈치, 갈빗대 3개에 골절상을 입었다. 수술까지는 필요하지 않았지만, 그녀는 6주 동안 침대에 누워 있어야 했고, 수개월간 물리치료를 받았다. 매일 복용하는 진통제는 별 도움이 되지 않았다. 그녀는 다양한 영역에서 전문성이 있는 10명이 훨씬 넘는 의사를 만나서 마취제 투여와 생체전기자극치료bioelectric stimulation therapy를 비롯하여 온갖 치료를 다 받아 보았으나, 통증은 수그러들지 않았다. 고통을 겪는 내내 애덤스 부인은 대마초를 피웠다. 그녀는 사고가 나기 수년 전부터 매일 대마초를 피웠다. 그녀는 이렇게 여러 시간 동안 대마초를 함께 피우면 통증이 완화되었고, 몸이 이완되는 데 도움이 되었다고 해명했다. 그녀는 술을 마시거나 기타 불법약물을 사용하지는 않았다고 했다.

사고가 나기 전, 애덤스 부인은 그 지역에서 20년 이상 미용실을 운영하고 있었다. 그녀는 단골고객이 많은 것을 자랑스러워했고, 동료들을 '나의 진정한 가족'이라고 하면서 동료애를 소중히 여겼다. 그런데 사고가 난 이후로는 통증 때문에 미용실에 나갈 수가 없었다. 그녀는 분노에 찬 어조로 "의사들은 내가 다시 일할 수 있을 정도로 상태가 좋다고 계속 말하지만, 이 사람들은 도대체 내가 어떤 고통을 당하고 있는지 잘 몰라요."라고 말했다. 그녀의 목소리는 어느새 변해 있었다. "그 사람들은 내 말을 믿지 않아요. 내가 거짓말하는 줄 안다니까요."

그녀는 사고가 나자 친구들이 처음에는 관심을 보였지만, 최근에는 이전에 비해 덜 동정적인 것 같다는 말을 덧붙였다. 그녀는 통증 때문에 사람들과 어울리고 싶은 마음이 사라져서 시간의 대부분을 전화가 오면 음성메시지로 넘어가게 설정해 놓았다. 지난달, 그녀는 매일 목욕하던 것을 중단했고, 아파트 청소에 대해서도 느슨해졌다. 일도 되는 대로 하면서 자주 새벽 5시까지 잠을 자지 않고 깨어 있곤 했다. 잠을 청해도 통증 때문에 여러 차례 잠을 깨다가 결국 오후가 되어서야 침대에서 일어나곤 했다. 기분 상태에 대한 질문에, 그녀는 "저는 아주 우울한데, 참 이해할 수가 없어요."라고 답했다. 그녀는 통증 없이 살 가능성에 대해 희망이 없다는 느낌이 들었지만, 자살을 생각해 본 적은 없다고 했다. 그녀는 자신이 가톨릭 신자여서 생명을 스스로 끊는 것에 대해서는 전혀 고려한 바 없다고 설명했다.

애덤스 부인은 이전에 정신건강 전문의를 만나 본 적이 없었다. 또 사고가 나기 전까지는 우울한 느낌이 든 적도 없다고 했다. 그녀는 자신의 '급한 성격hot temper'을 가족의 내력이라고 했다. 그녀는 수년 전에 있었던 의미 있는 애정관계에 대해 이야기했다. 상대는 정서적으로 학대받았던 여성이었다. 법적 문제에 연루된 적이 있었는지에 대한 질문에, 그녀는 20대 때 절도혐의로 몇 차례 붙잡힌 적이 있었다고 했다. 그녀는 자신이 '잘못된 시간에 잘못된 장소에' 있었을 뿐, 범죄 행위로 유죄판결을 받은 적은 없었다고 했다.

✣ 논의

애덤스 부인은 지난해 낙상한 이래 겪고 있는 통증 문제를 호소하고 있다. 그녀는 진료, 재활, 그리고 외래환자로서 다양한 외과치료를 받았으나, 통증은 물론 이로 인해 사회활동과 기능에 제한을 받고 있고, 이 상황은 더욱 악화하고 있다. 그녀는 정신의학적 동반이환이 점차 두드러지는 상황에서 우울까지 심해져 현재는 기분, 동기, 자기돌봄, 수면 증상까지 나타나는 상황에 이르렀다. 주요우울장애로 확진되려면 더 많은 정보가 밝혀져야 하지만, 그녀는 진단기준을 충족하는 것 같다.

게다가, 애덤스 부인은 매일 대마초를 피우고 있다. 이는 대마초에 함유된 진통제와 항불안제 성분에 행동적으로 의존하게 된 것으로 보인다. 그녀는 대마초 사용을 문제로 여기는 것 같지 않다. 그녀는 만성 우울, 무동기, 기능저조 상태에 있음에도 불구하고 정확하게 이러한 효과를 유발시키는 것으로 알려진 불법물질을 매일 사용하고 있다. 따라서 그녀는 DSM-5의 대마사용장애에 부합되는 것 같다. 또한 대마로 유발된 주요우울장애의 가능성을 탐색해 볼 필요가 있다.

우울장애와 대마사용장애 외에, 애덤스 부인은 통증 및 신체적 무기력과 관련된 과도한 사고, 감정, 행동을 보인다. 이런 증상들은 1년간 지속되었고, 매우 파괴적인 양상을 보이고 있다. 그러므로 애덤스 부인은 DSM-5의 '현저한 통증' 명시자를 동반한 신체증상장애somatic symptom disorder(SSD)에 부합된다. 이 사례에서 통증은 초기 의학적 회복 기간이 한참 경과한 후에도 '그 자체로 살아 있는' 형태를 띠고 있다. 통증장애pain disorder는 DSM-5에서는 더 이상 독자적인 질병이 아니라, SSD의 하나로 간주되고 있다는 사실을 기억할 필요가 있다.

이 사례에 제시된 것처럼, SSD가 있는 환자들에게서 1차성 제II형 기분장애와 물질사용장애가 발병하는 것은 흔한 일이다. 이러한 사례는 현상학적 측면에서 신체 증상(이 사례에서는 통증), 기분장애, 물질 사용의 '삼환성 동반이환trimorbidity'을 계열적으로 확인해 봄으로써 접근하는 것이 효과적이다. 이처럼 아주 흔한 일화에서 제시된 바와 같이, 환자는 견디기 힘들고 지속적인 통증이 나타나기 전까지는 기능을 무력화시키는 정신건강의학적 질환이나 물질 사용 없이 잘 기능하고 있었다. 그러므로 '원발성primary' 정신건강의학적 질환은 초기의 신체증상 발현에서 '파생된' 우울장애 및 물질사용장애를 동반한 SSD다.

진단 국면은 흔히 다수의 잠재적 함정에 의해 뚜렷해진다. SSD가 있는 환자들은 보통 1차 진료 또는 비정신건강의학과 전문 메디컬 클리닉에서 발견되고, 정신건강의학적 진료를 꺼리는 경향이 있다. 애덤스 부인의 과거력에서 살짝 암시되었지만, 아편계 통각상실증opioid analgesia 진단의 과도한 사용은 흔히 초기의 정신건강의학적 초점이 될 뿐 아니라 초기의 잠재적 갈등이 되곤 한다. 정신건강 전문의들은 환자와의 첫 만남 30분 이내에 아편계 약물을 두고 힘의 대결 양상으로 치닫게 될 수 있다. 따라서 애덤스 부인 같은 환자들은 우울장애와 물질사용장애같이 비교적 치료가 용이한 장애에 대해 면밀한 임상평가를 받지 못할 위험이 있고, 통증을 파국으로부터 만성적이지만 관리 가능한 증상으로 재인식하는 과정을 시작조차 하지 못할 위험이 있다.

❖ 진단

- 신체증상장애, 통증이 우세한 경우, 지속성, 중등도에서 고도
- 대마사용장애
- 주요우울장애, 단일 삽화, 만성

❖ 읽을거리

Bourgeois JA, Kahn D, Philbrick KL, Bostwick JM, et al: Casebook of Psychosomatic Medicine. Washington, DC, American Psychiatric Publishing, 2009

Jaracz J, Gattner K, Jaracz K, Górna K: Unexplained painful physical symptoms in patients with major depressive disorder: prevalence, pathophysiology and management. CNS Drugs 30(4):293–304, 2016

사례 9.2

신체적 불편감

Somatic Complaints

James L. Levenson, M.D.

노마 발라반Norma Balaban(37세, 여, 기혼)은 대학 학장의 행정보조원으로 근무하고

있고, 우울증과 다발성 신체증상의 평가를 위해 1차 진료 의사에 의해 의뢰되었다. 그녀는 1년 전까지만 해도 폭식과 비만 외에는 대체로 건강한 편이었고, 6년 전 위장우회수술gastric bypass surgery을 받았다.

진료실에 들어오면서 발라반 부인은 3쪽 분량으로 자신의 신체 상태를 요약해 놓은 자료를 정신건강 전문의에게 건넸다. 야간 다리 경련과 주간 다리 통증이 그녀의 첫 번째 근심거리였다. 그러고 나면 수면곤란이 생겨, '뇌 안개brain fog'와 머리가 무거워지는 증상이 나타났다. 그런가 하면 사지, 안면, 귀, 눈, 비강에 간헐적으로 차가운 감각이 느껴졌다. 그녀의 생각으로는, 눈떨림 증상은 야간수면 문제가 생긴 이후에 더욱 확연해졌다. 최근 수개월간, 그녀는 우측 대퇴부에 작열감burning sensation과 함께 우측 둔근gluteal 통증을 비롯해서 점차 소변을 보기 어려워했고, 월경불순과 여러 부위의 근육통을 호소했다. 또한 흉부등경련thoracic back spasms과 함께 목이 뻣뻣해졌다.

발라반 부인의 1차 진료 의사는 초기 증상들을 평가하고 나서, 그녀를 류머티즘 전문의와 신경과 전문의에게 의뢰했다. 류머티즘 전문의는 염증성 관절염inflammatory arthritis의 증거가 없는 기계적 요통mechanical back pain으로 진단했다. 그녀는 또한 말초신경병peripheral neuropathic과 안구 증상을 동반한 가능성 있는 편두통으로도 진단되었다. 신경과 전문의는 발라반 부인이 인근 의료센터에서 신경과 전문의와 신경안과 의사로부터도 평가를 받고 있다고 언급했다. 다른 신경과 전문의는 '비전형적 편두통 변종atypical migraine variant'에 대한 잠정적인 진단으로 그녀의 평가를 마치면서, '환자는 증상을 악화시키거나 심지어 기저의 촉진요인이 될 수 있는 심각한 수준의 우울증을 앓고 있는 것으로 보인다'는 소견을 남겼다. 메디컬센터 두 군데에서 실시된 검사들을 검토해 본 결과, 환자는 뇌전도electroencephalograms 2회, 근전도electromyogram(EMG) 1회, 뇌와 척추 자기공명영상(MRI) 검사 각각 3회, 요추천자술 검사 2회, 연속적인 검사실검사 등 일반 검사들을 받은 것으로 확인되었다. 정신의학적 진료가 추천되었으나, 이를 거절했던 환자는 1차 진료 의사의 반복적인 설득에 못 이겨 결국 수락했다.

발라반 부인은 처음으로 정신건강 전문의에게 자신의 신체 증상에 대해 털어놓았다. 그녀는 여러 전문의의 치료를 받았지만 명쾌한 진단명조차 알지 못하고, 여전히 증상에 대해 심히 염려하고 있는 상황 때문에 깊이 좌절하고 있는 상태였다.

그녀는 1차 진료 의사로부터 플루옥세틴과 가바펜틴gabapentin을 처방받아 복용하게 되면서, 기분 상태와 통증이 일부 개선되었다. 그녀는 업무 집중과 완수를 어려워했고, 인터넷상에서 자신의 증상에 대해 정보를 구하느라 많은 시간을 보내고 있었다. 지난 몇 달 동안, 그녀는 자신의 증상을 혈압 및 맥박과 연결시키기 위해 스프레드시트를 보관했다.

그녀는 또한 자녀들 또는 남편과 충분한 시간을 함께하지 못하는 것에 대해 좋지 않은 느낌이 들었으나, 그렇게 할 만한 기력조차 없었다. 그녀는 지난해 무쾌감증과 간헐적 자살사고(자신의 차량으로 충돌해서 죽는 방법을 고려했었음)를 동반한 한차례 우울 기분이 발병했었음을 인정했으나, 식욕부진증 또는 죄책감은 없었다고 했다. 또 약 1년간 월경전 우울 증상을 겪었다고 했다.

발라반 부인은 6년 전 둘째 아이를 낳은 후 산후우울증 치료를 받은 적이 있었다. 가족력으로는 암, 우울증, 고혈압이 있었다.

발라반 부인은 남편, 그리고 10세와 6세인 딸과 함께 살고 있었다. 그녀의 남편은 우울증 치료를 받고 있었다. 발라반 부인은 대학 졸업 후, 오랫동안 지역 소재 대학 학장의 행정보조원으로 근무했다. 그녀는 농촌 지역의 소도시에서 자랐다. 거기서 행복한 어린 시절을 보냈고, 신체학대나 성학대 경험, 그리고 물질남용의 과거력이 없다고 부인했다.

정신상태검사 당시, 환자는 조심성이 많았고, 캐주얼하면서도 단정한 옷차림이었으며, 협조적이면서도 방어적이지 않았다. 그녀의 기분과 정동은 우울했고, 정신운동 지연psychomotor retardation이 있었다. 사고 과정이나 내용, 그리고 지각력에서 비정상성은 없었다. 또 인지기능 이상에 대한 증거는 없었다.

❖ 논의

발라반 부인은 과도할 정도의 시간과 에너지를 자신의 신체 증상에 관한 생각, 기록, 진료 요청에 쏟고 있다. 이러한 증상들은 그녀에게 고통을 안겨 주고 있고, 기능할 수 있는 능력을 저해하고 있을 뿐 아니라, 적어도 6개월간 이러한 증상을 보여 왔다는 점에서 그녀는 DSM-5의 신체증상장애somatic symptom disorder(SSD) 기준에 부합된다.

SSD는 DSM-5에 새로 추가된 진단명으로, 초기의 분류체계로부터의 현저한 변화를 반영하고 있다. SSD 증상은 연령에 관계없이 발병될 수 있지만, 신체 증상에 대한 과도한 염려는 적어도 6개월간 지속되어야 한다. DSM-5에서는 신체 증상에 대한 의학적 원인의 존재 유무보다는 신체 증상에 대한 반응으로서의 비정상적인 사고, 감정, 행동의 중요성을 강조한다.

발라반 부인의 무관해 보이는 많은 수의 신체 증상은 정신의학적 상태를 시사한다. 그녀가 자신의 증상 중 일부를 설명할 수 있는 진단되지 않은 의학적 상태(예 하지불안 증후군restless legs syndrome, 갑상선 기능저하증hypothyroidism)를 가지고 있을 수 있지만, 이 모든 것을 설명할 수 있는 단일 진단을 상상하기는 어렵다. 그러나 그녀의 증상에 대한 의학적 설명을 확인하는 것은 SSD 진단을 배제하지 않을 수 없다. 그녀는 여전히 자신의 증상 및 건강 문제와 관련된 불균형적으로 과도하고 지속적인 사고, 감정, 또는 행동을 가지고 있는 것으로 간주될 것이다. 달리 말하면, SSD의 핵심 문제는 특정 신체 증상 또는 병인이 아니라 증상에 대한 환자의 정서적 · 인지적 · 행동적 반응이다.

DSM-IV에서 DSM-5 진단으로의 이러한 전환의 한 가지 영향은 후자가 설명이 없기 때문에 근거가 없다는 것이다. 발라반 부인의 상황에서 볼 수 있듯이, 환자에게 적절한 의학적 진단이 부족하다는 것을 증명하려는 노력은 과도한 검사로 이어질 수 있다. 게다가, 광범위한 음성검사는 의사가 환자에게 아무런 문제가 없다고 말하거나 암시하는 적대적인 상황을 초래할 수 있다. 이러한 검사는 아직 발견되지 않은 설명이 있다는 환자의 믿음을 강화하여, 환자가 더 많은 검사와 의뢰를 요구하도록 이끌기 때문에 역효과를 낳는다. 이는 추가적인 검사 및/또는 '의사쇼핑doctor shopping'으로 이어지고, 의사와 환자 관계에 추가적인 부담을 주는 경향이 있다. 여러 번의 평가와 검사를 거쳐 결국 정신건강의학적 진단 꼬리표가 부착되면, 환자는 진단을 경멸적 또는 비하적으로 보고 무시받는 느낌이 들 가능성이 크다. 적절하게 설명된다면, SSD 진단을 통해 이러한 충돌을 방지할 수 있다. SSD가 있는 환자들은 일반적으로 의학적인 문제를 가지고 있지만, 정신의학적인 초점은 이들의 신체적 불만에 대응하여 이들의 사고, 감정, 행동이 발달하는 방식에 맞춰지게 된다.

발라반 부인은 SSD에서 전형적으로 발견되는 많은 인지적 특징을 가지고 있다(예 신체 증상에 대한 과도한 주의, 병적 원인에 대한 정상적인 신체 감각의 귀인, 질병에 대한 재앙화, 약한 신체를 가지고 있다는 자기개념, 통증에 대한 매우 낮은 내성과 기타 신체적 불만, 그리고 정상적인 신체 활동이 그녀의 몸을 손상시킬 거라는 두려움).

그녀는 또한 SSD의 특징적인 정서적 특징을 가지고 있다(예 건강 불안, 부정적인 애정, 절망, 사기저하). 그녀의 증상, 혈압, 심박수에 대한 스프레드시트를 작성하는 것은 SSD의 전형적인 행동 특징이며, 의료서비스와 안심을 구하기 위한 반복적인 노력, 과도한 인터넷 검색, 정상적인 신체 활동을 피하는 것도 마찬가지다.

과도한 신체적 불만을 가진 환자들은 종종 '신체증상 및 관련 장애' 범주를 벗어나는 추가적인 정신건강의학적 진단을 받는다. 발라반 부인은 주요우울장애 진단기준을 완전히 충족하지는 못하는 것으로 보이지만, 자살생각을 포함한 현저한 우울증 증상을 보이고 있다. 그녀는 또한 정신의학적 치료가 필요한 산후우울증 병력이 있다. 이러한 과거력은 우울증 진단 가능성뿐 아니라, 진단되지 않은 양극성장애의 가능성이 엿보인다. 발라반 부인은 또한 무시해서는 안 될 폭식장애의 병력을 가지고 있다. 발라반 부인에 대한 후속 평가는 가능한 섭식장애, 수면장애, 아편계사용장애opioid use disorder를 고려할 뿐 아니라, 현재와 과거의 우울증, 조증, 그리고 경조증 탐색에 초점을 맞춰야 할 것이다.

❖ 진단

- 신체증상장애

❖ 읽을거리

Löwe B, Levenson J, Depping M, et al: Somatic symptom disorder: a scoping review on the empirical evidence of a new diagnosis. Psychol Med 52(4):1-17, 2021

Newby JM, Hobbs MJ, Mahoney AEJ, et al: DSM-5 illness anxiety disorder and somatic symptom disorder: comorbidity, correlates, and overlap with DSM-IV hypochondriasis. J Psychosom Res 101:31-37, 2017

Rief W, Martin A: How to use the new DSM-5 somatic symptom disorder diagnosis in research and practice: a critical evaluation and a proposal for modifications. Annu Rev Clin Psychol 10:339-367, 2014

사례 9.3

만성 라임병

Chronic Lyme Disease

Robert Boland, M.D.

오스카 케이펙 Oscar Capek(43세, 남)은 만성 라임병Lyme disease(***역자 주.** 진드기가 옮기는 세균에 의한 전염병)이 재발되었다는 그의 진술에 따라 아내에 의해 응급실(ER)에 데려져 왔다. 그는 한 달간 줄곧 피곤했고, 일주일간 몸져 누워 있었다고 했다. 너무 피곤하고 혼란스러워서 많은 정보를 제공할 수 없다고 말한 그는 응급의학팀에게 자신의 정신건강 전문의에게 전화를 걸어 달라고 부탁했다.

정신건강 전문의는 케이펙 씨를 20년 넘게 치료해 왔다고 말했다. 그는 처음에 케이펙씨를 공황발작으로 보았다. 이 증상은 놀랍게도 소량의 클로나제팜으로 해결되었다. 그러나 그 후에도, 케이프 씨는 자신의 만성 질환에의 대처를 위한 도움을 구하기 위해 계속해서 의사를 찾았다. 대학원에서 회계학 전공으로 석사과정을 밟던 케이펙 씨는 학업적 요구가 그의 병을 악화시킬 것이라는 우려 때문에 학교를 그만두었다. 그 이후로, 공인 간호사였던 그의 아내가 그를 뒷바라지해 왔다. 그는 소규모 회계 업무로 가정의 수입을 충당했지만, 스트레스가 그의 건강에 영향을 미치지 않도록 이 일조차 제한적으로 했다.

케이펙 씨는 평상시에는 신체적 · 정서적으로 건강하다는 느낌이 들었다. 그는 피로, 불안, 집중곤란은 '통제 가능한 것'이고, 치료가 꼭 필요한 것은 아니라고 여겼다. 또한 향정신성 치료약물psychotropic medications을 싫어하여, 자신의 병 치료를 위해 운동과 적절한 영양 섭취를 비롯해서 동종요법적homeopathic 접근을 택했다. 치료약물 복용이 꼭 필요한 경우, 그는 소량(예 0.5mg의 로라제팜 알약의 1/4)을 복용했다. 그의 정신의학적 치료는 주로 그의 병에 대한 염려에 집중되었다. 그는 때로 만성 라임병에 관한 기사를 들고 와서는 정신건강 전문의와 이야기를 나누는가 하면, 지역 라임병 지지집단에도 적극 참여했다.

케이펙 씨의 증상은 가끔 악화되곤 했다. 그러나 이렇게 악화되는 것은 1년 미만으로 발생했고, 이러한 '악화exacerbations'는 일반적으로 일부 명백한 스트레스와 관련이 있었다. 가장 최악이었던 것은 1년 전 그의 외도 사실이 드러나 아내가 잠시 집을 나갔을 때였다. 케이펙 씨는 부인에 대한 자신의 행동, 즉 외도 사실과 배우자 부양능력 결여에 대해 수치심을 표현했다. 그 후, 그는 만나던 여성과 연락을 끊고, 자신의 회계업무를 늘려 가고자 했다. 정신건강 전문의는 그의 현재 증상 이면에 유사한 스트레스가 있을 것으로 추측했다.

정신건강 전문의는 케이펙 씨의 내과 전문의와 정기적으로 의견을 나눴다. 그때까지는 라임병에 대한 모든 검사 결과가 음성이었다. 내과 전문의가 이 사실에 관해 설명하자, 케이펙 씨는 방어적이 되었고, 마치 라임병검사의 부정확성에 대한 문헌을 만들었다. 급기야, 내과 전문의와 정신건강 전문의는 중립적 입장에서 그 병의 타당성에 대해 보수적인 치료적 접근을 적용하는 것에 의견을 모았다.

검사 당시, 케이펙 씨는 건강했고, 발달 상태가 아주 좋은 성인 남성이었다. 그는 걱정스러운 표정으로 눈을 감은 채 조용히 말했다. 그는 자신이 말하던 이야기의 줄거리를 자주 놓치곤 했으나, 격려와 인내심 있게 정신건강 전문의의 설명과 일치하는 내용의 상세한 과거력을 털어놓을 수 있었다. 신체검진 결과는 눈에 띄지 않았고, 헤모글로빈 수치가 약간 낮은 것을 제외하고는 표준 검사실검사는 정상이었다. 의료진은 환자의 과거 많은 음성검사를 고려하여 라임검사를 더 연기하기로 했다. 하지만 낮은 헤모글로빈에 대한 이야기를 듣자마자, 케이프 씨는 경각심을 갖고, 확신을 버리고, 팀이 이것을 더 조사해야 한다고 주장했다.

❖ 논의

케이펙 씨는 신빙성 있는 설명에도 불구하고 자신을 무력화시키는 병이 있다고 주장하고 있다. 그의 주장은 음성으로 판정된 검사 결과에도 굽혀지지 않고 있고, 만성 건강 불안과 기능저하의 원인이 되고 있다. DSM-IV를 비롯한 이전의 범주 체계에 의하면, 케이펙 씨는 '건강염려증hypochondriasis'이 있다고 할 수 있지만, DSM-5에서는 다른 접근을 하고 있다.

DSM-5에서는 건강염려증 진단을 삭제했다. 이는 부분적으로 의사와 환자의 효과적인 관계에 도움이 되지 않는 경멸적인 의미를 내포하고 있다는 이유에서다. 또한 이 진단은 '부정적인 것을 증명하기 위한' 과도한 노력을 장려하는 경향이 있었다. 과거에 건강염려증으로 진단받았을 환자들은 현재 보통 2개의 DSM-5 장애 중 하나로 진단된다[① 신체증상장애somatic symptom disorder(SSD) 또는 ② 질병불안장애illness anxiety disorder(IAD)]. DSM-5에서는 이전에 건강염려증으로 진단받았던 대부분의 환자가 이젠 SSD로 진단될 것이며, 이 집단의 1/4에서 1/3 정도만이 IAD 진단을 받을 것임을 시사하고 있다.

DSM-5 저자들은 IAD를 통해 건강에 대한 우려와 과도한 건강 관련 행동 또는 부적응적 회피와 함께, 심각한 질병에 걸렸다는 확신을 가진 환자들을 묘사하려는 의도가 있었다. IAD의 신체적 증상은 완전히 없거나 강도가 경미할 뿐이다. 이와는 대조적으로, SSD는 신체 증상에 대해 과도하거나 부적응적인 반응을 보이는 것이 특징이다.

케이펙 씨의 증상은 IAD에 가장 잘 부합되는 것 같다. 그의 증상은 간헐적으로 나타나고 있고, 그는 보통 건강하다고 느끼고 있다. 주된 문제는 그가 자신이 근원적으로 병을 앓고 있고, 자신의 삶을 잘 관리해서 병의 발생을 피하고 있다고 믿는 것이다. 큰 의미가 없을 것 같은 혈구검사에 대해서도 그는 마치 건강 악화를 가리키는 지표를 대하는 것처럼 과민한 반응을 나타내고 있는데, 이는 그의 건강에 대한 과민성을 입증하고 있다. 질병에 대한 집착과 함께 짐작되는 병에 대해 부적응적으로 접근하는 것은 그의 주요 병리 현상인 것 같다.

다른 진단과 마찬가지로, 특히 '신체증상 및 관련 장애'의 영향을 받는 진단에는 많은 필수적인 배제사항이 있다. 배제를 위해 가장 중요한 것은 아직 발견되지 않은 의학적 질병의 가능성이다. 라임병Lyme disease의 발생 가능성이 낮다고 하더라도, 만성 피로, 면역기능부전 증후군immune dysfunction syndrome, 섬유근육통fibromyalgia을 포함하여, 쉽게 간과되지만 대체 범주에 쉽게 들어가지 않는 환자의 하위 집합subset을 특징짓는 것으로 보이는 몇 가지 명확하지 않은 증후군이 있다. 정신건강전문의는 진단되지 않은 의학적 질병을 고려하고 SSD 진단으로 너무 빨리 이동하지 않아야 한다. 왜냐하면 일단 의사가 환자의 증상들을 정신건강의학적 진단으로 돌리게 되면 의료적 정밀검사 작업이 중단되는 경향이 있기 때문이다. 이 경우, 확장된 의학 및 정신의학적 과거력의 가용성은 진단 신뢰도를 높인다.

다수의 정신건강의학적 진단이 가능하다. 케이펙 씨는 반복적이고 문제가 있는 공황발작을 일으킨 과거력이 있으므로, 공황장애의 기준을 충족시킬 가능성이 크다. 동반성 정신건강의학적 장애들은 IAD에서 흔하고, 이 장애가 있는 사람들의 약 2/3는 다른 정신장애[일반적으로 범불안장애, 공황장애, 강박장애(OCD), 또는 우울장애]를 겪을 것이다. 많은 정신장애가 초기에 주로 신체 증상을 나타낼 수 있다는 점을 고려할 때, 단일 면담으로는 다른 급성 정신질환과 동시에 발생하는 IAD를 식별하기에 충분하지 않을 수 있다. 동시에 발생하는 정신건강의학적 장애를 인식하는 데는 종종 시간, 예민한 감각, 그리고 면밀한 정신건강의학적 병력이 필요하다.

케이펙 씨의 질병 걱정은 뒷받침되는 증거가 부족함에도 계속되고 있어, 그가 정신병을 겪고 있을 가능성이 제기된다. 틀림없이, 어디서 신체적인 집착이 끝나고 망상이 시작되는지에 대한 판단은 어려울 수 있다. 그러나 케이프 씨의 생각은 망상장애, 조현병, 정신병적 양상을 동반한 주요우울장애의 일부인 신체적 망상에서 볼 수 있는 경직성과 강도를 달성하지 못하고 있다. 더욱이, 그의 질병에 대한 걱정은 그럴듯하고, 망상에서 일반적으로 발견되는 기괴한 특성이 결여되어 있다. 라임검사Lyme test가 완벽하지 않다는 것을 의사에게 상기시키면서, 케이펙 씨는 비합리적인 것이 아니라, 가능성이 없는 설명을 단지 과대평가하고 있다.

감별에서 인위성장애 또는 꾀병 같은 허위falsification장애를 고려하는 것은 적절하지 않다. 그러나 이 환자와의 경험은 케이펙 씨의 질병 걱정이 그를 고통스럽고 무능력하게 만들고 있음을 시사한다. 따라서 그가 일하지 않음으로써 얻은 단기 이익은 그의 증상의 무능하게 만드는 특성보다 훨씬 더 중요해 보인다.

또한 DSM-5에서는 다수의 문화권에서 신체적 고통만을 의학적 관심의 '가치 있는worthy' 것으로 보고 심리적 고통을 평가 절하한다는 점에서, 고통스러운 증상에 대한 사람의 반응에 문화적 · 사회적 규범이 역할을 할 수 있다는 것을 상기시키고 있다. 비록 케이펙 씨가 그의 중부 유럽의 유산에 대해 세세히 논의한 적은 없지만, 이는 또한 그의 가족이 그의 증상에 어떻게 반응했는지에도 영향을 미칠 수 있다.

핵심적인 진단적 쟁점은 케이펙 씨가 IAD와 OCD 중 어느 것과 가장 잘 개념화되는지다. 케이펙 씨는 '강박적'으로 보이지만, 그의 초점은 건강에 대한 관심에 맞추고 있다. 그는 강박장애에서 종종 발견되는 다른 증상(예 오염에 대한 두려움)을 가지고 있지 않다. 따라서 IAD가 OCD보다 진단에 더 적합하다.

특히 IAD의 존재 확인(그리고 다수의 다른 잠재적인 정신건강의학적 장애)에 유용한 것은 수십 년간 케이펙 씨를 알아 왔던 정신건강 전문의로부터 얻은 부수적인 정보다.

역사적으로, 신체형장애 또는 신체장애군 내의 진단은 장애의 이면에 있는 잠재적인 근거(즉, 무기력debility으로부터 초래되는 이득gains)에 대한 평가를 필요로 하곤 했다. DSM-5에서는 주관성subjectivity을 이유로 이 기준을 삭제했다. 그럼에도 불구하고 케이펙 씨의 상황의 개념화에 있어서, 특정 유형의 2차 이득의 강화 역할을 고려하지 않는 것은 어렵다. 비록 환자가 장애로 고통받고 있지만, 그것은 그를 많은 책임에서 벗어나게 해 주고 부적절한 행동에 대한 잠재적인 변명을 제공하고 있다. 이러한 강화요소를 약화시키는 것은 의미 있는 치료의 일부가 되어야 한다. DSM-5가 우리에게 상기시켜 주듯이, 의학적 의원성iatrogenesis(***역자 주**. 의료에 따른 다른 장애 등의 발생)은 또한 장애의 원인이 될 수 있다. 왜냐하면 지나치게 열성적인 제공자들은 과도한 의뢰와 진단검사로 병든 역할을 강화시킬 수 있기 때문이다. 정신건강 전문의는 이러한 강화를 줄이고, 환자와 의료진이 보수적이고 비판단적인 접근법을 추구하도록 장려함으로써 중요한 역할을 할 수 있다.

❖ 진단

- 질병불안장애, 진료추구형
- 공황장애

❖ 읽을거리

Rachman S: Health anxiety disorder: a cognitive construal. Behav Res Ther 50(7-8): 502-512, 2012

Scarella TM, Boland RJ, Barsky AJ: Illness anxiety disorder: psychopathology, epidemiology, clinical characteristics, and treatment. Psychosom Med 81(5):398-407, 2019

Sirri L, Grandi S: Illness behavior. Adv Psychosom Med 32:160-181, 2012

사례 9.4

발작

Seizures

Jason P. Caplan, M.D.
Theodore A. Stern, M.D.

폴리나 델캄포Paulina Delcampo(32세, 여, 독신)는 청소년기에 처음 진단된 뇌전증epilepsy이 있는 독신 여성으로, 그녀의 침실에서 경련을 일으키는 것을 가족들이 발견한 후 대학 메디컬센터에 입원했다. 그녀가 응급실(ER)로 옮겨지기 전, 응급의료진은 로라제팜을 수차례 투여했으나, 증상 완화에 별 도움이 되지 않았다. 응급실에 도착하자마자, 포스페니토인fosphenytoin(***역자 주.** 신체 내에서 효소 · 화학 물질로 인해 약으로 바뀌는 비활성 물질로, 뇌전증 발작 치료제의 일종)의 도입 투약량 주입을 통해 경련성 활동을 멈추게 할 수 있었다. 응급실에서 얻은 혈액검사를 통해 그녀의 평소 항뇌전증제antiepileptics 치료 수준이 밝혀졌고, 감염 또는 (신진)대사장해에 대한 증거는 없었다. 소변독소검사 결과는 불법물질 사용에 대해 음성 반응으로 나왔다. 델캄포 씨는 후속 모니터링을 위해 신경학과로 옮겨졌다.

그녀가 입원하고 있는 동안, 일상적인 뇌전도electroencephalogram(EEG) 검사가 실시되었다. 검사 시작 후 얼마 되지 않아, 델캄포 씨가 경련을 시작했다. 이에 정맥주사(IV)로 로라제팜이 투여되었다. EEG 검토 결과, 뇌전증 활동은 나타나지 않았다. 이어서, 델캄포 씨에 대한 항뇌전증제 투약량은 점차 줄이다가 중단했고, 비디오 뇌파video-EEG(vEEG) 검사가 실시되었다. 검사과정에서 경련성 운동 활동 삽화들이 나타났지만, EEG상에서 뇌전증 활동과 연관이 있는 것은 없었다. 정신의학적 진료가 요청되었다.

면담에서 델캄포 씨는 이전에 정신건강의학적 평가, 진단 또는 치료를 받은 적이 없다고 부인했다. 또한 우울 기분이나 수면, 기력, 집중력, 식욕에 어려움이 없다고 부인했다. 그리고 자해/타해에 대한 생각이 없다고 부인했다. 그녀는 조증이나 정신병과 일치되는 징후나 증상 역시 없고, 정신건강의학적 질환이나 물질

남용에 대한 가족력 또한 없다고 했다. 검사 당시, 델캄포 씨는 옷을 잘 차려입고 EEG 선을 꽂은 채 병원 침대 위에 앉아 있었다. 그녀는 기분이 좋아 보였고, 대화에 쉽게 응했으며, 시선접촉을 잘 유지했다. 인지검사 결과, 결함이 발견되지 않았다.

델캄포 씨는 대학원 진학을 위해 최근 다른 주로 이사했다. 그녀는 공부를 시작하게 된 것과 '결국 진로가 제 궤도에 올랐다'는 사실에 들떠 있었다. 그녀는 이사한 것 말고는 최근에 다른 심리사회적 스트레스 요인은 없다면서, "내 인생은 결국 내가 있고자 한 곳에 있게 되었어."라고 말했다. 그녀는 미래 지향적이었고, 발작이 장기적으로 자신의 건강에 미칠 영향과 장기입원으로 인해 강의 첫 날부터 결석하게 될 것을 걱정했다. 개강일은 면담일로부터 고작 일주일밖에 남지 않았기 때문이었다. 게다가 그녀는 입원 비용에 대해 염려했다. 학기가 시작되기 전에는 건강보험이 적용되지 않고, 이전의 고용주가 내 주던 확대된 보상 범위에 대한 납입금을 지불해야 하는 경우, 그녀의 예산에 심각한 영향을 미칠 것이 뻔했기 때문이었다.

델캄포 씨와 vEEG 검사 결과에 대해 논의할 때, 그녀는 순간 과민한 반응을 보이면서 "그렇다면 모든 사람이 내가 이 일을 꾸며 내고 있다고 생각하는 거예요?"라고 물었다. 그녀를 돌봐 주던 사람들은 그녀가 증상을 속이고 있다고 여기지 않을 거라는 해명과 그녀의 증상은 심리치료를 통해 나아질 거라는 위로의 말에도 불구하고, 그녀의 분노는 쉽사리 가라앉지 않았다. 델캄포 씨는 의사의 만류에도 불구하고, 자신의 두피에서 EEG 전극을 잡아떼고는 옷을 입고 병원 문을 박차고 나갔다.

논의

DSM-5-TR에서 기능성 신경학적 증상장애(이전의 전환장애) 진단은 상당한 고통이나 기능 손상을 유발하고, 인식된 의학적 또는 신경학적 상태로 설명할 수 없는 감각 또는 운동 기능의 변화된 증상에서 하나 이상의 증후군을 나타낸다. DSM-5에서 볼 수 있듯이, 스트레스 요인, 갈등, 또는 현재 증상을 촉진 또는 악화시키는 것으로 여겨지는 다른 심리적 요인의 식별을 요구하는 과거 기준은 더 이상 진단에 필요하지 않다. DSM-5-TR은 의학적으로 설명할 수 없는 증상을 특징짓는 7개의 명시자와 혼합 증상에 대한 명시자를 포함함으로써 추가적인 진단 명료화를 가능하게 한다. DSM-5-TR은 또한 증상 기간에 대한 명시자를 포함한다[급성(6개월 미만) 및 지속성(6개월 이상)].

의학적으로 설명할 수 없는 증상을 보이는 환자의 감별진단은 너무 길다. 심각한 걱정 또는 질병이나 증상에 대한 인식에 의해 촉발된 행동으로 특징지어지는 증상 발현은 신체증상장애 또는 질병불안장애로 인한 것일 수 있다. 환자가 의도적으로 증상을 일으키는 경우, 감별진단에는 인위성장애[factitious disorder]와 꾀병[malingering]이 포함된다.

델캄포 씨는 뇌전증형[epileptiform] EEG 결과와 연관이 없는 만성 경련 삽화들을 나타내고 있다. 비뇌전증 발작[non-epileptic seizures](NES) 환자가 뇌전증 발작으로 진단되는 것은 그리 특이한 일은 아니지만(전문가 대부분은 뇌전증과 동반이환되는 NES의 유병률이 약 10% 정도가 된다는 사실에 동의함), 이러한 환자의 대부분은 항뇌전증 치료약물로 지속적인 치료를 받을 필요가 없는 NES로 판명되었다. 증상의 극적인 성질과 병원 진료로 인해 전환장애의 변인은 전문적인 문헌에서 집중 조명을 받아 왔다. 그렇지만 이 상태는 전체 전환장애 발생의 약 1/4 정도에서만 발견된다. 최근에 출간된 교재들에서도 'la belle indifference', 즉 자신의 증상에 대해 환자가 나타내는 뚜렷한 관심 결여를 전환장애 진단의 지표로 설명하고 있다. 그러나 증거자료에 의하면, 이러한 결과는 기질적 질병과 전환장애의 감별 근거가 있다는 주장을 뒷받침하지 못하고 있다.

만일 '기능성 신경학적 증상장애'로 진단되면, 임상가는 우울증, 만성 통증장애, 피로, 그리고 학대 과거력에서 공통적으로 동반 발생하는 특징을 인식해야 한다.

'기능성 신경학적 증상장애'가 있는 사람들의 다양한 생체 표지자[biomarkers]에 대한 증거도 증가하고 있다. 비록 환자들이 기능성 신경학적 증상장애의 진단을 알게 되면 화가 날 수도 있지만, 논의는 ① 그들이 불필요한 치료약물 투여 또는 연구에 노출되지 않을 것이고, ② 구조화된 치료 형태로 치료를 받을 수 있다는 희소식에 초점을 맞춰야 한다.

❖ 진단

- 기능성 신경학적 증상장애(전환장애), 발작 증상 동반, 지속성

읽을거리

Asadi-Pooya AA: Incidence and prevalence of psychogenic nonepileptic seizures (functional seizures): a systematic review and an analytical study. Int J Neurosci Jun 28, 2021:1-6 [online ahead of print]

Jones LL, Rickards H: History of abuse and psychogenic nonepileptic seizures: a systematic review. Seizure 92:200-204, 2021

Perez DL, Matin N, Williams B, et al: Cortical thickness alterations linked to somatoform and psychological dissociation in functional neurological disorders. Hum Brain Mapp 39(1):428-439, 2018

사례 9.5

복통

Abdominal Pain

Joseph F. Murray, M.D.

병원기반 정신의학적 진료연결서비스에 심각한 복통으로 이틀 전 입원한 레베카 에를리히Rebecca Ehrlich(24세, 여)의 우울증 가능성을 평가해 달라는 전화가 걸려 왔다. 그녀는 최근에 크론병Crohn's disease(***역자 주.** 만성장염)이 갑자기 발병하여 응급실을 통해 입원했다. 진료는 그녀가 슬프고 외로워하며 자신의 의학적 상태에 적응하기 어려워하는 것을 간호사들이 염려하게 되면서 이루어졌다.

에를리히 씨에 대한 면담은 정신건강의학과 의대생이 담당했다. 환자는 통증이 몹시 고통스럽지만, 슬프거나 외롭지는 않고 다만 잠시 살던 곳을 벗어나 여기에 온 것뿐이기 때문에 자신이 병원에 있는 사실을 아무도 모른다고 말했다. 이전에 그녀가 의대생에게 치료를 받은 적은 단 한 번, 대학 재학 시절에 있었는데, 학생건강서비스에 가서 시험과 진로선택에 따른 불안 문제로 도움을 받은 적이 있었다고 했다. 또 인지행동치료 단기과정을 무난히 이수했고, 불안은 재발하지 않았다. 그녀는 다른 정신건강의학적 병력은 없고 향정신성 치료약물을 복용해 본 적도 없다고 했다. 그녀는 대학에서 심리학을 전공했고, 병원조무사로 시간제 근무를 했었다. 에를리히 씨는 진로를 의학이나 간호학으로 고려했던 적이 있었다면서, 의대생에게 어떻게 의대 진학을 결정했는지 물었다.

에를리히 씨는 이전에 정규직으로 일했고 '친구들이 많았지만', 복통 재발로 사회생활이 엉망이 되었고, 취업전망도 불투명해졌다고 했다. 또 잦은 결근으로 재작년에 직장을 잃었고, 크론병으로 인해 수차례 취업면접에 참여할 수 없었다. 그녀는 10대 때 이성교제를 했던 적이 있었지만, 대학에 진학한 후로는 이성 친구 없이 늘 홀로 지내 왔다. 이러한 일이 "세상의 끝은 아니지만, 선생님이라면 어떤 느낌이 들겠어요?"라고 물었다. 온라인 위장장애 지지집단의 일원으로서, 에를리히 씨는 매일 다른 회원들에게 이메일을 보냈다. 그녀는 가족들 중에서 자신에게 '영향을 미칠 수 있는' 사람은 크론병을 앓고 있는 이모라고 했다.

1차 의료진은 이전에 에를리히 씨의 진료를 맡았던 의사들로부터 부수적인 정보 수집에 어려움을 겪고 있었다. 그러던 중, 의대생은 에를리히 씨의 어머니와 접촉할 수 있었다. 에를리히 씨의 어머니는 딸의 진료를 맡았던 의사들의 이름이나 전화번호를 정확하게 알고 있지는 않았으나, 대략 일부 병원과 의사들의 이름을 기억하고 있었다. 그녀는 딸이 자신의 보살핌을 받고 싶어 하지 않았고, 병원에 있다는 소식은 물론 현재 살고 있는 곳을 떠난다는 말조차 하지 않았다는 말을 덧붙였다. 에를리히 씨가 크론병으로 진단받은 것은 2년 전으로, 대학의 마지막 학기를 다니던 중이었다. 어머니는 에를리히 씨가 어림잡아 여섯 차례는 입원했었다고 했다. 이러한 증언은 이전에 두 차례 입원했었다는 에를리히 씨의 보고와는 대치되는 내용이었다. 위장병gastrointestinal(GI) 치료팀과 의대생은 에를리히 씨의 1차 위장병 전문의의 소재를 파악할 수 없었다. 환자는 의사의 이름 철자를 음성학적으로만 말할 수 있을 뿐이었다.

검사 당시, 에를리히 씨는 협조적이었고, 친숙한 인상을 주었으며, 편안한 모습이었다. 그녀의 말은 유창했고, 차분해 보였으며, 곧 있을 절차에 대해 전혀 염려하지 않는 모습이었다. 또 사고과정이 선형이었고, 편집증, 환각 또는 자살경향성은 없다고 부인했다. 그녀의 주의력과 최근 및 과거 기억 모두 이상이 없었다. 그녀는 크론병과 함께 살아가기 어렵지만, 언젠가는 증상이 호전될 것으로 낙관하고 있다고 했다. 그녀는 우울 증상은 없다고 했다. 면담이 시작될 무렵, 그녀는 슬퍼 보였지만, 이야기를 나누게 되면서 점차 적극적으로 참여했고, 정상을 되찾은 듯한 모습을 보였다. 그녀는 치료팀이 그녀의 진료를 담당했던 의사들의 소재지를 찾을 수 없는 이유를 설명하지 못했다. 의대생이 그녀가 이전에 받았던 치료에 대해 좀 더 구체적으로 말해 보도록 압박을 가하자, 과민한 반응을 보였다. 면담을 마칠 무렵, 그녀는 내시경 검사endoscopy와 대장내시경 검사colonoscopy를 받기 위해 자리를 옮겼다.

에를리히 씨의 내시경 검사와 대장내시경 검사 결과는 정상이었다. 그날 저녁 정신건강의학과 의대생은 GI 팀과 마주 앉아 정상으로 판명된 환자에 대한 검사 결과에 대해 검토했다. 그녀는 자신에게 더 이상 심각한 이상이 없다는 사실에 안심된다고 말했다. GI 팀은 그녀에게 내일 아침 퇴원할 수 있으니까 내과 전문의가 자신들에게 전화하도록 해야 한다고 말했다. 그녀는 흔쾌히 동의했다.

GI 팀이 자리를 뜨자, 에를리히 씨는 의대생에게 '벌써 기분이 나아졌다'고 말했다. 그녀는 재빨리 자신의 몸에 삽입되어 있던 정맥주사 줄을 뽑더니 옷을 입기 시작했다. 의대생은 1차 GI 팀을 부르러 갔다. 이들이 돌아왔을 때, 환자는 이미 자리를 뜨고 없었다.

다음 날, 의대생은 환자와 에를리히 씨의 어머니가 알려 준 병원과 의사들에게 일일이 전화를 거느라 많은 시간을 보냈다. 그날 오후 의사 중 한 사람이 전화를 걸어와 자신이 에를리히 씨의 어머니 집 근처 병원에서 6개월 전에 에를리히 씨의 진료를 담당했었다고 했다. 입원 절차가 기가 막히게 유사했다. 즉, 잠시 입원했다가 일반 대장내시경 검사를 받고는 도주하듯이 재빨리 병원을 빠져나가는 패턴이 너무나도 비슷했던 것이었다.

❖ 논의

인위성장애factitious disorder 진단은 혼란스러운 상태로 남아 있을 수 있는 에를리히 씨의 행동군에 대해 잘 설명해 주고 있다. 에를리히 씨는 DSM-5의 인위성장애의 모든 기준을 충족한다. 즉, 허위성 증상으로 자신을 아픈 사람으로 나타내고 있고, 입원에 대해 명백한 보상이 없으며, 정신병적 장애 같은 명백한 대안적 진단이 없다는 점이다. 에를리히 씨가 과거에 자신의 치료를 담당했던 의사들이 기억나지 않는다는 사실은 속임수 가능성의 단서가 될 수 있지만, 진단에 대한 확신은 에를리히 씨가 퇴원하고 나서 용감한 의대생이 그녀의 재발성 부정직 패턴을 확인할 수 있게 되면서 가능했다.

인위성장애에서 '허위성'과 '속임수 행동'에 대한 동기는 명확하지 않다. DSM-5에 의하면, 이러한 증상들은 명백한 외적 보상이 없는 상태에서 나타난다. 이와는 달리, DSM-IV에서는 인위성장애의 동기요인을 병적 역할의 가정으로 설명하고 있다. 에를리히 씨는 아무런 문제없이 병원 의료진들의 진료를 신청해 왔을 수 있지만, 의식의 저변(그리고 의식)에서 작동되고 있는 동기요인을 알 수 있는 방법은 없다. 그러나 에를리히 씨는 꾀병보다는 인위성장애가 있는 것 같다. 꾀병은 의식적으로 증상을 지어내는 특징이 있다. 또한 돈, 주거, 물질남용처럼 구체적인 요인들에 의해 동기화된다는 점에서 인위성장애와 다르다. 실제에 있어서 환자들은 다수의 장애요소를 가지고 있을 수 있다. 예컨대, 에를리히 씨는 잠재의식적으로 병적 역할을 떠맡음으로써 동기화되었을 수 있지만, 정맥주사를 통해 손쉽게 아편계 약물에 접근할 수 있다는 점을 즐겨 왔을 수도 있다.

정신건강의학적 증상과 통증 같은 주관적인 호소내용은 비교적 쉽게 꾸며 낼 수 있다. 예컨대, 인위성장애가 있는 환자들은 있지도 않은 사랑하는 사람의 죽음을 구실로 우울증을 호소할 수 있다. 이들은 소변 샘플에 혈액을 투입하거나, 인슐린이나 와파린warfarin을 삼키거나, 대변 같은 물질을 주입하거나, 발작이 있었다고 주장하기도 한다. 질병을 흉내 내는 법을 습득하는 것은 매우 쉽다. 에를리히 씨는 이모, 조무사로서의 업무, 지지집단, 또는 인터넷 검색을 통해 크론병에 대해 알 수 있었을 것이다. 실제로 일부 인위성장애 환자는 반드시 의료서비스 제공자의 참여 없이도 온라인(또는 직접)에서 다른 사람들과 의학적 이야기를 나눌 수 있다.

임상가들이 흔히 증상을 허위로 나타내는 환자들에게 강하게 부정적인 역전이 감정을 갖는 것은 그리 놀랄 일이 아니다. 이러한 환자들은 병에 걸린 척함으로써 병든 사람을 돌보려는 임상가들의 욕구를 착취한다. 모든 서비스 제공자는 인위성장애가 있는 환자들이 매우 병들어 있지만, 이들이 꾸며 내는 방식으로는 아니라는 사실을 기억할 필요가 있다.

의학적 질병은 수많은 방식으로 제시되므로, 가능한 진단범주를 탐색하는 것이 중요하다. 다른 한편으로, 증상이 잘 이해되지 않는 경우, 건강전문가들은 환자의 근본적인 동기와 관계없이 속임수의 가능성에 주의를 기울여야 한다. 지나치게 광범위하고 때로 위험하기까지 한 검사와 그 절차는 의학적 근면성으로 인해 임상의의 실수를 초래하게 되는 결과가 될 수 있다. 입원환자의 약 1%까지를 인위성장애가 있는 것으로 추산한다면, 이 장애를 감별진단에 포함시키기 위해 냉소적인 사람이 될 필요는 없다.

❖ 진단

- 인위성장애, 재발성 삽화

❖ 읽을거리

Bass C, Wade DT: Malingering and factitious disorder. Pract Neurol 19(2):96–105, 2019 Pulman A, Taylor J: Munchausen by internet: current research and future directions. J Med Internet Res 14(4):e115, 2012

Yates GP, Feldman MD: Factitious disorder: a systematic review of 455 cases in the professional literature. Gen Hosp Psychiatry 41:20–28, 2016

사례 9.6

호흡곤란

Breathlessness

Janna Gordon-Elliot, M.D.

소피아 프레드홀름Sophia Fredholm(22세, 여)은 낭포성 섬유증cystic fibrosis(CF)이 있는 여성으로, 호흡곤란 증세로 병원을 찾았다. 입원 후 4일째 되는 날, 중환자실에서 '치료 불순응noncompliance with treatment'에 대한 정신건강의학적 진료 요청이 있었다. 환자는 쌍각양성기압bivalve positive air pressure(BiPAP) 장치를 거부하고 있었고, 지속적인 저산소증hypoxic과 탄산과잉증hypercarbic 상태에 있었다. 환자는 정신건강 전문의에게 분무기nebulizer 투입 또는 환기를 위해 얼굴에 마스크를 쓰는 것은 그녀를 '정말 불안하게' 만들기 때문에 도저히 견딜 수 없다고 말했다. 이는 또한 그녀를 더 숨 가쁘게 만들었다고 말했다. 그녀는 잠을 제대로 못 잤고, 호흡곤란과 공황 상태에서 자주 잠을 깨곤 했다. 그녀는 병원에 오래 있을수록 점점 더 아파지고 집에 가고 싶어지는 것에 대해 걱정된다고 말했다. 그녀가 그녀의 제공자들에게 도움을 요청했을 때, 그녀는 그들이 하는 일이라곤 그녀에게 '마스크를 다시 쓰라'고 요청하는 것이 전부였다고 보고했다.

과거력 조사과정에서 진료담당 의사는 프레드홀름 양이 이 병원이 위치한 대도시 외곽의 마을에서 그녀의 부모와 2명의 건강한 오빠와 함께 자랐다는 것을 알게 되었다. 푸에르토리코 출신인 어머니는 보건교사였고, 프레드홀름 양의 매일의 폐 치료를 포함한 의료서비스에 대한 1차적인 책임을 지고 있었다. 프레드홀름 양이 어렸을 때, 그녀는 이것을 그들의 '놀이시간'으로 불렀다. 그녀는 노래를 불러 주고, 자신의 이야기를 들려주었다. 프레드홀름 양은 성장과정에서 가끔씩 어머니의 도움에 저항했고, 비록 그녀가 마지막 순간에 정기적으로 파티와 밤샘에 대한 초대를 거절하고 숨쉬기가 어렵다고 말하면서 집에 있기는 했지만, 그녀의 부모님에게 "일반적인 아이처럼 밖에 있고 싶다."고 말했다. 차트를 검토하면서 진료담당 의사는 증가된 이산화탄소 수준과 항생제 이전에 기관지 확장을 위한 베타-아고니스트의 용량에 주목했고, 이는 모두 분무기에 의해 투여되었다.

정신건강의학적 면담이 진행되는 동안, 프레드홀름 양은 산소마스크를 계속해서 조정하고 있었고, 몇 분 동안 마스크를 벗었다가, 너무 숨이 차서 말을 계속할 수가 없다고 말하기 위해 멈추었다. 그녀는 가쁘게 숨을 몰아쉬고 있었고, 몸을 떨면서 산만해 보였다. 그녀는 반복적으로 그녀의 방의 열린 문을 통해 힐끗 보더니 '엄마가 구내식당에서 점심을 드시고 언제 돌아오시지?'라는 자신의 생각을 큰 소리로 말했다. 그녀는 자신과 어머니는 그녀의 증상을 관리하는 법을 의사들보다 더 잘 알고 있다고 말했다. 가정에서 그녀는 아무 문제없이 그녀의 얼굴 마스크나 마우스피스를 식염수 분무기 치료에 사용할 수 있었다. 그녀는 또한 어머니가 준비할 약초 증기 목욕을 하면서 숨을 쉬는 것이 도움이 된다는 것을 알게 되었다. 그녀는 "그 사람들은 제 말을 듣지 않아서 저를 더 불안하게 만들고 있을 뿐이라고요."라는 말을 덧붙였다.

그날 밤늦게, 증가하는 이산화탄소 수치 때문에 프레드홀름 양은 삽관을 해야 했다.

❖ 논의

프레드홀름 양의 사례는 생리적 · 심리적 요인들이 어떻게 복잡한 방식으로 상호 작용하여 증상, 정서, 행동, 그리고 의학적 치료의 전달과 결과에 영향을 미치는지를 보여 주고 있다. 표면적으로는 프레드홀름 양이 그녀의 치료요소에 저항 또는 지연시키는 것을 볼 수 있고, 차선의suboptimal 관리와 부정적인 결과(삽관)가 뒤따른다. 추가 조사를 통해 우리가 왜 이 상황에 처해 있는지, 그리고 아마도 이를 개선하기 위해 무엇을 해야 하는지를 명확히 하는 더 많은 세부사항을 확인할 수 있다. 그녀의 행동은 각각 그녀가 선택하고 전달하는 방법, 그리고 그녀와 그녀의 의료팀이 상호작용하는 방식에 영향을 미치는 기분 상태(즉, 불안)와 정서적으로 가득 찬 믿음(즉, 그녀와 그녀의 어머니만큼 다른 사람들이 그녀를 돌볼 수 없다는 것)과 관련이 있는 것으로 보인다. 불안에 대한 반응[자발적인 것(예 호흡곤란dyspnea의 주관적 느낌을 증가시키는 수축하는 인공호흡기 제거)과 비자발적인 것(예 환기율과 자율 활성화의 증가)]은 불안 경험을 악화시키는 동시에, 그녀의 생리적 상태를 악화시킬 수 있다. 생리적 변화는 비슷하게 더 충동적인 의사결정 또는 행동에 기여할 수 있다. 사전처리제인 β-작용제의 첨가 역시 교감신경과 불안감을 증가시킬 수 있다. 집에서 그녀는 그녀의 치료를 참을 수 있고, 이로써 치료로부터 혜택을 받을 수 있는 반면, 여기 병원에서는 앞에서 설명한 주기가 그녀가 치료로부터 혜택을 받을 수 있을 만큼 충분히 제공된 치료를 활용할 수 없게 하고 있다. 사실, 그녀는 훨씬 더 기분이 안 좋은 상태에 있다. 그녀의 병의 만성과 심각성을 고려할 때, 그녀가 전에 겪었던 많은 경험과 같을지 모르는 이러한 경험은 그녀에게 역효과라는 느낌을 갖게 하고, 병원보다 집에서 더 잘 살고 있다는 믿음을 강화한다.

DSM-5의 다른 의학적 상태에 영향을 주는 심리적 요인psychological factors affecting other medical conditions(PFAOMC) 진단은 심리적 또는 행동적 요인들에 의해 악영향을 받는 의학적 문제를 가진 환자군을 기술한다. 이러한 요인에는 심리적 고통, 대인간 상호작용 패턴, 대처방식, 그리고 부적응적 대처전략(증상 부인, 치료약물 투여에 대한 소극적 태도, 진단검사와 치료 기피 등)이 포함된다. 이 진단은 프레드홀름 양 같은 심리적 및/또는 행동적 문제가 질병의 경과나 결과에 직접적인 영향을 미치는 상황을 위해 마련된 것이다.

PFAOMC의 감별진단의 폭은 넓고, 특정 상황에 따라 다를 것이다. 다른 신체증상장애, 불안장애(예 분리불안장애), 적응장애, 성격장애, 의학적 및 물질 관련 불안장애, 또는 경도의 섬망delirium, 이 모두가 프레드홀름 양의 사례에서 고려될 수 있을 것이다.

신체증상장애(SSD), 질병불안장애(IAD), 인위성장애는 또한 심리적 · 신체적 징후와 증상이 흐릿하게 나타나고, 임상가에게 환자의 의학적 문제가 어떤 식으로든 기저의 정서적 쟁점과 관련이 있다는 인상을 준다. PFAOMC와 대조적으로, SSD와 IAD는 신체적 증상 또는 질병에 대한 인식(또는 두려움)이 정서와 행동에 영향을 미치는 상황에 초점을 맞춘다(이 반대의 경우보다). 인위성장애를 가진 사람들은 그들의 행동에 의해 의학적 합병증을 유발하지만, 그들의 행동은 속임수에 대한 의식적인 노력이다.

많은 정신건강의학적 상태(예 물질사용장애, 물질로 유발된 장애, 정신병적 장애, 기분장애, 불안장애 등)는 동시에 발생하는 의학적 상태를 악화시킬 수 있는 행동과 연관이 있다. 이러한 경우, 일반적으로 PFAOMC보다는 다른 정신건강의학적 상태를 주목해야 한다. 다른 상황에서, PFAOMC의 진단은 다른 관련된 정신건강의학적 진단을 받은 환자에 대해서도 포함하는 것이 유용할 수 있다. 예컨대, 경직되고, 조종하거나, 다른 방식으로 '어려운' 성격을 가진 사람들은 빈번히 이들에 대한 의료 서비스에 해로운 영향을 미치면서, 의학적 질병에 대해 문제가 있는 반응을 보인다. 이런 환자들은 종종 성격장애 같은 부적응적인 성격 특질을 반영하는 진단 외에도 PFAOMC의 진단에 의해 잘 기술된다. PFAOMC 진단의 사용은 현재의 임상문제에 대해 성격 특질이 기여할 수 있는 방법에 임상적 주의를 집중하고, 더 효과적인 치료를 촉진하는 데 도움이 될 수 있는 개입을 제안한다.

생리적 변화가 각각 불안과 기분 증상을 직접 유발하는 다른 의학적 상태로 인한 불안장애, 다른 의학적 상태로 인한 우울장애, 그리고 물질로 유발된 불안장애 또는 우울장애 진단 역시 PFAOMC와 중복될 수 있다. 프레드홀름 양의 호흡기 질환과 그녀가 받은 베타 작용제가 아마도 그녀의 불안에 기여하고 있을 것이다. 이러한 경우, 두 가지 관점[① 의학적 및 치료약물 요인이 어떻게 기여할 수 있는지(그리고 이로써 해결해야 할 중요성)를 명확하게 설명함, ② 이러한 요인들이 환자의 의학적 상태의 악화로 이어지게 하는 정서, 믿음, 행동, 그리고 신체변화의 주기에 대한 더 넓은 그림에 어떻게 적합한지를 강조함]에서 상황을 구성하는 것이 유용할 수 있다.

PFAOMC는 또한 종종 만성 질환과 함께 성장한 경험을 포함하여 다양한 발달요인으로부터 파생될 수 있는 불안정한 애착 또는 부적응적인 대처양식을 가진 개인에게 유용한 구성개념construct이 될 수 있다. 그러한 환자들은 자신들의 치료 또는 치료 제공자를 과도하게 찾거나, 방해하거나, 평가 절하할 수 있다. PFAOMC의 진단을 인식함으로써, 임상가들은 그렇지 않으면 단순히 '어려운' 것으로 보일 수 있는 환자와의 공감, 동맹, 그리고 참여의식을 더 발달시킬 수 있다.

의학적 질환의 부인denial 역시 임상 장면에서 흔히 볼 수 있고, PFAOMC의 진단에 포함될 수 있다. 부인에는 의식적 요소와 무의식적 요소가 포함될 수 있고, 의학적 진료와 예후에 상당한 영향을 미칠 수 있으며, 자신의 의료 상태에 대한 완전한 부인에서부터 의료적 현실에 대한 미묘한 포기(예 주기적으로 자외선 차단제 바르는 것을 '잊어버리는' 피부암 생존자)에 이르기까지 다양한 형태를 취할 수 있다.

문화적 요인은 의료서비스 과정에 유사하게 영향을 미칠 수 있다. 이 사례에서 프레드홀름 양와 그녀의 어머니가 원 문화original culture에 의해 인증 또는 승인된 관행(즉, 호흡곤란 또는 피로*fatiga* 해소를 위한 허브 증기 목욕)에 참여해야 한다는 암시가 있다. 라틴 아메리카계 사람들의 경우, 의학적 의사결정을 위해 가족에게 더 많이 의존할 수도 있다(가족주의*familismo*, 또는 가족주의familism의 더 넓은 가치의 일부). 때로, 의료 제공자의 입장에서는 이런 문화적 관행 또는 관례가 표준적인 서양 의료적 치료[역증요법allopathic(***역자 주.** 병의 원인을 찾기 어려울 때, 증상과 반대되는 처방을 하는 치료법으로, 열이 오르면, 얼음주머니를 머리에 대는 것이 한 예임)]를 방해한다는 가정이 있을 수 있다. 그러나 문화기반 관행이 역증요법적 치료에 보완적인 방식(즉, 추가로 사용됨)으로 사용되는 것을 발견하는 것이 더 흔하다. 게다가, 이러한 관행은 질환의 전반적인 진료를 개인화하고 맥락을 제공함으로써, 치료 엄수와 참여를 향상시킬 수 있다. 환자의 문화에 얽매인 관행의 사용이 의학적 치료계획의 측면을 지연 또는 방해하거나 결과에 영향을 미치는 상황에서조차, 이들의 사용은 PFAOMC의 진단을 지원하는 데 사용되어서는 안 된다.

PFAOMC는 특이하게 이질적인 진단범주다. 그럼에도 불구하고, 심리적 · 행동적 요인들이 의학적 상태에 부정적으로 영향을 미치고 있는 상황을 명시적으로 나타냄으로써, 진단은 비로소 더 효과적인 환자 진료로 이어질 수 있다.

❖ 진단

- 기타 의학적 상태에 영향을 주는 심리적 요인

❖ 읽을거리

Compas BE, Jaser SS, Dunn MJ, Rodriguez EM: Coping with chronic illness in childhood and adolescence. Annu Rev Clin Psychol 8:455-480, 2012

Groves MS, Muskin PR: Psychological responses to illness, in The American Psychiatric Publishing Textbook of Psychosomatic Medicine and Consultation-Liaison Psychiatry, 3rd Edition. Edited by Levenson JL. Washington, DC, American Psychiatric Association Publishing, 2019, pp 53-82

Juckett G: Caring for Latino patients. Am Fam Physician 87(1):48-54, 2013

National Center for Complementary and Integrative Health, National Institute of Health: Complementary, Alternative or Integrative Health: What's in a Name? (Fact Sheet). April 2021. Available at: https://www.nccih.nih.gov/health/complementary-alternative-or-integrative-health-whats-in-a-name. Accessed July 4, 2022.

Stanton AL, Revenson TA, Tennen H: Health psychology: psychological adjustment to chronic disease. Annu Rev Psychol 58:565-592, 2007

CHAPTER 10

급식 및 섭식 장애

Feeding and Eating Disorders

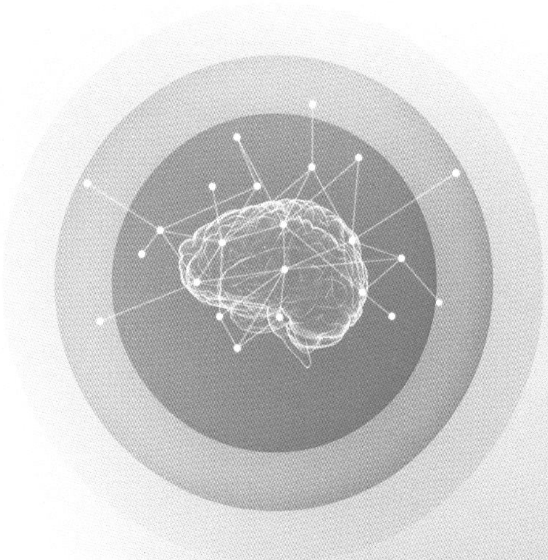

CHAPTER 10 급식 및 섭식 장애
Feeding and Eating Disorders

서문

John W. Barnhill, M.D.

DSM-5가 출간되기 전까지는 섭식장애로 전문클리닉을 찾는 사람들의 절반이 대표적인 두 가지 섭식장애인 '신경성 식욕부진증anorexia nervosa(AN)'과 '신경성 폭식증bulimia nervosa(BN)' 중 어느 한 가지 기준에도 잘 충족하지 않았고, 대신 '달리 분류되지 않는 섭식장애eating disorders not otherwise specified(EDNOS)'라는 불특정한 진단을 받았다. 일반 정신건강의학과 외래환자 병원의 경우, 이 비율은 더욱 높았다. 이에 섭식장애와 관련된 손상과 고통을 겪고 있는 많은 환자가 자신들의 상태를 구체적으로 기술하는 진단도 없이 방치되어 있었다.

DSM-5에서는 섭식장애 인구를 일관성 있고 증거에 기반하여 하위집단으로 세분화할 수 있도록 대폭 수정했다. 예컨대, '폭식장애binge-eating disorder(BED)'는 후속 연구를 위해 마련된 일련의 기준이 수록된 DSM-IV 부록 B('추가 연구를 위해 제안된 진단기준과 축')에서 DSM-5의 본문으로 옮겨졌다. 신경성 식욕부진증(AN) 기준은 개념상 변동사항이 없는 상태로 남아 있지만, 두 가지 측면에서 확대되었다. 첫째, 무월경(증)amenorrhea의 필수요건이 삭제되었다. 둘째, AN의 핵심 기준이었던 체중 증가에 대한 두려움 표출은 AN 증상을 뚜렷이 보이는 사람들에게서 항상 나타나지는 않는다는 점에서, 이런 진퇴양난의 상황을 수습하는 차원에서 DSM-5에 '표출된 두려움' 기준에 대한 대안을 추가했다. 즉, 개인이 체중 증가를 저해하는 행동을 지속적으로 나타낼 수 있다는 기준으로 대체했다. 이 대안적인 기준을 통해 AN을 시사하는 행동을 나타내면서도 병식이 손상되었거나, 협력이나 투명성이 차선적인 수준에 있거나, 음식제한에 대한 대안적 근거를 가진 사람들에 대한 진단이 가능해지게 되었다. 신경성 폭식증(BN) 역시 DSM-5에서는 개념상 동일한 상태를 유지하고 있다. 그러나 진단 역치는 폭식과 보상행동의 빈도가 매주 2회에서 1회로 감소됨으로써 낮추어졌다.

회피적/제한적 음식섭취장애avoidant/restrictive food intake disorder(ARFID) 진단은 현저한 손상을 초래하는 방식으로 음식을 제한 또는 회피하지만, AN의 기준을 충족하지 않는 사람들을 기술하기 위해 DSM-5에 도입되었다. 광범위하고 포괄적인 범주인 ARFID는 이전에 유아기 또는 초기 아동기의 DSM-IV 진단, 급식장애 기준을 충족했었던 사람들을 포함한다. ARFID는 일반적으로 아동과 청소년이지만, 어떤 연령이라도 될 수 있는 환자군을 기술한다.

DSM-5에서는 본문에 BED를 추가하고, AN과 BN의 진단 역치를 낮추는 한편, ARFID 진단을 새로 만듦으로써, 손상을 일으키는 섭식장애가 있음에도 EDNOS의 정보 부족 범주에 속했던 하위 모집단subpopulations 환자들에 대해 훨씬 더 명확하게 설명할 수 있게 되었다. 더욱이, 이처럼 유연성이 있는 기준에 속하는 사람들은 의미 있는 방식으로 과거의 기준을 충족하는 사람들과 유사하다는 증거들이 있다. 그럼에도 섭식장애의 진단기준을 느슨하게 확장함으로써, 정상인들에게도 이 진단이 내려질 가능성에 대한 우려는 남아 있다. 즉, DSM-5의 특성에 따라, 진단기준에는 심각한 고통 및/또는 손상을 필수요건으로 규정하고 있다. 따라서 정상적인 섭식행동의 범주에 속하는 사람들에게는 이 진단이 내려져서는 안 된다.

임상적으로 관련된 섭식 문제가 있다고 하더라도, 다수의 환자는 특정 섭식장애 기준을 충족하지 않는다. 예컨대, 어떤 사람은 심각한 체중 감소를 비롯해서 AN의 모든 기준을 충족하지만, 정상 또는 정상 이상의 체중을 유지하기도 한다. 이 경우, 특정 섭식장애(비전형적 신경성 식욕부진증) 진단이 내려지게 될 것이다. 다른 특정 섭식장애로는 폭식증 또는 낮은 빈도수나 지속기간의 폭식, 폭식이 동반되지 않는 배출, 야식 증후군night eating syndrome이 있다. 끝으로, '명시되지 않는 급식 또는 섭식 장애unspecified feeding or eating disorder'는 현저한 섭식장애 증상이 있지만, 확실한 정보가 부족하다는 이유(예 응급실 상황)로 특정 장애 기준을 완전히 충족하지 않는 사람들을 기술하기 위한 진단명이다.

이식증pica이란 지속적이고 임상적으로 심각한 비영양성nonnutritive, 비음식nonfood 물질을 섭취하는 장애를 말한다. 이식증은 지적발달장애가 있는 성인뿐 아니라, 전형적인 발달과정에 있는 아동들에게서도 종종 확인된다. 전 세계적인 조사에 따르면, 임산부의 30%가 비영양성nonnutritive 물질(예 얼음, 점토)을 섭취한다. 식량 불안정성과 비타민 결핍은 이러한 임산부들에게 이식증의 위험을 증가시키는 것으로 보인다.

되새김장애rumination disorder는 음식이 반복적으로 역류regurgitation하는 것을 말하는데, 유아뿐 아니라 생애주기 전반에 걸쳐 나타난다. 이식증과 되새김장애는 섭식장애가 임상적 심각성 역치에 도달하는 범위 내에서 자폐스펙트럼장애, 지적발달장애, 조현병 같은 정신건강의학적 상태를 동반하는 것으로 진단될 수 있다.

특히 DSM-5에서는 진단위계를 명확하게 정리하여, 특정인에 대해 단일 급식 또는 섭식 장애 진단만을 내릴 수 있게 했다(단, 이식증은 다른 급식 또는 섭식 장애와 동반이환될 수 있다는 예외는 제외). 전반적인 섭식장애의 위계는 ① AN, ② BN, ③ ARFID, ④ BED, ⑤ 되새김장애 순으로 이어진다. 달리 말해, 신경성 식욕부진증(AN)은 다른 장애들보다도 우선한다. 예컨대, AN이 진단되는 경우, 폭식장애(BED)가 함께 진단될 수 없다.

❖ 읽을거리

Fawcett EJ, Fawcett JM, Mazmanian D: A meta-analysis of the worldwide prevalence of pica during pregnancy and the postpartum period. Int J Gynaecol Obstet 133(3):277-283, 2016

Smith AR, Zuromski KL, Dodd DR: Eating disorders and suicidality: what we know, what we don't know, and suggestions for future research. Curr Opin Psychol 22:63-67, 2018

Zipfel S, Giel KE, Bulik CM, et al: Anorexia nervosa: aetiology, assessment, and treatment. Lancet Psychiatry 2(12):1099-1111, 2015

사례 10.1

위통
Stomachache

Susan Samuels, M.D.

토머스Thomas(8세, 남)는 경도에서 중등도 지적발달장애 아동으로, 몇 주 전 발생한 복통이 지난 24시간 동안 악화되어 부모와 함께 응급실(ER)에 데려져 왔다. 그의 부모는 토머스가 변비가 생겨, 지난 일주일 동안 단 한 차례 변을 보더니, 이날 아침에는 토하기까지 했다고 보고했다. 지적발달장애가 있는 아동을 위한 특수교육 교실의 교사들은 토머스가 4개월 전 다른 주 소재의 비슷한 학교에서 전학 온 직후부터 어려움을 겪고 있다는 내용의 보고서를 이번 주 초에 작성했다. 교사들과 부모들은 토머스가 자주 고통스러워 보였고, 몸을 흔들고, 울고, 배를 움켜쥐고 있기도 했다는 사실에 동의했다.

일주일 전, 소아과 전문의는 만성 변비의 급성악화로 진단했다. 처방전 없이도 살 수 있는 변비약이 별 도움이 되지 않자, 토머스는 야간에 통증을 호소하기 시작했다. 신체적 불편감 때문에 토머스는 비디오 게임과 스포츠 등 평소에 좋아하던 취미활동에도 관심을 보이지 않는 대신, 자기 방에서 병정놀이 장난감만 가지고 놀곤 했다. 병정놀이 장난감은 할아버지가 소장하던 것을 유산으로 물려받은 것이었다. 과민성과 눈물 어림을 제외하면, 토머스는 대체로 학교생활을 잘했고, 교실과 운동장에서도 별 문제 없이 생활했다. 복통을 호소하지 않는 경우, 토머스는 잘 먹었고 성장곡선상에서 신장과 체중이 40백분율 정도의 수준을 유지했다.

토머스의 과거 병력은 간헐적 두통뿐 아니라, 변비와 복통에도 중요했다. 이 모든 증상은 수개월 전 가족들이 플로리다에 있는 다소 전원풍의 집에서 다른 주에 있는 대도시의 오래된 계단식 아파트로 이사한 후 악화되었다. 토머스는 남동생(6세)과 방을 함께 썼다. 남동생은 계획하지 않은 상태에서 임신되어 정상 분만으로 태어났고, 지역 공립학교 정규교육 학급에 편성되어 다니고 있었다. 토머스는 동생을 '가장 좋은 친구'로 여겼다. 토머스는 태어나자마자 입양되었는데, 친부모가 10대여서 아이를 돌볼 수 없었다는 사실 외에 부모에 관해서는 아무것도 알지 못했다.

응급실에서 실시된 신체검진 당시, 토머스는 옷을 잘 차려입고 어머니의 무릎 위에 앉아 있었다. 그는 울면서 과민한 상태에 있었고, 신체검진을 담당한 의사에게 말을 하지 않았다. 대신, 부모에게 배가 아프다는 말만 반복했다. 신체검진에서 열은 없었고, 안정된 활력징후vital signs(호흡, 체온, 심장 박동 등)의 측정치는 모두 정상이었다. 신체검진에서는 일반적인 복부 유연성 정도만 확인되었다. 토머스가 검사 내내 통제할 수 없을 정도로 울어서 검사에 어려움이 있었기 때문이었다.

복부 X선 촬영 결과, 처음에는 고도의 납 성분이 들어 있는 페인트 조각으로 의심되었던 다수의 금속 조각이 위장관을 따라 붙어 있었고, 위장에는 2cm 길이의 금속체 3개가 들어 있었다. 혈중 납 수준은 20μg/dL이었다(아동의 정상 수준은 5μg/dL 이하임). 구체적인 질문을 통해 토머스가 변비가 있는 상태에서 혼자 변기에 앉아 오랜 시간을 보내곤 했다는 사실이 드러났다. 그의 부모는 화장실이 보수 중이었고, 페인트가 오래되어 벗겨지고 있던 상태였다는 말을 덧붙였다. 진료를 담당한 의사들은 토머스의 위장에 들어 있는 커다란 금속 조각들은 안전하게 통과되지 않을 것이고, 변비의 원인이 될 수 있다는 결론을 내렸다. 위내시경 검사를 통해 토머스의 위장에서 3개의 골동품 장난감 병정을 찾아낼 수 있었다.

❖ 논의

토머스는 지적발달장애가 있는 8세 아동으로, 복통, 만성 변비, 과민성, 그리고 기분과 기능 변화 증상들로 인해 응급실에 데려져 왔다. 이 모든 증상은 4개월 전 그가 새로운 도시로 이사했고, 새로운 학교로 전학하게 되면서 발생했다. 이러한 호소문제에 대한 감별진단은 범위가 꽤 넓었고, 정신의학적 원인을 포함하지만, 우선적으로 해야 할 일은 면밀한 의학적 정밀검사를 통해 아동이 설명할 수 없는 통증의 근원(예 귓병, 요로감염)을 탐색하는 것이다.

복통과 변비가 주요 호소문제인 경우, 복부 방사선 사진은 일반적으로 대변으로 가득 차 있는 장을 보여 준다. 이러한 결과는 토머스의 소아과 전문의가 일주일 전에 권장한 것처럼, 더 공격적인 장 식이요법을 촉구할 것이다. 그러나 X선 촬영 결과, 토머스의 장에서 납으로 된 페인트 조각의 잔재물뿐 아니라, 3개의 작은 병정 장난감이 발견되었다는 점은 매우 특이하다.

비영양성 · 비음식류 물질을 계속해서 먹는 행위는 이식증pica의 핵심 양상이다. DSM-5 기준을 충족하려면, 섭취가 임상적 주의가 필요할 만큼 심각한 정도여야 한다. 이식증은 조현병과 강박장애 등 다른 장애에서도 발견될 수 있지만, 지적발달장애, 자폐스펙트럼장애와 매우 흔히 동반이환된다. 토머스의 사례에서 볼 수 있는 것처럼, 이식증이 있는 아동들은 일반적으로 음식을 혐오하지는 않는다. 성장 차트상으로 보면, 토머스는 꾸준히 성장하고 있었다.

이식증은 태아, 유아, 그리고 발달지체가 있는 사람들에게서 흔히 나타나는 증상처럼, 단순히 비음식류 대상을 입에 넣고 우물거리고 간헐적으로 삼키는 것을 의미하지는 않는다. 대신 진흙, 먼지, 실, 또는 담배꽁초같이 먹을 수 없는 물건을 만성적 · 임상적으로 관련되어 삼키는 일련의 증상을 말한다. 예컨대, 이 사례에서 토머스는 장난감 병정들로 인해 생긴 위장의 천공으로 고통을 당해 왔을 수 있다. 게다가, 장난감 병정들(한때 할아버지의 소장품이었다는 점에서 이 장난감 역시 납으로 만들어졌을 수 있음)뿐 아니라, 납 성분이 있는 페인트를 먹고 있었다. 납에 대한 급격한 노출은 복통의 원인이 된 반면, 만성 섭취는 이미 지적발달장애가 있는 남아에게는 신경학적 대참사가 될 수 있다.

복통 외에, 토머스는 급우들과 남동생으로부터 고립을 자처하고 있었고, 과민하면서도 눈물이 많아졌다. 이러한 경향성은 통증을 반영하고 있을 가능성이 있지만, 다른 한편으로는 심리적 스트레스의 징후일 수도 있다. 만일 이식증이 플로리다에서 이사 온 이후에 발생했다면, 이는 스트레스의 징후일 수 있다. 심리사회적 스트레스 요인들은 흔히 아동, 특히 지적발달장애가 있는 아동들에게 다수의 신체증상을 초래한다. 그러므로 토머스 역시 우울 기분 동반 적응장애 진단에 부합될 수 있다. 만일 기분 변화가 그의 혈류에 있어서 납의 독성분에 대한 2차성으로 결정된다면, 더 정확한 진단은 물질로 유발된 우울장애 또는 불안장애가 될 수 있다. 그러나 응급실 장면에서 임상가는 토머스가 급성 복부 고통이 없는 상황에서 평가 기회를 갖기 전까지는 우울증, 불안, 또는 적응장애로 진단하는 것을 유보해야 할 것이다.

❖ 진단

- 이식증
- 지적발달장애, 경도에서 중등도

❖ 읽을거리

Samsel CB, Walter HJ, DeMaso DR: Rumination and pica, in Nelson Textbook of Pediatrics, 21st Edition. Edited by Kliegman RM, St Geme JW III. Philadelphia, Elsevier, 2019, pp 204–205

Sturmey P, Williams DE: Pica in Individuals with Developmental Disabilities (Autism and Child Psychopathology Series, Matson JL, series editor). Switzerland, Springer International Publishing, 2016

Williams DE, McAdam D: Assessment, behavioral treatment, and prevention of pica: clinical guidelines and recommendations for practitioners. Res Dev Disabil 33(6):2050–2057, 2012

사례 10.2

성장곡선의 저점 표류

Drifting Below the Growth Curve

Eve K. Freidl, M.D.
Evelyn Attia, M.D.

우마Uma(11세, 여)는 영재학교에 다니는 학생으로, 체중이 10백분위수 미만에서 맴도는 것을 염려한 소아정신건강 전문의에 의해 섭식장애 전문의에게 의뢰되었다. 소아정신건강 전문의는 심각한 불안을 초래하는 우마의 완벽주의 특성을 치료해 오고 있던 중이었다. 치료는 섭식행동보다는 주로 불안에 초점이 맞춰졌다.

우마의 섭식 문제는 9세 때 시작되었다. 이 시기에 우마는 토할까 봐 겁이 난다면서 먹기를 거부했다. 당시 우마의 부모는 소아과 전문의에게 우마의 치료를 의

퇴했다. 매년 우마를 평가해 온 소아과 전문의는 아이가 이러한 과정을 거치는 것을 정상으로 보았다. 9세 때 우마는 신장[52인치(132cm)]과 체중[58파운드(26kg)]이 25백분위수 이상에 속했다. 그러나 11세가 되자, 성장이 멈춰서 성장곡선[52.5인치(133cm), 55파운드(25kg)]이 5백분위수로 떨어졌다.

우마의 부모는 둘 다 전문직에 종사하고 있었고, 5년 전 이혼했다. 우마는 주중에는 엄마, 주말에는 근처에 사는 아빠와 함께 지냈다. 우마의 병력으로는 임신 34개월 만에 조산된 것이 유일했다. 우마의 성장 초기의 결정적인 발달과업은 다소 늦게 성취되었지만, 2세가 되면서 발달적으로 정상을 되찾았다. 매년 실시하는 신체검진에서는 최근 성장궤도가 하향곡선을 그리고 있는 것을 제외하면, 특이사항이 없는 것으로 나타났다. 우마의 몸집은 늘 작았지만, 키와 몸무게가 생장도표상 동일연령의 신장과 체중 대비 25백분위수 아래로 떨어진 적은 단 한 번도 없었다. 우마는 교사들이 좋아하는 영재였고, 친구들도 많았다. 그러나 최근 들어 아이들과 어울리지 않고, 방과 후에 곧장 집으로 오곤 했다. 집에 와야 배가 편안해진다는 것이 그 이유였다.

과거 2년간 우마는 극히 소량의 음식만을 섭취했다. 우마의 부모는 다른 문화권의 음식과 다양한 색상과 식감이 드는 음식들을 먹어 보게 함으로써, 우마의 입맛을 돋우어 주려고 했다. 그러나 우마의 식욕을 돋우는 데 도움이 된 것은 아무것도 없었다. 이들은 또한 우마가 가고 싶은 레스토랑을 선택하도록 기회를 주기도 했으나, 우마는 점차 엄마 또는 아빠와 따로 외식하는 것을 거부하게 되었다. 우마의 엄마와 아빠의 식사 패턴은 비슷했다. 우마는 식탁에 앉는 것은 동의했지만, 접시 위의 음식을 재배치하고, 음식을 잘게 자르는 데에만 시간을 보내다가 더 먹으라고 하면 울어 버리곤 했다.

우마가 두려워한다는 구토에 대해 묻자, 우마는 4세 때 겪었던 일을 떠올렸다. 당시 우마는 스프를 먹고 있었는데, 갑자기 배가 아프다가 결국 토했다고 한다. 최근에 와서는 다른 사람들 앞에서 식사하는 것을 점점 더 두려워하게 되었고, 학교에서는 전혀 식사를 하지 않았다고 했다. 그녀는 자신의 외모에 대해 염려하지 않는다고 했다. 단, 소아과 병원에 다녀온 후, 자신의 체중이 너무 낮다는 사실을 깨달았다고 했다. 저체중의 위험성에 대해 교육을 받고 나자, 우마는 눈물을 글썽이며 체중을 늘리겠다는 뜻을 분명히 표현했다.

❖ 논의

우마는 지난 2년 동안 키와 몸무게 모두 오름세를 멈춘 11세 여아다. 매년 실시되는 건강진단은 별 도움이 되지 못했는데, 그 원인은 우마가 극히 소량의 음식을 아주 천천히 먹기 때문인 것으로 보인다. 처음에는 구토에 대한 두려움이 음식 거부의 계기가 된 것으로 보이지만, 우마는 2년 동안 살찌는 것에 대한 관심이 있었음에도 불구하고 최소한의 음식을 섭취했다. 그녀는 또 사회활동을 중단했고, 이로써 섭식 문제는 우마의 심리사회적 기능에 상당한 영향을 미치고 있다.

신경성 식욕부진증(AN)이 있는 사람들과는 대조적으로, 우마는 살이 찌거나 뚱뚱해지는 것에 대한 두려움을 전혀 보고하지 않고, 현재 자신의 저체중의 심각성을 부인하지 않는다. 따라서 그녀의 진단은 DSM-5에서 처음 등장한 진단인 회피적/제한적 음식섭취장애(ARFID)다.

ARFID는 AN의 기준을 충족하지 못하지만, 음식 회피 또는 제한이 건강 문제, 심리사회적 기능이상 및/또는 현저한 체중 감소로 이어지는 사람들 집단을 기술하기 위한 비교적 광범위한 범주다. 우마 같은 아동의 경우, 감소된 음식섭취는 체중 감소보다는 성장궤적의 평탄화flattening를 초래할 수 있다.

ARFID와 AN의 구별은 사람들이 체중 증가에 대한 두려움을 부인하지만, 대신 신체적 불만(예 복부 불편감, 포만감, 식욕 결여), 종교적 동기, 통제에 대한 욕구, 또는 가족 영향에 대한 욕구같이 음식 제한에 대한 다양한 설명을 제공할 때 불확실할 수 있다. 진단을 명확히 하기 위해서는 종단평가가 필요할 수 있고, ARFID는 사람에 따라서는 AN보다 앞설 수 있다.

ARFID 진단은 아동과 청소년들에게 우선적으로 적용되는 경향이 있지만, 이 장애는 연령에 관계없이 발병될 수 있다. ARFID에는 다음 3개의 아형이 있다. ① 정서장해가 발생한 상태에서의 부적절한 전반적 섭취(예 정서 문제가 식욕과 섭식을 방해하지만, 회피가 구체적인 동기에서 파생되지 않는 경우), ② 음식 섭취의 제한된 범주(때로 '까다로운 섭식'이라고 함), ③ 특정 두려움으로 인한 음식 회피[예 삼키는 것에 대한 두려움(기능상의 연하곤란)], 독살에 대한 두려움, 또는 구토에의 두려움 등.

우마는 사람들 앞에서 식사를 하지 않을 것이고, 점차 친구들과 사회적 상황으로부터 자신을 고립시켰다. 이런 행동은 불안장애와 일치할 수 있다. 예컨대, 구토에 대한 두려움은 특정공포증을, 친구들을 피하는 것은 사회불안장애를 반영할 수 있다. 어떤 불안장애도 섭식장애와 동시에 발생할 수 있지만, 우마의 경우, ARFID의 진단이 더 인색한 설명일 가능성이 크다. DSM-5-TR에 설명된 바와 같이, ARFID는 섭식장애의 심각도가 통상 다른 상태와 연관되고 추가적인 임상적 주의가 필요할 때, 다른 진단과 견줄 수 있는 증상이 나타난 상태에서 진단되어야 한다.

우마의 사례에서는 평가가 진행되는 동안 다양한 다른 장애를 고려해 봐야 한다. 예컨대, 섭식을 방해할 수 있는 의학적 · 구조적 · 신경학적 장애들이 있다. 또한 부모의 이혼과 우마가 사춘기에 들어설 즈음의 맥락에서 부상할 수 있는 우울증과 불안장애가 있다. 이 장애들 중 어떤 것도 후속적으로 탐색될 수 있지만, 즉각적으로 우마의 체중 감소와 연관된 것으로 보이는 바는 없는 것 같다.

❖ 진단

- 회피적/제한적 음식섭취장애

❖ 읽을거리

Bryant-Waugh R, Markham L, Kreipe RE, Walsh BT: Feeding and eating disorders in childhood. Int J Eat Disord 43(2):98–111, 2010

Katzman DK, Norris ML, Zucker N: Avoidant restrictive food intake disorder. Psychiatr Clin North Am 42(1):45–57, 2019

Strand M, von Hausswolff-Juhlin Y, Welch E: A systematic scoping review of diagnostic validity in avoidant/restrictive food intake disorder. Int J Eat Disord 52(4):331–360, 2019

사례 10.3

두통과 피로
Headaches and Fatigue

Jennifer J. Thomas, Ph.D.
Anne E. Becker, M.D., Ph.D.

발레리 가스파르Valerie Gaspard(20세, 여, 미혼)는 최근 선교사업차 가족과 함께 서아프리카에서 미국으로 이민 온 흑인 여성이었다. 그녀는 1차 진료 의사에게 잦은 두통과 만성피로를 호소했다. 건강검진 결과, 그녀의 키가 5피트 1인치(155cm)인 데 비해 체중이 78파운드(35kg)에, 체질량지수body mass index(BMI)[*역자 주. 체중(kg)을 신장(m)의 제곱으로 나눈 비만도 지수로, 22가 표준임]가 14.7kg/m^{2}에 불과한 것 외에 특이사항은 없었다. 가스파르 양은 또한 지난 6개월 동안 두 차례의 생리 기간을 놓쳤다고 보고했다. 가스파르 양의 증상에 대한 의학적 설명거리를 발견할 수 없었고, 극도의 저체중이 염려된 의사는 가스파르 양을 병원의 섭식장애 프로그램에 의뢰했다.

정신건강의학적 평가를 받기 위해 병원을 찾은 가스파르 양은 매우 협조적이었고, 기분이 좋은 상태였다. 그녀는 자신의 저체중에 대한 염려를 나타냈지만, 체중 증가나 신체상 장해body image disturbance는 없다면서 다음과 같이 말했다("체중을 늘릴 필요가 있다는 것을 나도 잘 알고 있어요. 내가 너무 말랐거든요."). 가스파르 양은 미국으로 건너오기 전에는 체중이 98파운드(45kg)였다고 했다. 그런데 가족들을 비롯해서 잘 모르는 사람들조차 자신에게 너무 말랐다고 할 때 '당혹감'을 느꼈다고 했다. 미국에 거주하고 있는 그녀의 일가친척들은 너나 할 것 없이 정상 체중이거나 눈에 띄게 과체중이었다.

건강한 체중 상태를 유지하려는 진술된 동기에도 불구하고, 가스파르 양의 식습관에 대한 기억에 의하면, 그녀는 하루에 600kcal 정도만 섭취하고 있었다. 예컨대, 평가 전날 그녀는 작은 그릇에 마카로니 파스타, 삶은 브로콜리 한 접시, 그리고 검은콩 한 컵만 먹었다. 수분 섭취 역시 아주 제한적이어서, 보통 하루에 물

2~3잔 정도만 마셨다.

가스파르 양은 잘 먹지 않는 것에 대해 갖가지 이유를 둘러댔다. 첫째, 식욕이 없다는 것이었다("내 뇌는 배고프다는 신호를 보내 주지 않아요. 온종일 식욕이 없거든요."). 둘째, 식후에 배가 더부룩하고 메스꺼운 느낌이 든다는 것이었다("식사하고 나면 불편한 느낌이 들어요."). 셋째, 종교적인 이유로 먹을 수 있는 음식이 제한되어 있고, 채식 위주의 식단이 권장되고 있다는 것이었다("내 몸은 실제로는 내 것이 아니에요. 내 몸은 하나님의 성전이거든요."). 넷째, 빈약한 예산 때문에 그녀가 선호하는 채식주의자의 단백질 원천(예 처리된 육류 대용식인 두부)을 사 먹을 수 없었기 때문이었다. 가스파르 양은 고등학교를 졸업하지 못했고, 출석하고 있는 교회에서 사무직 파트타임으로 일하면서 최저 임금을 받고 있었다.

가스파르 양은 폭식, 제거, 또는 기타 체중 감소를 위한 행위같이 기타 섭식 관련 장애 증상은 없다고 했다. 그러나 운동으로는 하루에 3~4시간가량 걷는다고 했다. 운동 역시 칼로리를 소모시키기 위한 동기에 의해 하는 것은 아니라고 했다. 대신, 가스파르 양은 차가 없었고, 버스를 기다리기 싫어서 업무처리와 레저 활동을 걷는 것으로 대신하고 있다고 했다.

가스파르 양은 부적절한 양의 음식 섭취와 과도한 신체 활동을 제외하고는 다른 현저한 정신의학적 증상은 없다고 했다. 그녀는 정상으로 보였고, 우울 증상은 없다고 부인했다. 또한 알코올 또는 불법약물 사용은 하지 않는다고 부인했다. 다만, 집중력이 저하된 상태에 있다고 했다. 그러나 최근부터 먹기 시작한 허브로 만든 보조식 섭취로 기억력이 향상될 것으로 믿고 있다고 했다. 과거 치료력에 대한 질문에, 가스파르 양은 가족들이 자신의 저체중에 대해 '잔소리nagging'를 시작하기 6개월 전 쯤에 영양사를 잠시 만났지만, 별 도움이 되지 않았다고 했다.

❖ 논의

가스파르 양은 1년 전 미국에 이민 온 이래 두통, 피로감, 20파운드의 체중 감소를 겪고 있다. 그녀의 1차 진료 의사는 낮은 BMI와 불규칙한 월경을 확인했다. 하루에 600칼로리만 먹는 것에 대한 설명으로 가스파르 양은 일반적으로 배가 고프지 않고, 먹을 때는 속이 더부룩하고 메스꺼움을 느낀다고 말한다. 더욱이, 그녀는 자신의 종교가 매우 건강한 식단을 옹호하고 있고, 자신은 많은 음식을 살 여유가 없다고 설명한다. 게다가, 그녀는 차를 살 여유가 없고 버스 기다리는 것을 좋아하지 않기 때문에 하루에 3~4시간을 걷는다고 기술한다. 그녀가 체중 감소를 초래한 활동에 대해 그럴듯하게 정상화하는 설명을 하고 있는 것처럼 보이지만, (공동 자원을 공유하는) 그녀의 가족 중 누구도 정상 체중보다 아래에 있지 않다는 것은 주목할 만하다. 감소된 섭취와 과도한 운동 외에, 그녀를 정상 BMI보다 훨씬 아래로 떨어지게 하는 의학적 원인은 확인되지 않았다. 그녀의 체중 감소는 심리사회적으로 상당한 영향을 미치는 것으로 보이지만, 그녀의 진단은 당장은 명확하지 않다.

다양한 장애가 고려될 수 있다. 예컨대, 주요우울장애는 식욕저하와 관련이 있을 수 있다. 그러나 가스파르 양은 정상 상태로, 적극적으로 선교활동에 참여하고 있다.

위장의 불편함으로 인해 촉발되는 회피적/제한적 음식섭취장애(ARFID)는 체중 감소를 초래할 수 있다. 그러나 가스파르 양은 음식제한의 주요 이유로 구토나 복통에 대한 특정한 두려움을 언급하지 않았다. 대신, 그녀는 제한된 섭취에 대한 많은 잠재적인 원인 중 하나로 위장의 불편함을 언급했다. 가스파르 양의 더부룩함과 메스꺼움에 대한 불평은 어떤 이유로든 만성적으로 식사를 제대로 하지 못하는 사람들 사이에서 흔하고, 종종 위를 비우는 지연시간 또는 전체 장 이동 시간과 관련이 있다.

가스파르 양은 신경성 식욕부진증(AN)의 기준을 충족하는가? AN의 첫 번째 기준은 현저한 저체중이다. 가스파르 양의 BMI는 14.7로, 그녀의 연령과 신장을 기준으로, 미국 여성들의 첫 번째 BMI 백분위수보다 낮다. 더욱이, 그녀의 BMI는 세계보건기구(WHO)에서 제시한 성인의 하한치인 18.5kg/m^2에도 훨씬 못 미치고 있다. 그녀는 체중이 너무 적게 나가서 월경이 불규칙해졌다.

가스파르 양의 낮은 음식 섭취량(하루 600칼로리)과 높은 수준의 신체 활동(하루 3~4시간)은 그녀의 선언이 얼마나 진지하게 들릴지에 상관없이 살을 찌우려는 그녀의 진술된 욕구와 상충된다. 그녀의 초기 식이요법 개입에 대한 후속조치 부족과 탈수 및 영양실조(예 두통, 피로감, 집중력 저하)와 관련된 증상 관리에 도움을 받기 위해 1차 진료에 대한 그녀의 발언은 그녀가 저체중의 심각성을 이해하지 못할 수 있음을 시사한다. 더욱이, 가스파르 양이 가족의 적절한 걱정을 '잔소리'로 특징지은 것은 그녀가 현저한 저체중이 건강에 미치는 영향을 진정으로 인식하지 못할 수도 있음을 나타낸다.

더욱이, 제한된 음식섭취에 대한 그녀의 무수히 많은 설명(배고프지 않다는 것부터 건망증, 자원 부족에 이르는 범위)은 각 근거의 신뢰성을 약간씩 훼손하고 있다. 가스파르 양의 행동이 지속적인지 확인하려면 시간이 지나면서, 가스파르 양에 대한 후속 탐색을 하는 것이 AN 진단 확인에 도움이 될 것이다.

그러나 그녀는 자신이 살을 찌워야 한다는 것을 알고 있고, 더 날씬해 보이기 위해 의식적으로 살을 빼고 있다는 증거가 없다는 것을 특별히 인정하고 있다. 이 정보를 고려할 때, 가스파르 양은 지방 공포증fat phobia의 결여와 지속적인 (비록 불규칙하지만) 월경 때문에 AN에 대한 DSM-IV 기준을 충족하지 못했을 것이다. 그러나 그녀는 AN에 대해 업데이트된 DSM-5 기준을 충족한다. 무월경(즉, 3개월 이상의 월경 결여)은 AN에 대한 DSM-IV 기준이었지만, 주기적으로 월경을 하는 저체중 섭식장애 환자가 무월경amenorrhea을 가진 환자가 나타내는 동일한 수준의 정신병리학을 보인다는 연구 결과 때문에 DSM-5에서 누락되었다는 점에 주목해야 한다.

AN의 두 번째 기준은 현저한 저체중에도 불구하고 비만에 대한 강한 두려움 또는 체중 증가를 저해하는 지속적인 행동이다. 음식 거부에 대한 가스파르 양의 근거는 이전에 DSM-IV에서 AN의 필수요소로 명시되었던 체중 증가에 대한 강한 두려움과는 일치하지 않는다. 그러나 다수의 저체중 환자—특히 문화적으로 비서구적 배경을 가진 사람들—는 명확하게 체중과 몸매에 대한 염려를 드러내지 않는다.

비서구권 국가에서 서구권 국가로의 이민에 따른 섭식장애의 위험성 증가는 일부 인구에서 발견되었고, 문화와 관련된 스트레스 요인뿐 아니라, 서구의 이상적인 미beauty ideals에 대한 노출 증가에 기인한다. 문화에 기반을 둔 차이—삶의 많은 측면을 지배하는 지배적인 지역 규범(예 식생활과 식사 패턴, 체형 · 체중에 대한 심미적 이상, 사회적 행위와 행동에 대한 핵심 문화적 상징과 기준 구현, 자기 대리성self-agency과 자기표현 등)을 포함하여—는 잠재적으로 섭식 병리의 경험, 발현, 표현에 영향을 미친다. 예컨대, 제한적인 섭식행동을 체중관리 목표와 연결하는 내러티브/이야기는 사회적 맥락이 명성을 날씬함과 연관시키고, 비만을 낙인찍으며, 성취와 자율성에 높은 가치를 부여하는 환자에 의해 쉽게 구성될 수 있다.

전통적인 AN 증상 발현에 대한 결정적인 문화적 토대는 아마도 체중 증가에 대한 두려움이 없는 것을 제외하고 DSM-IV AN과 강하게 유사한 섭식장애의 변형인 '비지방 공포증적 신경성 식욕부진증non-fatphobic anorexia nervosa'을 문서화한 홍콩의 리싱Sing Lee의 작품에 가장 잘 설명되어 있을 것이다. 리와 동료들은 비만fatness에 대한 두려움이 자신의 환자들 중 다수에게서 문화적으로 두드러지게 나타나지 않았다고 주장했다. 이 환자들은 극도의 식사 제한을 다른 방식으로 합리화하면서 위험할 정도로 저체중에 도달했다. 비만공포증의 부재가 더 양성적인 임상적 경과와 관련이 있을 수 있다는 증거는 단지 문화적 매개뿐 아니라, 섭식병리의 문화적 매개에 대한 설득력 있는 의문을 제기한다. 글로벌화된 무역과 통신은 리싱이 '현대성 문화culture of modernity'라고 명명화한 것에 광범위하게 노출될 수 있는 통로를 활짝 열었고, 섭식장애는 이제 지리적으로 넓게 분포되어 있는 것으로 인식되고 있다. 개정된 DSM-5 AN 진단은 이제 비만공포증을 명시적으로 보증하지 않더라도 체중 증가를 저해하는 지속적인 행동을 보이는 가스파르 양 같은 사람에게 적용될 수 있다. 이러한 발표는 가스파르 양이 치료를 위해 체재 중인 미국 및 글로벌 사우스Global South와 글로벌 노스Global North 지역 둘 다에 있는 지역을 포함하여 널리 퍼져 있다.

AN의 기준을 충족하기는 하지만, 가르파르 양은 AN에서 가끔 발견되는 행동을 나타내지 않는다. 예컨대, 그녀는 폭식binge eating(통제불능 상태에서 많은 양의 음식을 먹는 것을 부인함) 또는 제거purging(자기유도 구토 또는 관장제enemas 오용, 설사제laxatives, 이뇨제diuretics 또는 다른 치료약물의 오용을 부인함)에 관여하지 않는다. 따라서 그녀의 증상 발현은 AN 제한형과 일치한다.

진단

- 신경성 식욕부진증, 제한형

읽을거리

Becker AE, Thomas JJ: Eating pathology in Fiji: phenomenologic diversity, visibility, and vulnerability, in Revisioning Psychiatry: Cultural Phenomenology, Critical

Neuroscience, and Global Mental Health. Edited by Kirmayer LJ, Lemelson R, Cummings CA. Cambridge, UK, Cambridge University Press, 2015, pp 515-543
Izquierdo A, Plessow F, Becker KR, et al: Implicit attitudes toward dieting and thinness distinguish fat-phobic and non-fat-phobic anorexia nervosa from avoidant/restrictive food intake disorder in adolescents. Int J Eat Disord 52(4):419-427, 2019
Lee S: Reconsidering the status of anorexia nervosa as a Western culture-bound syndrome. Soc Sci Med 42(1):21-34, 1996
Norris ML, Harrison ME, Isserlin L, et al: Gastrointestinal complications associated with anorexia nervosa: a systematic review. Int J Eat Disord 49(3):216-237, 2016

사례 10.4

통제 불능

Out of Control

James E. Mitchell, M.D.

완다 호프먼Wanda Hoffman(24세, 여)은 그녀의 진료를 맡았던 내과 전문의에 의해 정신건강 전문의에게 의뢰되었다. 그녀는 슬프고, 가치 없고, 외롭다고 말했다. 그녀는 식단과 운동을 개선할 필요가 있지만, 통제할 수 없는 기분이라고 했다. 그녀는 최근 몇 달 동안 복통 때문에 내과 전문의를 몇 번 찾았는데, 그는 마침내 그녀에게 정신건강 전문의를 만나 보라고 했다는 말을 덧붙였다.

호프먼 양은 2년 전 대학 졸업 이후 내내 혼자 살고 있었다. 그녀는 최근 회계사로 승진했고, 그녀의 일이 즐겁다고 말했다. 그녀는 고등학교 때 친구들이 몇 명 있었고, 데이트에 관심이 있지만, 너무 피곤하고 슬퍼서 퇴근 후에 간단히 저녁을 먹기 위해 만나는 것 외에는 많은 것을 할 수가 없다고 말했다. 그녀는 기력이 소진되어 운동을 할 수 없고, 잠을 잘 못 자며, 자주 복통을 겪었다. 이런 증상들과 이로 인한 사회적 기능이상은 그녀를 점점 더 고립되고, 외롭고, 슬프게 했다. 그녀는 종종 자신이 무가치한 느낌이 들었고, 한 주를 또 어떻게 보내야 하지라는 생각이 들기도 하지만, 자살 의도나 계획은 없다고 부인했다.

그녀는 정신건강의학적 의뢰를 수락함으로써, 항우울제를 복용할 수 있었지만, "이는 체중 증가를 유발하지 않는 약물이어야 해요. 바라건대, 그 대신 체중을 감소시킬 수 있는 것을 얻을 수 있었으면 좋겠어요."라고 말했다. 호프먼 양은 많은 노력에도 불구하고, 자신의 이상적인 체중으로 되돌아갈 수 없었다는 말을 덧붙였다. 그녀의 노력에 대해 묻자, 호프먼 양은 점차 말이 없어졌지만, 결국 질문에 답했다("저는 이에 대해 이야기하지 않으려고 했지만, 저는 '실패한 거식증 환자'예요. 반나절 정도는 다이어트를 할 수 있지만, 저녁 무렵에는 배가 고파서 찾을 수 있는 것은 다 먹고 나서 토한답니다. 굴욕적이지요.").

호프먼 양은 13세경에 다이어트를 시작했다고 했다. 돌이켜 보면, 그녀는 '말도 안 되는 행동'이었고, 몸무게는 괜찮았다고 언급했다. 그녀는 자신의 몰락이 대학에서 '스트레스 식사stress eating'를 시작하면서 시작되었다고 말했다. 그녀는 체중이 10파운드(4.5kg) 또는 15파운드(6.8kg)가 늘었다는 사실을 알았을 때, 일상적으로 아침을 거르기 시작했다. 그녀는 자주 점심도 자주 거르지만, 배가 고파서 늦은 오후와 저녁에 과식하곤 했다.

2학년 말 무렵, 호프먼 양은 잡지에서 알게 된 구토 유도를 시작했다. 그녀는 3학년 내내 현재의 식습관을 발달시켰고, 졸업 후에도 계속했다. 즉, ① 아침 식사 없음, ② 가벼운 점심식사, ③ 종종 친구들과 함께하는 '평균 정도의' 저녁 식사, ④ 그리고 나서 서둘러 아파트로 돌아와, 두 번째 저녁 식사와 아이스크림 1파인트(0.47리터) 또는 2파인트(0.94리터)를 먹었고, 이어 자기유도 구토self-induced vomiting를 했다.

논의

호프먼 양은 우울한 기분, 무쾌감증, 수면부족, 기력저하, 신체적 불만, 무가치감, 그리고 집중력 저하 증상을 보인다. 그녀는 자살 의도나 계획을 부인하지만, 죽음에 대한 생각은 가지고 있다. 그러므로 그녀는 DSM-5 주요우울장애의 기준을 충족한다.

게다가, 호프먼 양은 마지못해 자신이 '실패한 거식증 환자failed anorexic'이고, 자신의 식습관이 통제 불능이라고 언급한다. 그녀는 청소년기에 접어들면서 다이어트를 시작했고, 대학생이 되어서는 전날 밤 과식한 뒤 아침부터 굶기 시작했다고 말했다. 저녁에 그녀의 식습관이 통제 불능 상태가 되었기 때문에, 그녀는 제거purge를 시작했다. 대학 졸업 후 이런 주기cycle가 심해지자, 그녀는 사회적 기능과 신체적 · 심리적 고통 때문에 정신건강의학적 도움을 청했다.

호프먼 양의 병력과 증상은 신경성 폭식증bulimia nervosa(BN)의 특징으로, 이는 ① 반복적 폭식, ② 체중 증가를 막기 위한 반복적인 부적절한 보상 메커니즘, 그리고 ③ 체형과 체중에 과도하게 영향을 받는 자기평가 같은 몇 가지 핵심기준이 특징이다. 게다가, 이러한 증상들은 적어도 3개월 동안 매주 발생해야 한다.

폭식binge eating은 하루 종일 간식을 먹는 것이 아니라, 별개의 시간(예 1시간 또는 2시간)에 걸쳐 비정상적으로 많은 양을 먹는 동안 통제 불능이라는 느낌이 드는 상태로 정의된다. 호프먼 양이 이러한 식습관으로 인해 상당한 고통을 느꼈지만, 보상적인 체중 감소 행동(예 제거)이 없다면, 폭식장애binge eating disorder의 기준을 충족할 가능성이 높다.

그러나 현재 상태로는 호프먼 양은 BN을 가진 사람들에게 흔한 자기유도 구토를 하고 있다. 이런 행동은 대개 폭식이 체중 증가를 초래할 것이라는 두려움에서 시작되고, 이에 따른 구토는 이런 위험을 제거하는 방법으로 보인다. 질환의 초기에는 대부분의 환자가 손가락으로 구토를 유도하지만, 종종 제멋대로 구토하는 능력이 발달한다.

호프먼 양에게 다른 체중 감량 방법을 사용하는지 물어보는 것이 유용할 것이다. 예컨대, BN을 가진 일부 환자들은 설사를 유도하기 위해 설사약을 사용하는데, 이 전략은 체중 감소를 유발할 가능성은 낮지만 탈수, 복통, 불쾌감을 유발할 가능성이 매우 높다. BN을 가진 다른 사람들은 체중 증가를 제한하기 위해 이뇨제, 다이어트 알약(예 암페타민) 또는 처방되지 않은 물질(예 코카인)을 사용한다.

BN을 가진 대부분의 사람은 섭식행동에 대한 불만 때문이라기보다는 장애의 합병증 때문에 도움을 구하는 경향이 있다. 예컨대, 의학적 합병증에는 일반적으로 저염소혈증hypochloremia과 대사성 알칼리증metabolic alkalosis 같은 탈수증dehydration 및 전해질 이상electrolyte abnormalities이 포함되며, 더 드물게 저칼륨혈증hypokalemia이 포함된다. 이러한 합병증은 피로감, 두통, 집중력 저하로 이어질 수 있다. 드물지만, 심각한 의학적 합병증에는 위 확장gastric dilatation과 식도 파열esophageal rupture이 포함된다.

호프먼 양의 경우처럼, BN은 일반적으로 심각한 우울증을 동반한다. 다른 일반적인 동반질환으로는 불안장애, 물질 사용 문제(종종 알코올 관련), 성격장애가 있다.

호프먼 양은 정신건강 전문의에게 도움을 구했지만, 이는 내과 전문의를 거쳐서 이루어졌다. BN이 있는 사람들이 1차 진료 의사에게 모호한 의학적 불만을 털어놓는 경우는 매우 흔한 일이다. 특히 BN 환자를 확인하기에 최적의 위치에 있는 의료 종사자로는 명백한 법랑질 침식증enamel erosion의 증거를 찾아내곤 하는 치과의사가 있다.

✧ 진단

- 신경성 폭식증
- 주요우울장애

✧ 읽을거리

Mason TB, Lesser EL, Dolgon-Krutolow AR, et al: An updated transdiagnostic review of social cognition and eating disorder psychopathology. J Psychiatr Res 143:602-627, 2021

Pearson CM, Wonderlich SA, Smith GT: A risk and maintenance model for bulimia nervosa: from impulsive action to compulsive behavior. Psychol Rev 122(3):516-535, 2015

van Eeden AE, van Hoeken D, Hoek HW: Incidence, prevalence and mortality of anorexia nervosa and bulimia nervosa. Curr Opin Psychiatry 34(6):515-524, 2021

사례 10.5

체중 증가
Weight Gain

Susan L. McElroy, M.D.

야스민 이셔우드Yasmine Isherwood(55세, 여, 기혼)는 주요우울장애 삽화로 6개월간 정신건강의학적 치료를 받아 왔다. 그녀는 심리치료와 약물치료(플루옥세틴과 부프로피온)가 결합된 방식에 잘 반응해 왔다. 그러던 중, 갑자기 체중 증가에 대한 불만을 호소하기 시작했다. 그녀의 체중은 140파운드(63.5kg), 키는 5피트 5인치(165cm), BMI는 23.3으로, 지금까지 살아오는 동안 '최고치highest weight ever'였다.

정신건강 전문의는 이셔우드 부인의 섭식에 대한 과거력 조사에 착수했다. 그녀의 섭식 패턴의 특징은 재발성으로, 많은 양의 음식을 무절제하게 먹음으로써 고통을 수반하는 삽화들이 나타난다는 점이다. 과식은 전혀 새로운 행동은 아니지만, 항우울제를 복용하면서 악화된 것 같았다. 그녀는 대형 소프트웨어 회사의 마케팅 디렉터로, 늦게까지 일하는 경우가 많았고, 남편(지역 병원의 심장병 전문의)보다 먼저 귀가하게 되는 일주일에 2일 중 1회 정도 섭식 삽화가 자주 발생했다고 말했다. 이처럼 '한바탕 정신없이 먹는 행동eating jags'은 그녀가 자신의 행동을 스스로 통제할 수 없음을 의미한다. 그녀는 혼자서 빠른 속도로 불편할 정도로 배부를 때까지 먹었다. 그리고 나서는 우울하고, 피곤해하며, 자신에 대해 역겨워하곤 했다. 그녀는 보통 건강식에 대해 폭식을 일삼을 뿐 아니라 '설탕 폭식sugar binges', 즉 아이스크림과 캔디처럼 주로 단것을 먹었다. 그녀는 현재는 물론 과거에도 자기유도식 구토, 금식 또는 변비약 오용, 이뇨제 또는 살 빼는 약을 사용한 적이 없다고 부인했다. 또한 거의 매일 1시간씩 운동을 하지만, 운동에 '중독된addicted' 정도는 아니라고 했다. 그녀는 20대 후반에 뛰어난 육상선수였다. 당시, 그녀는 지속적인 발 부상으로 수영, 자전거, 헬스용 자전거elliptical machine로 옮겨야 했음에도 불구하고, 일주일에 평균 35마일(56km) 정도를 달렸다.

이셔우드 부인은 '내가 기억할 수 있는 동안'은 폭식을 해 왔다고 말했다. 그녀는 어려서 '땅딸막한chunky' 체구였지만, 고등학교 시절에는 적극적인 활동으로, 늘 평균 체중[120~125파운드(54~57kg)]을 유지했다. 그녀는 신경성 식욕부진증에 대한 과거력은 없다고 부인했다. 28세 때, 그녀가 경쟁적으로 달리고 있을 때, 그녀의 체중은 성인 최저 체중인 113파운드(51kg)까지 떨어졌다. 그 시점에서 그녀는 '활력 넘치고, 건강하며, 통제를 유지하고 있다는 느낌'이 들었다고 했다.

30대 중반, 이셔우드 부인은 주요우울장애 삽화가 2년간 지속됐다. 그녀는 고도 우울증을 겪으면서 말이 없어졌고, '폐업closed down' 상태로 침대에서만 지내면서 심한 피로감으로 평소보다 잠을 많이 자게 되어 제대로 기능할 수 없었다. 이때가 그녀의 삶에서 폭식을 중단했던 몇 차례 중 한 번이었고, 체중이 감소되었다. 그녀는 경조증이나 조증 삽화 병력은 없다고 부인했다. 또 잦은 슬픔 속에서 생활했지만, 지난해까지 다른 심각한 우울 삽화는 없었다고 부인했다. 그리고 자살생각, 자살시도, 알코올, 담배, 또는 불법물질의 현저한 사용 과거력은 없다고 부인했다.

평가에서 만난 이셔우드 부인은 영양 상태와 발달 상태가 좋았고, 꽤 조리 있고 협조적이었다. 그녀의 말은 유창했고, 압출언어는 보이지 않았다. 또한 우울 기분이 약간 있었으나, 적절한 미소를 짓는 등 반응적 정동을 보였다. 그녀는 죄책감, 자살경향성, 무망감은 없다고 부인했다. 또 폭식 후 피로를 제외한다면, 자신의 기력은 정상이고, 정신병과 혼돈은 없다고 부인했다. 그녀의 인지는 정상이었고, 병력에 특이사항은 없었다. 신체검진과 기초 검사실검사 결과, 그녀의 내과 전문의로부터 정상 범주 내에 있다는 사실이 확인됐다.

논의

이셔우드 부인은 통제 불능감에 의해 명백해진 과식 삽화에 대해 언급하고 있다. 그녀는 지나치게 배부를 때까지 빠른 속도로 음식을 먹곤 한다. 또 혼자 식사를 하고, 식후에는 역겨워하며 고통스러워한다. 이러한 삽화들은 일주일에 수차례 발생하지만, 구토나 변비약 사용처럼 부적절한 보상행동은 하지 않는다. 따라서 이셔우드 부인의 증상들은 DSM-5의 폭식장애binge-eating disorder(BED)의 새로운 정의와 일치한다.

BED는 신경성 폭식증bulimia nervosa(BN) 및 비만obesity과 공통 양상이 있지만, 이 두 상태와는 구별될 수 있다. 폭식을 하지 않는 비만인 사람들과 비교할 때, BED를 동반한 비만인 사람들은 체중에 대해 더 염려하는 한편, 기분장애, 불안장애, 물질사용장애 발병률이 더 높다. BN이 있는 사람들과 비교할 때, BED가 있는 사람들이 체중에 대해 염려하는 비율은 낮고, 비만 발생률은 높으며, 이와 연관되어 기분장애, 불안장애, 물질사용장애의 발병률은 낮다. BED에 대한 DSM-5 기준은 DSM-IV의 부록 B('추가 연구를 위해 제안된 진단기준과 축')에 나타난 연구기준에서 확장되었다. DSM-5에서는 6개월간 일주일에 2 폭식일(폭식일이란 적어도 1회의 폭식 삽화가 발생하는 날임)을 요구하는 대신, 3개월 동안 일주일에 1 폭식일을 요구한다. 이러한 변화는 증상학적 군집화symptomatic clustering를 조사한 연구들의 예를 나타낸 것이다. 이 사례를 통해 덜 자주, 덜 지속적인 폭식 삽화가 있는 사람들은 약간 더 자주, 더 지속적인 삽화가 있는 사람들과 매우 유사하다는 사실이 명백해졌다. 이셔우드 부인은 일주일에 2~3개의 삽화가 있다고 하는데, 이로써 그녀는 경도 범주에 해당되고 있음을 알 수 있다.

BN이나 AN이 있는 상태에서 BED 진단이 내려져서는 안 되지만, BED 환자는 다른 섭식장애의 과거 병력뿐 아니라, 드물게 부적절한 보상행동을 보일 수 있다. 예컨대, 이셔우드 부인은 20대 후반에 만성 발 질환으로 일주일에 35마일을 달리던 때를 기술했다. 비록 그녀가 그 시간 동안 "활력 넘치고, 건강하며, 통제를 유지하고 있다는 느낌"을 기억하지만, 그녀가 폭식을 하고 있었다면 그녀도 BN에 걸렸을 수 있으며, 달리기는 폭식을 보상하기 위한 것이었다.

BED 진단은 BN이나 AN에게는 주어지지 않지만, BED가 있는 환자들은 드물게 부적절한 보상행동뿐 아니라, 다른 섭식장애의 과거력을 가지고 있을 수 있다. 예컨대, 이셔우드 부인은 20대에 자주 달리기를 했고, 발에 만성적인 병이 있는 상태에서 일주일에 35마일(56km)을 달렸다고 했다. 그녀는 그 시간 동안은 생동감, 건강함, 통제감을 느꼈다고 하지만, 그 기간 동안 폭식과 폭식에 대한 보상을 목적으로 경쟁적인 달리기를 했다면, BN이 있었다고 할 수 있다.

BED 환자들은 흔히 처음에는 비만(BMI≥30) 문제로 치료를 신청한다. 그러나 임상사례에 의하면, BED가 있는 환자의 1/3까지는 비만에 속하지 않는다. 비만에 속하지 않는 BED 환자들은 비만에 속하는 BED 환자들과 다르다기보다는 오히려 더 유사하다. 하지만 이들은 건강한 체중 감소 행동과 건강하지 않은 체중 감소

행동을 함께 하는 경향이 있다. 이셔우드 부인은 정기적으로 운동 식이요법을 받고 있었기 때문에, 광범위한 폭식 과거력에도 불구하고, 정상체중을 유지하고 있었을 가능성이 있다. 또 이셔우드 부인의 과도한 달리기는 경조증 삽화로 인한 것이었을 가능성이 있다. 왜냐하면 제II형 양극성장애가 있는 환자의 약 15%가 섭식장애가 있는 한편, BED는 가장 흔히 나타나는 장애이기 때문이다.

BED가 있는 모든 환자는 흔히 기분장애, 불안장애, 충동조절장애가 동반 발생할 위험이 있다. 이셔우드 부인이 알코올 또는 약물 오용의 과거력이 없다고 하지만, 그녀는 재발성 주요우울장애 병력이 있다. 이 사례에서는 상세히 기술되어 있지 않지만, 이셔우드 부인의 섭식 습관과 우울 증상들 사이의 연결고리를 탐색해 볼 필요가 있다. 주요우울장애 자체는 과도한 섭식으로 이어질 수 있다. 그러나 BED와 주요우울장애가 둘 다 나타난다면, 둘 다 진단되어야 한다. 끝으로, 환자의 과거력에서는 성격에 대해 언급되지 않지만, 폭식은 경계성 성격장애의 충동조절 기준에 포함되어 있다. 만일 이 두 장애의 기준을 완전히 충족한다면, 둘 다로 진단되어야 한다.

❖ 진단

- 폭식장애, 경도
- 주요우울장애, 재발성, 관해 상태

❖ 읽을거리

Masheb RM, White MA, Grilo CM: Substantial weight gains are common prior to treatment-seeking in obese patients with binge eating disorder. Compr Psychiatry 54(7):880-884, 2013

Smith KE, Mason TB, Johnson JS, et al: A systematic review of reviews of neurocognitive functioning in eating disorders: the state-of-the-literature and future directions. Int J Eat Disord 51(8):798-821, 2018

Udo T, Grilo CM: Prevalence and correlates of DSM-5-defined eating disorders in a nationally representative sample of U.S. adults. Biol Psychiatry 84(5):345-354, 2018

Udo T, Grilo CM: Psychiatric and medical correlates of DSM-5 eating disorders in a nationally representative sample of adults in the United States. Int J Eat Disord 52(1):42-50, 2019

CHAPTER 11

배설장애

Elimination Disorders

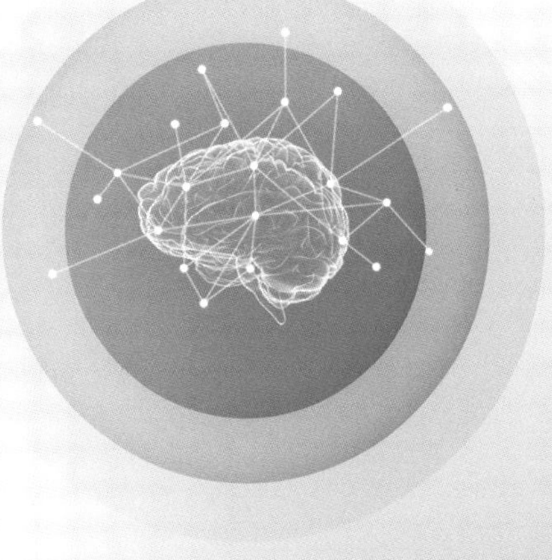

CHAPTER 11 배설장애
Elimination Disorders

서문

John W. Barnhill, M.D.

배설장애elimination disorders는 정상적인 신체과정의 변화를 구체적으로 다룬 DSM-5의 4개 장 중 두 번째 장에서 다루고 있다. 이런 정상적인 신체과정은 여러 가지로 잘못될 수 있다. 그러나 진단적 관점에서 보면, 정신적 고통 및/또는 기능이상은 다른 장애 증상의 일부로 또는 상대적으로 자율적인 배설장애(동반이환 동반 또는 동반하지 않는 경우)로 범주화될 수 있는 증상범주로 나타날 수 있다.

유뇨증enuresis과 유분증encopresis은 2개의 대표적인 배설장애다. 각 장애는 논리적 · 임상적으로 연관되는 방식에 따라 나뉜다. 각 장애의 진단기준에는 진단이 적용 가능한 발달상의 연령이 명시되어 있다. 예컨대, 유뇨증(침대와 옷에 소변을 반복적으로 방출하는 증상)은 아동의 발달연령이 5세가 되어야 진단될 수 있다. 많은 어린 아동은 단순히 화장실을 제대로 사용하는 훈련이 되어 있지 않다.

DSM-5에서는 임상가들에게 자발적 통제가 어떤 수준까지 제 기능을 하는가를 확인하도록 요구하지 않는다. 예컨대, 야간 오줌싸기bedwetting(야뇨증nocturnal enuresis)에 대한 정신건강의학적 진단은 부모가 "아이가 주의를 끌기 위해 그 짓을 하고 있어요."라는 지적에 의존할 필요가 없다. 이와 유사하게, 학교 화장실에서 배변을 거부하고 나서 주기적으로 당혹스럽게 (대소변의) 변저림incontinent을 하는 어린 남아의 경우는 진단[변비constipation 및 범람 변실금 동반overflow incontinence을 동반한 유분증(***역자 주**. 방광 내에 다량의 요가 잔류해 내압이 상승함으로써 소량의 요가 넘쳐 나오는 상태)]의 근거 사유가 된다. 이 경우는 임상가가 유치원, 분리, 신체적 통제에 대한 아동의 태도를 깊이 파헤치지 않아도 된다. 임상가는 이러한 평가를 선택할 수 있지만, 진단과정에는 이런 추적 작업이 필요하지 않다.

대신, 초점은 더 잘 확인할 수 있는 측정 방법에 맞추어진다. 유뇨증은 임상적으로 심각한가? 지속적인가? 정신적 고통의 원인이 되고 있는가? DSM-5에서는 또한 임상가에게 유뇨증과 유분증의 생리적 원인을 평가해 보도록 요구하고 있다. 그 이유는 이러한 요로감염이나 탈수현상처럼 흔히 손쉽게 치료될 수 있는 상태가 몹시 곤혹스럽게 하는 증상의 원인이 될 수 있기 때문이다.

배설의 비정상성은 또한 수많은 의학적 및 비의학적 정신의학적 상태로 인해 2차적으로 나타난다. 우울증과 변비는 흔히 연관되어 있다. 예컨대, 이는 위장통과 광범위한 약물치료와 연관되어 있는 것과 같다. 이런 동반이환 현상이 적극 고려되어야 한다. 동시에, 자율적 배설장애가 임상적 주의의 초점이 되어야 하는지를 전략적으로 고려하는 것이 중요하다.

❖ 읽을거리

Irwin GM: Urinary incontinence. Prim Care 46(2):233–242, 2019

Tai TT, Tai BT, Chang YJ, Huang KH: Parents have different perceptions of bed-wetting than children from six to 15 years of age. Acta Paediatr 104(10):e466–e472, 2015

von Gontard A: Wetting in Children and Adolescents: A Practical Guide for Parents, Teachers, and Caregivers. Boston, Hogrefe Publishing, 2017

사례 11.1

분노발작과 신체적 불편감

Temper Tantrums and Somatic Complaints

David H. Rubin, M.D.

자크Zack(8세, 남)는 뚜렷한 이유 없이 분노발작과 신체적 불평이 늘어서 어머니에 의해 외래환자 소아정신건강의학과 클리닉에 데려져 왔다. 어머니는 자크의 증상이 그의 이모네 집에서 보낸 밤과 연관이 있는 것 같다고 했다. 그의 이모는 자크와 비슷한 나이의 아들이 있는 싱글맘이었다. 자크는 태어났을 때부터 이모와 가깝게 지내 왔고, 최근 어머니가 직장에서 야간근무를 하게 되면서 매주 금요일 밤을 이모네 집에서 보내곤 했다.

진료를 받기 2개월 전쯤, 자크는 금요일마다 메스꺼움과 두통을 호소했고, 이모네 집이 '무섭다creepy'고 불평을 늘어놓곤 했다. 그는 근무 중인 어머니에게 한 차례 전화를 걸어 집에 데려가 달라고 한 적은 있지만, 계속해서 마지못해 이모네 집에 가곤 했다. 그러면서 "다른 아이들은 일주일 내내 자기 집에서 사는데."라고 말했다.

최근 들어, 자크는 이모네 집에 갈 시간이 되면 소리를 지르면서 숨곤 했다. 어머니는 이모네 집에 있는 동안 자크에게 무슨 일이 생겼을 수도 있겠다고 염려했다. 어머니는 이런 점과 그동안 자크가 어디서든 이모와 사촌을 만나는 것을 거부하지 않았고, 사촌이 자크의 집에서 자는 것에 대해서도 거부하지 않았던 사실을 떠올리면서 자크의 최근 행동을 이해하려고 애썼다. 그녀의 동생은 언제나 '좋은 엄마'였고, 아이들이 함께 자는 밤에는 항상 집에 있었다. 그녀는 남자친구가 있었지만, 자크도 그를 좋아하는 듯했다. 실제로 자크는 사촌, 이모의 남자친구와 공원에 가거나 함께 공놀이하는 것을 좋아했다.

자크는 이전에 특별히 심각한 분리, 행동 또는 정서 문제를 겪은 적이 없었다. 그는 모든 발달과업을 제때에 성취했다. 그는 정기검진과 3세 때 독감으로 한차례 의사를 방문한 것을 제외하고는 의사를 만난 적이 없었다. 그러나 자크는 이미 지속적인 야간 변비가 생겼고, 매주 두 차례 정도 침대에 오줌을 쌌지만, 주간에는 배뇨나 변비 증상이 나타나지 않았다. 소아과 전문의는 자크 연령대 아이들에게는 '정상'이라고 말해 줬다. 어머니는 자크가 오줌 싸는 것에 대해 크게 개의치 않았고, 자크 역시 이에 대해 현저할 정도로 고통을 호소한 적이 없었다.

가족력에 의하면, 어머니 쪽에서의 정신건강의학적 질환은 음성으로 판명되었다. 어머니는 자신의 발달지수는 매우 정상적이었다는 말을 들었다고 했다. 어머니는 자크 아버지의 발달력이나 가족력에 대해 거의 알지 못했다. 그리고 그녀는 자크가 태어난 이래 그를 본 적이 없었다.

정신상태검사 당시 자크는 협조적이었고, 영양 상태가 좋아 보였으며, 보살핌을 잘 받은 것같이 보였다. 그는 어머니와 떨어지는 것에 대해 거의 어려움이 없었다. 면담자와의 초기 워밍업 시간이 지나면서 자크는 연령에 적합한 어휘로 자발적으로 말했고, 연령에 적절하게 시선의 접촉을 유지했다. 자크의 정동 상태는 처음에는 약간 불안해 보였으나, 곧 차분해졌다. 불안은 그가 이모네 집에 가서 잘 때에 관한 이야기를 하는 경우에 한해서 다시 나타났다. 이때 자크는 약간 초조해하면서 자주 시선접촉을 피했고, 어머니에 대해 다소 과민한 반응을 보였다. 오줌싸기에 관한 질문을 받자, 자크는 당혹스러워하는 모습을 보였다. 그는 이모네 집 침대에 몇 차례 오줌을 쌌는데, 이 사실에 대해 그의 사촌과 이모의 남자친구가 놀렸다고 했다. 자크를 놀리지 않도록 이모가 나서기도 했지만, 그는 다시 오줌을 쌀까 봐 무서웠다고 말했다.

❖ 논의

자크는 평소와 다른 분노발작, 신체적 불평, 그리고 이모네 집에 가서 자는 것에 대한 지속적 거부행동으로 의뢰되었다. 면담이 끝날 무렵, 임상적 관심의 초점은 자크의 유뇨증으로 옮겨졌다. 유뇨증은 일반적으로 사소한 문제이지만, 현저한 심리사회적 고통과 행동 변화로 이어질 수 있는 장애다.

DSM-5에는 유뇨증 진단을 위해 임상가가 환자의 동기(예 배뇨는 자발적 또는 비자발적으로 이루어질 수 있음)를 평가하도록 규정되어 있지 않다. 대신에 행동은 빈도수(예 3개월 동안 매주 2회) 또는 그 영향(예 정신적 고통 또는 기능상의 변화)에 의해 정의된 것처럼 임상적으로 현저해야 한다고 규정되어 있다. 유뇨증 진단을 위한 하한선 연령은 5세이지만, 유뇨증은 어느 연령에서든 나타날 수 있다. 신경발달장애가 있는 환자들에 대한 연령제한 기준은 생활연령이 아니라, 발달상의 연령에 대해 적용된다. 끝으로, 장애는 물질이나 의학적 상태로 인한 것이 아니어야 한다.

유뇨증 진단에는 여러 아형이 있다. 자크의 유뇨증은 밤에만 나타나므로, 그의 유뇨증은 '야간형 단독nocturnal only'으로 기입해야 한다. 그는 6개월 동안 밤새 오줌싸기를 하지 않은 적이 없었다. 그러므로 그의 유뇨증은 '원발성primary'으로 볼 수 있다. 원발성 야뇨증은 5~10세 아동 사이에서 흔히 나타나는데, 특히 남아들 사이에서 흔하다. 자크의 어머니는 자크의 아버지가 야간 변저림을 극복했던 시기를 알지 못하지만, 유뇨증의 가족력은 매우 흔하고 수많은 유전적 요인이 이 장애에 영향을 미치는 것으로 확인되고 있다. 2차성 유뇨증(아동이 이미 적어도 6개월 동안 침대나 옷에 오줌을 싸지 않게 된 이후에 변저림이 다시 나타나게 되는 증상)은 당뇨병, 발작장애seizure disorder, 폐쇄성 수면 무호흡obstructive sleep apnea, 신경성 방광neurogenic bladder, 요도폐쇄urethral obstruction를 비롯해서 여러 의학적 병인에 대한 면밀한 검토가 요구된다. 드문 사례에서, 이러한 상태는 마찬가지로 원발성 유뇨증으로 인한 것일 수 있다. 그래서 자크의 문제에서 이러한 병인들이 영향을 미쳤을 가능성을 배제시키기 위해서는 소아과 전문의와 연계된 노력이 요구된다.

이 상태와 연관된 정신적 고통은 보통 오줌싸개에 대한 주변 사람들의 반응에 달려 있다. 그러나 정신적 고통은 유뇨증 진단에 필요하지 않다. 이 사례에서 자크는 사촌과 이모의 남자친구로부터 놀림을 당하고 난 이후에 부끄러워하게 되었다. 그의 발달과정이 정상이라면, 자크는 다른 정신건강의학적 진단이 없는 유뇨증일 가능성이 매우 높다.

그러나 유뇨증은 흔히 아동기의 기타 정서·행동장애와 동반이환되어 나타나므로, 자크의 경우에는 몇몇 정신건강의학적 장애가 고려되어야 한다. 자크의 불안과 신체적 불평은 주 보호자로부터 분리되는 맥락에서 나타났다. 이는 분리불안 같은 불안장애에 대한 탐색으로 이어져야 한다. 자크는 학교, 정신의학적 평가 등의 다른 맥락에서는 어머니와 쉽게 떨어진다는 점에서 분리불안은 그의 증상에 대한 설명으로 적절치 않다.

자크는 반항, 신체적 불평, 분노발작 때문에 평가에 의뢰되었다. 행동, 기분, 충동조절과 관련된 장애들(적대적 반항장애, 품행장애, 파괴적 기분조절부전장애 등) 모두가 고려되어야 한다. 그러나 자크의 증상은 고작 2개월 정도 지속되었고, 일반적으로 잘 지내고 있다. 자크의 삶에 있어서의 변화는 납득할 수 있는 촉발요인을 동반한 단일 맥락에 초점을 맞추고 있으므로, 자크는 이러한 진단에는 부합되지 않는 것 같다.

자크의 어머니가 구체적인 촉발요인이 어떤 형태의 학대와 관련이 있다고 염려한 것은 그리 놀랄 일은 아니다. 자크가 금요일 밤마다 명백하게 어려움을 겪어왔지만, 자크의 일반적인 안녕감과 보통 사촌, 이모, 이모의 남자친구와의 상호작용에 대한 편안함을 고려한다면, 그가 학대를 받아 왔다고 보기는 어렵다. 그러나 어떤 일이 생겼다고 한 어머니의 추측은 정확했다. 특별히 신뢰했던 사촌과 이모의 남자친구에게 놀림받은 것이 8세 아이에게는 외상적 사건으로 받아들여질 수 있다.

❖ 진단

- 유뇨증, 야간형 단독

❖ 읽을거리

Hussong J, Rosenthal A, Bernhardt A, et al: State and trait anxiety in children with incontinence and their parents. Clin Child Psychol Psychiatry 26(4):1243–1256, 2021

Walker RA: Nocturnal enuresis. Prim Care 46(2):243–248, 2019

CHAPTER 12

수면-각성장애

Sleep-Wake Disorders

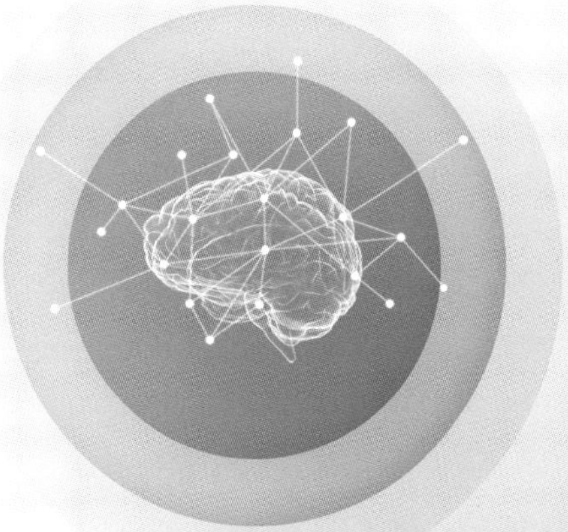

CHAPTER 12 수면-각성장애

Sleep-Wake Disorders

서문

John W. Barnhill, M.D.

편안한 수면 추구는 일과 가족의 압력, 장거리 여행, 도처에 산재한 자극제(㉠ 커피)와 전자공학의 산물(㉠ 이메일)로 인해 크게 저해될 수 있다. 편안한 밤잠은 불안, 우울증, 그리고 양극성장애 및 정신병적 장애를 비롯한 일련의 정신건강의학적 장애뿐 아니라, 다양한 비정신건강의학적 상태라는 재앙이 될 수 있다. 수면 문제는 단순히 부차적인 문제가 아니라, 이러한 기타 정신건강의학 및 의학적 상태를 촉진, 연장, 악화시킬 수 있다. 그러나 너무도 자주 DSM-5의 수면-각성장애는 고통과 기능이상의 원인을 제공하는 조용하면서도 진단되지 않는 요인으로 기능한다.

DSM-5에서는 수면장애에 대해 '통합lumping'과 '분리splitting' 접근법을 둘 다 사용함으로써, 인과관계(㉠ 우울증은 필연적으로 불면증을 유발함)에서 벗어나는 대신, 수면장애와 다른 장애 사이의 양방향 상호작용을 인정했다. 불면장애insomnia disorder는 자율적으로 존재할 수 있지만, 임상가들에게는 정신건강의학적 및 비정신건강의학적 상태와 불면증의 동반이환 여부를 고려할 것이 권장된다. 독립적인 수면장애를 명확히 하면, 수면 문제가 스스로 해결되지 않을 수 있지만, 대신 독립적인 정신건강의학적 주의가 필요할 수 있다는 점을 임상가에게 상기시키는 역할을 할 수 있다.

광범위한 임상적 접근법 외에도, DSM-5에서는 수면장애를 아주 구체적인 생리학 연구 결과가 필수로 요구되는 장애로 간주하고 있다. 예컨대, 환자에 따라서는 잠을 못 이루고 대낮에 피로를 느끼는 증상을 나타낼 수 있다. 만일 환자와 함께 자는 사람에 의해 특이하게 큰 소리로 코를 고는 것이 확인된다면, 수면무호흡증sleep apnea이 고려될 수 있다. DSM-5의 폐쇄성 수면 무호흡 저호흡obstructive sleep apnea hypopnea으로 진단되려면, 수면시간당 적어도 5회의 폐쇄성 무호흡apneas 또는 호흡저하hypopneas(또는 야간 호흡곤란, 즉 시간당 15회 또는 그 이상 횟수의 무호흡의 증거가 없는 경우)를 나타내는 임상적 증거뿐 아니라, 수면다원기록polysomnogram이 필수로 요구된다.

역학적 · 신경생물학적 · 개입 연구의 발전은 일부 수면장애의 점진적인 '분할split'을 가능하게 했다. 예컨대, 기면증narcolepsy은 두 가지 필수기준에 의해 정의된다. 첫 번째 기준은 임상적인 것으로, 환자는 억제할 수 없는 수면 또는 억제할 수 없는 수면욕구로 특징지어지는 반복적이고 지속적인 증상을 경험해야 한다. 두 번째 기준은 다음 3개의 방식, 즉 ① 탈력발작cataplexy의 재발성 삽화들[***역자 주**. 공포 등으로 갑자기 마비를 일으켜 움직일 수 없는 상태(임상적으로 정의됨)], ② 하이포크레틴hypocretin 결핍증[요추천자lumbar puncture(***역자 주**. 척추 아랫부분에 바늘을 꽂아 골수를 뽑아내는 것)를 통해 얻어지는 뇌척수액 수준으로 정의됨] 또는 ③ 야간수면에 대한 수면다원검사 또는 다중 수면잠복기 검사multiple sleep latency test에 의해 결정되는 명확하게 비정상적인 급속안구운동rapid eye movement(REM)(***역자 주**. 수면 중에 안구가 급속히 움직이는 현상으로, 이때 꿈을 꾸는 일이 많음)의 수면 잠재성 기준을 충족해야 한다. 이러한 결과들은 DSM-5-TR 기면증의 별도로 부호화된 다음 4개의 하위유형으로 이어졌다. ① 탈력발작 또는 하이포크레틴 결핍증hypocretin deficiency이 있음(1형), ② 탈력발작이 있고 하이포크레틴 결핍증이 없거나 하이포크레틴이 측정되지 않음(2형), ③ 의학적 상태로 인한 탈력발작 또는 하이포크레틴 결핍증이 있음, ④ 탈력발작이 없고, 의학적 상태로 인한 하이포크레틴 결핍증이 없음.

REM수면 행동장애sleep behavior disorder와 하지불안 증후군restless legs syndrome(RLS)은 DSM-5에서 새로운 장애였다. 각 장애에 대해서는 실증적인 증거를 통해 생리적 기초, 유병률, 그리고 임상적 연관성이 있음이 확인되었다. 이 두 장애 모두 흔히 다른 정신건강의학적 및 비정신건강의학적 상태와 동반이환된다[예 REM수면 행동장애는 신경퇴행성 질환neurodegenerative disorder(기면증, 파킨슨병 등)과 동반이환되고, 하지불안 증후군은 우울증, 심혈관계 질병cardiovascular disease, 말기 신장질환과 동반이환됨].

초기 수면평가는 일반적으로 환자의 회상적인 보고를 포함한다. 임상가들은 주관적 보고에 익숙하지만, 불가능한 수면에 대한 호소("저는 벌써 몇 주일째 한숨도 못 잤어요.")는 임상가로 하여금 불면증을 생각하게 하여 평가의 다른 측면으로 관심을 옮겨 가게 할 수 있다. 더 엄격해진 수면-각성장애의 진단범주는 여러 가지 이유에서 도움이 되지만, 일반 임상가들에게는 흔히 잘 진단되지 않으면서도 심각한 고통과 기능이상의 원인을 제공하는 공통적인 호소내용을 탐색하도록 상기시켜 주는 데 특히 도움이 된다.

읽을거리

American Academy of Sleep Medicine: International Classification of Sleep Disorders, 3rd Edition(ICSD-3). Darien, IL, American Academy of Sleep Medicine, 2014

During EH, Kushida CA (eds): Clinical Sleep Medicine: A Comprehensive Guide for Mental Health and Other Medical Professionals. Washington, DC, American Psychiatric Association Publishing, 2021

Edinger JD, Ulmer CS, Means MK: Sensitivity and specificity of polysomnographic criteria for defining insomnia. J Clin Sleep Med 9(5):481-491, 2013

Hertenstein E, Feige B, Gmeiner T, et al: Insomnia as a predictor of mental disorders: a systematic review and meta-analysis. Sleep Med Rev 43:96-105, 2019

Ohayon M, Wickwire EM, Hirshkowitz M, et al: National Sleep Foundation's sleep quality recommendations: first report. Sleep Health 3(1):6-19, 2017

Poon SH, Quek SY, Lee TS: Insomnia disorders: nosology and classification past, present, and future. J Neuropsychiatry Clin Neurosci 33(3):194-200, 2021

사례 12.1

수면유지 곤란

Difficulty Staying Asleep

Charles F. Reynolds III, M.D.

아이단 존스Aidan Johns(30세, 남)는 영어 전공 대학원생으로, 수면 상태 유지 곤란에 대해 상의하기 위해 정신건강 전문의를 찾았다. 문제는 4개월 전에 시작되었다. 당시, 그는 잠을 자기 시작한 시간과 상관없이 매일 새벽 3시에 잠이 깨기 시작했고, 다시 잠들 수 없었다. 그 결과, 낮 시간에는 종일 '정신이 없는out of it' 상태로 지냈다. 존스 씨는 이로 인한 피로감 때문에 집중할 수 없게 되자, 박사학위논문을 어떻게 끝마칠 수 있을지에 대한 걱정이 커졌다. 수면곤란이 시작되었을 때, 그는 특별한 생각 없이 잠을 깼다. 문제가 지속되면서, 존스 씨는 잠이 깨는 원인이 앞날에 대한 두려움, 자신이 담당하고 있는 강의시간에 어떻게 가르쳐야 할지에 대한 생각, 그리고 잠을 몇 시간밖에 잘 수 없다면 어떻게 논문에 집중할 수 있을지에 대한 염려 때문이라는 사실을 깨닫게 되었다. 그는 새벽의 어둠 속에서 곤히 잠들어 있는 약혼녀 곁에서 누운 채로 깨어 있는가 하면, 아예 일어나서 아주 이른 시간에 대학 캠퍼스의 연구실에 나가 그동안의 손실을 줄이곤 했다.

수면곤란이 시작된 지 한 달 후, 존스 씨는 이전에 진료를 받은 적이 있는 대학의 학생건강 서비스의 의료보조원을 만났다. 진료받을 당시, 그는 천식을 앓고 있어서 가끔 β2-아드레날린성 수용체 촉진제β2-adrenergic receptor agonists를 복용했고, 1년 전에는 전염성 단핵증mononucleosis(***역자 주**. 주로 성인과 청소년들에게 전염되며, 인후통, 열, 오한, 무력감과 피곤감, 림프선 종양의 확대 등의 증세가 나타나는 바이러스 감염질환임) 치료를 받았다. 의료보조원은 진정-수면제를 처방해 주었지만, 별 도움이 되지 않았다. 존스 씨는 "잠드는 데는 전혀 문제가 없어요."라고 말했다. 그동안 그는 온라인에서 찾은 조언에 주의를 기울였다. 그는 낮 시간 동안 커피에 너무 의존한다는 느낌이 들었지만, 오후 2시 이후에는 마신 적이 없었다. 열렬한 테니스 애호가인 그는 코트에 나가는 시간을 이른 아침으로 한정시켰다. 그러면서 매일 밤 저녁식사 시간에 약혼녀와 와인 1~2잔을 마셨다. 그는 "저녁식사 시간이 되면, 잠을 잘 수 있을지에 대해 슬슬 걱정이 되기 시작해요. 그리고 솔직히 와인이 도움이 되기는 해요."라고 말했다.

환자는 호리호리하고 탄탄한 체구로 보였고, 트위드 재킷tweed jacket(***역자 주.** 간간이 다른 색깔의 올이 섞여 있는 두꺼운 모직 천으로 만든 재킷)을 걸치고 거북테 안경을 쓰고 있어서 영락없이 젊은 교수 층에 속하는 사람으로 보였다. 그는 자신에 관한 이야기를 기꺼이 즐겁고 개방적으로 털어놓았다. 존스 씨는 피곤해 보이지는 않았지만, 평가를 담당한 정신건강 전문의에게 "아침에 선생님을 만나 뵙기로 했는데, 벽에 부딪치기 직전이었죠."라고 말했다. 그는 슬프거나 신경이 곤두서 있는 모습은 아니었고, 우울 기분을 느낀 적이 있었는지에 대해서도 확실치 않았다. 그러나 그는 끊임없이 고통을 받고 있었고, 현재 그를 억누르는 낮은 수준의 불안을 겪고 있는 모습이었다. 그는 "이 수면 문제가 커졌어요. 제가 하고 있는 일에 대해 스트레스를 받고 있고, 약혼녀와도 언쟁을 벌이게 돼요. 이 모든 것이 피로감 때문이에요."라고 설명했다.

정신건강 전문의를 만난 것은 이번이 처음이었지만, 존스 씨는 대학 재학 시절 사회복지사에게 3년간 한 번도 빠지지 않고 정신역동적 심리치료를 받은 것에 대해 이야기했다. 그는 껄껄 웃으면서 소아정신과 의사의 아들로서 그가 '미쳤다crazy'고 추측하는 것에 익숙하다는 말을 덧붙이면서, "난 그저 나 자신을 좀 더 잘 이해하고 싶었어요."라고 말했다. 그는 최근에 발생한 어려움이 있기 전에는 늘 '잠을 잘 자는 사람'이었다고 했다. 어려서는 파자마 파티slumber parties에서 가장 먼저 잠에 곯아떨어지곤 했고, 성인이 되어서는 항공기에서 끄덕끄덕 졸 수 있을 정도로 편안해하는 모습 때문에 약혼녀의 부러움을 사기도 했다.

논의

존스 씨는 4개월간 거의 매일 밤 수면에 대한 불만, 즉 수면유지 곤란과 새벽에 잠을 깨는 문제를 호소하고 있다. 그는 주간 피로, 집중곤란, 경미한 정도의 불안 증상, 대인관계 및 직업적 손상에 대해 말하고 있다. 그는 다른 의학적 장애, 정신건강의학적 장애, 수면장애, 또는 물질사용장애 진단보다는 DSM-5의 불면장애의 임상적 기준을 충족하는 것 같다.

이 사례에서 환자의 수면장해는 시간 압박과 관련된 고양된 스트레스 기간 동안 시작되었고, 환자는 수면장해를 악화 또는 영속시킬 수 있는 몇 가지 행동을 발달시켰다. 그는 잠을 못 자는 것에 대해 염려하고 있고, 자성예언을 만들어 내고 있다. 또한 낮 시간에 각성 상태를 유지하기 위해 카페인으로 자기치료를 하고, 밤에는 와인으로 각성 상태를 완화시키고 있는 것 같다.

또한 존스 씨가 가끔 $\beta 2$ 아드레날린성 수용체 작용제β2-adrenergic receptor agonists를 복용하게 하는 천식asthma의 병력도 주목된다. 천식 치료약물은 자극적일 수 있어서, 그의 흡입기와 다른 치료약물의 사용에 대한 추가 탐색이 도움이 될 것이다.

존스 씨는 대학 시절 3년간 정신역동적 심리치료에의 참여 과거력을 보고하고 있다. 그는 자신을 좀 더 잘 알고 싶어서 치료를 받으러 갔다고 말했지만, 이 환자의 불면증이 진단되지 않은 기분장애 또는 불안장애와 관련이 있는지에 대한 판단을 위해 환자의 개인과 가족의 정신건강의학적 병력을 더 주의 깊게 탐색하는 것이 유용할 것이다. 바꾸어 말하면, 불면증은 그 자체로 기분장애, 불안장애, 또는 물질사용장애의 발병 또는 재발성 삽화 발생의 위험성을 높인다. 존스 씨가 초기 평가에서 단지 불면장애만 있는 것으로 보이더라도, 임상가는 발달할 수 있는 다른 증상에 주의를 기울이는 것이 유용할 것이다.

불면증의 병력을 되돌아보는 것은 불완전하므로, 정신건강 전문의는 ① 환자가 침대에서 보내는 시간, ② 생활방식(각성을 높이고 수면을 방해할 수 있는 신체적 · 정신적 활동 시기), ③ 중추신경계를 활성화할 수 있는 시점과 물질 사용, ④ 기타 의학적 문제(예 천식 발작asthma attacks) 평가에 도움이 될 수 있는 2주간의 수면-각성 일지 작성을 제안할 수 있다. 존스 씨의 약혼녀로부터 그의 과거력을 입수한다면, 무호흡증, 큰 소리로 코골기, 다리 흔들기, 수면으로부터의 부분 각성(NREM 또는 REM 사건수면parasomnias) 등, 그의 수면 관련 병리에 대한 중요한 정보가 될 것이다.

존스 씨에게 수면 일지를 작성하도록 하는 것 외에, 불면증 심각도 지수Insomnia Severity Index(ISI) 또는 피츠버그 수면양질지수Pittsburgh Sleep Quality Index(PSQI) 등의 자기보고식 검사를 활용하여 현재의 수면 불편의 심각도를 기록하도록 하는 것이 유용할 것이다. 이러한 도구들은 시간의 흐름에 따른 변화를 측정하는 데 유용한 기초선 또는 기준점을 제공한다. 게다가, 임상가는 환자건강질문지 9문항 우울증 척도Patient Health Questionnaire 9-item depression scale(PHQ-9) 또는 범불안장애 7문항 척도

Generalized Anxiety Disorder 7-item scale(GAD-7) 같은 정동 상태에 대한 간편 자가보고식 측정 방법을 통해 공존성 또는 병발성 정신장애에 대한 후속평가를 할 수 있다.

공식적인 수면검사실 검사(수면다원검사polysomnography)로는 존스 씨의 문제를 발견해 내지 못한 것 같다. 그러나 만일 과거력 또는 일지로부터 후속 정보가 발견된다면, 호흡관련 수면장애breathing-related sleep disorder 또는 주기성 사지운동장애periodic limb movement disorder에 관한 검사를 실시할 필요가 있다. 또 다른 진단의 가능성은 중증 수면국면 증후군 같은 일주기리듬 수면장애circadian rhythm sleep disorder다(그러나 비교적 어린 나이의 환자임을 고려할 때 가능성은 낮음).

이 사례에서 제시된 것처럼, DSM-5에서는 불면장애의 '원발형' 또는 '2차형'으로 범주화하던 것이 폐지되었다. 대신, DSM-5에서는 공존 상태(의학적, 정신건강의학적, 기타 수면장애)를 동시에 명시할 것을 필수요건으로 내세우고 있다. 그 이유는 다음 두 가지, 즉 ① 의학적 또는 정신건강의학적 장애 외에도 환자가 독립적인 임상적 주의가 요구되는 수면장애를 가지고 있음을 강조하기 위해서, 그리고 ② 수면장애와 공존하는 의학적·정신건강의학적 장애 사이에 양방향성 및 상호작용 효과를 인정하기 위함이다.

이러한 재개념화는 수면장애 의학 분야에서의 패러다임 변화를 반영하고 있다. 이러한 변화는 공존하는 장애들 사이의 인과관계적 귀인('a'는 'b'로 인한 것임)과는 거리가 있다. 왜냐하면 흔히 이러한 귀인을 지지하기 위한 제한된 경험적 데이터가 있기 때문이고, 또한 최적의 치료계획에는 'a'와 'b' 각각의 관련된 진단에 대한 주의가 필수로 요구되기 때문이다(각각 동시에 발생하는 것은 다른 것을 악화시킬 수 있기 때문).

❖ 진단

- 불면장애

❖ 읽을거리

Buysse DJ, Rush AJ, Reynolds CF 3rd: Clinical management of insomnia disorder. JAMA 318(20):1973-1974, 2017

Khachatryan SG: Insomnia burden and future perspectives. Sleep Med Clin 16(3):513-

521, 2021
Reynolds CF III: Troubled sleep, troubled minds, and DSM-5. Arch Gen Psychiatry 68(10):990-991, 2011

사례 12.2

불안과 졸음

Anxious and Sleepy

Maurice M. Ohayon, M.D., D.Sc., Ph.D.

버나데트 클레버Bernadette Kleber(34세, 여, 이혼)는 학령기에 있는 세 자녀를 둔 실직 상태의 백인 어머니였다. 클레버 씨는 불안과 졸음 문제로 정신건강 전문의를 찾았다.

클레버 씨는 일생의 대부분을 불안에 시달려 왔다. 그러나 10년 전 첫째 아이가 태어난 이후 훨씬 더 걱정이 많아졌고 스트레스를 받았다. 그녀는 '집에서는 괜찮은데okay at home' 사회적 상황에서는 불안해진다고 했다. 또한 당혹스러워하고 비판의 대상이 될 것에 대한 두려움 때문에 새로운 사람들과의 교류를 피했다. 예컨대, 그녀는 출산 이후 불어난 체중을 줄이고 싶어 했다[현재 체질량지수(BMI)(***역자 주.** 체중을 신장의 제곱으로 나눈 비만도 지수로, 22가 표준임) 27.7]. 그러나 체육관에서 살을 빼려고 애쓰는 자신의 모습이 사람들의 조롱거리가 될까 봐 두려웠다. 그녀는 새로운 사람들을 만나야 하는 상황으로부터 점점 더 멀어졌다. 이로써 일을 훨씬 더 적게 할 수 있는 직장을 구하기 위해 취업 면접에 참석하는 일은 그녀에게 거의 불가능한 일이 되었다. 5년 전, 그녀는 심리치료와 함께 선택적 세로토닌 재흡수 억제제[SSRI] 항우울제와 매일 2회 클로나제팜clonazepam(***역자 주.** 뇌전증 치료제로, 뇌전증의 장기치료에 주로 사용됨) 0.25mg을 복용함으로써 사회공포증이 완쾌되었으나, 1년 전 증상이 재발되었다. 그녀는 불안 치료를 위해 약물 복용량을 늘린 적이 없고, 다른 약물(처방을 받거나 처방전 없이 살 수 있는)을 복용한 적이 없다고 부인했다. 그녀는 새 친구가 생기게 된 것에 대해 들떠 하면서도, '내 행동을 조절하지tune up my act' 않으면 새로 사귄 여자친구가 자신의 곁을 떠날 것이라고 염려했다.

그녀는 현저한 우울증 기간은 없었지만, 자신의 제한적인 효율성에 대해 좌절을 겪었던 기간이 다수 있었다고 했다. 또한 조증 증상은 없었다고 부인했다.

정신건강 전문의가 클레버 씨에게 '졸음' 증상에 대해 묻자, 그녀는 자기가 자신이 알고 있는 사람들 중에서 가장 잠을 많이 잔다고 했다. 즉, 보통 하룻밤에 적어도 9시간은 자고, 낮에는 추가로 낮잠을 2회에 걸쳐 5시간 정도 더 잔다고 했다. 그래도 고등학교를 마칠 때까지는 아무런 문제가 없었다고 했다. 고등학교 재학 시절에 저녁 8~9시에 잠이 들었고, 매일 오후에는 졸기 일쑤였다고 했다. 대학 진학 후에는 친구들에 비해 자신에게 얼마나 더 수면이 필요한지를 깨닫게 되었다. 그녀는 결국 강의시간에 졸음을 참을 수 없어 학교를 그만두었다. 낮잠에도 불구하고 친구들이나 가족을 방문할 때, 그리고 책을 읽거나 TV를 시청할 때, 그녀는 보통 잠에 곯아 떨어졌다. 그녀는 운전 중에 잠드는 것에 대한 두려움 때문에 혼자 운전은 절대 하지 않았다. 늦은 오후에 자는 낮잠은 원기회복에 도움이 되지 않았고, 밤잠에도 영향을 미치지 않았다.

클레버 씨는 가족을 돌보는 일을 어려워했다. 특히 아침 시간은 그녀에게는 최악의 시간이었기 때문이었다. 잠을 깨고 나서 적어도 30분간은 지남력이 없었고, 혼돈 상태로 인해 자녀들을 등교시키기 어려워했다. 하루 종일 그녀는 자신이 '산만하고 주의력이 없다'는 느낌이 든다고 했다.

5년 전, 클레버 씨는 코를 골기 시작했다. 그녀의 친구는 클레버 씨가 잠을 자는 동안 호흡을 하고 있는지 의심스러웠다. 클레버 씨는 수면발작sleep paralysis 또는 말하는 도중에 갑자기 잠이 드는 증상을 경험해 본 적은 없다고 부인했다. 그녀는 사람들과 어울리다가 잠이 들곤 했는데, 이는 주로 카우치 구석의 조용한 곳에서 이야기를 나누다가 대화가 잠시 중단되었을 때였다. 그녀는 잠이 들어서 넘어진 적은 없었지만, 10대 이후 매년 수차례 각성전 환각hypnopompic hallucination 증상을 겪는다고 했다.

검사 당시, 클레버 씨는 협력적이고, 조리 있게 말하는 과체중 여성이었다. 그녀는 자신의 불안 증상에 대해 염려하면서도, 수면 문제에 집착하는 모습을 보였다. 그녀는 우울증, 자살경향성, 정신병, 기억에 관한 불만사항은 없다고 부인했다. 그녀의 병식과 판단력은 온전한 것으로 보였다. 그녀의 신체검진 결과에서 근본적으로 증상의 원인으로 볼 수 있는 사항은 없었다. 그녀의 병력은 과콜레스테롤혈증hypercholesterolemia과 간헐적 편두통migraine headaches에서만 중요했다. 클레버 씨는 다리에 힘이 없고, 왼쪽 팔의 통증 등, 근육에 불편사항이 있었다(이러한 증상들은 격렬한 활동과 연관이 있었음). 그녀는 통증 완화를 위해 가끔 대마초를 피웠으나, 대마초가 졸음 증상의 원인으로 작용하지는 않는다고 부인했다. 그녀는 두부외상과 특이한 질병에 대한 과거력은 없다고 부인했다. 비록 여러 친척이 '불안해' 했지만, 그녀는 수면 또는 기분 문제의 가족력은 없다고 부인했다.

클레버 씨는 수면검사에 의뢰되었다. 수면다원검사에 의하면, 무호흡 저호흡 지수가 시간당 3회로 나타났다. 다음 날 그녀는 다중 수면잠복기 검사multiple sleep latency test(MSLT)를 받았다. 검사 결과, 검사시간 동안 수면 개시 급속안구운동sleep-onset REM 시기는 1회였고, 평균 수면잠복기는 7분으로 나타났다. 하이포크레틴-1의 뇌척수액cerebrospinal fluid(CSF) 수준을 측정하기 위해 요추천자술 검사lumbar puncture가 실시되었다. 검사 결과, 정상 범위에 속하는 것으로 나타났다.

❖ 논의

클레버 씨는 임상적 주의가 요망되는 DSM-5의 몇 가지 장애로 진단되어야 할 것으로 보인다. 그녀는 과거에 사회불안장애로 진단되었고, 증상 재발로 인해 이번에 정신건강의학적 진료를 받게 된 것 같다. 그녀는 출산 이후 체중이 늘었고, 비만 상태는 그녀의 사회적 회피를 가속화시키고 있으며, 수면장해와 의학적 합병증의 위험성을 가중시키고 있다. 비만은 DSM-5의 본문에 속하는 진단명이 아니고, DSM-5의 '임상적 주의의 초점이 될 수 있는 기타 상태' 장에 들어 있다. 클레버 씨의 불안과 체중 문제는 독자적인 임상적 주의가 필요해 보인다. 그러나 심각할 정도로 그녀의 삶에 영향을 미치고 있는 것처럼 보이는 것은 수면 문제다.

클레버 씨는 잠을 너무 많이 자고 있음에도, 수면이 휴식 또는 원기 회복에 도움이 되지 못하고 있다. 수면 문제로 인해 그녀는 어머니로서의 역할을 거의 하지 못하고 있다. 그녀는 평소 일을 제대로 할 수 없고, 독자적으로 운전도 할 수 없으며, 친구들과도 어울리지 못하고 있음을 호소하고 있다. 또한 새로 사귄 연인과 헤어지게 될까 봐 염려하고 있다. 과도한 수면과 졸림 증상은 그녀가 고등학교를 졸업할 무렵부터 매일 나타났다. 클레버 씨의 증상들은 DSM-5의 과다수면장애를 암시하고 있다. 이 장애의 기준에는 적어도 3개월 동안 매주 적어도 3일간 증상이 나타나야 한다는 조건이 포함되어 있다(클레버 씨는 15년 동안 거의 매일 증상이 나타났음). 야간수면 지속기간(9시간)만으로는 문제라고 볼 수는 없지만, 그녀의 총 주간 수면 지속기간인 14시간은 과다수면의 전형으로, 그녀는 잠이 깨면 무력감이 들고, 예기치 않게 잠들어 버리는 현상을 반복하고 있다.

이 사례에서는 클레버 씨의 졸림somnolence 증상에 대한 다른 설명을 (적절하거나 가능하지 않음을 확인하고) 배제하는 것이 중요하다. 클레버 씨는 불안 해소를 위해 대마초를 피우고 벤조디아제핀을 사용하고 있다. 그녀는 이 물질들을 간헐적(대마초) 또는 경미하지만 지속적으로(클로나제팜) 사용하고 있고, 증상은 물질 사용 전부터 나타났다고 주장하고 있다. 이런 물질은 둘 다 진정효과를 가져올 수 있다는 점에서 증상의 원인이 되는 약물로 보이지는 않는다. 그녀는 통증과 두통을 겪고 있으므로, 진정효과가 있는 통증완화제 사용 가능성에 대해 더 심도 있게 탐색해 볼 필요가 있다. 그녀는 또한 자신의 효율성 결여에 대해 의기소침해 있다고 말하고 있다. 이는 우울증의 단서가 되고, 과도한 비회복적 수면으로 이어질 수 있지만, 현재로서 이러한 가능성은 없어 보인다.

과도한 수면 및/또는 주간 졸림daytime somnolence으로 이어질 수 있는 수면장애는 많다. 클레버 씨의 비만, 과도한 졸림, 코골기 증상을 고려할 때, 수면무호흡증의 가능성을 제기할 수 있는데, 이는 수면에 관한 연구에서 이미 입증되고 있다. 수면다원검사에 의하면, 무호흡 저호흡 지수가 시간당 3회로 나타났다. 이는 정상 범주에 속하는 것으로, 클레버 씨에게는 수면관련 호흡장애sleep-related breathing disorder가 없음을 가리킨다.

클레버 씨는 또한 기면증에 대한 평가를 받아야 한다. 이는 참기 힘든 수면 욕구, 걷잡을 수 없이 잠에 빠져드는 증상, 또는 같은 날에 낮잠 자는 증상이 반복적으로 나타나는 기간이 있는 것이 특징이다. 클레버 씨의 임상상clinical picture은 암시하는 바가 있다. 그녀에게는 갑자기 잠들어 버릴 뿐 아니라, 비교적 빈번하게 각성 전/잠이 깰 무렵hypnopompic 환각 증상이 있다. 각성 전/잠이 깰 무렵의 환각 증상은 일반적으로 정상으로 간주되지만, 수면개시 REM 침습을 반영할 수 있다는 점에서 기면증의 단서가 된다. DSM-5의 기면증 진단조건에 부합되려면, 탈력발작, 뇌척수액(CSF) 하이포크레틴 결핍, 또는 야간수면다원검사 혹은 다중 수면잠복기 검사(MSLT)가 진행되는 동안 급속안구운동(REM) 수면잠복기 감소 현상이 나타나야 한다. 클레버 씨의 다중 수면잠복기 검사(MSLT) 결과에 의하면, 검사기간 동안 단 한 차례의 수면개시 REM 기간과 함께 평균 수면잠복기가 7분이었다. 수면잠복기는 짧다. 그러나 기면증의 진단조건에 부합되려면, 그녀는 적어도 검사 기간에 2회의 조기 REM 기간이 필요하다. 뇌척수액(CSF) 하이포크레틴-1 수준은 정상 범위에 속하는 것 같다. 이는 기면증-탈력발작/하이포크레틴 결핍 증후군을 배제시킬 수 있는 수준이다. 그녀의 잠들어 버리는 삽화들을 탈력발작으로 간주하지 않는다면, 클레버 씨는 기면증 진단에 부합되지 않을 것이다. 그렇다면 이 시점에서 클레버 씨의 장애는 사회불안장애 외에 오로지 DSM-5의 과다수면장애에 부합된다.

❖ 진단

- 사회불안장애
- 과다수면장애

❖ 읽을거리

Karasu SR, Karasu TB: The Gravity of Weight: A Clinical Guide to Weight Loss and Maintenance. Washington, DC, American Psychiatric Publishing, 2010

Murray BJ: Subjective and objective assessment of hypersomnolence. Sleep Med Clin 15(2):167-176, 2020

Ohayon MM, Reynolds CF 3rd: Epidemiological and clinical relevance of insomnia diagnosis algorithms according to the DSM-IV and the International Classification of Sleep Disorders (ICSD). Sleep Med 10(9):952-960, 2009

Ohayon MM, Dauvilliers Y, Reynolds CF 3rd: Operational definitions and algorithms for excessive sleepiness in the general population: implications for DSM-5 nosology. Arch Gen Psychiatry 69(1):71-79, 2012

사례 12.3

졸음증

Sleepiness

Brian Palen, M.D.
Vishesh K. Kaupur, M.D., M.P.H.

케사르 리나레스César Linares(57세, 남, 기혼)는 히스패닉계 남성으로, 항우울제 약물 치료 여부에 대한 재평가를 받기 위해 방문했다. 그는 몇 년 동안 피로, 주간 졸림, 그리고 일반적으로 '느낌이 좋지 않은' 상태였다고 호소했다. 그는 기력저하로 평소 활동을 할 수 없지만, 여전히 활동에 참여하는 시간이 즐겁다고 했다. 그는 정보기술 컨설턴트로서 업무 집중에 약간의 어려움을 겪어 왔고, 이로 인해 일자리를 잃을 것을 염려했다. 선택적 세로토닌 재흡수 억제제(SSRI) 항우울제 투여가 6개월 전에 시작되어, 증상이 다소 개선되었고, 리나레스 씨는 이 치료약물의 투여를 고수하고 있다고 보고했다.

그는 최근 스트레스 요인은 없다고 부인했다. 우울증으로 진단받은 것 외에, 그는 고혈압, 당뇨병, 그리고 관상동맥 질환coronary artery disease 진단을 받았다. 그는 의학적 평가를 받아 본 적이 없는 발기부전뿐 아니라, 속 쓰림을 호소했다.

리나레스 씨는 베네수엘라에서 태어났다. 그는 장성한 자녀 둘이 있었다. 그는 흡연이나 음주를 하지 않았으나, 깨어 있기 위해 하루에 수차례 커피를 내려 마셨다.

신체검진 당시, 환자는 키가 5피트 10인치(178cm), 체중이 235파운드(107kg)였으며, BMI가 34였다. 그의 목둘레는 20인치(51cm), 호흡률은 90, 혈압은 155/90이었고, 다른 비정상성은 없었다.

정신상태검사 당시, 환자는 피곤해 보이기는 했으나, 우울 기분, 불안, 정신병, 또는 인지저하 증상이 없어 보이는 협조적인 남성이었다.

좀 더 초점화된 질문을 통해 리나레스 씨가 직장에서 졸지 않고 깨어 있는 데 어려움을 겪고 있을 뿐 아니라, 때로 운전 중에도 졸게 된다는 사실이 드러났다. 그는 밤에 8～10시간 정도 잠을 잤지만, 자주 잠을 깨어 화장실을 들락거렸고(야뇨증 또는 야간뇨nocturia), 종종 숨 막히는 느낌과 때로 두통 때문에 잠을 깨곤 했다. 그는 어렸을 때부터 코를 골았고, "우리 가족의 모든 남자는 코를 골아요."라고 덧붙였다. 그의 아내가 밤에 손님용 침실에서 따로 잠을 자기로 결정하기에 앞서, 그녀는 남편이 너무 큰 소리로 코를 골았고, 간헐적으로 호흡을 멈추었다가 거칠게 숨을 내쉬곤 했다고 말했다. 리나레스 씨는 수면검사(수면다원검사)를 받기 위해 다른 곳으로 자리를 옮겼다. 검사 결과는 다음과 같다.

- 무호흡 저호흡 지수: 시간당 25건
- 산소 불포화 지수: 시간당 20건
- 나디어Nadir 산소포화도: 82%
- 90% 미만의 산소포화도에 대한 시간 비율: 10%
- 각성지수Arousal index: 시간당 35건
- 수면 단계(%):

  % N1단계 수면시간의 비율: 20%

  % N2단계 수면시간의 비율: 65%

  % N3단계 수면시간의 비율: 5%

  % REM 수면시간의 비율: 10%

❖ 논의

리나레스 씨는 우울증 치료를 위한 재평가를 받기 위해 방문했다. 그러나 그의 증상들은 기분장애보다는 오히려 피로와 졸림 증상이 더 두드러진다. 큰 소리로 코를 고는 것과 숨을 쉬지 않다가 '헉' 하는 소리와 함께 숨을 내쉬곤 하는 삽화들을 비롯한 환자의 과거력을 고려할 때, 그의 가장 근본적인 문제는 폐쇄성 수면 무호흡 저호흡obstructive sleep apnea hypopnea(OSAH)이다.

OSAH는 미국 남성의 최대 13%, 여성의 6%가 수면다원검사 결과에 기초한 DSM-5-TR 진단기준을 충족하는 흔한 질환이다. 리나레스 씨는 50세 이상의 나이, 목둘레가 굵은 비만, 그리고 '모든 남성'이 코를 골고 있는 것으로 알려진 가족력을 바탕으로 한 OSAHS의 추가 위험이 있다. 코골이snoring는 OSAH 증후군, 특히 일주일에 3일 이상 발생하는 코골이에 대해 특히 민감한 지표다. 질식choking과 헐떡임gasping 삽화 역시 마찬가지로 매우 구체적인 지표다. 리나레스 씨에게서 볼 수 있듯이, OSAH 증후군 환자들은 야뇨증nocturia, 속쓰림heartburn, 성기능부전sexual dysfunction, 그리고 아침 두통을 자주 보고하는데, 이는 이 장애의 다계통 효과multisystem effects를 반영하고 있다.

OSAH는 수면 중 상기도의 반복적 붕괴(무호흡증) 또는 부분적 붕괴(호흡저하hypopnea)가 특징이다. 수면 중 인두근이 이완되면, 목구멍 뒤편의 부드러운 조직이 상기도를 막게 된다. 결과적으로, 공기의 흐름이 감소하여 혈중 산소 농도가 감소하는 원인이 될 수 있다. 막힌 기도를 통해 호흡 작업이 증가되면, 단기 각성을 자극하여 정상적인 호흡 재개가 가능해진다. 이러한 패턴은 밤새 수백 차례 반복될 수 있다. 그 결과, 현저할 정도로 해체된 수면 패턴을 초래하게 된다.

수면 연구(수면다원검사 및 센터 외/가정 수면 무호흡 검사)는 다양한 방법으로 수면 생리sleep physiology를 측정하지만, DSM-5-TR 심각도 구분은 무호흡 저호흡 지수apnea hypopnea index(AHI)[수면시간당 적어도 10초 동안 지속되는 공기 흐름의 완전한 부재(무호흡)와 공기 흐름의 감소(저호흡)의 에피소드 수를 측정한 값]를 기반으로 이루어진다. 수면시간당 적어도 15개의 폐쇄성 무호흡증 또는 저호흡증(즉, AHI 15)이 있는 환자는 관련 증상에 관계없이 진단기준을 충족한다. 환자의 AHI가 5~15인 경우, 진단기준을 충족하려면 야간 호흡장해(즉, 코골이, 코골이/숨쉬기, 수면 중 호흡 정지) 또는 주간 졸음, 피로감, 또는 개운하지 않은 수면이 수반되어야 한다.

AHI는 또한 OSAH 심각도의 결정요인이다. AHI는 OSAH 심각도 분류에도 사용되는데, 15 미만의 값은 보통 경도mild, 30 이상의 값은 고도severe로 간주된다. 그렇기는 하지만, 이 지표에는 한계가 있고, 장기적인 음성 결과와 더 밀접하게 관련된 다른 질병 지표[산소불포화 빈도 또는 낮은 산소포화도에서 보낸 시간(리나레스 씨의 다원수면검사상으로는 둘 다 비정상임)]도 고려하는 것이 중요하다. 더욱이, 리나레스 씨의 수면다원검사는 REM과 N3단계 수면에서 보내는 시간의 비율이 감소하는 등 비정상적인 수면구조sleep architecture가 두드러지고, 시간당 피질 자극을 측정하는 각성지수arousal index도 상승하고 있다. 끝으로, 이러한 측정이 AHI 또는 다른 수면연구 지수와 일치하지 않을 수 있다는 점을 고려할 때, 졸음과 수면방해 같은 증상 부담의 심각도 역시 고려되어야 한다.

OSAH는 치료하지 않으면 삶의 질에 상당히 부정적인 영향을 미칠 수 있다는 점에서 많은 DSM-5 진단과 유사하다. 그러나 DSM-5-TR에서 이 증후군은 진단이 임상 관찰보다는 검사 결과에 더 크게 기반한다는 점에서 특이하다. OSAH와 정신장애는 종종 서로 얽혀 있어서, 둘 다 수면의 질에 영향을 미칠 수 있다. 리나레스 씨의 사례에서 볼 수 있듯이, OSAH 증후군을 가진 많은 환자는 진단이 지연되어 치료되지 않은 증상의 기간이 늘어나게 된다.

❖ 진단

- 폐쇄성 수면 무호흡 저호흡

❖ 읽을거리

Gottlieb DJ, Punjabi NM: Diagnosis and management of obstructive sleep apnea: a review. JAMA 323(14):1389–1400, 2020

Malhotra A, Ayappa I, Ayas N, et al: Metrics of sleep apnea severity: beyond the apnea-hypopnea index. Sleep 44(7):zsab030, 2021

Peppard PE, Young T, Barnet JH, et al: Increased prevalence of sleep-disordered breathing in adults. Am J Epidemiol 177(9):1006–1014, 2013

Sharafkhaneh A, Giray N, Richardson P, et al: Association of psychiatric disorders and sleep apnea in a large cohort. Sleep 28(11):1405–1411, 2005

사례 12.4

가렵고, 으스스하며, 근질근질한 느낌

Feeling Itchy, Creepy, and Crawly

Kathy P. Parker, Ph.D., R.N.

딩샹 멩Dingxiang Meng(63세, 남)은 중국 태생으로, 우울증과 과도한 신체적 불편감으로 정신건강의학적 진료를 받기 위해 의뢰되었다. 그는 지난 10년간 두 차례 입원하는 등 정신병적 우울증 병력이 있었다. 그는 일상적인 혈액투석hemodialysis을 받던 중, 소규모 병원의 신장 담당부서의 외래환자로 평가를 받았다.

멩 씨는 15년 전 미국에 이민 온 직후, 당뇨병diabetes 진단을 받았다. 그는 진행성 신부전증progressive renal insufficiency을 앓았고, 7년 전부터 혈액투석을 받아 오고 있었다. 그는 이미 성인이 된 두 자녀와 어린 손주 셋이 있는 상태에서 이혼했다. 그는 현재 자녀 중 1명과 함께 살고 있다. 투석을 시작하기 전, 멩 씨는 친구들 소유의 지역 식품점에서 간헐적으로 일했다. 중국에서 이주하기 전, 그는 약사로서 즐겁게 생활했다. 그는 영어를 거의 하지 못해, 모든 면담은 중국어 통역사와 진행되었다.

평가 당시, 멩 씨는 마치 '벌레들이 피부 속에서 기어 다니고 있는' 것처럼 '가렵고, 으스스하며, 근질근질한' 느낌을 호소했다. 이러한 증상들은 지난 수년간 다소 기복이 있었으나, 최근 몇 주간 악화됐다. 그는 자신이 '미쳐 가고 있다going crazy'는 느낌이 들었다. 그는 걱정이 많고 자주 피곤함을 느꼈지만, 손주들과 놀 때나 고국에서 온 사람들을 방문할 때는 항상 힘이 났다고 말했다. 그는 사고장애를 나타내지는 않았다. 차트를 검토한 결과, 멩 씨의 신체적 불편감은 서로 다른 시기에 진료할 때마다 좌불안석증akathisia, 말초신경증peripheral neuropathy, 그리고 '심리신체적psychosomatic' 및 '정신병적 반추psychotic ruminative' 증상으로 개념화되었다. 그는 정상 상태를 유지해 오고 있었고, 이번 평가 시점에는 2년 전부터 어떤 정신의학적 치료약물도 복용하지 않고 있었다.

멩 씨는 자신의 신체 증상이 밤만 되면 악화된다고 했다. 그때마다 그는 가만히 앉아 있거나 누워 있다고 했다. 그는 불편한 부위는 두 다리뿐이라고 했다. 다리를 주무르는 것이 도움이 되지만, 가장 크게 도움이 되는 방법은 일어서서 걸어 다니는 것이었다. 투석dialysis은 '장시간 기계에 묶여 있기' 때문에 어려움이 가중되었다. 그는 또 주간졸림과 피로를 호소했다. 면담과정에서 멩 씨는 투석을 받다가 두 차례나 펄쩍 뛰었다. 간호사는 멩 씨가 자주 투석을 간단히 끝내 달라고 부탁했고, 대체로 피곤해 보였으며, 항상 '뛰어 돌아다니는 것jumping around' 같다고 말했다. 직원들은 그가 투석 중에 때로 비협조적일 뿐 아니라, 그의 치료약물 복용을 충실히 하지 않을 수도 있다고 생각했다.

❖ 논의

멩 씨는 우울증, 피로, 피부 속에 '벌레들'이 기어 다니는 것 같은 징그러운 느낌, 움직임에 대한 강렬한 충동을 호소하고 있다. 그가 정신병적 우울증psychotic depression으로 입원한 사실이 이러한 신체적 감각과 관련이 있었는지는 초기 검사자에게는 명확하지 않았다. 이러한 감각은 수년 동안 좌불안석증, 말초신경증, 그리고 '심리신체적psychosomatic' 및 '정신병적 반추psychotically ruminative' 증상 등 여러 방식으로 진단되었다.

이러한 진단 대신, 멩 씨는 하지불안 증후군restless legs syndrome(RLS)을 가지고 있을 가능성이 크다. RLS 진단은 다리를 움직이고자 하는 충동이 특징으로, 보통 유쾌하지 않은 느낌이 동반된다. 멩 씨의 증상은 전형적인 하지불안 증후군에 속한다. 이러한 증상들은 움직이면서 개선되는데, 저녁 시간 또는 앉아 있어야 하는 상황(예 투석)에서, 아주 심해진다. 증상은 빈번히 발생하고 있고, 만성적이며, 환자에게 고통을 주고 있다.

RLS는 특히 투석을 받는 말기 신장질환end-stage renal disease(ESRD)이 있는 사람들에게서 흔히 발생한다. 항상 그런 것은 아니지만, 보통 이 상태는 주기성 사지운동periodic limb movements(발목, 무릎, 때로 엉덩이가 부분적으로 풀리는 증상)과 함께 엄지발가락을 뻗는 증상을 비롯한 상동증적 운동stereotypical movements과 연관이 있다. 멩 씨의 주간 졸림 증상은 수면개시 지연뿐 아니라, 수면의 질 감소와 관련이 있을 수 있다. ESRD와 투석이 RLS에 대한 적절한 설명(흔히 설명이 없음)이 되겠지만, 빈혈증anemia, 엽산결핍증folate deficiency, 요독증uremia 등의 원인제공 요인들에 대한 탐색이 이루어져야 할 것이다. 멩 씨의 경우와는 무관하겠지만, 임신 역시 RLS와 연관이 있다.

RLS는 투석 병동에서 흔히 발견되는 증상이라는 점을 고려할 때, RLS 진단이 지연된 이유는 명확하지 않다. 멩 씨의 정신병적 우울증 병력으로 인해 치료진들은 그의 호소내용이 심인성인 것으로 추측했을 수 있다. 이렇게 이해하게 된 것이 '심리신체적' 증상에 대한 진단으로 이어졌을 수 있다. 이는 그의 신체 증상이 심리장애 또는 갈등을 초래한 것으로 판단하게 된 계기가 되었을 것이다. 따라서 멩 씨의 호소내용에 대해 오해가 있었던 것 같고, '심리신체적'이라는 용어는 잘못 사용된 것으로 보인다. 이 용어는 정신건강의학적 질환과 의학적 질환 사이의 동반이환에 초점을 맞춘 정신건강의학 분야로서 더 잘 개념화된다. 이 정의를 사용한다면, 어떤 사람을 '심리신체적 장애가 있는 사람'으로 기술하는 것은 의미가 없다. 멩 씨가 적어도 증상을 보였던 시기에 처방된 항정신병 치료약물을 복용하고 있었다는 점에서 좌불안석증akathisia이 고려되었던 것은 이해할 만하다. 그러나 최근에 개발된 항정신병 치료약물들(즉, 비전형적인 항정신병 약물)은 좌불안석증 치료에 거의 사용되지 않는다. 또한 그의 증상들은 정신의학적 치료를 위한 약물 사용을 중단한 이후 2년간 지속되었다. 말초신경증peripheral neuropathy은 사지의 통증, 쓰림, 저림 증상의 원인을 제공하는 경향이 있다. 이는 멩 씨의 실제 호소내용과 정확하게 일치하지 않는다.

가장 중요한 관심사는 멩 씨의 하지불안 증상이 '정신병적 반추'의 징후임을 가리키는 차트의 메모 내용일 것이다. 의사소통의 어려움이 이 상황에 원인을 제공했을 것이다. 그렇지만 멩 씨가 '정신병적 우울증'으로 두 차례나 정신건강의학과에 입원한 사실은 실제로 진단되지 않은 RLS 사례에 의해 발생한 신체적 집착, 불안, 불쾌감에 의해 촉발되었을 가능성이 있다. RLS는 DSM-5에서 새롭게 등장한 진단명이지만, 오랫동안 문제가 되어 왔고, 흔히 수많은 의학적 질병과 동반이환되어 온 장애다.

❖ 진단

- 주요우울장애, 관해 상태
- 하지불안 증후군

❖ 읽을거리

Araujo SM, de Bruin VM, Nepomuceno LA, et al: Restless legs syndrome in end-stage renal disease: clinical characteristics and associated comorbidities. Sleep Med 11(8):785-790, 2010

Trenkwalder C, Allen R, Hogl B, et al: Restless legs syndrome associated with major diseases: a systematic review and new concept. Neurology 86(14):1336-1343, 2016

Trenkwalder C, Tinelli M, Sakkas GK, et al: Socioeconomic impact of restless legs syndrome and inadequate restless legs syndrome management across European settings. Eur J Neurol 28(2):691-706, 2021

CHAPTER 13

성기능부전

Sexual Dysfunctions

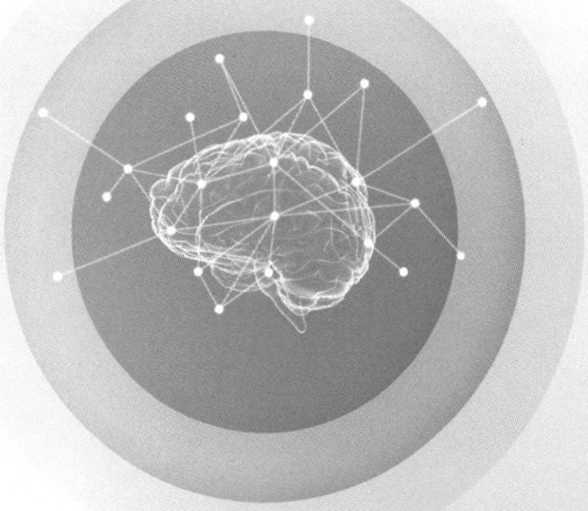

CHAPTER 13 성기능부전
Sexual Dysfunctions

서문
John W. Barnhill, M.D.

성적 장애sexual disorders 기준은 비교적 단순하지만, 성적 문제 범주화에서의 어려움을 내포하고 있다. 예컨대, 진단체계에서 성기능부전이 의미 있게 기술되려면, 반드시 정상적인 성적 반응의 범주가 폭넓게 고려되어야 한다. 또한 기능이상과 고통이 성적 활동에 대한 개인의 경험, 소망, 기회(동반자의 것도 마찬가지임)에 크게 좌우된다는 사실뿐 아니라, 노화의 영향도 고려되어야 한다. 그리고 성행동에 대해 금지적인 사회적 · 종교적 규준뿐 아니라, 남성 또는 여성으로서 성적으로 기능하는 것이 어떤 의미가 있는지(또는 현대사회에서 젠더 연속선상에서 어느 지점에 있는지)가 고려되어야 한다. 진단체계에서는 성욕 및/또는 기능 감소가 예측되거나, 아니면 오히려 성욕 및/또는 기능을 상승시키는 치료약물과 질환도 고려되어야 한다. 그뿐 아니라 성적 반응이 생물학적 토대에 의한 것이지만, 개인내적 · 대인관계적 · 문화적 관점에서 경험되는 것이라는 점을 이해하지 못한다면, 정상적인 성기능과 성기능부전에 대한 평가의 대부분은 불완전하게 된다는 현실이 고려되어야 한다.

예컨대, 생물심리사회적biopsychosocial 맥락에서 '남성성욕감퇴장애male hypoactive sexual desire disorder' 진단을 내리는 것은 환자의 성행위에 대한 관심 여부를 탐색하는 것보다 잠재적으로 훨씬 더 복잡해질 수 있다.

DSM-5에서는 성기능부전을 여덟 가지로 제시하고 있다. 이 중 네 가지는 남성, 세 가지는 여성, 그리고 나머지 한 가지는 남성 또는 여성에게 적용될 수 있는 것(물질/치료약물로 유발된 성기능부전)이다. DSM-5 용어와 기준은 젠더에 따라 다소 다르다. 예컨대, 남성들에게는 '발기장애erectile disorder' 및/또는 '남성성욕감퇴장애'가 있을 수 있지만, 이와 다소 유사한 상태를 나타내는 여성들은 '여성 성적 관심/흥분장애female sexual interest/arousal disorder'로 분류될 수 있다.

또한 DSM-5-TR에서는 남성과 여성 모두 극치감에 어려움이 있을 수 있다는 사실에 대해 언급되어 있다. 여성들은 DSM-5의 '여성극치감장애female orgasmic disorder'에 부합될 수 있는 반면, 남성들은 '사정지연delayed ejaculation 또는 '조기사정premature (early) ejaculation'으로 진단될 수 있다. 여성들은 또한 '성기-골반통/삽입장애genito-pelvic pain/penetration disorder'가 있을 수 있다. 이 진단은 DSM-5에서 새롭게 수록된 것으로, 질경련증vaginismus과 성교통증dyspareunia이라는 이전의 진단이 너무 동반이환적이고, 구별이 어렵다는 인식이 높아지면서 만들어졌다. 추가로, DSM-5에서 흔히 그런 것처럼 기준에 부합되지 않거나 완전하지 못한 임상적 증상에 대한 범주들이 있다(즉, '달리 명시되는 성기능부전' 또는 '명시되지 않는 성기능부전

물질/치료약물로 유발된 성기능부전을 제외하고, 모든 장애는 적어도 6개월의 지속기간을 진단의 필수요건으로 규정하고 있다. 추가로, 각 장애는 평생 동안 지속되는 것(평생형) 대 후천적으로 생긴 것(후천형), 그리고 일반화된 것(전반형) 대 상황적인 것(상황형)으로 나타날 수 있다. 만일 의학적 상태가 영속적으로 나타난다면, 명시자로 기입되어야 한다. 그러나 DSM-5에서는 특별히 이전에 존재했던 의학적 상태로 인한 성기능부전이라는 진단명을 삭제했다. 그 이유는 성기능부전의 대부분이 심리적 요인과 생물학적 요인에 의한 것일 수 있다는 견해 때문이었다.

성기능부전 진단은 젠더에 따른 다양한 사람에게 적용될 수 있다. 특히 DSM-5-TR에서는 트랜스젠더, 넌바이너리nonbinary(***역자 주.** 제3의 성, 즉 여성도 남성도 아닌 젠더로 이분법적인 젠더에 속하지 않고 트렌스젠더 또는 젠더퀴어에 속하는 사람), 무성agender(***역자 주.** 여성도 남성도 아닌, 물리적 성이 아니라 사회적으로 어떤 성에도 소속되지 않는 성), 그리고 이 장의 범주에 맞지

않는 것으로 보일 수 있는 다른 개인들 사이의 성기능부전을 평가할 때 임상적 판단을 권장하고 있다. 진단이 해부학(예 발기부전)에 기반을 둔 경우, DSM-5-TR에서는 임상가가 출생 시 할당된 젠더가 아닌 현재 해부학에 기반을 두고 진단하도록 안내하고 있다.

❖ 읽을거리

Balon R, Briken P (eds): Compulsive Sexual Behavior Disorder: Understanding, Assessment, and Treatment. Washington, DC, American Psychiatric Association Publishing, 2021

Hall KSK, Binik YM (eds): Principles and Practice of Sex Therapy, 6th Edition. New York, Guilford, 2020

사례 13.1

성기능부전

Sexual Dysfunction

Cynthia A. Graham, Ph.D.

엘리자베스 올슨Elizabeth Olsen과 핀 넬슨Finn Nelson은 결혼을 앞두고 언쟁이 심해지면서 커플상담couples counseling을 요청하게 되었다. 이들은 둘 다 성공 가도를 달리는 30대 후반의 변호사였다. 이들은 고등학교 시절부터 서로 알고 지냈고, 2년 정도 사귀었으며, 약 6개월 이내에 결혼하기로 계획을 세웠다. 두 사람 모두 이전에 치료자를 만났거나 정신건강의학적 진단을 받은 적이 없다고 했다.

부부치료자는 한 회기 동안 두 사람을 동시에 만났다. 올슨 양과 넬슨 씨는 서로 깊이 사랑해서 결혼을 약속했음에도 불구하고, 틈만 나면 다툰다고 했다. 올슨 양은 넬슨 씨의 총명함과 건실함을 존경하는데, 서로 다투는 이유를 잘 모르겠다고 말했다. 한편, 넬슨 씨는 올슨 양에게 여전히 '완전히 푹 빠져 있지만totally infatuated', 자신에 대한 올슨 양의 무관심에 화가 난다고 말했다. 상담 회기가 거의 끝날 무렵, 넬슨 씨는 올슨 양에게 '일정표, 알코올 또는 성관계' 건에 대한 이야기를 나누고 싶은지 물었다. 그러자 그녀는 미소를 지으며 "오늘은 시간이 부족한 것 같네요."라고 답했다.

치료자는 두 사람을 각각 만났다. 첫 만남에서 넬슨 씨는 올슨 양에 대한 그의 가장 큰 관심사는 그녀가 성관계에 관심이 없다는 것이라고 말했다. 넬슨 씨는 올슨 양이 사실은 하고 싶지 않으면서 마지못해 성관계를 하는 것 같았고, 그나마 매번 술을 마시고 나서야 했다고 말했다. 그는 자신이 '10에서 7밖에 되지 않고' 그녀가 자신을 매력적으로 보지 않을까 봐 걱정했다. 그는 나름 최선을 다해 노력하지만, 그녀가 오르가슴을 느끼게 할 수 없거나 그녀를 충분히 흥분시키지 못한다는 사실에 대해 고통스러워했다. 이런 염려로 인해, 그는 그녀와의 성관계를 덜 자주 시도하게 되었고, 설령 시도했다고 하더라도 '도중에 그만두는 경우가 빈번해졌다'. 그는 그녀와 이 문제에 대해 수차례 논의했지만, 그녀는 아무런 문제가 없다고 일축했다. 치료자는 '일정표 건the schedule thing'이 무슨 뜻인지 물었다. 그는 두 사람이 사귀기 시작한 이후부터 그녀는 두 사람이 함께하는 시간을 단 한 차례만 '평일 밤'으로 한정시켰다고 설명했다. 전에는 화요일로 정했었는데, 그 이후에는 금요일이나 토요일 밤으로 정했다. 그녀는 자신의 업무를 완결 짓고, 가장 친한 여자친구들을 만나기 위해서는 일정을 정할 필요가 있다고 주장했다. 그러나 그는 점차 이 주장이 자신을 피하기 위한 것이라고 생각하게 되었다.

올슨 양과의 개별상담에서 그녀는 넬슨 씨의 격한 태도와 섹스에 대한 높은 욕망 때문에 너무 좌절된다고 말했다. 그녀는 두 사람의 주중 일정을 정했다. 그렇지 않으면, 그는 계속해서 성관계를 요구할 것이기 때문이었다. 항상 그랬듯이, 그는 두 사람이 만날 때마다 성관계를 원했다. 하룻밤에 두 차례 성관계를 하는 경우가 빈번했다. 그녀는 성관계를 할 때 좋지 않은 느낌을 참기 위해 술에 취했다는 사실을 기꺼이 인정했다. 데이트를 시작했던 10대 때부터 그녀는 자신을 무감각하게 만들기 위해 술을 마셨다는 말을 덧붙였다. 그녀가 넬슨 씨와 사귀기 시작할 때까지는 그녀의 성관계 경험의 대부분은 '낯선 사람들과 술에 취해 있는' 동안에 이루어졌다. 그녀는 지금까지 남자친구와 두 차례 사귀어 봤다. 한 사람은 커밍아웃하지 않은 게이였고, 다른 한 사람은 '간헐적인 오럴 섹스'만으로도 만족스러워했다. 그녀는 넬슨 씨에게 이러한 잘못된 모험에 대해 말하지 않았다. 그가 자신을 '거의 처녀에 가까운 미녀 왕비'로 여기게 하는 것이 낫다는 생각에서였다. 술은 성관계를 기꺼이 할 수 있게 하는 데 도움이 되었지만, '성적 흥분에 대해서는 도저히 참을 수 없었고', 차라리 정신을 잃는 것이 낫다는 생각이 들곤 했다. 최근 몇 개월 동안, 넬슨 씨는 점점 더 '오르가슴 문제'에 대해 이야기를 꺼냈다. 과거에 그녀는 이렇게 행동하는 남자친구와는 단순히 헤어지면 그만이었다. 그렇지만 그녀는 끝까지 참고 견뎌야 할 필요가 있다고 생각했다. 왜냐하면 그녀의 나이가 이제 40을 바라보고 있고, 이번이 '아기를 가질 수 있는 마지막 기회'일 것이기 때문이었다. 그녀에게 이런 성관계에 관한 문제가 왜 일어났다고 생각하느냐에 대한 질문에 올슨 양은 잠시 창밖을 내다보는 듯하더니 이내 대답했다. "선생님께 말씀드리지 않겠어요."

✧ 논의

올슨 양과 넬슨 씨는 곧 있을 결혼식을 앞두고 말다툼이 늘어나 상담을 받기 위해 출석한다. 성적 문제와 관계 문제는 흔히 동반 발생하는데, 이들의 관계상의 어려움이 성적인 문제해결을 위해 함께 노력하는 것을 방해하는지에 대한 평가가 중요할 것이다.

진단의 관점에서 보면, 가장 명백한 문제들이 올슨 양을 둘러싸고 있다. 그녀는 술에 취해야만 성행위가 다소 견딜 만했고, 성 경험은 주로 '낯선 사람들과 술에 취해 있는 상태에서' 이루어졌다고 했다. 그녀는 실제로 성적 흥분도 '거의 견딜 수 없고' 정신을 잃고 싶을 정도로 싫다고 했다. 올슨 양은 보통 '극치감 문제를 강요했던' 남성과는 관계를 끊어 왔다. 그러나 40세를 바라보고 있고, 자녀를 가져보고 싶어 하며, 넬슨 씨를 존경하고 있기 때문에 적절한 타협점을 찾고자 노력하고 있다.

DSM-5의 관점에서 그녀의 문제를 조망해 보면, 올슨 양은 성적 활동에 대한 흥미와 성관계에 대한 즐거움이 감소되어 왔다. 이는 '여성 성적 관심/흥분장애'의 가능성을 암시하고 있다. 그녀는 또 성적 활동에서 극치감을 경험하지 못하고 있는데, 이는 여성극치감장애female orgasmic disorder를 암시하고 있다. 그녀가 성교 중에 통증을 느끼는지는 명확하지 않다. 만일 그렇다면, 그녀는 성기-골반통/삽입장애

genito-pelvic pain/penetration disorder로 진단될 수 있다. 그녀는 그것에 대해 언급하지 않지만, 올슨 양은 성교 중에 고통을 느낄지도 모른다. 올슨 양의 성적 문제는 평생 지속되어 온 것으로 보인다. 그러나 이 모든 진단은 올슨 양이 고통을 겪고 있어야 한다는 조건을 필수로 요구하고 있다. 사례보고서를 볼 때, 그녀의 관심은 자신의 섹슈얼리티/성sexuality에 있지 않고 섹스를 관계의 일부로 만들겠다는 넬슨 씨의 주장에 있는 것 같다.

DSM-5의 모든 진단에 부합되지 않는 또 다른 중요한 근거는 증상을 설명할 수 있는 비성적nonsexual 정신건강의학적 진단이 있다는 점이다. 올슨 양은 성적 흥분이 정신을 잃고 싶을 정도로 싫다고 말하고 있다. 또한 치료자에게는 그녀가 왜 이렇게 성관계 문제가 생겼는지에 대해서는 밝히지 않을 거라고 말하고 있다. 이러한 진술은 외상적 성 경험 또는 초기 성학대의 가능성을 암시하고 있다. 그녀의 성적 문제에 원인을 제공하고 있을 수 있는 외상후 스트레스장애, 우울증, 불안, 또는 몇 가지 다른 비성적 정신건강의학적 장애 증상을 가지고 있는지에 대해 더 깊이 탐색해 볼 필요가 있다. 만일 이러한 다른 장애들 중에 원인이 되는 것이 있다면, 올슨 양은 성적 문제에 초점을 맞춘 독자적인 DSM-5의 장애로 진단되기 어려울 수 있다.

올슨 양은 또한 성적 활동에 참여하기에 앞서 '자신을 무감각하게 만들기 위해' 술에 취할 필요가 있음을 내비치고 있다. 알코올 사용은 그녀의 더 주요한 성적 문제와 직접적으로 관련이 있는 것으로 보이지만, 그녀의 삶에서 알코올의 역할은 여전히 탐색되어야 한다. 술에 취해야 한다는 사실은 더 근본적인 성적 문제와 직접적인 관련이 있는 것 같다. 그러나 그녀의 삶에 있어서 술의 역할은 여전히 탐색되어야 한다. 예컨대, 그녀에게 자신을 신체적 위험에 노출시켰고, 반복적인 사회성 문제로 이어졌던 '낯선 사람들과의 섹스'를 했던 과거력이 있다면, 그녀는 필경 '알코올사용장애alcohol use disorder'로 진단될 것이다. 그녀의 알코올 사용은 그들의 관계 문제에 기여할 수도 있고, 그녀의 삶에 다른 영향을 미칠 수도 있다.

두 사람에 대한 다수의 잠재적인 진단 관련 문제를 고려해 볼 때, 밴크로프트Bancroft의 '세 유리창 접근three windows approach'을 성적인 기능이상의 사정에 적용해 보는 것이 유용할 수 있다. 첫 번째 '유리창'을 통해, 임상가는 이들의 성적 관계에 영향을 미칠 현재 상황의 측면을 탐색한다. 이에 대한 예로는 말다툼, 넬슨 씨의 불안전성, 그리고 올슨 양의 성적 활동을 제한하는 경직된 스케줄이 될 수 있다. 두 번째 유리창—개인의 취약성—은 과거의 어려움에 대한 탐색을 격려하는 것이다. 올슨 양의 성적 문제는 명백해서 더 심도 있는 탐색이 필요할 것이다. 동시에 넬슨 씨의 성행동, 그리고 관계에 대한 과거력을 이해하는 것이 중요할 것이다. 세 번째 유리창—성기능에 변화를 주는 건강 관련 요인들—은 두 사람의 성생활에 영향을 미칠 수 있는 신체적, 약학적, 또는 호르몬 요인 탐색의 중요성을 강조하고 있다.

이 커플은 올슨 양의 성 문제에 지나치게 초점을 맞추고 있는 것 같지만, 성욕의 불일치도 있는 것으로 보이는데, 이는 DSM-5에서 진단되지는 않았지만 그럼에도 불구하고 이 커플이 치료를 찾는 주요 이유 중 하나이며, 치료를 위한 전략을 알려 줄 수 있다.

비록 두 사람 모두 성 문제에 초점을 맞추고 있지만, 이들의 관계와 관련이 있을 수 있는 비성적인 문제를 포함한 평가를 확장하는 것이 유용할 것이다. 넬슨 씨와 올슨 양 모두 합동 회기 때보다 개별 회기에서 훨씬 더 많은 것을 공개한 점은 주목할 만하다. 이는 흔히 일어나는 일이지만, 임상가로서는 상대방 앞에서 공개적으로 말하기를 꺼리는 이유를 탐색해야 할 뿐 아니라, 공유할 수 있는 것과 할 수 없는 것을 명료하게 정리하는 것이 중요하다.

❖ 진단

- 여성 성적 관심/흥분장애

❖ 읽을거리

Bancroft J: Human Sexuality and Its Problems, 3rd Edition. Edinburgh, Churchill Livingstone/Elsevier, 2009

Bancroft J, Loftus J, Long JS: Distress about sex: a national survey of women in heterosexual relationships. Arch Sex Behav 32(3):193–208, 2003

Brotto LA, Velten J: Sexual interest/arousal disorder in women, in Principles and Practices of Sex Therapy, 6th Edition. Edited by Hall KSK, Binik YM. New York, Guilford, 2020, pp 13–40

Mitchell K, Graham CA: Two challenges for the classification of sexual dysfunction. J

Sex Med 5(7):1552-1558, 2008
Rosen NO, Corsini-Munt S, Dube JP, et al: Partner responses to low desire: associations with sexual, relational, and psychological well-being among couples coping with female sexual interest/arousal disorder. J Sex Med 17(11):2168-2180, 2020
Vowels LM, Mark KP: Strategies for mitigating sexual desire discrepancy in relationships. Arch Sex Behav 49(3):1017-1028, 2020

사례 13.2

성 문제
Sexual Problems

Richard Balon, M.D.

게르하르트 팔머(55세, 남, 기혼)는 회계사로, 재발성 주요우울장애의 맥락에서 2차 의견을 듣기 위해 정신건강 전문의를 찾았다. 그는 3개월간 두 차례 항우울제 치료를 받았다. 한 번은 플루옥세틴fluoxetine, 다른 한 번은 설트랄린sertraline으로, 두 차례 모두 높은 복용량으로 치료받았지만 별 효과가 없었다. 그의 증상 발현 당시, 그는 설트랄린(약 1개월 전)으로 치료를 받은 이래, 어떤 항우울제도 복용하지 않았다.

평가 결과, 환자는 최고도의 정신운동 지연, 집중력 저하, 조기 불면증, 경도의 성욕저하, 무쾌감증을 동반한 고도의 우울증을 앓고 있는 것으로 판명되었다. 팔머 씨는 물질남용은 하지 않는다고 했고, 소량의 음주는 하지만 흡연은 하지 않는다고 했다. 그는 약 6개월 전부터 고혈압 치료를 위해 프로프라놀롤propranolol을 복용해 왔다. 신체검진 결과, 특이사항은 없었다. 기초 검사실검사 결과는 정상범주 내에 있는 것으로 나타났다. 그의 혈압은 135/85였다.

클로미프라민clomipramine 투여를 통한 치료가 시작됐고, 복용량은 1일 최대 권장량인 250mg으로 빠르게 적정화됐다. 하루에 부스피론buspirone 30mg이 추가로 투여됐다. 약물치료가 시작된 지 5주 후, 팔머 씨는 훨씬 느낌이 좋아졌다고 했다. 그는 잠을 잘 자고, 식사도 잘 하고 있었고, 훨씬 더 열정적으로 좋아하는 활동에 참여하고 있었다. 그로서는 수개월 만에 처음 있는 일이었고, 성적 관심도 회복된 느낌이 들었다.

성관계를 하지 않은 지 수개월이 지난 후, 팔머 씨는 수차례 성관계를 시도했으나, 마음대로 되지 않았다. 성관계를 하는 동안 그는 난생 처음 발기 상태를 유지할 수 없었고, 사정이 제대로 되지 않았을 뿐 아니라, 심지어 자위할 때도 똑같은 상황이 벌어지는 것에 대해 심한 충격을 받았다. 이 문제는 한 달간 지속됐다. 그는 플루옥세틴을 복용하는 동안 사정지연이 있었던 기억이 떠올랐다. 그러면서 이전에 부프로피온 치료를 받는 동안에는 성 문제가 없었다는 사실이 기억이 났다.

논의

팔머 씨는 부분적으로 DSM-5 진단, 즉 '발기장애'와 '사정지연'의 필수요건을 충족시키는 성적 문제를 호소하고 있다. 그러나 그의 문제들은 다음에 제시된 두 가지 이유로 이러한 장애들의 기준에 부합되지 않는다. 즉, 하나는 지속기간이 6개월 미만이라는 것이고, 다른 하나는 이 두 가지 상태가 치료약물 또는 의학적-정신의학적 동반이환의 원인을 제공하고 있을 가능성이 크다는 점이다.

팔머 씨의 발기 및 사정의 어려움은 클로미프라민, 강력한 세로토닌 성분이 있는 삼환계 항우울제 복용을 시작한 직후에 시작된 것 같다. 삼환계 항우울제는 다양한 성기능 손상과 연관이 있다. 가장 흔히 발생하는 성기능 손상은 발기부전이다. 또한 클로미프라민의 성기능에 대한 부작용은 사정지연 또는 사정억제다. 이는 강력한 선택적 세로토닌 재흡수 억제제(SSRI)로서의 효과를 반영하는 것이다. 팔머 씨는 또한 부스피론을 복용하기 시작했다. 부스피론은 보통 성기능부전과는 연관이 없는 약물로, 때로 항우울제와 연관이 있는 성기능부전 개선에 실제로 사용되는 부분적인 세로토닌과 도파민 작용제로 알려져 있다.

만일 클로미프라민이 악화요인이라면, 팔머 씨의 성기능부전은 DSM-5의 치료약물로 유발된 성기능부전 진단에 가장 잘 부합될 것이다. 이 장애의 기준은 성기능부전이 그러한 기능이상을 유발할 수 있는 특정 치료약물 투여의 개시, 용량 변경, 또는 철회와 일시적으로 관련이 있다는 증거를 포함한다. 이 사례에서는 발기

장애와 사정지연이 클로미프라민과 연관이 있음이 명백한 것 같다.

DSM-5에서는 또한 성기능부전이 다른 메커니즘에 의해 더 잘 설명되지 않는다는 평가 결과를 필수로 요구하고 있다. 예컨대, 주요우울장애는 흔히 성기능부전, 즉 주로 감소된 리비도와 연관이 있다. 팔머 씨는 클로미프라민을 복용하기 전부터 성기능부전 증상이 있었다. 감소된 리비도 증상은 실제로 우울증이 개선되면서 나아졌다. 게다가, 다양한 물질의 남용(㉮ 알코올, 니코틴, 헤로인) 역시 성기능 손상과 연관이 있을 수 있다. 팔머 씨는 물질남용과 흡연을 하지 않으며, 가끔씩 술을 마신다고 한다. 따라서 물질사용장애는 그의 성 문제의 원인을 제공하고 있는 것 같지 않다.

다양한 의학적 질병(㉮ 진성 당뇨병diabetes mellitus, 심혈관계 질병) 역시 성 문제와 연관이 있다. 실제로 성기능부전은 때로 신체질환의 파수꾼이다. 팔머 씨는 6개월 전 고혈압 진단을 받았고, 프로프라놀롤propranolol을 복용하기 시작했다. 고혈압과 이 약물은 둘 다 성기능을 손상시킬 수 있다. 그러나 팔머 씨는 클로미프라민을 복용하기 시작한 이후까지, 즉 프로프라놀롤 복용을 시작한 지 수개월이 지날 때까지 성기능부전이 있음을 알리지 않았다. 환자의 자가보고를 통해, 고혈압과 프로프라놀롤이 성적 어려움의 원인을 제공한다는 잠재적 요인에서 배제시킬 수 있을 것이다. 그러나 팔머 씨의 우울증이 성적 무기력으로 이어져 성기능부전이 두드러지지 않았을 가능성이 있다. 그럼에도 그의 성기능부전을 일으킨 가장 신빙성 있는 주범은 클로미프라민이다. 동시에, 이 약물은 현저하게 그의 삶의 질을 개선해 온 처방약물이기도 하다.

진단

- 치료약물로 유발된 성기능부전
- 주요우울장애, 완전 관해 상태

읽을거리

Balon R: SSRI-associated sexual dysfunction. Am J Psychiatry 163(9):1504-1509, 2006

Goldberg JF, Ernst CL: Managing the Side Effects of Psychotropic Medications, 2nd Edition. Washington, DC, American Psychiatric Association Publishing, 2019

CHAPTER 14

젠더 불쾌감

Gender Dysphoria

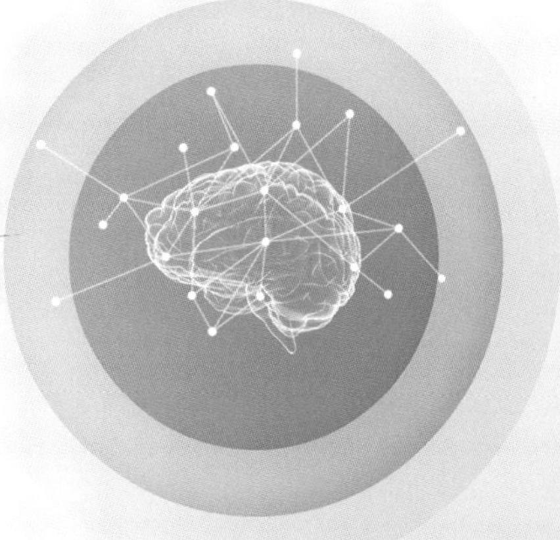

CHAPTER 14 젠더 불쾌감

Gender Dysphoria

서문

John W. Barnhill, M.D.

정신건강 전문의들은 온갖 종류의 정신질환을 연구하고, 범주화하며, 치료한다. 아무리 모든 정신질환mental illness을 '신화myth'라고 보는 관점이 있다고 하더라도, 정신건강의학계에 몸담고 있는 사람들 중에는 조현병, 정신병적 우울증, 양극성 조증 같은 정신질환에 동반되는 고통과 기능이상을 의심하는 사람은 거의 없다. 그러나 정상에 관한 다양한 견해가 미묘하게 뒤섞여 있는 증상군들에 관한 논의는 활발하게 진행되고 있다. 수줍음이 불안장애가 되는 것은 언제인가? 기이한 성벽이 고기능 자폐스펙트럼장애가 되는 것은 언제인가? 고약한 행동들은 어떤 시점에서 성격장애가 되는가? '건망증'이 경도 신경인지장애가 되는 것은 언제인가? 이러한 논란들은 필연적이면서 당뇨병과 고혈압처럼 비정신과적 의학적 진단에 관한 유사한 논란이기도 하다.

정상성normalcy에 대한 정의는 정신의학 연구 지원금과 임상보험 보상 범위에 직접적으로 영향을 미친다. 또한 비전형적인 감정, 행동, 사고에 대한 사회의 시각에 영향을 미친다. 이러한 문제에 대처하기 위해 DSM-5-TR에서는 고통과 기능

이상에 집중적으로 초점을 맞추면서 본문 전체에서 임상가들에게 증상이 오래 지속되고 심각한 경우에 한하여 진단을 내리도록 조언하고 있다. 이러한 권고는 임상적으로나 윤리적으로 만족스러운 것 같다. 만일 고통스러워하거나 부정적으로 영향을 받고 있는 사람이 아무도 없다면, 진단의 존재 이유는 없다.

그러나 본질적으로 병리적이지는 않지만 문제가 있는 행동, 인지, 감정에 대한 뜨거운 논란의 여지는 여전히 남아 있다. 그 이유는 이러한 요인들이 사회구조 내에 존재하기 때문이다. 아마도 성행동에 관한 논의보다도 더 뜨거운 논쟁은 어느 곳에서도 없을 것이다. 예컨대, 역사적으로 동성애homosexuality는 정신건강의학적 장애로 분류되었다. 적어도 부분적으로는 정치적 압력에 대한 반응이었지만, 동성애 진단은 DSM-III에서 '동성애자(자아 비친화성 동성애ego-dystonic homosexuality)가 되는 것에 대한 불행'이라는 진단으로 변경되었다. DSM-IV는 성적 지향성sexual orientation에 대한 지속적이고 뚜렷한 고통을 '달리 분류되지 않는 성적 장애sexual disorder not otherwise specified'로 수록하고 있었다. DSM-5에서는 정신건강의학적 장해의 원인으로서의 성적 지향성에 관한 참고자료들을 제거함으로써 동성애를 병리적 증상으로 여기던 입장에서 멀리 벗어났다. 명백하게 젠더가 같은 사람들과 성행위를 하거나 성행위에 대한 환상이 있는 사람들에게는 DSM-5의 진단이 내려질 수 있다. 그리고 이들은 자신의 성에 대해 불행해할 수 있다. 그러나 이들의 성적 지향성은 다른 특성에 비해 특별한 기여요인으로 간주되지는 않는다.

역사적으로, 젠더 정체성gender identity은 개인의 정체성이 남성 또는 여성임을 의미했다. 전형적으로, 젠더 정체성은 이진법적이면서 염색체와 외부 생식기와 일관된 것으로 간주됐다. 몇몇 잘 알려진 클리닉에서는 환자들의 내적 개념과 일치하는 신체를 갖추게 하는 노력의 일환으로, 부조화 상태의 젠더 정체성을 가진 사람들을 돕기 위한 평가와 치료를 제공했었다. 그러나 대부분의 정신건강 전문의들은 젠더 정체성을 큰 문제로 여기지 않는다.

사회변화는 이러한 쟁점을 흐려 왔고, 자신을 전통적인 이분법(남성male/여성female, 이성애자heterosexual/동성애자homosexual)으로 구분하지 않고, 대신 트랜스젠더transgender, 퀴어queer(***역자 주.** 남자 동성애자), 젠더플루이드/젠더유동gender-fluid(***역자 주.** 젠더 가변, 즉 어느 쪽으로도 젠더를 확정하지 않은 상태) 같은 정체성과 가장 잘 연결하는 사람들이 증가하고 있다.

DSM-III와 DSM-IV는 이렇게 복잡하고 대부분 해도에도 없는 바다에 진단(각각 성전환transsexualism과 젠더 정체성장애gender identity disorder)을 가지고 발을 들여놓았다. 이 진단들은 임상적 문제가 조화를 이루지 못하는 젠더 정체성임을 나타내고 있었다. DSM-5에서는 젠더 불쾌감gender dysphoria이라는 새로운 진단명을 창안함으로써, 부조화 상태의 젠더 정체성을 병리현상으로 간주하지 않는 방향으로 더 나아갔다. 이 장애는 부조화와 함께 임상적으로 심각한 고통이나 기능이상을 강조한다.

젠더 불쾌감 진단은 모순되면서도 실용적인 목표들 사이에서 일궈 낸 타협을 반영하는 것일 수 있다. 예컨대, 젠더 정체성 문제에 대해 구체적으로 참고가 되는 진단을 받는 것은 젠더 재부여 수술과 호르몬 치료를 위해 보험금 지급을 신청하는 사람들에게는 중요할 수 있다. 그뿐 아니라, 젠더전환자들이 젠더 정체성으로 인해 차별받는 경우, 법적 보호 요청을 위해서도 필요할 것이다. 다른 한편으로, 젠더 정체성 관련 진단이 법적 장면에서 일종의 병리 증상의 지표로 사용될 가능성이 있을 것이다.

그러나 DSM-5-TR은 자체 명명법의 재정적 · 법적 파문에 큰 관심을 가지고 있지 않다. DSM-5에서는 '젠더 불쾌감'이라는 용어를 통해 사회적 편견에 대한 심리적 반응, 차별은 여러 형태로 나타난다는 사실, 그리고 진단명이 차별 촉발요인으로 이용되어서는 안 된다는 것을 나타낼 의도가 있는 것은 아닌 것 같다. DSM-5에서는 진단이 단순히 젠더 불일치gender nonconformity 또는 복장도착증transvestism을 의미하지 않는다는 점을 명료하게 정리해 주고 있다.

대신, DSM-5-TR의 젠더 불쾌감 진단은 임상적 현실을 반영하고 있다. 즉, 환자들의 하위집단들 중에는 신체와 자기감sense of self 사이의 부조화와 밀접한 관계가 있는 불행감을 나타내기도 한다. 게다가, 외과수술과 호르몬 치료는 결코 완벽할 수 없는 것이 현실이다. 젠더 불쾌감 역시 불완전한 명칭이기는 하지만, 이 진단명은 이 진단을 받는 환자들의 구체적인 문제가 임상적 주의의 주제가 될 가능성을 높이고자 하는 의도로 만들어진 것이다.

읽을거리

Branstrom R, Pachankis JE: Reduction in mental health treatment utilization among transgender individuals after gender-affirming surgeries: a total population study. Am J Psychiatry 177(8):727-734, 2020

Kreukels BPC, Kohler B, Nordenstrom A, et al; dsd-LIFE Group: Gender dysphoria and gender change in disorders of sex development/intersex conditions: results from the dsd-LIFE study. J Sex Med 15(5):777-785, 2018

Leibowitz S, de Vries ALC: Gender dysphoria in adolescence. International Review of Psychiatry 28(1):21-35, 2016

Mueller SC, De Cuypere G, T'Sjoen G: Transgender research in the 21st century: a selective critical review from a neurocognitive perspective. Am J Psychiatry 174(12):1155-1162, 2017

Staub ME: Madness Is Civilization: When the Diagnosis Was Social. Chicago, IL, University of Chicago, 2011

사례 14.1

젠더 재부여

Gender Reassignment

Sofia E. Matta, M.D.
John W. Barnhill, M.D.

아이린 로머Irene Rohmer(25세, 여)는 영업사원으로, 불안과 우울증으로 정신건강 전문의를 찾았다. 그녀는 자신의 기분에 대한 평가는 개인적 여정의 다른 측면을 고려해야 할 것이라는 말로 입을 열었다.

로머 양은 이렇다 할 복잡한 문제없이 태어났고, 태어날 때부터 남자 아이로 성장했다. 그녀가 기억할 수 있는 한, 그녀는 동네 남자아이들로부터 놀림을 받았고 '계집애sissy'로 불렸다. 그녀는 일반적으로 어린 시절 내내 여자아이들과 어울리는 것을 선호했다. 10대에 그녀는 계속해서 많은 여성 친구와 어울렸지만, 자신을 게이 남성이라 여겼고, 몇몇 게이 청소년도 사귀었다. 그녀는 '끼어들기fit in' 위해 최선을 다했던 것을 회상했지만, 자신이 항상 외부인outsider처럼 느껴졌다고 말했다.

19세 때 한 남자와 사귀게 되면서, 그녀는 여자가 되고 싶은 강렬한 욕망을 인식하게 된다. 그 관계는 끝이 났지만, 로머 양의 여성이 되고 싶은 욕망은 자신이 잘못된 젠더로 태어났다는 강한 느낌으로 발전했다. 그녀는 이 감각이 더 일찍부터 존재했는지 알아내려고 애썼지만, 그녀가 기억할 수 있는 것은 가끔 자신이 친구들과 좀 더 편안하게 어울릴 수 있는 여자이기를 바라는 것뿐이었다.

20세가 되었을 때, 로머 양은 자신이 남자로 보이는 것에 대해 매우 불만스러워했다. 그녀는 자신의 생식기를 '혐오스러운repugnant' '자연의 실수mistake of nature'로 여겼다. 그녀의 가족과 몇몇 친구는 그녀의 자기감 발달을 지지하지 않았다. 그녀는 21세 때 간헐적으로 자살사고와 한 차례의 약물 과다복용에 의한 치명적이지 않은 자살시도로 점점 더 절망감에 휩싸였던 기억을 떠올렸다.

22세를 기점으로, 로머 양은 이름을 바꾸고 여성 옷만 입는 등 여성으로 살았다. 그녀는 적절한 의료 서비스 접근에 어려움을 겪었고, 적절한 치료를 받는 데 여러 장벽에 부딪혔지만, 24세 때 로머 양은 자신의 관점에 동의한 트랜스젠더 건강에 숙련된 2명의 정신건강 전문의로부터 평가를 받았고, 젠더를 확인하는 호르몬 치료를 받기 시작했다.

젠더 전환이 진행됨에 따라, 그녀는 여성 역할에 더 편안함을 느끼기 시작했고, 자신의 경험 많은 젠더와 더 일치하는 2차 성징에 더 만족하게 되었다. 그녀는 이 기간 동안 게이와 이성애자 모두와 데이트하면서 자신의 성에 대해 탐구했다. 그녀의 불안감은 줄었지만, 권리를 박탈당한 하위집단의 일원으로, 그녀는 잠재적인 동반자 폭력을 포함한 다양한 유형의 공격에 취약하다고 느꼈다.

이듬해에 25세가 되자, 로머 양은 운전면허증과 여권의 젠더를 남성에서 여성으로 변경했고(젠더 표지자 변경), 질 성형술과 유방 확대술을 포함한 젠더 확인 수술을 받았다. 수술의 결과는 만족스러웠고, 그녀는 성전환에 만족했다. 그녀는 이전보다 자신의 '피부가 더 편안하다'고 묘사했고, 가끔은 절망감과 자살충동 느낌이 든다고 했다. 그녀의 원가족 또는 오랜 친구들로부터 특별히 인정받지 못했음에도 불구하고, 그녀는 직장에서 다른 친구들과 동료들로부터 따뜻한 지지를 받았다.

그녀는 사람들이 자신을 부정적으로 판단하는 것에 대해 걱정하는 경향이 있었지만, 이러한 걱정은 그녀의 전환 초기보다 지금이 덜 강하다고 말했다. 그녀는 최근의 자살시도, 우울증, 또는 자해행동은 없었다고 부인했다. 그녀는 성공적인 관계를 갖는 것에 대해 '거의almost' 포기했지만, '왠지somehow' 여전히 뭔가 잘 될 것으로 낙관한다고 말했다.

❖ 논의

로머 양은 '불안과 우울증'으로 클리닉을 찾았다. 그렇지만 초기 과거력의 대부분은 그녀의 증가된 젠더 불일치의 개인사에 초점이 맞추어져 있다.

로머 양은 남자로 태어났고, 남자아이로 자랐다. 그녀의 어린 시절 행동들은 '계집애sissy'와 이에 따른 '젠더 비전형gender atypical'으로 여겨졌다. 그녀는 청소년기 무렵에 자신의 '젠더 불일치' 행동을 확실히 알아챘을 것이고—만일 알아채지 못했다면, 그녀의 반 친구들은 의심할 여지없이 그 점을 분명히 했을 것이지만—그녀는 19세까지 자신을 동성애자 남성이라고 여겼다. 그녀는 운동장에서 여자아이들과 좀 더 쉽게 놀 수 있도록 자신이 여자였으면 좋겠다는 어린 시절의 기억을 어렴풋이 떠올렸지만, 그 시점에 그녀는 여자라는 느낌을 강하게 갖게 되었다.

로머 양이 언제 처음으로 여성이라는 일관된 감각을 발달시켰는지에 대해서는 명확하지 않지만, 이는 대략 19세 무렵에 발생했을 가능성이 가장 높아 보인다. 청소년기 또는 성인기에 발달하는 젠더 불만족gender dissatisfaction은 유년기에 발달하는 젠더 불만족과는 대조적으로 '만발성late onset'으로 간주된다. 로머 양이 처음 여성으로 살기로 결심한 시점에 그녀는 젠더(로머 양의 경우, 남성에서 여성으로) 간의 사회적 전환social transition을 추구하거나 경험한 개인을 지칭하는 용어인 '트랜스젠더'로 보였을 것이다. 태어날 때 남성으로 부여된 트랜스젠더의 경우, 일반적으로 그렇듯이, 로머 양은 남성에게 성적으로 끌리고 있다. 로머 양은 자신이 청소년기와 초기 성인기 동안 성적 대상을 선택한 것과 관련하여 동성애자였다고 기술하고 있다. 그러나 성인 트랜스젠더/성전환자transsexual 여성으로서 그녀는 자신을 이성애자heterosexual로 묘사한다.

전환 국면에서 로머 양은 DSM-5의 젠더 불쾌감 진단기준을 충족했을 수도 있다. 청소년과 성인의 젠더 불쾌감은 부여된 젠더와 경험/표현된 젠더 사이에 현저한 불일치가 특징인 진단이다. 이 진단을 받기 위해, 로머 양은 6개 기준 중 적어도 2개 기준(① 부여된 젠더의 1차 및/또는 2차 성징을 제거하고 싶은 강한 욕구, ② 다른 젠더가 되고 싶은 및/또는 다른 젠더로 대우받고 싶은 강한 욕구)을 충족해야 한다. 그녀는 이 기준들을 쉽게 충족시켰다.

두 가지 추가 기준은 젠더 불쾌감 진단에 매우 중요하다. 첫째, 로머 양의 불일치감은 적어도 6개월간 지속되었을 것인데, 이 기간은 아동과 청소년들에게서 흔히 볼 수 있는 정체성 형성의 일시적인 변화를 구체적으로 배제하기 위한 것이었다. 여자아이가 되는 것에 대한 그녀의 어린 시절 생각은 일시적이고 주로 적응하는 데에 초점이 맞춰진 것으로 보이기 때문에, 로머 양은 '아동의 젠더 불쾌감' 기준을 충족시키지 못했을 것이다.

모든 DSM 진단에 적용되는 것처럼, 젠더 불쾌감 진단 역시 그 상태가 중요한 기능 영역에서 임상적으로 관련된 고통 또는 손상과 연관이 있어야 한다. '젠더 불쾌감'은 로머 양이 19~22세였을 때, 적용 가능한 용어였을 수 있다. 그녀는 부여된 젠더와 경험된 젠더 사이의 불일치를 일관되게 느꼈고, 전형적인 기준의 대부분을 나타냈기 때문이었다. 22세에 그녀는 '전환 후 상태posttransition'라는 명시자를 충족했을 가능성이 크다. 이는 한 개인이 경험이 많은 젠더로 삶을 살기 시작했고, 의료 절차 및/또는 호르몬 치료를 받았거나 받을 준비를 하고 있음을 가리킨다.

그러나 현재 평가 시점에서 로머 양은 트랜스젠더 이성애자 여성으로서의 역할에 안착된 것으로 보인다. 계속해서 남아 있는 기분과 불안 문제가 있고, 원가족과 이전 친구들 중 일부는 지지적이지 않았지만, 그녀는 심리적으로 훨씬 나아졌고, 긍정적이고 지지적인 우정과 직장 환경을 조성시킨 것으로 보인다.

평가의 다음 단계에서는 로머 양의 불안과 우울증(간헐적인 자살충동 포함)뿐 아니라, 그녀에게 중요한 다른 삶의 문제(예 관계와 데이트, 직장과 사회생활, 생애 목표)에 초점을 맞출 것이다.

❖ 진단

- 젠더 불쾌감, 전환 후 상태

❖ 읽을거리

Claahsen-van der Grinten H, Verhaak C, Steensma T, et al: Gender incongruence and gender dysphoria in childhood and adolescence-current insights in diagnostics, management, and follow-up. Eur J Pediatr 180(5):1349-1357, 2021

Mueller SC, De Cuypere G, T'Sjoen G. Transgender research in the 21st century: a selective critical review from a neurocognitive perspective. Am J Psychiatry 174(12):1155-1162, 2017

Zucker KJ: Epidemiology of gender dysphoria and transgender identity. Sex Health 14(5):404-411, 2017

CHAPTER 15

파괴적, 충동조절, 그리고 품행 장애

Disruptive, Impulse-Control, and Conduct Disorders

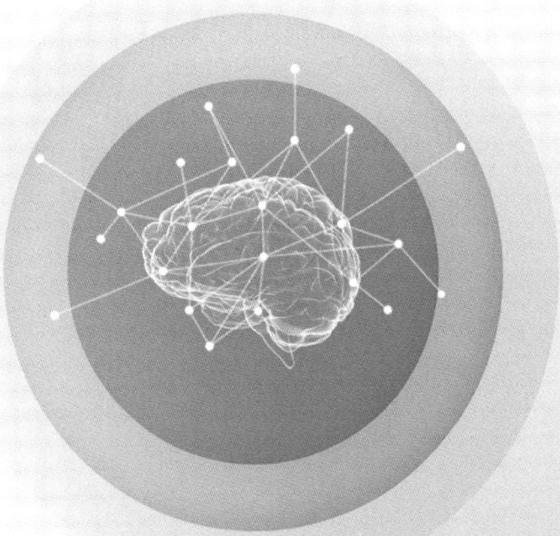

CHAPTER 15 파괴적, 충동조절, 그리고 품행 장애

Disruptive, Impulse-Control, and Conduct Disorders

서문

John W. Barnhill, M.D.

집행기능executive functioning은 주의력, 기억, 행동의 통제와 조절을 돕는다. 이 기능은 적응, 과업의 시작과 완결, 만족지연 능력에 중요하다. 이 기능은 부적절하고 위험하며 다치게 하는 행동들을 제어한다.

손상된 집행기능은 모든 '파괴적, 충동조절, 그리고 품행 장애'의 주요 특징이다. 이러한 상태에는 ① 적대적 반항장애oppositional defiant disorder(ODD), ② 간헐적 폭발장애intermittent explosive disorder(IED), ③ 품행장애conduct disorder(CD), ④ 반사회성 성격장애antisocial personality disorder(APD), ⑤ 방화광pyromania('병적 방화'라고도 함), ⑥ 도벽광kleptomania('병적 도벽'이라고도 함)뿐 아니라, 임상적으로 관련된 증상이 있지만, 명명된 장애의 기준을 충족하지 못하는 사람들에 대한 범주가 포함된다.

기타 DSM-5의 장애들은 충동성, 빈약한 계획, 대인 갈등과 연관이 있다. 또한 이러한 기타 장애들(주의력결핍 과잉행동장애부터 물질사용장애와 일부 성격장애까지)은 흔히 이 장에 기술된 장애들과 동반이환된다. 더욱이, 파괴적 충동성은 물질사용, HIV와 C형 간염hepatitis 감염, 외상성 뇌손상, 그리고 손상된 집행기능을 반영하고, 기능이상 행동의 주기 심화로 이어질 수 있는 모든 위험한 행동 패턴과 연관이 있다.

이 모든 장애는 생의 초기에 시작되는 경향이 있는데, 아동기와 청소년기의 집행 기능이 상대적으로 미성숙하다는 점을 감안하면 그리 놀랄 일은 아니다. 만일 임상 면담에서 '파괴적, 충동조절, 또는 품행 장애' 중 하나가 성인기에 갑자기 나타난 것으로 밝혀진다면, 개인에게 심각한 신경정신과 장애가 발병되었거나, 그가 정확한 병력을 제공하지 않았을 가능성이 크다. 다른 한편으로, 이 장애들 중 하나를 나타내는 이런 아동들은 반사회성 성격장애나 평생 간헐적 폭발장애처럼 광범위하게 손상을 입힐 정도의 장애로 진행되지는 않는다. 그러나 우울장애, 불안장애, 물질사용장애를 비롯한 지속적인 문제로 이어질 위험성은 있다.

이러한 아동들은 너무 많은 사회 문제에 직면하게 될 위험이 있다. 따라서 DSM-5에는 심각도 조사를 위한 구조가 마련되어 있다. 예컨대, 적대적 반항장애가 있는 사람들에게는 상황에 따른 증상의 파급성이 심각도를 나타내는 유용한 표지자marker인 반면, '제한된 친사회적 정서limited social emotions'는 더 높은 심각도와 상이한 치료 반응을 확인하는 품행장애의 명시자specifier다.

잘 통제되지 않는 행동과 정서는 일직선상에 놓여 있다. 또한 간헐적인 충동 행동과 불규칙한 감정은 대부분 DSM-5 장애보다는 가족과 대인 간 갈등, 중독, 또래압력 같은 상황적인 문제에 의해 강화된 미성숙 상태를 가리킨다. DSM-5 전체에서 그런 것처럼, 임상가에게는 사고, 감정, 행동이 진단의 근거가 되는 고통과 기능이상 수준을 넘어서는 시기를 조심스럽게 고려해야 할 책임이 있다.

특히 관련 변인으로는 문제가 되는 삽화의 발생빈도, 장면, 지속기간이 있다. 이러한 정보를 수집하기 위해서는 정확한 병력이 뒷받침되어야 한다. 이러한 조사는 성격장애 사례에서도 그렇듯이, 확인된 환자 외에 다른 사람들이 더 고통스러워할 수 있다는 사실에 의해 방해받을 수 있다. 더욱이, 정신건강의학적 병력은 환자의 솔직함에 의지해야 하는 경향이 있다. 그리고 환자의 대다수는 자발적이지 않거나 투명한 태도를 나타내지 않는다. 이러한 이유에서 평가는 흔히 가족과 기관(학교, 직장, 사법제도)에 의해 시작되고, 주변으로부터의 정보 없이는 완결되지 않는 경향이 있다.

❖ 읽을거리

Buitelaar JK, Smeets KC, Herpers P: Conduct disorders. Eur Child Adolesc Psychiatry 22(suppl 1):S49–S54, 2013

Coccaro EF, McCloskey MS (eds): Aggression: Clinical Features and Treatment Across the Diagnostic Spectrum. Washington, DC, American Psychiatric Association Publishing, 2019

Matthys W, Lochman JE: Oppositional Defiant Disorder and Conduct Disorder in Childhood, 2nd Edition. West Sussex, UK, Wiley-Blackwell, 2017

사례 15.1

규칙을 모르는 아이

Doesn't Know the Rules

Juan D. Pedraza, M.D.
Jeffrey H. Newcorn, M.D.

카일Kyle(12세, 남)은 식료품점에 몰래 들어갔다가 붙잡힌 후, 마지못해 정신건강의학과 병동 입원에 동의했다. 카일의 어머니는 '정말 지쳤다'면서, '규칙을 잘 모르는' 사내아이를 키우는 것이 정말 힘들다는 말을 덧붙였다.

아주 어릴 때부터 카일은 특이할 정도로 공격적인 아이였고, 다른 아이들을 괴롭히고 물건을 빼앗기도 했다. 어머니, 양아버지, 또는 교사가 그의 행동을 제지라도 할라치면, 카일은 마구 욕설을 퍼붓고 주먹질을 하는 등 벌을 받을 수 있다는 사실에 대해 전혀 개의치 않는 듯이 보였다. 파괴적이고, 충동적이며, '가만히 못 있는' 카일은 주의력결핍 과잉행동장애(ADHD)로 진단받고 2학년까지 특수교육 프로그램에 배치되었다. 4학년이 되어서는 매주 정신건강 전문의에게 심리치료와 약물치료(쿠에티아핀quetiapine과 덱스메틸페니데이트dexmethylphenidate)를 받기 시작했다. 약물치료와 심리치료는 카일에게는 간헐적으로만 효과가 있을 뿐이었다.

질문을 던지자, 카일은 자신의 진료를 맡았던 정신건강 전문의는 '멍청하다stupid'고 말했다.

입원에 앞서 1년 동안, 그는 학교의 개인사물함에서 물건(휴대폰, 재킷, 랩탑 컴퓨터)을 훔치다가 붙잡혔고, 공공장소에서 같은 반 아이의 지갑을 빼앗았다가 처벌받았으며, 여러 차례 같은 반 아이들과 주먹다짐을 하다가 정학처분을 받기도 했다. 그는 이러한 행동들로 두 차례 붙잡혔다. 그의 어머니와 교사들은 그가 낯선 사람들에게는 매력적으로 보일 수 있지만, 사람들은 금방 그가 '말만 잘하는 거짓말쟁이'라는 사실을 파악할 수 있다고 입을 모았다. 카일은 지속적으로 자신의 행위에 대해 양심의 가책을 느끼지 않았고, 책임을 모두 외부에 돌렸으며, 다른 사람들의 감정은 전혀 개의치 않았다. 그는 무질서했고, 주의가 산만했으며, 지시사항에 무관심했고, 계속해서 소지품을 잃어버렸다. 또한 대체로 숙제를 잘 하지 않았다. 설령 숙제를 해도, 그의 숙제는 오류투성이였다. 이에 대해 지적을 받으면, 카일은 "그러면 어쩔 건데, 나한테 총이라도 쏠 거야?"라고 반문하곤 했다. 카일, 어머니, 교사들은 이구동성으로 그가 외톨이였고, 또래 아이들이 그를 좋아하지 않았다고 했다.

카일은 어머니, 양아버지, 그리고 2명의 이복동생과 함께 살았다. 양아버지는 실직 상태였고, 어머니는 식품점에서 시간제 직원으로 일했다. 카일의 친아버지는 마약소지 혐의로 교도소에 복역 중이었다. 친할아버지와 외할아버지는 둘 다 알코올사용장애 과거력이 있었다.

카일의 초기 과거력은 정상이었다. 임신에 별 문제가 없었고, 카일은 모든 중요한 발달단계에 제때에 도달하곤 했다. 성학대나 신체학대 과거력도 없었다. 카일의 의학적 문제, 알코올이나 물질남용 또는 갱 활동의 참여 여부에 대해서는 알려진 바가 없었다. 그는 무기소지 혐의로 검거된 적도, 방화를 한 적도 없었고, 다른 아이들이나 동물에게 특별히 잔인한 행위를 하다가 다른 사람들의 눈에 띈 적도 없었다. 카일은 주기적으로 무단결석을 했지만, 가출을 하거나 밤늦게까지 집을 떠나 있었던 적은 없었다.

정신건강의학과 병동에서 면담을 할 때, 카일은 캐주얼한 복장이었고, 그가 말한 12세 아이로 보였다. 그는 가만히 있지 못했고 면담자와는 간헐적으로 시선을 맞추었다. 그는 자신이 '미쳤다mad'고 말했고, 정신건강의학과 병동보다는 차라리 교도소에 수감되어 있는 것이 낫겠다고 했다. 그는 큰 소리로 조리 있게 말했고, 목표 지향적이었으며, 정상적인 속도로 말했다. 그의 전반적인 감정은 불안과 분노였다. 그는 자살사고, 살해사고, 정신병적 증상, 우울 기분은 없다고 부인했다. 또한 명백한 인지 결함은 없었으나, 정식 검사는 거부했다. 그의 병식은 제한적이었고, 과거력을 고려할 때, 판단력은 매우 낮은 편이었다.

논의

카일은 12세 남자아이로, 식료품점에 침입했다가 붙들린 이후 정신건강의학과 병동에 오게 되었다. 그는 다른 사람들의 권리를 침해하는 행동을 한 긴 과거력이 있다. 이러한 행동들은 연령에 적합한 사회규범에서 현저하게 벗어나 있고, 사회적 · 학업적 · 기능적 손상의 원인이 되고 있다. 그에게는 품행장애가 있다.

DSM-5의 품행장애conduct disorder(CD) 기준은 4개 행동 범주(① 사람과 동물에 대한 공격 행위, ② 재산 파괴, ③ 사기 또는 절도, ④ 심각한 규칙 위반)로 구성되어 있다. CD로 진단하려면, 이 4개 범주 내의 15개 행동 중 3개 또는 그 이상의 특정 행동이 나타나야 한다. 행동은 최근 12개월 이내에 나타나야 하되, 이전 6개월 이내에 적어도 1개 기준을 동반해야 한다. 카일은 15개 중 적어도 7개 행동, 즉 괴롭힘, 싸움, 절도(사람이 있는 상태에서와 사람이 없는 상태에서), 침입, 거짓말, 무단결석을 했다.

카일에게 과잉행동, 좌불안석, 충동성, 주의력결핍 증상이 있었던 것을 고려할 때, 그에게는 ADHD와 동반이환된 과거력이 있다. ADHD는 CD가 있는 아동과 청소년의 약 20%에서 나타난다. 이 두 장애의 기준은 비교적 뚜렷한 차이점이 있다. 그렇지만 공통적으로 병적 수준의 충동성이 나타난다.

DSM-5에는 CD가 더 세분화될 수 있도록 하기 위한 다수의 명시자가 마련되어 있다. 카일의 행동은 10세 이전에 시작됐다. 따라서 그는 청소년기 발병형이 아니라 아동기 발병형 범주에 속한다. 이 외에도 명시되지 않는 발병형이 있는데, 이 명시자는 행동이 10세 이전에 시작되었는지를 확인할 정보가 부적절한 경우에 사용된다. 발병 연령을 확인하려는 경우, 임상가는 다수의 정보 출처를 찾아봐야 하고, 추정치는 흔히 실제 발병보다 2년 후라는 사실을 기억해야 한다. 카일처럼 어린 나이에 발병된 사람들은 대부분 남성이고, 공격적이며, 또래관계가 손상되는 경우가 많다. 또한 ADHD와 동반이환되고 범죄행동과 물질사용장애가 특징적으로 나타나는 성인기로 이어지는 경향이 있다. 이에 비해, 10～16세 사이(16세 이후에 발병되는 경우는 드묾)에 나타나는 CD는 더 경미한 경향이 있다. 또한 사람들 대부분은 성인으로서 적절한 사회적 · 직업적 적응을 지속적으로 성취하게 된다. 그러나 이 두 집단은 다수의 정신건강의학적 장애를 갖게 될 위험성이 높다.

CD에 대한 두 번째 DSM-5의 명시자는 냉담성과 비정서적 특성이 나타나는 것(또는 결여)과 관련이 있다. '제한된 친사회적 정서' 명시자는 ① 양심의 가책 또는 죄책감 결여, ② 감정이입 결여, ③ 수행에 대한 관심 결여, ④ 피상적 또는 결핍된 정동 같은 증상 중 2개 이상이 지속적으로 나타나는 경우에 사용된다. 카일에게는 다른 사람들의 감정을 무시했던 과거력이 있고, 자신의 수행에 대해 관심이 없는 것 같으며("그러면 어쩔 건데, 나한테 총이라도 쏠 거야?"), 자신의 행위에 대해 전혀 양심의 가책을 나타내지 않고 있다. 이러한 라벨은 CD가 있는 소수의 사람들에 한해서 적용되고, 공격성과 두려움 없이 스릴을 즐기는 것과 연관이 있다.

CD에 대한 세 번째 명시자는 증상의 심각도와 관련이 있다. 거짓말과 통행금지 시간이 지난 이후에도 나돌아다니는 것은 경도 CD에 부합될 수 있다. 공공기물 파손 또는 사람이 없는 상태에서 물건을 훔치는 행위는 중등도 CD 진단으로 이어질 수 있다. 카일의 행동은 중도 아형에 부합될 것이다.

카일의 과거력 중에서 다수의 다른 측면은 그의 상황을 이해하는 데 유용하다. 친아버지는 물질 사용 및/또는 물질 거래 혐의로 교도소에 수감되어 있다. 친할아버지와 외할아버지에게는 알코올 남용의 과거력이 있다. 어머니와 양아버지는 능력 이하의 일을 하고 있다. 그렇지만 양아버지에 관한 상세한 내용은 알려져 있지 않다. 일반적으로 CD의 위험성은 범죄기록, 품행장애, 물질남용뿐 아니라 기분장애, 불안장애, 조현병 스펙트럼장애가 있는 가족 내에서 높다. 환경 역시 무질서한 초기 자녀양육과 이후에 위험하고 위협적인 이웃이 있는 상태에서 생활하게 될 가능성을 높이는 원인이 된다.

카일에 대한 품행장애 진단은 진단이 어떻게 평생에 걸쳐 진단될 수 있는지를 실증적으로 보여 주는 사례이기도 하다. 그의 초기 행동으로 볼 때, 그에게는 DSM-5의 적대적 반항장애(ODD) 진단이 확실시된다. 이 장애는 보통 권위 있는 인물에게 향하는 부정적 · 적대적 · 반항적 행동 패턴이 특징적으로 나타난다(부모 또는 교사). 또한 사회적 또는 학업적 상황에서 현저한 고통의 원인이 될 수 있다. 그러나 만일 CD가 있다면, 적대적 반항장애(ODD)로 진단될 수 없다. 청소년기에 들어서면서, 카일은 기분장애, 불안장애, 물질사용장애를 비롯한 다수의 정신건강의학적 장애가 발병될 위험에 처해 있다. 특별한 관심이 집중되는 부분은 그의 공격성, 절도, 규칙 위반이 지속되리라는 점과 그에 대한 품행장애 진단은 성인기가 되면 반사회성 성격장애로 옮겨 갈 것이라는 사실이다.

진단

- 품행장애, 아동기-발병형, 고도, 제한된 친사회적 정서 동반
- 주의력결핍 과잉행동장애

읽을거리

Fairchild G, Hawes DJ, Frick PJ, et al: Conduct disorder. Nat Rev Dis Primers 5(1):43, 2019

Junewicz A, Billick SB: Conduct disorder: biology and developmental trajectories. Psychiatr Q 91(1):77–90, 2020

Rowe R, Maughan B, Moran P, et al: The role of callous and unemotional traits in the diagnosis of conduct disorder. J Child Psychol Psychiatry 51(6):688–695, 2010

사례 15.2

함께 살 수 없는 사람

Impossible to Live With

Emil F. Coccaro, M.D.

루카스 샌달Lucas Sandahl(32세, 남)은 조경사로, 분노에 대해 도움을 받고자 정신건강 전문의를 찾았다. 진료실에는 어린 두 자녀의 어머니이기도 한 아내와 함께 왔

다. 샌달 씨 부부는 샌달 씨가 '거의 함께 살 수 없는' 상태가 되었다고 의견을 모았다. 샌달 부인은 남편을 늘 '신경이 날카로운high-strung' 사람으로 묘사했다. 그러나 최근 들어 감정폭발outbursts의 빈도와 강도가 점차 증가하게 되면서 행여 자신에게 폭력을 행사할 것에 대해 염려하고 있었다.

이들 부부가 가장 최근에 다툰 것은 샌달 씨가 '직장에서 고된 하루를 보내고' 퇴근해서 집에 왔을 때 저녁식사가 준비되지 않았다는 사실을 알게 되었을 때였다. 그가 부엌에 들어왔을 때, 아내가 식탁에 앉아서 신문을 읽고 있는 광경을 보자, 이내 감정이 '폭발한 그는' 그녀가 얼마나 못된 여자인지에 대해 신랄한 비판을 퍼부었다. 샌달 부인이 자신도 힘든 하루를 보냈다고 설명하려고 하자, 샌달 씨는 그녀에게 마구 욕설을 퍼부으며 유리그릇과 부엌 의자를 박살 내 버렸다. 겁에 질린 그녀는 부엌 밖으로 뛰쳐나가, 겨우 걸음마를 하고 있는 아이들을 데리고 몇 마일 떨어진 곳에 살고 있는 친정어머니 집으로 가 버렸다. 다음 날, 그녀는 남편에게 즉시 도움을 구하든지, 아니면 이혼할 준비나 하고 있으라고 말했다.

샌달 씨는 자신의 '감정폭발blowups'이 어린 시절에 시작되었지만, 13세가 될 때까지는 '문제가 되지는' 않았다고 했다. 그 무렵, 그는 같은 반 아이들과 자주 다투게 되어 교장실에 불려가기도 했다. 이러한 와중에서도 그는 사회적으로 활발했고, 건실한 학생이었다.

샌달 씨는 최근 들어 자신이 일주일에 거의 네 차례나 언어적으로 감정을 폭발시키곤 한다고 추산했다. 이 일은 대체로 좌절감이 들거나, 예기치 않은 요구가 있거나, 자신을 모욕하고 있다는 생각이 들 때 일어났다. 이처럼 뜨거운 언쟁 외에, 샌달 씨는 2개월에 한 차례 정도 폭력 행위를 저지른다고 했다. 예컨대, 일단 시작이 되면, 컴퓨터 모니터를 방바닥에 내동댕이치고, 아이가 울음을 그치지 않으면 벽을 발로 차서 구멍을 냈으며, 어머니와 언쟁을 벌이다가 자신의 휴대폰을 부숴 버리기도 했다. 그는 청소년기 이후로는 신체적 싸움을 벌인 적은 없었다고 했다. 단, 낯선 사람과 종업원, 그리고 이웃사람과 거의 주먹다짐을 할 뻔한 적은 있었다. 샌달 씨는 자신이 누군가를 신체적으로 해칠 수도 있다는 두려움을 가지고 있었다.

감정폭발은 동료들, 이성 친구들과의 관계를 엉망으로 만들었고, 이는 결국 25세 때 자신이 직접 운영하는 조경회사를 차리게 되는 계기가 되었다. 사업은 잘 되었지만, 그의 요구가 많은 업무방식과 '걸핏하면 화를 내는hair-trigger' 성질 때문에 직원들의 이직률이 높았다.

샌달 씨는 이러한 삽화들이 오래 가지는 않았다고 했다. 즉, 불과 몇 초 만에 절정에 달했다가 채 몇 분도 지속되지 않았다. 삽화들 사이에, 그는 자신의 느낌은 '좋았다fine'고 했다. 그는 단기간 우울 기분을 경험했고, 불안이 증가되었다. 그러나 이러한 증상들은 샌달 씨를 심각할 정도로 손상시키지는 않았고, 일주일 이내에 해결되는 경향이 있었다. 샌달 씨는 사람들과 어울리면서 술을 마셨으나, 샌달 씨 부부는 감정폭발이 술과는 연관이 없다고 생각했다. 그는 다양한 약물남용을 시험해 본 과거력이 있으나, 최근에는 없었다.

샌달 씨는 1차 친족들 중에 심각한 '분노 문제'가 있는 사람이 적어도 2명은 더 있다고 했다. 그의 아버지는 정서적으로 학대를 일삼았고, 완벽주의 성향이 있어서, 외아들에게 '훌륭한 일great things'을 기대하곤 했다. 샌달 씨의 누나 역시 성미에 문제가 있었다. 그는 누나가 세 차례나 이혼한 것은 정서적인 학대행동 때문이었다고 말했다.

검사 당시, 샌달 씨는 캐주얼한 복장이었고, 협조적이었으며, 조리가 있었다. 그는 자신의 행동에 대해 염려했고, 아내에게 했던 그동안의 잘못에 대해 깊이 뉘우치고 있었다. 그는 우울증, 정신병, 혼돈은 물론 자해나 다른 사람들을 해하려는 생각은 없다고 부인했다. 그는 인지적으로 문제가 없었다. 면담과정에서 관찰된 그의 병식과 판단력은 우수했다.

논의

샌달 씨는 일주일에 4회의 언어적 폭발과 2개월에 1회의 신체적으로 공격적인 폭발이 발생한다고 보고하고 있다. 이러한 행동은 변함없이 자극에 비해 훨씬 심하고, 계획적이지 않으며, 분노에 바탕을 두고 있다. 이는 그의 개인적인 삶과 직장생활에 손상과 고통을 야기하고 있고, 다른 정신건강의학적 장애 또는 의학적 질환으로 더 잘 설명되지 않는다. 그는 파괴적, 충동조절, 그리고 품행 장애에 관한 DSM-5의 장에서 논의되고 있는 간헐적 폭발장애(IED)의 모든 기준을 충족하고 있다.

샌달 씨는 또한 IED와 일반적으로 관련이 있지만, 핵심 진단기준에는 포함되지 않는 양상을 보이고 있다. 이러한 양상으로는, ① 적대적 귀인편향hostile attribution bias(저녁식사가 준비되지 않은 것을 그의 아내가 고된 하루를 보냈기 때문이라기보다는 그녀가 게으르기 때문이라고 여김), ② 좌절 및/또는 지각된 모욕과 연관된 '유발점trigger points', ③ 분노 문제가 있는 직계가족의 과거력, ④ 정서적 학대를 받았던 개인사(아버지로부터), ⑤ 어린 나이에 발병한 사실, ⑥ 만성적 경과가 포함된다. IED가 있는 사람의 다수 또는 대부분은 특정 성격장애의 모든 기준을 충족하지 못하더라도, 성격장애와 연관된 특성을 지니고 있다(예 강박성 성격장애에서의 완벽주의). 이는 IED가 있는 사람들 대다수에서 충동조절과 대인관계의 어려움이 오랫동안 지속되어 왔기 때문이다. 개인이 IED와 성격장애의 기준을 충족하는 경우, 이 두 가지 진단이 내려져야 한다.

경계성 성격장애(BPD)와 반사회성 성격장애(APD)가 있는 사람들은 특히 IED가 있는 사람들과 유사한 폭발적 특성을 가지고 있기 쉽다. 그러나 이들이 IED와 동반이환되지 않는다면, 이들의 폭발적 특성은 일반적으로 IED가 있는 사람들에게서 나타나는 것보다 덜 공격적인 특징이 있다.

IED와 가장 흔히 동반이환되는 장애는 불안장애, 우울장애, 물질사용장애다. 샌달 씨는 우울 기분과 불안의 일과성 기간, 그리고 자신이 술을 마신다고 말하고 있지만, DSM-5의 기준을 충족하는 것은 없는 것 같다. 간헐적 폭발 역시 다양한 다른 정신건강의학적 장애에서 발견되기도 한다. 만일 재발성 폭발 삽화들이 외상성 뇌손상, 섬망, 치매, 또는 재발성 중독intoxication과 관련이 있다면, IED 진단이 적용되지 않을 것이다. 샌달 씨의 상황과 관련이 있어 보이는 것은 없는 것 같다. 다른 한편으로, 만일 샌달 씨 역시 주의력결핍 과잉행동장애(ADHD), 품행장애(CD), 적대적 반항장애(ODD), 또는 자폐스펙트럼장애(ASD)로 진단된 적이 있었다면, 동반이환 진단이 적절할 것이다.

샌달 씨는 잦은 언어적 · 신체적 공격 외에도 친밀한 반려자를 학대하고 있다. 이러한 행동은 잠재적으로 위험하고, 그의 아내는 마침내 관용의 한계에 도달했다. 치료는 단순히 결혼생활뿐 아니라, 자녀들에 대한 폭력 주기가 영속화하지 않기 위한 중요한 문제다.

진단

- 간헐적 폭발장애

읽을거리

Coccaro EF, McCloskey MS (eds): Aggression: Clinical Features and Treatment Across the Diagnostic Spectrum. Washington, DC, American Psychiatric Association Publishing, 2019

Coccaro EF, Lee R, McCloskey MS: Relationship between psychopathy, aggression, anger, impulsivity, and intermittent explosive disorder. Aggress Behav 40(6):526-536, 2014

CHAPTER 16

물질관련 및 중독 장애

Substance-Related and Addictive Disorders

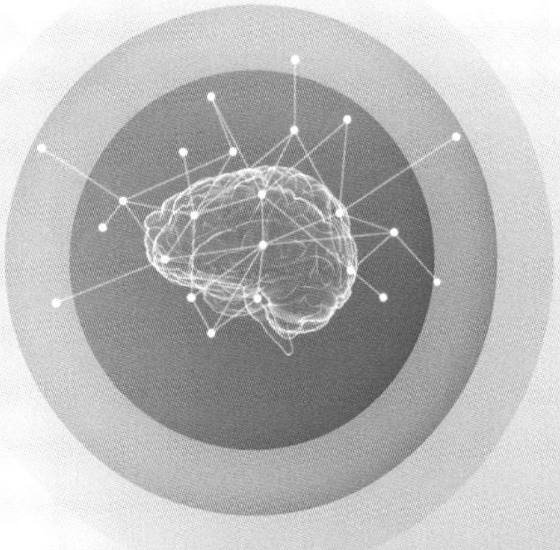

CHAPTER 16 물질관련 및 중독 장애
Substance-Related and Addictive Disorders

서문

Johathan Avery, M.D.

DSM-5의 '물질관련 및 중독 장애' 장에서는 10가지 약물과 관련된 장애뿐 아니라, 도박장애gambling disorder를 다루고 있다.

DSM-5의 모든 물질사용장애substance use disorders에서는 임상적으로 심각한 손상 또는 고통, 그리고 적어도 두 가지 약물 사용에 따른 신체적 · 심리적 · 사회적 결과 제시가 필수로 요구된다. DSM-5에는 후속적으로 물질사용장애의 특징을 나타내는 명시자들이 마련되어 있다. 이 명시자들은 경과course(예 조기 관해 상태, 지속적 관해 상태 등) 및 심각도severity(기재된 기준의 수에 기초함)와 연관이 있다. 물질사용장애 진단에 있어서 두드러지게 달라진 점은 이전의 물질 남용과 의존 범주가 대체된 것이다.

또한 DSM-5에는 중독intoxication과 금단withdrawal처럼 물질 사용과 직접 관련된 임상적 제시를 위한 진단범주가 기술적 명시자들descriptive specifiers과 함께 제공되었다. 예컨대, 알코올 중독 증상을 나타내는 사람이 있다면, 임상가는 동반이환된 알코올사용장애의 제시 또는 결여를 의미하는 부호를 추가할 수 있다. 알코올 금단 기간 동안 감각중추에 이상이 없는 상태를 유지하지만, 지각장해가 있는 환자들에 대해서는 DSM-5의 '지각장해를 동반한 알코올 금단'으로 진단될 것이다. 지각장해가 혼돈을 동반하는 경우, 진단은 '알코올 금단 섬망alcohol withdrawal delirium' (물질관련장애 장보다는 신경인지장애 장에 수록된 장애)으로 옮겨 갈 것이다.

물질 사용substance use은 또한 우울증, 양극성장애, 정신병적 장애같이 광범위한 정신건강의학적 진단들과 유사한 증상군을 산출하기도 한다. DSM-5에는 경과와 물질의 효과에 기초한 진단적 접근이 명료하게 정리되어 있다. 예컨대, 우울 증상이 급성 코카인 금단 상태에서 발생한다면, 우울 증상은 금단의 일부로 간주될 것이다. 만일 임상적으로 현저한 우울 증상이 코카인 사용의 맥락에서 시작되고 나서 코카인 사용을 중지한 이후뿐 아니라, 금단 예정 기간이 지나도 지속된다면, '코카인으로 유발된 우울장애cocaine-induced depressive disorder'로 진단되어야 할 것이다. 만일 심각한 우울 증상이 코카인 사용을 중지한 이후 주목할 만한 시간(예 1개월) 동안 지속된다면, 환자는 독자적으로 발생한 주요우울장애(MDD)로 평가될 가능성이 높다. 이 경우, 코카인을 촉발요인으로 볼 수 있지만, 더 이상 DSM-5 진단의 일부로 간주되지 않을 수 있다.

도박장애gambling disorder는 이 장의 유일한 행동 중독behavioral addiction이다. 도박 같은 행동 중독은 물질사용장애와 많은 공통점을 가지고 있다는 증거가 있다(예 뇌에서 동일한 보상시스템 사용 패턴과 활성화 등). DSM의 향후 판을 위해 다른 행동 중독들이 고려되고 있다.

❖ 읽을거리

Avery JD, Barnhill JW (eds): Co-Occurring Mental Illness and Substance Use Disorders: A Guide to Diagnosis and Treatment. Arlington, VA, American Psychiatric Association Publishing, 2017

Brady KT, Levin FR, Galanter M, Kleber HD (eds): The American Psychiatric Publishing Textbook of Substance Use Disorder Treatment, 6th Edition. Washington, DC, American Psychiatric Association Publishing, 2021

Hasin DS, O'Brien CP, Auriacombe M, et al: DSM-5 criteria for substance use disorders: recommendations and rationale. Am J Psychiatry 170(8):834-851, 2013

사례 16.1

알코올

Alcohol

Marc A. Schuckit, M.D.

매튜 터커Matthew Tucker(45세, 남, 백인)는 배관공으로, 그의 가족이 개입하여 그의 알코올 문제가 더 이상 손을 쓸 수 없는 지경에 이르렀다고 염려를 표명한 이후에 정신건강의학적 평가에 의뢰되었다. 터커 씨는 3일 전에 병원 예약을 한 이후부터는 술을 마시지 않았다고 말했다.

고등학교 졸업 후 20년간, 터커 씨는 하루 저녁에 맥주 3~5잔을 일주일에 5회 정도 마셔 왔다. 그러다가 지난 7년간은 거의 매일 술을 마셨고, 주중에는 밤마다 평균 6잔, 주말과 공휴일에는 12잔 정도를 마셨다. 그의 아내는 그가 술을 '너무 많이 마신다'고 염려하는 말을 했으나, 주량을 줄여 보려는 노력에도 불구하고 터커 씨는 주말에도 음주를 계속했고, 때로 가족 모임을 빼먹기도 했으며, 저녁에 TV를 보다가 자주 의식을 잃곤 했다. 그러나 그는 직장에서만큼은 생산적이었고, 단 한차례도 병가를 낸 적이 없었다. 여러 면에서 그의 과거력은 알코올사용장애alcohol use disorder에서 전형적으로 보이는 증상을 나타내고 있다. 터커 씨는 지난 4년 동안 한 달간 지속된 절주 기간을 두 차례에 걸쳐 잘 준수했다. 그는 아내의 염려하는 말에 대해, 당시 두 차례 모두 자신은 '갑작스러운 절주로 이해 심한 신체적 불편감'을 겪었노라고 대꾸했다. 그는 당시 알코올 금단 증상은 없었다고 부인했다.

평가를 받기 6개월 전, 터커 씨는 평소와 달리 과민해졌고, 피곤해했으며, 불쾌감과 걱정이 늘었다. 그는 식사와 성생활을 비롯해서 평소 활동을 즐길 수 없었고, 집중에 어려움을 겪었다. 또한 스트레스에 훨씬 더 감정적으로 반응했고 자신의 사업의 미래에 대해 근거 없는 염려를 나타냈다. 환자는 자주 새벽 2시에 잠이 깼고, 다시 잠들기 어려워했다.

터커 씨와 그의 아내는 이러한 슬픔 기간이 6개월이나 지속됐다고 했다. 그는

5년 전 유사한 삽화들을 경험했는데, 각각 4~6주간 지속되었던 적이 있었다. 이들 부부는 이러한 삽화들이 그의 삶에서 전에는 나타난 적이 없었다고 입을 모았다.

터커 씨는 결혼한 지 18년이 되었고, 이들 부부 사이에는 17세인 딸아이가 있었다. 그는 고등학교를 졸업하고 전문대학을 2년간 다녔고, 현재는 성공적인 배관 회사를 소유하고 있다. 환자는 자신에게 기타 정신건강의학과 또는 의학적 문제뿐 아니라, 조증이나 자살시도에 대한 과거력이 없다고 부인했다. 또한 이전에는 정신건강 전문의를 만나 본 적도 없었다고 했다.

최근에 매년 받는 건강검진에서, 내과 전문의는 터커 씨의 혈압이 약간 상승했고(135/92), γ-글루타밀전달효소치γ-glutamyltransferase value가 47IU/L이었으며, 평균 혈구용적mean corpuscular volume이 92.5μm^3라고 알려 주었다. 모든 기타 검사실 결과는 정상범주에 속했다.

첫 방문에서 터커 씨는 말쑥한 복장을 하고 시선접촉 유지 상태가 좋았으며, 혼돈이나 정신병적 증상은 보이지 않았다. 그는 자신의 장래에 대해 말하면서 눈시울을 붉혔고, 지난 6개월간 주기적으로 하루의 대부분 또는 온종일 슬픈 기분이 들었던 사실을 인정했다. 그러나 자살사고 또는 자살계획은 없다고 부인했다. 그의 인지는 아무 이상이 없었고, 알코올이 자신에게 미치는 효과에 대해 이해하고 있음을 보여 주었다.

정신건강 전문의가 실시한 신체검진 결과, 맥박수는 정상이었고, 떨림이나 오한은 없었으며, 혈압만 약간 상승된 것으로 나타났다.

❖ 논의

터커 씨는 적어도 두 가지 DSM-5 진단에 부합되는 것으로 보인다. 첫 번째는 '알코올사용장애alcohol use disorder'로, 음주량을 줄이기 위한 노력 실패, 술에 취해 있거나 알코올 효과로부터의 회복에 과도한 시간 허비, 중요한 사회활동 불참, 그리고 문제가 있음에도 불구하고 지속적인 알코올 사용에 의해 암시되고 있다. 터커 씨는 3일 동안 술을 마시지 않았음에도, 평가가 진행되는 동안 임상적으로 현저한 알코올 금단 증상은 없었다. 또한 이전에 술을 끊으려고 노력했던 기간에도 금단 증상은 없었다고 했다.

두 번째 진단은 그의 기분 증상들과 관련이 있다. 터커 씨는 6개월 이전에 발병한 사실과 함께 주요우울삽화의 증상기준에 부합된다. 그는 지속적인 우울 기분, 활동에 대한 흥미 감소, 간헐적 불면증, 집중력 저하, 피로감을 호소하고 있다. 그는 지난 5년 동안 이러한 '몇 가지' 삽화를 겪어 왔다. 그런데 이 모든 삽화는 4~6주 동안 술을 마시지 않으면 자연스럽게 해소되었다.

과음하는 경우에만 발생하는 우울 삽화와 과음과는 별도로 발달되는 우울 삽화를 구별하는 것은 중요하다. 알코올사용장애가 있는 사람에게서 발생하는 독립적인 우울 증상은 통상적인 치료와 유사한 지속기간과 반응으로 주요우울삽화 과정을 거치게 될 가능성이 있다. 터커 씨에게서 볼 수 있듯이, 과음 기간에만 발생하는 우울증은 다르다. '알코올로 유발된 우울장애alcohol-induced depressive disorder'로 불리는 것이 더 적절한 이 장애의 삽화들은 1개월 동안 술을 마시지 않으면, 몇 주 이내에 감소되고 사라지는 경향이 있다. 이러한 우울 삽화는 항우울제가 필요하고, 과음을 중단하는 경우, 우울증 증상은 치료약물이 주 효과를 내는 데 걸리는 것보다 더 짧은 시간 내에 감소할 가능성이 크다는 것을 나타내는 데이터는 거의 없다. 아역치 증상(예 수면손상)은 지속될 수 있지만, 술이 깨어 있는 상태에서 지속적으로 개선될 수 있다. 그러나 주요우울장애 기준이 한 달간의 단주 이후에도 계속해서 충족된다면, 터커 씨는 독립적인 '주요우울장애'가 있다는 말을 듣게 될 테지만, 임상가는 알코올 사용을 유발 사건으로 지목할 수 있다.

✧ 진단

- 알코올사용장애
- 알코올로 유발된 우울장애

✧ 읽을거리

Farmer RF, Seeley JR, Kosty DB, et al: No reliable evidence that emotional disorders are proximal antecedents, concomitants, or short-term consequences of first episode alcohol use disorders in a representative community sample. J Stud Alcohol Drugs 78(2):222-231, 2017

Grant BF, Chou SP, Saha TD, et al: Prevalence of 12-month alcohol use, high-risk drinking, and DSM-IV alcohol use disorder in the United States, 2001-2002 to 2012-2013: results from the National Epidemiologic Survey on Alcohol and Related

Conditions. JAMA Psychiatry 74(9):911-923, 2017
Hasin DS, O'Brien CP, Auriacombe M, et al: DSM-5 criteria for substance use disorders: recommendations and rationale. Am J Psychiatry 170(8):834-851, 2013
Schuckit MA, Smith TL: Endorsement of specific alcohol use disorder criterion items changes with age in individuals with persistent alcohol use disorders in 2 generations of the San Diego Prospective Study. Alcohol Clin Exp Res 45(10):2059-2068, 2021

사례 16.2

알코올 금단

Alcohol Withdrawal

Roger D. Weiss, M.D.

니콜라스 언더우드Nicholas Underwood(41세, 남, 기혼)는 소프트웨어 엔지니어로, "저는 술을 끊어야 돼요. 그렇지 않으면 제 아내가 저와 이혼할 거예요."라고 말하면서 알코올 치료 프로그램에 등록했다.

입원 당시, 언더우드 씨는 매일 하루에 보드카를 거의 1리터씩 마시고 있었고, 2년에 걸쳐 술을 마시지 않은 날이 단 하루도 없었다고 말했다. 언더우드 씨는 수년간 퇴근 후에만 술을 마셨지만, 평가를 받기 전 1년 정도는 근무가 없는 날이면 예외 없이 아침부터 술을 마셔 댔다. 최근 그는 매일 아침 '몸이 떨리는shaky' 느낌이 들기 시작했고, 때로 이러한 감각을 술로 해결하고는 온종일 더 많은 술을 마셔 대곤 했다.

언더우드 씨는 술과 관련된 많은 문제를 겪었다. 그의 아내는 결혼생활이 '거의 종점에 도달했다는 심정으로' 이혼을 고려하고 있었다. 직장에서의 집중력 저하는 한때 전도유망했던 그의 커리어를 단번에 '침몰sinking'시키고 있었다. 그는 알코올 효과로부터 자신을 회복시키기 위해 더 많은 시간을 음주로 보내고 있었고, 절주와 몰래 술을 들이키는 전략을 동시에 계획하곤 했다.

언더우드 씨는 고등학교 때부터 술을 마시기 시작했다. 그는 언제나 친구들보다 술이 셌다고 말했다. 대학 시절 그는 캠퍼스 주변에서 '동물의 집Animal House'으로 알려진 남학생 클럽하우스에서 술이 센 사람들 중의 하나였다. 30대가 되면서, 그는 처음에는 주말에만 술을 마셨지만, 점차 자주 마시게 되다가 결국 매일같이 마시게 되었다. 지난 1년간, 그는 맥주만 마시던 데서 보드카로 주종을 바꾸었다. 그는 수년에 걸쳐 여러 알코올중독자모임Alcoholics Anonymous(AA)에 참여했지만, 모임을 마치자마자 곧바로 술을 마시곤 했다. 그는 정식 치료를 받은 적은 없었다.

환자는 최근에 다른 물질은 사용한 적이 없다고 부인했다. 대학 시절에는 수차례 대마초를 피우고 코카인을 흡입했으나, 그 이후로는 하지 않았다. 또한 다른 불법약물을 사용한 적은 없었고, 치료약물도 복용한 적이 없었다. 그는 담배를 피우지 않았다. 그는 대학 시절 몇 차례 의식을 잃기도 했으나, 그 이후로 그런 적은 없었다. 또한 발작에 대한 과거력은 없었고, 다른 의학적 문제 역시 없었다. 가족력으로는 아버지와 할아버지가 심각한 알코올 의존이 있었다.

언더우드 씨는 거의 오후 3시가 되어서 알코올 치료 프로그램에 들어갔다. 이때는 지난 저녁 이후로 술을 마시지 않은 상태였다. 그는 발한diaphoretic 증상과 심각할 정도의 손떨림 증상을 보였다. 그는 불안증, 좌불안석, 과민성, 메스꺼움, 그리고 최근의 불면증을 호소했다.

임상평가에서 만난 그는 캐주얼한 복장이었고, 협조적이었으나, 발한 증상을 보이며 불안한 듯이 서성이다가, 순간적으로 "정말 깜짝 놀랐어요."라고 말했다. 말은 정상적인 속도, 리듬, 어조로 했고, 우울 증상은 없다고 했다. 그에게 정신병적 사고의 증거는 없었다. 그는 환청, 환시, 환촉에 대한 과거력은 없다고 했다. 그의 정신은 맑았고, 사람, 장소, 날짜에 대한 지남력은 정상이었다. 그는 전반적으로 기억결손은 없었으나, 주의력과 집중력은 저하된 상태로 보였다.

신체검진 결과에 의하면, 발한 증상이 있었고, 혈압은 155/95, 심박동수는 104회/분, 상체에 심각한 떨림 증상, 그리고 전체적으로 심부반사항진hyperactive deep tendon reflexes 증상이 있었다. 검사실검사 결과는 정상범주 이내에 있는 것으로 나타났다. 단, 아스파라긴산 아미노 전이효소aspartate aminotransferase와 알라닌 아미노 전이효소alanine aminotransferase는 정상에 비해 거의 3배 수준에 달했다.

❖ 논의

언더우드 씨는 명백하게 '알코올 금단alcohol withdrawal' 기준에 부합된다. 최근에 과도하고 오래 지속되어 온 알코올 사용을 중단한 사실 외에, 언더우드 씨는 자율신경계의 과잉행동, 손떨림, 불면증, 메스꺼움, 동요, 불안 증상을 나타내고 있다. 달리 말해서, 그의 증상은 알코올 금단 기준 8개 중 6개를 충족한다. 이는 하한선인 2개를 훨씬 초과하는 것이다.

알코올 금단의 핵심 증상들을 기억하기 위한 한 가지 방법은 소위 말해서 '4S', 즉 ① 수면sleep 문제, ② 식은 땀sweats, ③ 위장stomach 문제, ④ 떨림shakes 증상을 떠올리는 것이다. 중요한 사실은 알코올 금단 치료의 주요 목표는 다섯 번째 S, 즉 대발작grand mal seizures을 피하는 것이다.

알코올 금단은 신체적 의존의 맥락에서 발생한다. 알코올 금단은 심각한 의존 증상이 있는 사람들이 음주량을 줄이면서 발생한다. 그렇지만 현저한 금단 증상은 전형적으로 갑작스럽게, 완전히 음주를 중단할 때 발생한다. 금단 증상은 보통 가장 마지막으로 음주한 지 4~12시간 이내에 시작되고, 가장 마지막으로 술을 마신 지 24~48시간 사이에 강도가 절정에 달한다.

금단에 대한 약물치료의 주요 목표는 알코올 금단의 가장 심각한 합병증 2가지, 즉 ① 대발작과 ② 알코올 금단 섬망('진전섬망증'으로도 불림)을 피하는 것이다. 발작은 금단을 경험하고 있는 환자들의 약 3% 사이에서 발생하는데, 전형적으로 가장 마지막으로 술을 마신 지 7~48시간 사이에 발생하며, 대부분 17~24시간 사이에 발생한다. 어떤 상황에서는 경련에 이어 알코올 금단 섬망이 나타나기도 한다. 이는 의식 와해와 오르내림이 특징으로, 일반적으로 심각한 정도의 자율신경계의 과잉행동을 동반한다. 섬망 발생 위험이 가장 높은 환자들은 심각한 의학적 질병이 있고, 오랫동안 엄청난 정도의 폭음을 일삼았던 과거력이 있는 사람들이다. 알코올 금단 섬망은 때로 치명적이기 때문에 집중적으로 모니터되고 있는 의학적 장면에서 적극적으로 치료될 필요가 있다. 발작은 때로 섬망으로 이어지지만, 그 반대의 경우는 거의 발생하지 않는다는 사실에 주목할 필요가 있다. 그러므로 만일 환자가 섬망을 경험하고 나서 대발작이 발생한다면, 임상가는 발작(예 경막하혈종subdural hematoma)의 또 다른 원인을 탐색해야 한다.

언더우드 씨는 또한 '알코올사용장애' 진단기준에 부합된다. 그는 술을 끊으려고 반복적으로 노력했음에도 불구하고 다량의 술을 마셔 왔다. 그의 알코올에 대한 갈망은 강력한 상태다. 언더우드 씨는 직접적으로 알코올 사용에 의해 악화되어 온 것으로 보이는 직장 문제와 부부관계 불화에도 불구하고 밤에 마신 술을 깨는 데 필요한 시간까지 계속해서 술을 마셔 댔다. 그는 또한 내성과 금단이 있음을 보여 주고 있다. 언더우드 씨는 알코올사용장애의 11개 기준 중 적어도 8개에 부합된다. 그러므로 '고도severe' 명시자에 해당한다.

❖ 진단

- 알코올 금단
- 알코올사용장애, 고도

❖ 읽을거리

Askgaard G, Hallas J, Fink-Jensen A, et al: Phenobarbital compared to benzodiazepines in alcohol withdrawal treatment: a register-based cohort study of subsequent benzodiazepine use, alcohol recidivism and mortality. Drug Alcohol Depend 161:258-264, 2016

Holleck JL, Merchant N, Gunderson CG: Symptom-triggered therapy for alcohol withdrawal syndrome: a systematic review and meta-analysis of randomized controlled trials. J Gen Intern Med 34(6):1018-1024, 2019

사례 16.3

중독

Addiction

Petros Levounis, M.D., M.A.

올리버 빈센트Oliver Vincent는 자신을 중독자로 보지 않았다. 그는 항상 '매사에 정상에 있었다'. 그는 자수성가하여 35세가 되기도 전에 의류 프랜차이즈를 여러 개 소유하고 있을 정도로 부자가 되었다. 현재는 뉴욕시에 있는 단순히 편리한 수준 이상인 고급아파트에서 전 반려자와 살고 있고, 매일 건강관리를 위해 운동을 하고 있으며, 사랑스러운 친구들로 구성된 회사에서 즐겁게 근무하고 있다. 지금은 독신이지만, 언젠가는(곧 이루어지겠지만) 완벽한 남성을 만나 삶을 공유할 거라는 생각을 포기하지 않고 있다. 빈센트 씨는 19세 때 자신의 아일랜드계 가톨릭 가족들에게 커밍아웃 했다. 빈센트 씨가 고백하기 훨씬 전부터 그의 부모는 이미 그가 게이인 것으로 짐작하고 있었고, 새로운 소식일 것 같지 않은 사실을 잘 받아들였다. 이들은 아들의 성적 취향 때문에 차별받거나, 다치거나, 외롭게 살아가게 될까 봐 염려했다. 진실은 감추어질 수 없었지만, 빈센트 씨는 '당당하고 자랑스러워out and proud'했고, 즐겁게 생활했다.

빈센트 씨가 자신에게 물질 사용 문제가 있다는 사실을 알게 되었을 때, 그는 모든 일을 처리해 왔던 동일한 방식, 즉 정면돌파 방식으로 그 문제에 대해 언급했다. 그는 난생처음 정신건강 전문의를 만나 보기로 결심했다.

빈센트 씨는 주말 '파티와 놀이party and play'[1] 활동을 중심으로 돌아가는 패턴에 대해 설명했다. 금요일과 토요일 저녁, 그리고 때로 주중에도 그는 친구들과 외식을 하고는 클럽이나 사적인 파티에 참석하곤 했다. 그는 저녁 시간에 칵테일 2~3잔과 와인 4~5잔을 마시곤 했다. 술이 없다면, 그는 물질에 대해 쉽게 '싫다'고 말할 수 있었다. 그러나 그는 "웅성거리면서 즐거운 시간을 보내다 누군가 코카인을 가지고 있으면(주변에 누군가는 항상 코카인을 가지고 있는 사람이 있어요), 코카인을 하게 되죠. 그러면 이내 제 심장이 내달리기 시작하면서 저는 또 누군가를 낚기 위해 제가 할 수 있는 모든 것을 하게 됩니다. 저는 온라인을 이용하곤 하는데, 요즘에는 Scruff와 Grindr[2]에 다 있습니다."라고 말했다.

전반적으로, 빈센트 씨는 일주일에 서너 차례 술을 마셨고 코카인을 사용했다. 그

1 party and play, 즉 '파티와 놀이'는 각각 마약과 섹스를 나타내는 은어로, 줄여서 PNP로도 불림

2 Scruff and Grindr, 즉 스크러프와 그라인더는 GPS를 사용하여 사람의 지리적 위치에서 유사한 성향이 있는 사람들을 식별하고 연결하는 스마트폰 애플리케이션임

리고 그는 "때로 '티나Tina'(***역자 주.** 크리스탈 메스암페타민을 지칭하는 은어)와 '배스 솔트bath salts'[3]를 흡입했어요."라고 말했다. 그는 월요일 아침 회의는 준비를 할 수 없어서 거의 참석할 수 없었고, 지난 6개월 동안 코카인을 끊으려고 애썼지만 실패했다.

빈센트 씨가 주기적으로 코카인을 사용하게 된 이래, 그는 체중이 줄었고 수면에 어려움을 겪었다. 그는 체육관에서 애쓰고 있는 것이 헛수고가 될 것을 염려하고 있었다. 그의 사업은 계속 번창하고 있었지만, 그의 효율성은 점차 떨어졌다. 가장 중요한 사실은 그가 자극제로 고양되어 있을 때는 안전하지 않은 성관계를 했다는 점이다. 그는 HIV 혈청변환seroconversion을 염려했다.

❖ 논의

빈센트 씨는 '코카인사용장애cocaine use disorder'가 있다. 만일 크리스탈 메스암페타민 또는 배스 솔트의 사용이 현저한 것으로 여겨진다면, 보다 정확한 진단은 '자극제사용장애stimulant use disorder'가 될 것이다. DSM-5에 의하면, 자극제(이 사례에서는 구체적으로 코카인)사용장애에는 11개 진단기준 중 적어도 2개가 동반된 현저한 손상과 고통 패턴이 포함되어 있다. 빈센트 씨는 사용량을 줄이고자 지속적으로 노력했음에도 불구하고 실패를 거듭해 왔고, 약물로 인해 고양된 상태에서 반복적으로 보호조치 없이 성관계를 맺어 왔다. 현재는 동반자 위험성attendant risks이 있음을 깨닫고 있고, 매주 월요일마다 금단을 겪고 있는 것 같다. 빈센트 씨의 질환은 적어도 DSM-5의 기준 A 증상 4개에 부합되고, 심각도는 '중등도moderate'에 해당될 것이다.

빈센트 씨의 상황은 2개의 분리된 진단(물질남용과 물질의존)에서 통합된 DSM-5의 물질사용장애로의 변화에 대한 근거가 되고 있다. DSM-IV 체계에서 남용abuse은 의존dependence보다는 덜 심각한 장애를 나타내는 의미로 사용되었으나, 빈센트 씨의 경우 같은 사례는 진단적으로 이의가 제기될 수 있다. 신체적으로 위험한 상황(HIV에 감염될 수 있는 위험한 상황에서 보호조치 없이 성관계를 맺음)에서 코카인을

---

3 티나(Tina)는 크리스탈 메스암페타민(crystal methamphetamine)을 나타내는 은어로, 크리스탈(crystal)을 유추할 수 있는 크리스티나(Christina)에서 끝부분(Tina)만 살린 명칭임. 배스 솔트(Bath salt)는 다양한 합성 자극제(예 카티논 유도체)를 함유한 분말을 나타내는 은어임

사용하는 상태가 아니라면, 빈센트 씨의 장애는 DSM-IV의 코카인 의존 기준에 완전히 부합되겠지만, 남용 기준에는 부합되지 않을 것이라는 점에서 계통적으로 혼란스러운 체계였음을 알 수 있다. DSM-5에서는 이 두 가지 진단이 통합되었고, 세 가지 심각도 수준(경도, 중등도, 고도)에 대해 기술되어 있다.

빈센트 씨는 몇 가지 다른 DSM-5 진단에 부합될 수 있다. 만일 토요일 밤에 평가를 받는다면, 그는 심박급속증tachycardia과 판단력 저하 증상을 감안할 때, '코카인 중독cocaine intoxication'에 부합될 것이다. 만일 월요일 아침에 평가를 받는다면, 그는 불쾌감과 피로감 같은 특징으로 인해 '코카인 금단cocaine withdrawal' 기준에 부합될 것이다. 빈센트 씨의 알코올 사용 또한 문제의 소지가 있다. 이는 직접적으로 코카인 사용으로 이어지는 것으로 보인다. 추가로 밝혀지게 될 과거력에 따라, 알코올사용장애의 수준이 높아지거나 그렇지 않을 수 있다.

후속 조사를 통해 추가적인 증상을 밝혀낼 수 있을 것이다. 그러나 빈센트 씨는 주요우울장애, 불안장애, 성격장애, 또는 외상 관련 장애로 고통을 겪고 있는 것 같지는 않다. 그의 물질 사용은 주로 사회적 결정요인들에 의해 촉발되었던 것으로 보인다. 특히 '파티와 놀이party and play' 같은 게이 남성 커뮤니티의 하위문화가 그 예다. 이 모임에서는 자극제 사용이 수용되었고, 정당화되었으며, 궁극적으로 일상화되어 왔다.

물질을 사용하는 많은 환자는 동시에 발생하는 다른 정신건강의학적 장애를 가지고 있고, 물질 사용이 어떤 종류의 주요 기분장해 또는 다른 정신의학적 문제로 인한 것으로 및/또는 그 결과로 초래되었을 것으로 추정하고 싶은 유혹을 종종 느끼게 된다. 그럼에도 불구하고, 상당수의 중독 환자들은 동반이환이 없다. 아마도 빈센트 씨의 부모를 포함해서 많은 사람은 레즈비언, 게이, 양성애자, 트랜스젠더, 퀴어, 그리고 기타 성적 및 젠더 소수자들(LGBTQ+)이 불행하고 외로운 삶을 살고 있고, 다양한 정신건강의학적 진단이 거의 불가피할 것으로 추정한다. 또 다른 고정관념에 의하면, 자극제 사용과 안전하지 않은 성관계는 게이 하위문화의 일상화된 일부이므로, 단순히 '파티와 놀이'에 당연히 포함되어야 할 부분으로 받아들여야 한다는 의식이 포함되어 있다. 이 두 가지 고정관념은 각각 임상가를 단순화시키고, 효율성을 감소시키며, 정신병리에 대한 과대 또는 과소 평가로 이어지게 할 수 있다.

더욱이, 위험하고 스트레스를 유발하는 행동은 때로 하위문화(예 도시의 젊은 게이 남성들의 하위문화)에 내재된 일부인 것 같지만, 넓은 범주 안에 속하는 사람들 대부분은 물질 사용 또는 반복적으로 위험한 성관계를 하지 않는다는 사실을 기억할 필요가 있다. 빈센트 씨가 정신건강의학적 진료를 위해 클리닉을 찾은 것은 그 자신이 다른 관점에서 보면 멋진 삶의 이러한 측면들이 통제 불능 상태가 되었고, 전문가의 도움이 필요한 상태가 되었음을 암시하고 있다.

❖ 진단

- 코카인사용장애, 중등도

❖ 읽을거리

Levounis P, Ruggiero JS: Outpatient management of crystal methamphetamine dependence among gay and bisexual men: how can it be done? Primary Psychiatry 13(2):75–80, 2006

Levounis P, Yarbrough E (eds): Pocket Guide to LGBTQ Mental Health: Understanding the Spectrum of Gender and Sexuality. Washington, DC, American Psychiatric Association Publishing, 2020

Levounis P, Zerbo EA, Aggarwal R (eds): Pocket Guide to Addiction Assessment and Treatment.

Arlington, VA, American Psychiatric Association Publishing, 2016

Levounis P, Arnaout B, Marienfeld CB (eds): Motivational Interviewing for Clinical Practice. Arlington, VA, American Psychiatric Association Publishing, 2017

사례 16.4

무릎 통증

Knee Pain

Jonathan Avery, M.D.
Stephen Ross, M.D.

피터 윈터스Peter Winters(46세, 남, 백인)는 목사로, 만성 우측 무릎 통증이 있는 상황에서 우울 증상과 아편계 오용 문제로 1차 진료 의사에 의해 정신건강의학과 외래환자 담당부서에 의뢰됐다.

윈터스 씨는 17개월 전에 농구를 하다가 우측 무릎을 다쳤다. 그의 어머니는 요통 때문에 복용하던 하이드로코돈-아세트아미노펜hydrocodone-acetaminophen 몇 알을 그에게 주었다. 그는 이 약이 도움이 된다는 사실을 알게 되었다. 이 알약이 떨어지고 통증이 지속되자, 그는 응급실을 찾았다. 거기서 그는 경미한 정도로 삐었다는 말을 들었다. 그는 하이드로코돈-아세트아미노펜 1개월분을 처방받았다. 그는 1개월간 처방받은 대로 알약을 복용했고, 통증은 사라졌다.

그러나 알약 복용을 중단하자, 윈터스 씨의 무릎 통증이 재발되었다. 그는 정형외과 의사를 찾았고, 그 의사는 영상검사를 실시하고는 구조적 손상은 없다는 결론을 내렸다. 그는 또다시 하이드로코돈-아세트아미노펜 1개월분을 처방받았다. 그런데 이번에는 통증 완화를 위해, 처방된 것보다 더 많은 양의 약이 필요했다. 또한 약물을 복용하지 않으면, 불쾌감과 통증이 느껴졌고, 더 많은 양의 아편계 약물opioids(***역자 주.** 아편과 비슷한 작용을 하는 합성 진통 · 마취제)을 '갈망craving'하게 되었다. 그가 정형외과 의사를 다시 찾아가자, 그 의사는 그를 통증 전문의에게 의뢰했다.

윈터스 씨는 당혹스러워하면서 자신의 믿음과 힘이 통증 극복에 반드시 도움을 줄 거라고 믿는다면서, 통증 전문의에게 가지 않았다. 그러나 곧 통증 완화를 위한 약물 없이는 도저히 살 수 없다는 사실을 깨달았다. 약물 사용을 중단할 때 생기는 불쾌감과 근육통 때문이었다. 그는 또한 '기분이 고조되는 상태를 즐기기' 시작했고, 강력한 갈망 상태를 경험했다. 그는 빈번히 응급실을 드나들면서 더 많은 아편계 약물을 처방받았고, 그의 우측 무릎 통증의 시기와 특성에 대해 자주 거짓말을 했으며, 두 차례나 어머니의 알약을 훔치기까지 했다. 그는 더 많은 아편계 약물을 구하기 위한 방안 마련에 집착하게 되었다. 그럴수록 그의 업무와 가정생활은 고통을 받았다. 그는 특히 아편계 약물이 자신의 삶에 미치는 영향을 생각하면 기분이 울적해졌지만, 다른 기분 또는 자율신경계 증상은 없다고 했다. 결국 그는 1차 진료 의사에게 아편 사용과 울적한 기분에 대해 털어놓았다. 그러자 그 의사는 그를 외래환자 정신건강의학과 클리닉에 의뢰했다.

윈터스 씨는 두 차례나 주요우울삽화의 과거력이 있다. 이 삽화는 그의 1차 진료 의사가 처방해 준 에스시탈로프람으로 완쾌되었다. 20대 때는 알코올사용장애 과거력이 있었다. 가족들이 개입한 이후, 그는 가까스로 혼자 힘으로 알코올 사용을 중단할 수 있었다. 그는 매일 담배 두 갑을 피웠다. 아버지는 우울증에 시달렸고, 외가 쪽 식구의 '거의 모든 사람'이 중독 문제가 있었다. 그는 현재의 아내와 결혼해서 20년 동안 살고 있다. 이들 부부에게는 학령기에 있는 두 자녀가 있었고, 그는 15년간 교회의 목사로 일했다. 그의 1차 진료 의사가 최근 실시한 신체검진과 검사실검사 결과는 정상 범위 내에 있었다.

정신상태검사 당시, 윈터스 씨는 협조적이었고, 다른 정신운동 비정상성은 나타내지 않았다. 그는 대부분의 질문에 대해 거의 '예'와 '아니요'로 짧게 답했다. 말은 정상적인 속도와 어조로 했고, 사고이탈tangentiality이나 사고우회circumstantiality(***역자 주.** 사고의 형식적 장애의 일종으로, 사고의 최종목표에는 도달하는데, 도중에 지엽말단에 얽매어 요점이나 본질의 통찰이 부족하고 멀리 돌고 돌아 목표에 이르기까지 시간이 걸리는 장애)는 없었다. 그는 기분이 '엉망'이고, 정동은 불쾌감과 위축되어 있는 상태라고 했다. 또한 자신에게 편집증이나 환각 증상은 없고, 자해 또는 타해 의도 역시 없다고 부인했다. 기억은 최근과 과거의 것 모두 전반적으로 문제가 없었다.

❖ 논의

물질사용장애 중 처방된 아편계 약물을 비의학적인 용도로 남용하는 유병률은 대마초 오용 다음으로 높다. 임상가들은 종종 아편계 약물 처방에 앞서 중독 위험의 가능성을 고려하여 윈터스 씨 같은 사람들을 선별해 내지 않는다. 이 환자는 성직자일 뿐 아니라, 진통제를 복용하는 정당한 이유가 있다. 그러나 윈터스 씨는 처방된 아편계 약물 중독이 될 수 있는 몇 가지 위험요인(중독에 대한 개인력과 가족력, 현재 과도한 담배 사용, 우울증 병력 등)을 가지고 있다. 처음에 그는 처방받은 대로 약을 복용했지만, 그의 사용은 결국 그의 삶에 부정적인 영향을 미치는 통제 불능의 오용으로 이어졌다. DSM-5에 따르면, 윈터스 씨는 아편계사용장애opioid use disorder 진단을 받게 될 것이다.

DSM-5에서 아편계사용장애는 아편계 남용 및 아편계 의존성의 DSM-IV 범주를 대체한 것이다. 이러한 변화는 심각한 아편계 사용 문제가 있지만 아편계 남용과 의존성의 정의 밖에 있는 개인들을 임상가들이 더 잘 특성화할 수 있게 해 주었다. 아편계사용장애는 아편계 사용의 부적응 패턴이 12개월에 걸쳐 임상적으로 현저한 손상 또는 고통을 초래하고 11개 기준 중 적어도 2개 기준으로 나타날 때 진단될 수 있다. 윈터스 씨는 아편계사용장애의 적어도 6개 기준(① 주요 역할 의무를 다하지 못하는 결과를 초래하는 재발성 아편계 약물 사용, ② 내성, ③ 금단, ④ 갈망, ⑤ 의도한 것보다 더 긴 기간 동안 다량의 아편계 약물 사용, ⑥ 취득, 사용, 또는 아편계 약물 효과로부터의 회복에 필요한 활동으로 보내는 상당한 시간)을 나타내고 있다. 윈터스 씨의 경우, 갈망(물질 사용에 대한 강한 열망)이 매우 두드러진다. 갈망은 종종 중독의 특징적인 증상으로 나타난다는 점에서 DSM-5의 진단기준에 추가되었다.

윈터스 씨의 기분 증상들은 더 탐색할 필요는 없지만, 이 증상들은 그의 주요우울장애가 악화되고 있음을 나타내고 있을 수 있다. 아편계로 유발된 우울장애와 기분저하장애 역시 감별진단의 일부가 되어야 한다. 아편계사용장애가 있는 사람들에게 있어서 반드시 고려되어야 할 다른 정신건강의학적 진단으로는 '반사회성 성격장애'와 '외상후 스트레스장애(PTSD)'가 있다. 윈터스 씨는 1차 진료 의사에 의해 의학적으로 건강한 것으로 판명됐다. 그러나 HIV, C형 간염, 박테리아 감염 역시 주사를 통해 약물을 주입하는 아편계 사용자들에게서 흔히 나타난다. 그렇지만 처방된 아편계 약물만을 사용하는 사람들 사이에서는 덜 만연되어 있다.

윈터스 씨의 우울증, 그리고 아편계와 담배 사용에 대한 임상적 관심을 유도하는 것은 유용할 수 있지만, 무릎 통증에 지나치게 초점을 맞추는 것에 주의를 기울이는 것도 도움이 될 수 있다. 이러한 과도한 집중은 그의 우울증과 물질 사용을 악화시킬 수 있고, 전반적인 삶의 질을 떨어뜨릴 수 있다. 더 많은 정보가 필요하겠지만, 윈터스 씨는 DSM-5의 신체증상장애somatic symptom disorder(SSD)를 가지고 있을 수도 있다. SSD는 신체 증상 또는 관련된 건강 문제에 대한 과도한 생각, 감정, 행동을 유발할 뿐 아니라, 일상 활동을 현저하게 저해하고 그리고/또는 결과를 초래하는 1개 또는 그 이상의 신체 증상이 특징이다.

❖ 진단

- 아편계사용장애
- 담배사용장애
- 알코올사용장애, 관해 상태
- 주요우울장애

❖ 읽을거리

Boscarino JA, Rukstalis MR, Hoffman SN, et al: Prevalence of prescription opioid-use disorder among chronic pain patients: comparison of the DSM-5 vs. DSM-4 diagnostic criteria. J Addict Dis 30(3):185–194, 2011

Cheney B, Galanter M, Dermatis H, Ross S: Medical versus spiritual orientations: differential patient views toward recovery. Am J Drug Alcohol Abuse 35(5):301–304, 2009

Day P, Secrest S, Davis D, et al; ARCHNet Investigators: Prescription opioid use duration and beliefs about pain and pain medication in primary care patients. J Opioid Manag 16(6):425–434, 2020

Wu LT, Woody GE, Yang C, et al: Differences in onset and abuse/dependence episodes between prescription opioids and heroin: results from the National Epidemiologic Survey on Alcohol and Related Conditions. Subst Abuse Rehabil 2011(2):77–88, 2011

사례 16.5

곤두박질

A Downward Spiral

Charles H. Silberstein, M.D.

레이먼드 자비에Raymond Xavier(29세, 남, 이혼)는 시간제 조경사로, 자신의 삶이 곤두박질치고 있다는 호소내용으로 개인병원의 정신건강 전문의를 찾았다. 진료 예약 당시, 그는 6개월 동안 일정한 거주지 없이 지내고 있었다. 그는 자신의 자동차와 친구들 집 등 여러 곳을 전전하며 살아왔다. 병원을 찾기 전 1개월간은 숲에 텐트를 치고 살고 있었다. 그는 최근 생일을 맞아, 모처럼 부모에게 전화를 걸었다. 그러자 그의 부모는 그의 물질남용 치료를 위한 치료비를 지불해 주겠다고 제안했다. 단, 이들이 직접 지불하는 조건이었다.

자비에 씨는 자신의 문제가 24세 때 시작됐다고 했다. 당시 그는 갓 결혼해 아내와 어린 자녀가 있었고 두 가지 일(공장 노무자와 지역 배달기사로 일함)을 하면서 겨우 연명하고 있었다. 그런데 일하다가 허리를 크게 다쳤고 통증 때문에 더 이상 일을 할 수 없게 되었을 때, 한 친구가 그에게 아세트아미노펜-옥시코돈[퍼코세트percocet(***역자 주.** 처방전이 필요한 진통제로, 자주 남용되기도 하는 약물)] 몇 알을 건네주었다. 이 약을 먹자, 통증이 사라졌을 뿐 아니라 기력과 기분이 전보다 훨씬 나아졌다. 그는 난생처음 자신이 '정상이고 행복하다'는 기분이 들었다.

자비에 씨는 1년 반 동안 하루에 네 알씩 지속적으로 복용했다. 그는 한 번에 한 알 이상 복용한 적은 없었다. 그 후 26세가 되었을 때, 그는 헤로인 반 봉지(길거리에서 5불 정도에 구매할 수 있음)를 흡입했다. "10분도 채 지나지 않아 말할 수 없는 다행감에 빠지더군요. 마치 퍼코세트 알약을 처음으로 입에 넣었을 때 기분의 10배 정도라고나 할까요……. 아무튼 일단 시작하면, 평생 그 첫 느낌을 다시 맛보려고 애쓰게 되죠. 그렇지만 다시 그 느낌을 경험할 수는 없어요." 헤로인을 시작한 지 몇 개월 지나지 않아, 그는 처음에 느꼈던 다행감을 어렴풋이나마 다시 느껴 보기 위해 주사기를 사용하기 시작했다.

헤로인을 처음 경험하고 나서는 사용 속도가 빨라졌다. 6개월이 채 지나지 않아 자비에 씨는 직장을 잃었고, 가족들과 헤어졌으며, 결국 노숙자 신세가 되었다. "제 차에서 자거나 그냥 길거리에서 자기도 했어요. 매일 30봉지(300불)까지 사용하면서 말이죠."

자비에 씨는 도움의 손길을 구하기 시작했다. 그는 아편계 사용자들을 위한 외래환자 재활 프로그램에 등록했다. 치료를 받고 있던 중에도 약물 사용에 대한 갈망은 무척 강렬했다. 자비에 씨는 여러 번 재발되었다고 했다. 그는 헤로인 주사약에 코카인을 섞기도 했다. 이 '스피드볼speedballs'[***역자 주.** 코카인에 헤로인 · 모르핀 또는 암페타민을 섞은 마약(주사)]은 잠시 자비에 씨의 새로운 형태의 약물이 되었으나, 그는 다시금 헤로인만 사용하게 되었다. 그동안 여러 차례 발생했던 돌발적인 과다사용이 처음 일어난 것은 27세 때 어떤 빈집에서였다. 그 후부터 그는 '10여 차례 병원에 입원해서 해독제를 맞았고, 중독치료를 받곤 했지만', 퇴원 후 몇 시간 또는 몇 주 지나지 않아 다시 재발되곤 했다.

약물 사용을 계속 하기 위한 돈을 마련하고자, 그는 남의 집에 들어가기도 하고, 친척집에서 물건을 훔치기도 했으며, 부도수표를 남발하기도 했다. "내가 가진 모든 돈, 동전 하나까지 몽땅 약물에 들어갔어요. 그래도 교도소에 가지 않은 것이 다행이죠. 그렇지만 모든 사람이 저를 미워하고 있으니 그렇게 운이 좋은 것만은 아니죠."

진료받기 1년 전, 그는 마서즈 빈야드Martha's Vinyard(***역자 주.** 미국 매사추세츠주 케이프코드Cape Code 연안의 섬으로 고급 휴양지임)로 이주하기로 결심했다. 그 이유는 그곳이 '조용한 곳이라는 말을 들었기' 때문이었다. 그는 소량의 메타돈methadone을 가지고 갔다. 그러나 궁극적인 금단 증상은 '엄청나게 매서웠다'.

그는 헤로인과 옥시코돈을 사용했다. 이 약물들은 쉽게 구할 수 있었기 때문이었다. 그렇지 않으면, 많은 양의 술을 마셔 댔다. 그러면서 그는 "술을 끊어야 할 것 같아요. 술 때문에 자꾸 말썽이 생겨서요."라고 말했다. 그는 또한 간헐적으로 디아제팜diazepam[바륨Valium(***역자 주.** 신경안정제)]을 복용했지만, 큰 문제는 되지 않았다. 그렇게라도 해야 하루를 지탱해 나갈 수 있었기 때문이었다.

그는 가끔씩 조경사로 일했다. 그를 고용한 사람은 약물중독자모임Narcotics Anonymous(NA)에서 만난 사람이었다. 그가 일을 시작한 지 얼마 지나지 않아, 고용주는 그에게 다음에 할 일이 더 있으면 꼭 연락해 주겠다는 뜻을 밝혔다. 그러나 자비에 씨가 약물 사용을 중단하기 전까지 그 고용주는 실제로 그를 고용할 생각이 없었을 것이다. 그 후 그는 사무용품 판매원, 수의사 보조원, 주유소 종업원 등 다양한 임시직 일을 했다. 그는 2년 넘게 자신의 딸을 만나지 못했다.

검사 당시, 자비에 씨는 단정하지 못한 모습이었다. 그는 대체로 협조적이었으나, 안절부절못하는 것처럼 보였고, 한 차례 급히 방을 나가기도 했다. 돌아와서는 설사가 났었다고 했다. 그의 동공은 확대된 상태였고, 피부는 발한과 입모 piloerection(***역자 주.** 털이 곤두서 있는 상태) 증상이 눈에 띄었다. 그는 여러 차례 하품을 했고, 과민하고 불만스러워 보였다. 그의 팔과 다리는 경련이 일어나는 것처럼 자주 씰룩거렸다. 그는 반복적으로 코를 풀었고, 눈에는 눈물이 맺혀 있는 것처럼 보였다. 그의 말은 빨랐고, 참을성이 없는 것처럼 보였다. 그는 자신에게 정신병적 증상, 자살경향성, 살해경향성은 없다고 했다. 그는 서브옥손suboxone[***역자 주.** 헤로인 사용량 증가를 멈추게 하고 싶어 하는 사람들에게 처방해 주는 약물로, 부프레노르핀buprenorphine과 날록손naloxone(모르핀 등의 마약에 대한 길항제)이 있음]을 좀 구할 수 있다면, 일도 계속할 수 있고 진짜 아버지도 될 수 있을 거라는 희망을 가지고 있다고 말했다. 검사실검사 결과, HIV와 A형 · B형 · C형 간염에 대해 음성으로 나왔다.

❖ 논의

헤로인 또는 메타돈을 복용하지 않는 것에 대한 반응으로, 자비에 씨는 급성 아편계 금단의 전형인 증상군을 겪고 있다. 이 증상군에는 설사, 유루증lacrimation(***역자 주.** 눈물이 지나치게 많이 나오는 증상)과 비루증rhinorrhea(***역자 주.** 코 점액이 지나치게 많이 나오는 증상), 동공산대, 발한, 하품, 좌불안석, 간헐적 다리 경련(이로 인해 '발차기 습관'이라는 말이 파생됨)이 포함된다. 그는 불쾌감, 불안 기분을 가지고 있다.

급성 아편계 금단의 원인이 될 수 있는 증상들은 다양한 기타 DSM-5 장애와 중첩된다. 예컨대, 자비에 씨의 불안증과 우울증은 현저하지만, 직접적으로 금단 경험과 관련되어 있을 수 있다. 이러한 상황에서는 어떤 별도의 진단도 확실하지는 않다. 만일 증상이 즉각적인 금단 기간(특정 아편계의 반감기에 따라 다양한 지속기간) 이후까지 확대된다면, 가능한 진단은 물질로 유발된 우울(또는 불안)장애가 될 것이다. 만일 증상들이 물질 사용을 중단한 지 1개월간 지속된다면, 자율장애

autonomous disorder로 진단될 수 있다(물질 사용에 의해 촉발되었지만).

환자는 또한 간헐적으로 디아제팜(***역자 주.** 진정제의 일종)을 사용하고 있을 뿐 아니라, 현저한 정도로 알코올을 남용하고 있다고 한다. 이 두 가지 물질은 강력한 금단 증상을 유발할 수 있고, 현재 임상상clinical picture의 원인을 제공하고 있을 수 있다. 그러나 이 두 가지 물질은 유루증, 하품, 설사 등의 구체적인 아편계 금단 증상 유발의 원인은 아니다. 자비에 씨는 알코올 사용량을 잘 모른다. 그러나 그는 "저는 술을 끊을 필요가 있어요. 술로 인해 문제가 많이 일어나거든요."라고 말하고 있다. 그가 술을 얼마만큼 마시고 있는지 잘 모르는 상태에서 그는 자신이 의도한 것보다 더 많은 양의 술을 마시고 있고, 음주 관련 문제들을 가지고 있다고 언급하고 있다. 이러한 점을 감안할 때, 그는 알코올사용장애가 있는 것으로 볼 수 있다.

자비에 씨는 낯선 사람들과 가족들의 물건을 훔친 적이 있고, 아내와 자녀를 버렸으며, 누가 봐도 신뢰할 수 없는 피고용인으로 보인다. 이러한 사실은 반사회성 성격장애를 고려하는 방향으로 이어질 수 있다. 그러나 헤로인은 불법이면서 값이 비싸다. 그리고 웬만한 직장생활을 하는 사람으로서는 충분한 양의 헤로인을 손에 넣기란 거의 불가능하다. 이러한 이유로, DSM-5에서는 행동이 직접적으로 약물을 구하기 위한 노력으로부터 파생되지 않는 경우에는 반사회성 성격장애로 진단하지 않도록 제안하고 있다. 그렇지만 만일 반사회적 행동이 아동기 또는 물질남용의 발생 이전에 나타난다면, 두 가지 진단 모두 내려질 수 있다. 헤로인 취득과 무관한 반사회적 행동의 과거력이 없다면, 자비에 씨는 반사회성 성격장애의 진단기준에 부합되지 않겠지만, 성인 반사회적 행동 진단에는 부합될 수 있다. 이 장애는 '임상적 관심의 초점이 될 수 있는 기타 상태' 장에 속해 있다. 이 장에는 수록되어 있지만 DSM-5의 본문에서는 다루고 있지 않은 다른 진단과 마찬가지로, 성인 반사회적 행동은 ICD-10-CM Z부호와 연결되어 있다.

물론 더욱 명백한 것은 자비에 씨는 고도의 아편계사용장애에 부합된다는 점이다. 이 진단은 의학적 관리감독 없이 강박적이고 오랫동안 자기투약을 통한 아편계 사용이 특징이다. 자비에 씨의 아편계 사용은 DSM-5의 11개 기준 모두에 부합된다. 이 기준에는 ① 의도한 것보다 더 많은 양의 아편계 복용, ② 아편계 복용량 감소 불능, ③ 아편계의 취득, 사용, 그리고 아편계 효과로부터의 회복을 위한 과도한 시간 소비, ④ 갈망, ⑤ 역할 의무 이행 불능, ⑥ 지속적인 사회적 · 대인관계 문제, ⑦ 활동 감소, ⑧ 신체적 위험에의 노출, ⑨ 결과를 알고 있음에도 계속적인 사용, ⑩ 내성, ⑪ 금단이 포함된다.

여러 측면에 있어서 자비에 씨의 증상은 고전적이다. 이 증상들은 전형적으로 10대 후반에서 20대 초반에 발병된다. 첫 번째 사용했을 때 '정상적이고 행복한' 느낌을 경험하게 되는 것은 '고양된 느낌을 뒤쫓는' 것, 즉 이러한 초기의 안녕감과 다행감을 무모하게 추구하는 것 같이 흔한 일이다. 아편계 사용자들에 따라서는 직장과 가정생활을 유지하기도 하지만, 많은 경우 절망적인 부정적 소용돌이에서 헤어나오지 못하고 만다. 그러나 자비에 씨는 물질 사용자들 사이에서 정맥주사 사용으로 인해 흔히 발견되는 HIV와 A형 · B형 · C형 간염과 같은 바이러스에 감염되지 않았기 때문에 한 가지 측면에서 비전형적이다.

❖ 진단

- 아편계 금단
- 아편계사용장애
- 알코올사용장애

❖ 읽을거리

Shorter D, Kosten T: The pharmacology of opioids, in The ASAM Principles of Addiction Medicine, 6th Edition. Edited by Miller SC, Fiellin DA, Rosenthal RN, Saitz R. Philadelphia, Wolters Kluwer, 2019, pp 136–149

사례 16.6

스트레스와 물질남용

Stress and Substance Abuse

Britney Lambert, M.D.
Coreen Domingo, D.P.H., M.P.H.
Thomas R. Kosten, M.D.
Daryl Shorter, M.D.

숀 예이츠 Shaun Yates(32세, 남, 기혼)는 아프리카계 미국인 정보기술(IT) 보안 분석가로, '스트레스 받는' 느낌 때문에 치료를 받기 위해 사설 정신건강 전문의를 찾았다. 그와 그의 아내는 2명의 어린 자녀를 두었고, 그는 대가족을 포함한 안정적인 사회생활을 하고 있다고 한다. 이번이 그의 첫 정신건강의학적 평가였다. 그는 과거에 정신건강의학적 병력이 없다고 했다.

예이츠 씨는 4개월 전 자신이 살고 있는 도시에서 발생한 한 죽음에 대해 증가한 자신의 스트레스를 추적했다. 그 죽음은 녹화된 것으로, 동영상에는 비무장 상태의 흑인 남성이 그에게 절도 혐의를 제기한 2명의 백인 비번 경찰에 의해 살해되는 장면이 들어 있었다. 많은 사람처럼, 예이츠 씨는 자신의 소셜 미디어 '타임라인timeline'을 통해 그 동영상을 처음 봤고, 그곳에서 친구들에 의해 일상적으로 다시 업로드되었다. 그 살인사건은 그의 고향에서 일어났기 때문에 지역의 큰 관심을 받았다.

예이츠 씨의 소셜 미디어 타임라인은 흑인 남성에 대한 경찰의 잔혹성과 관련된 다른 예들로 가득 차기 시작했다. 그는 동영상이 '유행trending'하고 있었기 때문에 그것을 봤고, 걸러지지 않고, 아무런 경고 없이 갑자기 소셜 미디어 타임라인에 나타났다고 말했다. 게다가, 그는 다른 흑인 남성들의 죽음 및 학대와 관련된 뉴스 프로그램, 소셜 미디어 게시물, 그리고 지역사회 추모비에 대해 점점 더 인식하게 되었다. 비록 그는 이런 비극에 대한 세부 사항을 피하려고 노력한다고 묘사했지만, 그는 뉴스, 이미지, 동영상을 피할 수 없었고, 점점 더 그의 아내, 어린 아들들, 대가족, 그리고 그 자신의 안전에 대한 두려움에 집착하게 되었다고 말했다.

예이츠 씨는 정상적인 상황에서 '이런 것에 대해 이야기하는 것을 좋아하지 않는다'고 말했지만, 그의 아내는 그가 '예전의 모습이 아닌 것 같다'는 우려 때문에 치료를 받아야 한다고 주장했다. 예이츠 씨는 평가를 담당한 정신건강 전문의가 그가 인종차별주의에 대해 편집증적이거나 지나치게 민감하지 않다는 것을 이해해 주기를 원했고, 최근까지 그는 '구획화compartmentalizing'(***역자 주**. 서로 영향을 주지 않도록 구분하는 일)에 능했다고 말했다. 그럼에도 불구하고, 그는 비무장 상태의 흑인 남성들에 대한 폭력에 관해 생각을 멈추는 것이 어려워졌음을 인정했다. 그는 최근 이 사건과 관련된 이미지와 논평에 대한 노출을 주도적으로 최소화하기 위해 소셜 미디어 계정을 비활성화했다. 소셜 미디어 사용의 중단 외에, 그는 신문, 인터넷, 텔레비전을 피하고 있다고 했다.

예이츠 씨는 또한 자신이 초조해지고, 긴장되며, 항상 공격으로부터 경계하고 있다고 언급했다. 그는 집 근처에 머무는 것을 선호하면서 도시 주변의 탐색을 점차 줄였다. 이전에 그는 매일 아침 출근 전에 조깅을 했지만, '문제를 일으키고 싶지 않아서' 동네 공원에서의 조깅을 그만두었다. 예이츠 씨는 지난 3개월 동안 경찰관들에게 쫓기는 생생한 불안감을 주는 꿈 때문에 수면에 방해를 받았다고 말했다.

예이츠 씨에게 저녁 시간은 특히 스트레스였고, 최근에는 술과 대마초 사용을 늘려, 하루의 마지막에 '바람 쐬기unwind'를 했다. 그는 또 저녁 식사 후에 6개 들이 한 팩 또는 그 이상의 맥주를 마시기 시작했고, 종종 가족 은신처에서 '정신을 잃었다passing out'. 술은 그가 긴장을 푸는 데 도움을 주었고, 잠자기 전에 대마초 '한 모금a blunt'을 피우면, 수면이 개선되고 악몽이 줄어들었다. 그는 대마초의 가장 큰 문제는 어린 자녀들이 대마초 피우는 것을 볼 수 있고, 직장에서 무작위 소변독소 검사를 통해 그의 사용이 감지될 수 있다고 아내가 불평하는 것이라고 말했다. 예이츠 씨는 점점 더 자주 직장에 지각했지만, 아내에게는 지각 때문에 상사로부터 두 번이나 질책을 받았다는 사실을 언급하지 않았다.

예이츠 씨는 19세 무렵에 처음으로 사교모임에서 대마초와 술을 모두 사용했다고 보고했다. 대학 시절 내내, 그는 매주 1~2회 소량의 대마초를 피웠고, 한 번에 2잔 이상의 맥주를 마시는 일은 거의 없었다. 대학 졸업 후 10년간, 그는 가끔 대마초를 피웠고, 주말에 맥주를 1~2잔 이상은 마시지 않는 경향이 있었다. 그는 담배를 피우거나 다른 물질을 사용한 적이 없었다. 그의 알코올과 대마초 사용은 평가 3개월 전, 동영상을 보기 시작한 이후에 증가했다.

예이츠 씨는 무가치감, 죄책감, 절망감을 경험하지 않았다고 부인했다. 그는 공황발작, 조증, 정신병, 또는 강박 증상의 병력이 없다고 했고, 정신건강의학적 입원 또는 외래 치료를 받은 적이 없다고 부인했다. 그는 자살사고, 자살시도, 또는 이전의 자살경향성 과거력이 없다고 부인했다. 베트남에서 군복무를 마친 뒤, 외상 후 스트레스장애가 발생한 아버지 외에는 가족의 정신건강의학적 병력은 없었다.

❖ 논의

예이츠 씨는 비무장 흑인 남성들의 치명적인 총격 장면이 담긴 동영상을 본 후, 사랑하는 사람들의 안전에 대한 스트레스와 걱정이 커져, 정신건강의학적 평가를 받기 위해 정신건강 전문의를 찾는다. 그는 근처에서 살해된 동영상을 반복적으로 본 다음, 전국에서 유사한 이미지와 동영상을 보았다고 기술하고 있다. 예이츠 씨는 '흑인으로 살아가기living while Black(***역자 주**. 흑인의 경우, 다른 인종에 비해 훨씬 더 많이, 과한 검문을 경찰에게 받는 것을 의미하는 신조어)'로 인한 신체적 피해 위협 외에도 유색인종, 특히 흑인 남성을 향한 폭력을 반복적으로 목격(또는 청취)하는 심리적 후유증으로 인해 더욱 스트레스를 받은 것으로 보인다.

예이츠 씨는 정신건강 전문의와의 대화에 난색을 표하며, 정신건강 전문의에게 자신이 '편집증적이지 않고', '인종차별에 대해 지나치게 민감하지 않다'고 확신시키기 위해 고심하고 있다. 이는 '정상normal'으로 보이려는 그의 바람과 관련된 것일 수도 있지만, 이 또한 제도적 체제에 대한 불신을 반영하는 것일 수도 있다. 만일 임상가가 정신건강 평가를 역사적으로 소외되거나 의료 기관에 의해 과소평가된 지역사회의 구성원들에게 어려운 일이 될 가능성이 큰 것으로 인식하고 있다면, 더 풍부한 개인력과 더 나은 동맹관계를 구축할 수 있을 것이다. 게다가, 예이츠 씨가 법 집행기관의 보호 역할에 맡겼을 수도 있는 신뢰는 폭력의 가해자가 비번 경찰이었다는 사실로 인해 심하게 흔들렸을 가능성이 크다. 사례보고서에는 정신건강 전문의의 젠더, 인종, 또는 민족성에 대한 언급이 없지만, 이런 특성은 예이츠 씨에 의해 체감되었을 것이고, 임상가와 환자의 상호작용의 본질에 영향을 미칠 것이다.

DSM-5 진단과 관련하여 예이츠 씨는 알코올과 대마초의 과도한 사용뿐 아니라, 심리적 증상군에 대해 자발적으로 기술하고 있다. 그의 '스트레스'에 대한 주된 불만은 다른 흑인 남성들을 살해하는 장면이 담긴 동영상을 반복적으로 보는 외상 경험과 명백하게 관련이 있는 것으로 보인다. 예이츠 씨는 외상후 스트레스 장애(PTSD)를 앓고 있던 아버지 밑에서 자랐고, 그 자신도 PTSD에 대한 대부분의 기준을 충족하고 있다. 그는 동영상에 대한 외상적 노출, 침습 증상(악몽, 선입견), 회피행동(조깅 중단), 사랑하는 사람과 자신의 안전에 대한 걱정, 각성 증상(초조, 과잉경계, 수면곤란)을 보고하고 있다. 이러한 증상은 1개월 이상 지속되었고, 상당한 고통을 초래하고 있다.

그러나 예이츠 씨는 그의 '지표 외상index trauma'의 특성 때문에 PTSD 진단기준을 충족하지 못할 것이다. DSM-5-TR에서 PTSD를 평가받는 성인은 네 가지 방법(① 직접 경험, ② 사건 목격, ③ 가까운 가족 또는 친한 친구에게 외상사건이 발생한 사실 획득, ④ 외상 사건의 부정적인 세부사항에 반복적 또는 극단적으로 노출된 경험) 중 하나로 심각한 외상에 노출되었을 것이다. DSM-5-TR에는 구체적으로 "전자매체, TV, 영화, 또는 사진을 통한" 노출은 "이 노출이 업무와 관련이 없는 한" 외상 노출로 간주될 수 없다고 명시되어 있다. 확장된 평가가 PTSD 진단으로 이어질 추가 정보를 이끌어 낼 수 있지만, 예이츠 씨는 '외상 및 스트레스 관련 장애'에 관한 장에 수록된 초기 진단, 즉 불안 동반 적응장애로 진단될 가능성이 있다. 적응장애의 기준에는 PTSD의 기준보다 덜 구체적이고, 스트레스 요인을 겪은 후, 정도 이상의 극심한 고통과 기능 손상이 포함되어 있다.

예이츠 씨의 알코올과 대마초로 인한 어려움은 최근 몇 개월 사이에 시작된 것으로 보인다. 이전에 그의 물질 사용은 임상적 관심이 필요할 정도는 아니었을 것이다. 그러나 평가 시점까지 그의 알코올과 대마초 사용은 여러 영역에 걸친 손상과 연관이 있다. 그의 알코올 사용은 아내와의 갈등(재발성 대인관계 문제에도 불구하고 사용)을 야기했고, 직장에서 질책(업무상 의무를 이행하지 않음)을 초래하고 있다. 이런 부정적인 결과를 인식하고 있음에도, 그는 사용량을 줄이지 않았고, 계속해서 과도한 소비(통제 또는 사용량 감소 불능)를 하고 있다. 예이츠 씨는 '알코올 사용장애, 경도' 기준을 충족하고 있다. 예이츠 씨는 대마초가 수면과 악몽에 도움이 되었다고 보고하는 반면, 그의 사용은 부부 갈등, 사용량 증가, 갈망으로 이어졌다. 따라서 에이츠 씨는 불안 동반 적응장애와 알코올사용장애, 경도 외에 대마사용장애, 경도에 대한 DSM-5 기준을 충족할 것이다.

진단

- 불안 동반 적응장애
- 알코올사용장애, 경도
- 대마사용장애, 경도

읽을거리

Alcantara C, Casement MD, Lewis-Fernandez R: Conditional risk for PTSD among Latinos: a systematic review of racial/ethnic differences and sociocultural explanations. Clin Psychol Rev 33(1):107–119, 2013

Mekawa Y, Carter S, Brown B, et al: Interpersonal trauma and posttraumatic stress disorder among Black women: does racial discrimination matter? J Trauma Dissociation 22(2):154–169, 2021

Motley RO Jr, Chen Y-C, Johnson C, Joe S: Exposure to community-based violence on social media among Black male emerging adults involved with the criminal justice system. Social Work Research 44(22):87–97, 2020

사례 16.7

도박

Gambling

Silvia Bernardi, M.D.

Carlos Blanco, M.D., Ph.D.

토머스 잠브라노Tomás Zambrano(36세, 남, 기혼)는 이민 1세대 히스패닉계 미국인으로, 평가와 치료를 받기 위해 대형 메디컬센터의 도박 클리닉을 찾았다.

교외에 위치한 고등학교의 미식축구 코치인 잠브라노 씨는 5세인 아들이 있었다. 그는 정신건강의학적 장애 또는 물질남용 과거력이 없다고 했다. 그는 적절히 잘 입고 치장했으며, 영어와 스페인어를 능숙하게 구사하면서 정상적인 어조와 크기로 말했다. 검사 당시, 인지기능에는 이상이 없었고, 정상 수준의 지능을 가지고 있는 것 같았다.

잠브라노 씨는 어려서부터 스포츠 도박과 카드 게임을 해 왔다. 평가 당시, 그는 도박이 '그의 문화의 일부'라는 점을 강조했다. 그의 아버지가 가장 좋아하는 취미이자 스트레스 해소법은 밤에 친구들과 포커를 하는 것이었고, 잠브라노 씨는 이 자리에서 나눈 부자간의 동지애를 애정으로 기억했다. 그에게 포커는 일과 관련된 스트레스 해소 방안으로 활용되었다. 그는 포커게임을 통해 지적 도전과 경쟁뿐 아니라 흥분감을 즐겼다.

그러나 카드게임은 잠브라노 씨에게는 단순히 재미를 주는 오락거리로 남지 않았다. 그는 포커 판에서 감당할 수 없을 만큼의 많은 돈을 잃었다. 치료를 위해 병원을 찾기 전 2년간, 그는 밤에 포커 판을 더 자주 벌이게 되었고, 그때마다 판돈은 커져만 갔다. 돈을 잃었을 때도, 그는 더 많은 돈을 판돈으로 걸면서 이번만큼은 자신에게 운이 따라 줄 것으로 굳게 믿곤 했다. 돈을 따게 되는 경우, 그는 굉장히 좋아하며 게임을 계속하면서 자신이 '연승가도를 달리고 있다on a streak'고 확신하곤 했다. 돈을 잃을 때마다 그는 자신이 무가치하고, 어리석고, 초조한 느낌이 들었지만, 전략을 잘 가다듬기만 하면 많은 돈을 따게 될 것이라고 믿는 경향이 있었다. 그때마다 그는 도박의 속도를 높여서 지금까지 잃은 돈을 회복하기 위해 거의 충동에 가까운 강력한 힘을 느끼곤 했다. 도박에서 손을 떼려고 할 때면, 그는 갑자기 초조해지면서 도박에 대한 생각이 뇌리에서 떠나지 않아 재빨리 포커의 밤으로 되돌아가곤 했다.

잠브라노 씨는 자포자기하는 심정으로 도박 클리닉을 찾았다. 매일 밤 지속된 포커로, 낮에는 몰려오는 피로감으로 인해 그렇게도 좋아했던 코치 역할을 제대로 수행할 수 없었다. 그는 다음에 있을 포커 게임 생각으로 낮 시간을 허비하기 일쑤였다. 그의 아내와 아들은 그가 가족과 함께하지 않는 시간을 보내는 데 대해 오랫동안 분노에 차 있었다. 그러던 중 그의 아내는 그가 아들의 대학 학자금을 모두 써 버렸고, 신용카드 빚이 3만 불(한화로 약 3,300만 원)이나 된다는 사실을 알게 되었다. 그의 아내가 이혼소송을 하겠다고 위협하자, 그는 마음 아파하고 우울해하면서 치료를 받겠다고 결심했다.

✣ 논의

잠브라노 씨는 도박에 빠져 있고, 도박으로 잃은 돈을 좇는 반복적 패턴을 보이고 있고, 점차 판돈이 커지는 도박을 해 왔다. 그는 도박으로 탕진한 돈에 대해 아내에게 거짓말을 늘어놓음으로써, 결혼과 직장생활을 위기에 몰아넣고 있다. 잠브라노 씨는 DSM-5의 도박장애 기준 9개 중 적어도 5개를 나타내고 있다(진단을 위해서는 9개 중 4개가 필수로 요구된다).

만일 과도한 도박이 조증 삽화 증상이라면 도박장애gambling disorder로 진단되지 않는다. 조증 삽화가 주 진단principal diagnosis인 경우, 환자는 흥분과 과대성의 맥락에서 주로 도박을 하는 경향이 있다. 또한 기력 향상 및 감소된 수면욕구 같은 양극성장애의 다른 증상들을 나타낼 것이다. 도박이 부적응적 대처 반응으로 사용되는 경우, 개인은 불안과 우울처럼 부정적인 기분 상태에 있는 동안 주로 도박활동에 빠지는 경향이 있다. 임상가는 환자들이 도박에서 돈을 잃게 되면, 기분 삽화와 적응장애뿐 아니라, 동반이환된 주요우울장애와 조증 또는 경조증도 유발시킬 수 있다는 사실을 유념해야 한다. 증상들 사이의 일시적인 관계와 강도에 대한 평가는 주 진단을 내리는 데 도움이 된다. 이 사례에서 잠브라노 씨는 특별히 모든 조증 증상에 대해 부인하고 있다.

잠브라노 씨는 모든 정신건강의학적 동반이환을 부인하고 있다는 점에서 다소 특이하다. 도박장애가 있는 사람들은 높은 비율로 물질사용장애, 성격장애, 기분장애, 및/또는 불안장애를 가지고 있다. 동반이환에 대한 정확한 평가는 치료 결정에 있어서 핵심이므로, 임상가로서는 잠브라노 씨가 다른 증상을 축소하고 있을 가능성을 탐색해 볼 필요가 있다.

잠브라노 씨는 아버지 역시 도박꾼이었다는 점에서 더욱 전형적이다. 도박장애가 있는 많은 사람에게는 도박에 빠진 1차 친족들이 있다. 그렇지만 행동 습득 대 유전적 전수가 어느 정도까지 영향을 미치는지에 대해서는 명확하지 않다.

임상 면담에서 잠브라노 씨는 자신의 도박행위를 출신가문의 문화적 맥락에서 기술하면서 문화적 요인이 도박장애 발병에 기여했을 가능성을 제기했다. 잠브라노 씨의 도박행동에 대한 개념화는 개인 정체성뿐 아니라, 다양한 치료전략의 효과에 깊은 영향을 줄 수 있기 때문에 포괄적인 치료 시행에 앞서, 문화적 요인에 대한 더 깊은 탐색이 필수로 요구된다.

❖ 진단

- 도박장애

❖ 읽을거리

Abbott MW: Gambling and gambling-related harm: recent World Health Organization initiatives. Public Health 184:56-59, 2020

Blanco C, Myers J, Kendler KS: Gambling, disordered gambling and their association with major depression and substance use: a Web-based cohort and twin-sibling study. Psychol Med 42(3): 497-508, 2012

Potenza MN, Balodis IM, Derevensky J, et al: Gambling disorder. Nat Rev Dis Primers 5(1):51, 2019

CHAPTER 17

신경인지장애

Neurocognitive Disorders

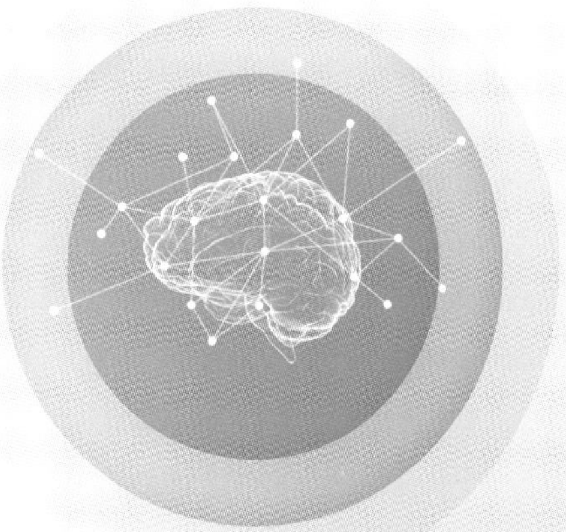

CHAPTER 17 신경인지장애
Neurocognitive Disorders

서문

John W. Barnhill, M.D.

신경인지장애neurocognitive disorders는 현저하고 후천적인 인지 결손이 특징이다. 이러한 인지장애는 폭넓은 2개의 집단, 즉 ① 급성 섬망acute delirium, ② 만성 신경인지장애(NCDs)로 나눌 수 있고, 각 집단은 더 세분화될 수 있다.

섬망delirium은 강렬하면서도 한 가지 또는 그 이상의 확인된 생리학적 촉진요인의 맥락에서 발달하는 주의력, 각성, 인지에 있어서 기복이 심한 장해가 특징이다. 섬망은 지속기간, 활동 수준, 병인에 따라 특징이 세분화될 수 있다. 의료적 질환으로 입원한 환자들 및/또는 물질남용 환자들 중 흔히 접할 수 있는 섬망은 주로 다중요인으로 된 병인에 대한 면밀한 탐색이 요구된다. 만일 섬망이 물질금단 또는 중독에 의해 발생한다면, 적절한 진단은 해당 물질사용장애와 동반이환된 섬망이다. 예컨대, 환자에 따라서는 알코올사용장애와 함께 알코올 금단 섬망, 급성, 과잉행동성을 가진 것으로 부호화될 수 있다.

급성 섬망에 대한 기술 외에, DSM-5-TR의 이 장에는 만성 신경인지장애에 대해서도 기술되어 있다. 진단기준과 관련하여 급성 섬망과 만성 신경인지장애는 분리되어 있지만, DSM-5-TR은 섬망이 장기적인 인지 저하와 상당한 관련이 있다는 증거가 축적되고 있음을 밝히고 있다.

명명법의 두 가지 측면이 혼란스러울 수 있다. 첫째, 만성 신경인지장애의 대부분은 일반적으로 치매dementia로 기술되어 왔다. 이 용어는 여전히 사용되고 있지만, 때로 경멸적인 의미를 내포하고 있는 것처럼 보인다. 게다가, 이 용어는 외상성 뇌손상traumatic brain injury(TBI) 같은 장애와 관련이 있는 갑작스러우면서도 정적인 인지 저하 증상이 나타나는 장애보다는 점진적이면서도 노인들에게 주로 발생하는 장애(예 알츠하이머병)로 여겨진다.

두 번째 쟁점은 '신경인지neurocognitive'라는 용어가 인지결손을 강조하고 있음을 암시한다는 것이다. 그러나 모든 신경인지장애에는 다수의 결손이 포함되어 있다. 또한 DSM-5에서는 NCD에 대한 평가에 복잡한 주의력, 학습과 기억, 언어, 시각구조상의 지각 능력, 사회적 인지 같은 집행기능을 포함시킬 것을 제안하고 있다. 더욱이, 모든 신경인지장애는 임상적으로 가장 눈에 띄면서도 역기능적 측면이 될 수 있는 두드러지는 성격과 행동 요인들을 가지고 있을 수 있다.

신경인지장애는 개인의 인지기능과 실제적 독립성 수준을 기준으로 주요major와 경도mild 범주로 나뉜다.

주요 신경인지장애는 이전에 정신건강의학, 의학, 신경학 내에서 사용되었던 기준을 따르고 있고, 유사한 결손과 보호가 필요한 일련의 사람들을 유용하게 구별해 내고 있다.

경도 신경인지장애는 DSM-5의 새로운 범주로, 손상 정도가 비교적 미미하지만, 여전히 현저한 환자들을 구별해 내기 위한 시도다. 정신건강의학에서 늘 그렇듯이, 과도하게 병리 증상으로 간주하는 것을 피하기 위해서는 임상적 판단이 필수로 요구된다. 예컨대, 간헐적인 '건망증senior moments'은 경도 NCD에 해당되지 않는다. 대신, 경도 NCD는 결손이 임상적 주의가 필요한 정도까지 삶의 질이 손상된 사람들을 구별해 내기 위한 의도가 있다. 경도 NCD 진단을 만든 두 번째 이유는 주요 신경인지장애의 대부분이 거의 예외 없이 점진적으로 발병된다는 현실 때문이다. 따라서 이러한 파국적인 충격을 최소화하기 위해서는 질병 진행의 초기 단계에서 발견·치료되어야 할 것이다.

읽을거리

Arciniegas DB, Yudofsky SC, Hales RE (eds): The American Psychiatric Association Publishing Textbook of Neuropsychiatry and Clinical Neurosciences, 6th Edition. Washington, DC, American Psychiatric Association Publishing, 2018

Goldberg TE, Chen C, Wang Y, et al: Association of delirium with long-term cognitive decline: a meta-analysis. JAMA Neurol 77(11):1373-1381, 2020

Inouye SK, Marcantonio ER, Kosar CM, et al: The short-term and long-term relationship between delirium and cognitive trajectory in older surgical patients. Alzheimers Dement 12(7):766-775, 2016

Steffens DC, Blazer DG, Thakur ME (eds): The American Psychiatric Publishing Textbook of Geriatric Psychiatry, 5th Edition. Arlington, VA, American Psychiatric Publishing, 2015

사례 17.1

불쾌감

Dysphoria

John W. Barnhill, M.D.

정신건강의학과 컨설턴트는 골반골절수술 후 불쾌감을 나타내고 있는 빅토르 알바레즈Victor Alvarez(76세, 남, 아내 사망 후 홀로 생활함)의 우울증 평가를 요청받았다. 마침 늦은 저녁이었고, 입원 팀이 아무도 없었던 때였다. 사회복지사는 차트에 환자의 골절이 그의 정리되지 않은 아파트에서 넘어지면서 생긴 것 같다는 메모를 남겼다. 메모에는 환자에게 자녀나 살아 있는 가족이 아무도 없다는 내용도 적혀 있었다.

알바레즈 씨를 병원으로 데려온 이웃사람은 환자가 최근 몇 년 동안 두문불출하면서 혼자 살아왔는데, 6개월 전 그의 아내가 세상을 떠난 후로는 자기를 스스로 돌보는 능력이 현저하게 떨어졌다는 사실을 전했다. 그러나 수술을 받던 날까지는 그의 아파트에서 독립적인 생활이 가능한 상태였다. 간호사로 일하고 있는 이웃사람이 구급차를 기다리고 있는 동안, 그녀의 남편이 알바레즈 씨와 함께 앉아 있었고, 그녀는 그의 아파트에 약병이 있는지 찾아보았다. 그녀가 발견한 것은 채 뜯지도 않은 아세트아미노펜 병과 먼지 덮인 고혈압 치료제가 담긴 병뿐이었다고 했다.

입원에 필요한 일상적인 검사실검사 결과에 의하면, 알바레즈 씨는 혈액 요소성 질소 수준이 상승되어 있었고, 알부민 수준은 낮았으며, 정상평균혈구용적이 높은 것으로 나타났다. 그의 혈압은 160/110이었다. 차트에는 수술과 관련되어 치료약물 외에, 한바탕 동요가 있은 후 할로페리돌 2mg을 투약받은 것으로 적혀 있었다. 할로페리돌을 투약한 지 1시간 후에 작성된 간호일지에는 환자가 '걱정스러워하면서 경직된 상태'라고 기록되어 있었다.

정신상태검사 당시, 알바레즈 씨는 정리되지 않은 침대에 45도로 누워 있었다. 그는 마른 체구에 측두에 소모성 질환이 있는 것처럼 보였다. 그의 정동은 슬픔, 걱정, 위축된 상태였고, 경직되고 불편해 보였다. 그는 면담자의 질문과 논평에 대해 즉각 반응하지 않았고, 대체로 눈을 감고 있다가 몇 차례 깜빡거리면서 눈을 뜨곤 했다. 그의 몸동작은 의식이 깨어 있음을 나타냈다. 여러 차례 시도한 끝에, 정신건강 전문의는 "나는 괜찮으니까 나가 주세요."라는 환자의 말을 들을 수 있었다. 그가 어디에 있는지 묻자, 알바레즈 씨는 '내 아파트'라고 대답했다. 그가 눈을 떴을 때, 환자는 혼돈 상태에 있는 것으로 보였다. 그는 다른 질문에는 답변하지 않았고, 시계그리기검사clock drawing test에도 응하지 않았다. 그날 이른 시간에 수술 팀은 일대일 회진을 했다. 수술 팀 의사는 환자가 주로 잠들어 있고, 그렇지 않을 때에는 침대에서 벗어나려고 하는 등, 하루 종일 이치에 닿지 않는 행동을 했다고 말했다.

❖ 논의

정보는 제한적이지만, 알바레즈 씨는 인식과 주의 수준에 있어서 장해가 발달되어 온 것으로 보인다. 그리고 이러한 문제는 극심하고, 외과 수술, 입원과 직접적으로 관련이 있는 것으로 보인다. 광범위한 평가를 통해 그의 인식 수준과 주의의 방향 설정, 초점, 유지, 이동 능력을 더 면밀히 측정할 수 있게 될 것이다. 또한 지남력, 관리 능력, 언어, 시지각, 학습, 기억에 있어서의 구체적인 결핍 사항에 대해 조심스럽게 기록되어야 할 것이다. 그러나 급성 장면에서 흔히 그런 것처럼, 정신건강 전문의는 불완전한 정보를 토대로 초기 진단을 내려야 한다. 그리고 알바레즈 씨는 DSM-5-TR의 섬망 증상기준에 부합되는 것으로 보인다.

섬망은 입원 환자들 사이에서 흔히 나타나는데, 특히 대퇴부 외과 수술을 받은 노인층 환자들을 비롯해서 환자들의 다른 하위집단에서 발생한다. 섬망은 흔히 치료진에 의해 정상화된다(예 이들은 "중환자실에서 다소 혼돈스러워하지 않는 사람이 누가 있겠어요?"라고 말할지 모른다). 동요가 동반되지 않는 조용한 혼돈은 일반적으로 간과된다. 알바레즈 씨의 사례에서 발생했듯이, 섬망은 이 중 한 가지 장애가 있는 환자들이 슬프고 걱정이 많은 것으로 보일 수 있다는 점에서 흔히 우울증으로 잘못 인식될 수 있다. 그러나 모든 신경인지장애가 그렇듯이, 섬망은 인지보다 더 영향을 미칠 수 있다. 낙상과 치료지연을 줄이고, 환자가 재정향하고 가족에게 이러한 급성 혼돈의 본질에 대해 상담해 줄 기회를 제공하는 등 다양한 이유로 인한 섬망을 확인하는 것은 임상적으로 중요하다(섬망은 환자와 마찬가지로 가족에게도 무서울 수 있음).

악화와 완화를 거듭하는 경과와 일련의 증상기준을 문서화하는 것 외에, 섬망의 진단은 생리적으로 유발된 장해physiological insult와 직접적으로 연결되어 있다는 증거가 필수로 제시되어야 한다. 이 점은 DSM-5 내에서 특이한 필수요건이다. 정신건강 전문의들은 흔히 장애의 광범위한 원인에 대해 탐색하지만, DSM-5 진단에서는 일반적으로 원인 탐색을 필수로 요구하지 않는다. 알바레즈 씨의 사례에서 섬망의 가장 결정적인 원인이 될 만한 것은 골반 골절이다. 골반 골절은 노인들에게 발생하고 외과수술, 마취, 통증 완화를 위한 약물치료를 거쳐야 하는 경향이 있다. 따라서 골절된 대퇴부는 흔히 섬망의 원인이 된다. 그러나 알바레즈 씨의 섬망은 다중요인적일 수 있으므로, 치료를 담당하는 정신건강 전문의는 약물치료(예 항콜린제 약물치료), 검사실 비정상성(예 빈혈증), 의학적 동반이환(예 감염) 등과 같은 다른 기여요인의 확인을 위해 차트를 살펴보아야 한다.

흔히 발생하는 것에 대한 탐색 외에, 임상가는 가장 위험한 것에 대해 탐색할 필요가 있다. 아마도 가장 위급한 것은 물질금단 가능성이다. 만일 이웃사람들의 정보가 정확하다면,—치료약물이 든 약병들이 아파트에 없었다는 사실—알바레즈 씨는 벤조디아제핀 또는 바르비투르산염 같은 치료약물로 인한 금단 상태에 있을 가능성은 없는 것 같다. 그러나 섬망은 알코올 금단으로 인한 것일 가능성이 있다. 정신건강 전문의는 알바레즈 씨에 대한 상세한 과거력을 확보하지 못한 상태다. 그러나 알바레즈 씨에 대한 검사실검사는 고high-정상normal 평균혈구용적mean corpuscular volume(MCV)을 가리키는데, 이는 흔히 만성 알코올 사용을 나타낸다. 그의 혈압 상승은 치료되지 않은 고혈압을 반영할 수 있다. 고혈압 가능성은 이웃 사람들에 의해 발견된 혈압 치료를 위해 처방된 약병들이 먼지에 쌓여 있었다는 사실에 기초한 것이지만, 혈압 상승은 알코올 금단 현상을 반영할 수도 있다. 알바레즈 씨는 알코올 금단에서 흔히 발견되는 것처럼 불안해하고 있지만, 일반적으로 저활동적hypoactive이었던 것 같다. 이는 수술 후에 나타나는 섬망의 전형적인 증상에 속한다. 이러한 모호성은 정신건강 전문의가 추가적인 단서를 찾도록 자극할 것이다. 예컨대, MCV 상승을 인식한 후, 정신건강 전문의는 알코올 금단의 위험에 처한 사람들에게서 종종 발견되는 다른 객관적인 생체 표지자biomarkers를 찾을 수 있다[① 2:1보다 큰 아스파라긴산 아미노 전이효소/알라닌 아미노 전이효소(AST/ALT) 비율, ② 낮은 마그네슘 수치, ③ 상승된 활력징후vital signs(***역자 주**. 살아 있음을 나타내는 맥박, 호흡, 체온, 혈압 등의 측정치)]. 이웃에게 약병을 찾을 때 버려진 술병을 발견했는지 직접 물어보는 것도 유용할 것이다.

이 정보는 매우 중요하다. 왜냐하면 알코올 금단에 이어 2차적인 섬망은 잠재적으로 치명적이기 때문이다. 만일 환자에게 심각한 알코올사용장애가 있는 것으로 판명된다면, 치료계획은 조정될 필요가 있다. 그 이유는 알코올 금단의 주요 치료법은 벤조디아제핀으로, 이는 수술 및 고령advanced age과 관련된 섬망 환자들에게는 일반적으로 금지되어 있기 때문이다.

알바레즈 씨의 경우는 잠재적 응급 상황은 아니지만, 두 가지 다른 진단 역시 고려되어야 한다. 이웃 주민에 의하면, 그는 아내가 세상을 떠난 이래로 자기관리 능력의 저하로 고통을 겪어 왔다. 혈중요소질소blood urea nitrogen(BUN) 상승은 급성 탈수증acute dehydration을 시사하는 반면, 환자의 낮은 알부민albumin과 일시적으로 소모되는 증상은 종종 무관심과 기능저하를 동반하는 영양실조malnutrition를 암시하고 있다. 흔히 그렇듯, 알바레즈 씨는 지난 몇 년 동안 경도 또는 주요 신경인지장애(즉, 치매)를 겪어 왔다는 점에서 섬망이 나타날 가능성이 클 수 있다.

만일 그에게 치매가 있다면, 어떤 유형에 속할 것인지는 명확하지 않다. 알츠하이머병은 치매의 가장 흔한 유형이다. 그러나 이러한 환자에게서 뚜렷하게 나타나는 고혈압 역시 그를 원발성 또는 알츠하이머병과 동반이환으로서의 혈관 병인에 대한 위험한 상황에 노출시키게 된다. 환자 역시 동요에 대한 할로페리돌 사용에 따라 경직된 상태가 나타난다. 이러한 동요 상태는 특히 루이소체병Lewy body disease 또는 파킨슨병과 관련이 있는 인지 저하로 인해 흔히 나타난다. 치매의 존재를 정확하게 명료화시킨 것은 평가가 있던 밤은 아닌 것 같다. 그러나 치매는 감별진단에 포함시켜야 한다.

고려되어야 할 또 다른 진단은 우울증depression이다. 환자의 아내는 최근에 세상을 떠났다. 알바레즈 씨는 고립되어 있고, 기능이 저하된 것으로 보인다. 그의 만성 저하는 신경인지장애와 관련이 있을 수 있지만, 정신건강 전문의는 섬망 증상이 사라지면 우울 증상을 체계적으로 사정하는 것이 유용할 것이다.

그러나 평가가 있던 날 밤, 정신건강 전문의는 아마도 '명시되지 않는 섬망unspecified delirium'으로 진단하고자 할 것이다. 향후 12~24시간에 대한 더 면밀한 탐색은 잠재적 알코올사용장애, 우울증, 치매 같은 동반이환의 명료화를 목표로 삼아야 할 것이다.

진단

- 명시되지 않는 섬망

읽을거리

Goldberg TE, Chen C, Wang Y, et al: Association of delirium with long-term cognitive decline: a meta-analysis. JAMA Neurol 77(11):1373-1381, 2020

Inouye SK, Marcantonio ER, Kosar CM, et al: The short-term and long-term relationship between delirium and cognitive trajectory in older surgical patients. Alzheimers Dement 12(7):766-775, 2016

Oh ES, Fong TG, Hshieh TT, Inouye SK: Delirium in older persons: advances in diagnosis and treatment. JAMA 318(12):1161-1174, 2017

Trzepacz PT, Meagher DJ: Delirium, in Clinical Manual of Neuropsychiatry. Edited by Yudofsky SC, Hales RE. Washington, DC, American Psychiatric Publishing, 2012, pp 61-118

사례 17.2

초조와 혼미
Agitated and Confused

José R. Maldonado, M.D.

웨슬리 브라운Wesley Brown(63세, 남, 백인, 기혼)은 사업가로, 길에 '쓰러져 있는 것을' 경찰이 발견하여 대학과 연계된 대형병원의 응급실(ER)로 이송됐다. 응급실에서는 '정신병적 행동' 관리를 위한 정신의학적 진료가 이루어졌다. 환자의 가족에 의하면, 환자는 약 2주간 '이상한 행동'을 나타냈다. 특히 여동생의 말에 의하면, 브라운 씨는 손에 칼을 든 채 부엌 주변을 뛰어다녔고, 그의 친구에게 법체계에 대한 편집성 이메일을 보내는가 하면, 이웃들에게 자신의 총기들을 보여 주었고, 담벼락 안에 있는 사람들을 보고 있었으며, 아내가 부정을 저지르고 있다는 편집성 사고를 하면서 잠을 자지 않았다. 또한 환자의 아내는 그가 입원하기 전 3일 동안 실종 상태였다고 말했다. 당시 그의 차량은 몇 블록 떨어진 곳에서 발견되었는데, 차량 트렁크 안에 있던 커다란 박스에는 다량의 약물과 환자가 수집해 온 갖가지 총기들이 실려 있었다.

브라운 씨에 대한 진료기록에 의하면, 입원하기 5년 전 관상동맥질환과 관상동맥 우회로 이식술뿐 아니라 만성요통과 척추 수술을 수차례 받은 적이 있었다. 이와 관련해서 매일 아편계 약물을 사용한 과거력이 있었다. 그에게는 이전에 우울증 또는 항우울제 치료약물 투여를 포함해서 정신건강의학적 병력은 없었다. 그의 외래환자 치료약물로는 메토프롤롤metoprolol, 옥시코돈oxycodon, 시클로벤자프린cyclobenzaprine, 디아제팜diazepam이 있다.

검사에서 브라운 씨는 혼돈 상태였고 금방이라도 싸울 듯하면서도, 졸려 했다. 그의 피부와 구강 점막은 건조했고, 그는 동공산대mydriasis(***역자 주**. 동공이 확대되는 현상), 저활동성 장음hypoactive bowel sounds, 요폐urinary retention(***역자 주**. 방광에 오줌이 괴어 있지만 배뇨하지 못하는 상태), 비출혈epistaxis(***역자 주**. 코에서 피가 남, '코출혈'이라고도 함), 그리고 반사신경 둔화depressed reflexes 증상을 나타냈다. 그의 활력징후는 체온 39.9°C, 심박

수 115bpm, 혈압 172/74였으나, 호흡 속도는 정상이었고, 산소 포화도는 실내 공기에서 정상이었다. 두부 컴퓨터 단층촬영(CT) 검사에서 음성이었고, 경추에 대한 CT 검사에서 퇴행성이 관찰되었다. 브라운 씨의 혈중 알코올 농도는 음성이었고, 일반혈액검사와 포괄적 신진대사패널comprehensive metabolic panel 결과는 심전도 검사와 요추천자술을 통한 뇌척수액과 마찬가지로 정상범주 이내에 있었다. 소변 독소검사 결과는 '벤조디아제핀과 삼환계'에 대해 양성으로 나타났다.

정신상태검사 결과, 브라운 씨의 각성 수준은 오르락내리락 했고, 단정치 못한 외모, 간호 및 의료진에 대한 협조 결여, 다소 불명확한 언어, 정신운동 지연의 징후가 있었다. 그의 정동은 가라앉은/거의 잠든 상태와 잠시도 가만히 있지 못하는/동요된 상태 사이를 오갔다. 그는 자살사고 또는 살해사고는 없지만, 아내의 부정에 초점을 맞춘 현저한 편집성 사고는 있다고 했다. 그는 또한 시각적 · 청각적 오인으로 고통받고 있는 것처럼 보였다. 즉, 사람들이 그를 비웃었다고 비난하고, 병원 직원들을 지인으로 오인했다. 그의 사고과정은 이상이 없었고, 환청과 환시는 없다고 했다. 그의 판단력과 병식은 손상되어 있었다. 그에 대한 초기 평가에서 환자는 간편 정신상태검사 점수를 총 30점 중 16점을 받았다. 그는 지남력에서 10점 중 7점, 주의력과 계산에서 3점, 회상에서 2점, 그리고 문장 쓰기와 형태 그대로 그리기에서 각각 1점을 잃었다.

논의

브라운 씨는 갑자기 발병된 평소와 다른 이상한 행동 삽화를 2주간 겪고 난 뒤, '감정 저하 상태로 발견'되었다. 그의 아내와 누이에 의하면, 그는 편집증 증상이 있었고, 위협을 하는가 하면, 칼을 휘두르기도 했고, 자기의 총을 과시하기도 했다. 그는 응급실로 이송되기 전 며칠간 실종 상태였다. 그의 정신상태검사 결과, 주의력과 인식에 있어서 뚜렷한 장해가 발견되었다. 그의 주의력 수준은 여러 시간에 걸쳐 완화와 악화를 거듭했다. 다양한 인지적 결핍은 새로운 것이었고, 다른 신경인지장애와는 관련이 없는 것 같았다.

응급실의 누군가가 이런 행동을 보고 '정신병자psychotic'라고 불렀지만, 브라운 씨는 아주 고전적인 DSM-5-TR의 섬망 증상을 보이고 있다. 그의 악화와 완화를 거듭하는 주의력과 인식 수준은 기준 A를 충족한다. 장해는 짧은 시간 동안 발생했고, 기준선으로부터의 변화를 나타냈으며, 하루 중 악화와 완화를 거듭한다(기준 B). 지각장해와 기타 인지결손의 발현은 기준 C를 충족한다. 브라운 씨에게 이전에 존재했거나 진화하고 있는 신경정신의학적 상태(기준 D)가 있었다고 알려진 것은 없다. 최종 기준 세트(기준 E)는 '장해가 다른 의학적 상태의 생리적 결과, 물질 중독 또는 금단, 또는 독소 노출로 인해 발생한다는 과거력, 신체검진, 또는 검사실 소견의 증거'(또는 이러한 요인들의 조합)를 필수로 요구한다. 정신건강의학적 진단과 생리적 자극을 연결하는 이 최종 필수요건은 DSM-5에서는 매우 이례적이어서, 때로는 구체적으로 충족하기 어려울 수 있다.

브라운 씨의 초기 검사 결과, 동공산대, 저활동성 장음, 요폐, 반사신경 둔화뿐 아니라, 진정 · 주의력 · 자각 수준이 완화와 악화를 거듭하는 것으로 나타났다. 이러한 결과는 항콜린성 섬망을 가리킨다. 항콜린성 섬망의 잠재적인 원인으로는 벤조디아제핀과 삼환 항우울제(TCAs)가 있다(브라운 씨의 양성 독소검사에 따르면). 게다가, 특히 환자의 만성 통증과 아편계 사용 과거력을 고려할 때, 아편계가 원인이었음을 알 수 있다. 브라운 씨의 독소검사 결과 아편계가 음성이었음에도 불구하고, 단기작용을 하는 아편계가 섬망을 촉발했을 수 있지만, 응급실(ER)에 도착했을 때는 그의 몸에서 빠져나갔을 수 있다. 그는 또한 오랜 통증 과거력이 있는데, 이는 그 자체로 섬망의 발달과 심각도와 연관이 있다.

브라운 씨의 독소검사에서 TCA가 검출된 점은 이해하기 어렵다. 그의 가족들은 그가 항우울제를 복용한 적이 없다고 했고, 그에 대한 기록은 가족의 진술 내용을 뒷받침하고 있는 것 같다. 그러나 그의 외래 환자 기록에 의하면, 그의 치료약물에는 만성 통증 환자들에게 종종 처방되는 중추작용 근육이완제인 사이클로벤자프린이 포함되어 있었다. 사이클로벤자프린은 사실 TCAs의 많은 약리적 특성과 정신활성 효과를 공유하고, 종종 독소학적 분석과 교차 반응하여 벤조디아제핀에 허위 양성을 제공하는 TCAs와 밀접한 관련이 있는 삼환계 분자다. 그러므로 브라운 씨의 섬망은 사이클로벤자프린, 아편계, 벤조디아제핀의 일부 조합에 의해 발생했을 가능성이 높다. 수면부족은 섬망의 결과였을 수 있고, 영속요인이 되어 왔을 수 있다.

❖ 진단

• 섬망

❖ 읽을거리

Bulbena-Cabre A, Dunn NR, Swift RG: Cyclobenzaprine-induced hallucinosis. Prim Care Companion CNS Disord 17(3):10.4088/PCC.14l01773, 2015

Maldonado JR: Delirium pathophysiology: an updated hypothesis of the etiology of acute brain failure. Int J Geriatr Psychiatry 33(11):1428-1457, 2018

Oh ES, Fong TG, Hshieh TT, Inouye SK: Delirium in older persons: advances in diagnosis and treatment. JAMA 318(12):1161-1174, 2017

Serrano WC, Maldonado J: The use of physostigmine in the diagnosis and treatment of anticholinergic toxicity after olanzapine overdose: literature review and case report. J Acad Consult Liaison Psychiatry 62(3):285-297, 2021

사례 17.3

우울과 위축

Depressed and Withdrawn

Peter V. Rabins, M.D., M.P.H.

아서 컬먼Arthur Cullman(71세, 남, 기혼)은 약물치료에도 반응하지 않는 우울 증상에 대한 평가를 받기 위해 그의 1차 진료 의사에 의해 의뢰되었다. 그의 아내는 컬먼 씨가 은퇴한 지 1년이 되는 68세 때부터 변화의 조짐이 보이기 시작했다고 전했다. 그는 '수십 년 동안' 즐겨 왔던 골프와 카드놀이를 점차 그만두었다. 그는 친구들을 만나는 일도 더 이상 '즐겁지' 않아 했고, 전반적으로 사람들과 어울리는 것을 중단했다. 대신, 그는 온종일 소파에 앉아서 재정 상태와 미래에 대해 걱정만 했다. 그러나 그는 슬픔과 자살사고 또는 살해사고는 없다고 했다. 그의 아내에 의하면, 그의 수면시간은 하루에 보통 7시간 정도였는데, 이젠 10~12시간 정도로 늘었다. 또한 평소답지 않게 1년이 채 안 되어 체중이 8파운드(3.6kg)나 늘었다고 했다.

그의 아내는 컬먼 씨가 은퇴로 인해 우울해하고 있다고 염려하면서, 이 문제에 대해 1차 진료 의사에게 털어놓았다. 그러자 의사는 설트랄린(적정 복용량은 1일 100mg으로 8개월간)과 지효성 약sustained-release 벤라팍신(적정 복용량은 1일 2회 150mg으로 1년간)을 처방해 주었다. 약물치료를 받고 있는 중에도 컬먼 씨의 증상은 점차 악화되었고, 결국 내과 전문의는 그를 정신건강의학적 평가에 의뢰했다.

컬먼 씨의 정신건강의학적 병력으로는 20대에 직장에서 어려움을 겪었을 때 나타난 삽화, 냉담성apathetic, 비연결성unconnected, 집중곤란이 있었다. 이 증상들은 수개월간 지속됐지만, 직장 상황이 나아지자 치료 없이도 이내 사라졌다.

컬먼 씨의 가족력은 두 남동생 중 하나가 주요우울장애(MDD) 단일 삽화에 양성이었다. 우울증은 심리치료와 항우울제 약물치료에 잘 반응했다. 그의 어머니는 70대에 치매를 앓았다.

컬먼 씨의 개인사에서 아동기와 발달상의 문제는 없었다. 그는 경영학 전공으로 대학을 졸업했고, 성공적인 기업경영인으로서 커리어를 쌓아 나가다가 67세에 은퇴했다. 이들 부부는 45년간 결혼생활을 하면서 심각한 갈등은 없었고, 슬하에 건강한 자녀 셋과 손주 넷을 두었다고 했다. 발병 전까지만 하더라도, 그는 외향적이고, 에너지가 넘쳤으며, 잘 정돈된 사람이었다.

컬먼 씨의 병력으로는 고혈압, 고지혈증, 제2형 진성당뇨병이 있었다. 그는 라이시노프릴lisinopril, 메트포르민metformin, 심바스타틴simvastatin, 벤라팍신을 복용하고 있었다.

정신상태검사 당시, 컬먼 씨는 의식이 깨어 있었고, 협조적이었으며, 말끔한 의상을 착용하고 있었고, 균형감 있고 천천히 걸었다. 또한 다소 더딘 정신운동 외에는 비정상적인 움직임은 없어 보였다. 컬먼 씨는 부드럽게 말하면서도 말의 속도와 리듬은 정상이었고, 착어증적 오류paraphasic errors는 없었다. 그는 정서표현이 제한적이었고, 슬픈 느낌 또는 죄책감은 없다고 했으나, 너무 일찍 은퇴했다는 느낌이 든다고 했다. 그는 자책감, 무망감, 자살사고, 또는 자살계획은 없다고 부인했다. 그는 아내가 염려하고 있다는 사실을 알고 있었고, 자신이 과거에 비해 활기가 없고 적극성이 많이 떨어졌다는 것도 인정했다. 그는 이러한 변화를 은퇴 탓으로 돌렸다. 그는 자신의 삶이 전반적으로 만족스러웠다고 말했다.

인지검사 당시, 컬먼 씨는 날짜에 관한 부분 외에는 지남력이 있었다. 그는 2분 내에 세 가지 대상 중 한 가지만 기억했고, 7 연속수Serial 7s(***역자 주.** 정신기능 상태를 알아보기 위해 100에서 순차적으로 7을 뺀 값을 말하도록 하는 검사)에서 5회 중 3회를 수행했으며, 공통대상 4개의 이름을 올바르게 말했고, 복잡한 문장을 정확하게 반복했다. 그는 시계의 면과 숫자들을 정확하게 그릴 수 있었으나, 2시 10분에 맞게 시계 바늘을 위치시키지는 못했다. 그의 혈압은 142/82였고, 맥박은 84이면서 규칙적이었다. 그의 건강검진 결과에는 특이사항은 없었다. 그의 신경학적 검사 결과, 뇌신경과 1+ 대칭심근반사력에는 아무런 이상이 없었다.

❖ 논의

컬먼 씨는 71세 남성으로, 3년간 점진적으로 진행된 사회적 위축 과거력이 있다. 검사에서 두드러진 증상으로는 느림slowness, 스스로 보고한 슬픔 또는 불쾌한 기분 결여, 그의 쇠락에 대한 염려 결여, 수면 증가, 그리고 기억력, 집중력, 수학, 그리고 시계 그리기에서 손상을 나타내는 인지검사가 있다. 그는 두 차례의 항우울제 치료를 받았으나 별 효과가 없었다. 치료에 사용되었던 약물 중 하나(설트랄린)는 최대 복용량에 도달하지 않았고, 다른 하나(벤라팍신)는 제법 높은 복용량에 도달했다. 그중 하나는 최대 권장 복용량(설트랄린)에 도달하지 못했고, 다른 하나는 적당히 높은 복용량(벤라팍신)에 도달했다. 그의 결혼생활과 직장생활은 평탄했다. 현재 호소하고 있는 무감동 증상은 그의 삶의 기초선으로부터 현저한 변화가 있었다. 그는 20대에 우울 삽화가 있었던 것 같은데, 확실치는 않다. 그의 동생은 우울증이 있었고, 어머니는 말년에 치매를 앓았다. 검사에서 나타난 현저한 증상들로는 더딤, 자가보고된 슬픔 또는 불쾌한 기분 결여, 자신의 쇠퇴에 대한 염려 결여, 수면 증가가 있다. 인지능력검사에 의하면, 기억, 집중력, 산술 능력 손상뿐 아니라 시계 그리기 능력 손상이 있었다.

컬먼 씨 사례에서의 감별진단으로는 원발성 치매(신경인지장애)와 뚜렷한 무감동 증상을 동반한 주요우울장애가 있다. 주요우울장애의 단서가 되는 증상으로는 평소 즐겼던 활동에 대한 흥미 감소, 과다수면, 은퇴에 대한 불행감을 들 수 있다.

그러나 더 가능한 진단은 무감동과 기분장해를 동반한 알츠하이머병으로 인한 주요 신경인지장애다. 기억력과 집행기능의 손상은 원발성 신경인지장애와 MDD 모두에서 볼 수 있는 반면, 시공간 기능의 손상(비정상적인 시계 그리기)은 우울증에서 볼 수 없다. 점진적 발병과 느린 진행의 과거력 역시 환자가 보고한 기분 변화의 부족과 마찬가지로 MDD보다는 치매와 더 일치한다. 알츠하이머병이 신경인지장애의 가장 유력한 원인이지만, 치매의 가역적 원인이 조사되어야 한다.

DSM-5에서는 몇 가지 방식으로 치매에 대한 진단적 접근이 개선되었다. 첫째, 기억손상 조건이 필수요건에서 제외되었다. 이 조건은 알츠하이머병에 해당되지만, 전두측두엽 치매 또는 혈관성 치매에는 해당되지 않는다. 범주별—복잡한 주의력, 집행기능, 학습 및 기억, 언어, 지각운동, 사회적 인지—로 일련의 손상된 내용을 열거함으로써, DSM-5에서는 변화무쌍한 신경인지장애의 징후들에 대한 임상가들의 이해의 폭을 넓혀 주고 있다. 그러나 안타깝게도 DSM-5에서는 한 가지 범위에서만의 손상을 필수로 요구하고 있다. 이는 DSM-IV로부터의 변화일 뿐 아니라, 다수의 손상이 필수로 요구되는 치매에 대한 대부분의 개념화로부터 변화된 것이다. DSM-IV와 ICD에서 단일 범주에서의 손상은 언어, 지각 또는 기억에 대한 것으로, 초점이 되는 손상으로 구분되었고, 별도로 분류되었다. 그 이유는 이들에 대한 감별진단은 다수의 손상에 대한 것과는 뚜렷이 차이가 있기 때문이었다.

두 번째 주요 변화는 신경인지장애를 대표적인 용어로 사용하게 된 것이다. 이는 짐작컨대 인지손상을 오점화하지 않게 하기 위한 것이었다. 왜냐하면 '노망들었다'는 말은 경멸적인 어투로 생각되기 때문이다. 용어의 변경은 서비스 비용을 청구하는 임상가에게는 받아들여졌지만, 비임상 과학자, 환자, 또는 간병인들 사이에서는 아직 표준이 되지 않았다. 나는 오명으로 인한 장벽을 무너뜨림으로써 치료를 개선했다는 증거를 찾을 수 없다. 나는 치매dementia라는 전통적인 용어를 계속 선호한다. 왜냐하면 신경인지는 증상 발현이 인지적이고 '신경학적neurological'이라는 것을 암시하는 반면, 기분, 경험(환각과 망상), 그리고 행동(동요agitation, 배회wandering, 무감동apathy)의 변화 역시 치매의 증상이 될 수 있기 때문이다.

세 번째 일반적인 변화는 신경인지장애를 주된 부분과 작은 부분으로 나눈 것이다. 이러한 변화는 최근 들어 다수의 신경퇴행성 장애neurodegenerative disorders가 점진적으로 발달되어 기능이 손상되기 전에 미묘한 손상이 발생된다는 인식을 인정하겠다는 의미로 해석할 수 있다. 이러한 구분은 향후 예방 전략들이 매우 경미한 정도의 장애를 인식하는 것에 의존하게 될 때, 임상적으로 연관성이 있게 될 것이다.

진단

- 알츠하이머병으로 인한 주요 신경인지장애

읽을거리

Rabins PV, Lyketsos CG: A commentary on the proposed DSM revision regarding the classification of cognitive disorders. Am J Geriatr Psychiatry 9(3):201–204, 2011

Shin M: Depressive symptoms with cognitive dysfunction increase the risk of cognitive impairment: analysis of the Korean Longitudinal Study of Aging (KLoSA), 2006–2018. Int Psychogeriatr 33(8):791–801, 2021

사례 17.4

헝클어지고 고갈된

Disheveled and Drained

George S. Alexopoulos, M.D.

베티 드러커Betty Drucker(76세, 여, 백인)는 슬픈 기분, 과거에 그녀에게 즐거움을 주었던 활동에 대한 관심 감소, 그녀의 개인적인 외모와 가정의 책임 무시, 다른 사람들과 교류할 때의 불안감, 그리고 집중력과 단어 찾기의 어려움을 경험하고 있었다. 그녀는 사회적 상호작용을 줄였고, 노인복지회관에 나가는 것을 중단했으며, 매주 나가던 카드 게임 모임에 더 이상 나가지 않았다. 왜냐하면 더 이상 재미를 못 느꼈고, 적절히 집중할 수 없었기 때문이었다. 그녀는 지난 2개월 동안 체중이 7파운드(약 3kg)나 줄었다. 또한 고통스러운 반추증ruminations을 동반한 불면증이 주기적으로 나타나는 바람에 잠을 제대로 잘 수 없었다. 이것이 그녀가 경험한 첫 번째 정신건강의학적 증상이었다.

드러커 부인은 변호사로서 성공적인 커리어를 쌓은 후 10년 일찍 은퇴했다. 그녀는 이혼한 지 30년이 되었다. 그녀의 두 자녀와 3명의 손주가 근처에 살았고, 그녀는 이 삽화가 있기 전까지는 그들을 자주 만나곤 했다.

드러커 부인은 고혈압, 고지혈증, 관상동맥 폐색coronary occlusion 병력이 있어서 스텐트stent(***역자 주.** 혈관 폐색 등을 막기 위해 혈관에 주입하는 장치)를 하고 있었다. 그녀는 하이드로클로로티아지드hydrochlorothiazide(***역자 주.** 이뇨제 · 혈압강하제), 앤지오텐신angiotensin(***역자 주.** 혈액 중에 만들어지는 혈압상승호르몬), 수용기억제제 올메사르탄receptor inhibitor olmesartan, 아토르바스타틴atorvastatin, 그리고 소량의 아스피린을 복용하고 있었다. 그녀는 거의 30년간 하루에 담배 반 갑을 피워 왔다.

검사 당시, 드러커 부인은 머리가 부스스했고, 기력이 소진된 것처럼 보였다. 그녀는 질문에 대한 반응시간이 길었다. 그녀는 우울했고, 불안한 기분과 슬픈 정동 상태에 있었고, 재정 문제에 대한 생각에 사로잡혀 있었으나 일시적으로 안심하는 듯 했다. 또 건망증을 호소했는데, 3분 이내에 4개의 사물 중 2개만을 기억할 수 있었고, 여러 개의 사물 중에서 1/3을 인식했을 뿐이었다. 그리고 1분 이내에 슈퍼마켓에 있는 물건들 중 14개만을 생각할 수 있었다. 게다가, 사물을 유사한 종류별로 분류하지 못했다. 의류 품목과 번갈아 제시하였을 때, 드러커 부인은 채소 목록 작성을 어려워했다. 그녀는 정확하게 반응한 것이 12개였고, 4개는 틀리게 반응했다. 또한 시계 그리기drawing a clock에서 시간을 나타내는 숫자들 사이의 공간을 일정하지 않게 그렸다. 이 환자의 간편정신상태검사Mini-Mental State Examination(MMSE) 점수는 24점이었다. 스트룹 검사Stroop Test에서는 1분에 22개에 대해 정확하게 반응했다. 이 검사는 어울리지 않는 단어(예 'RED'라는 단어가 파란색 잉크로 쓰여 있음)가 쓰인 잉크의 색상을 찾아내도록 함으로써 '반응 억제response inhibition'를 측정하기 위한 도구다.

신경학적 검사에서는 그녀의 입 왼쪽 부분이 약간 처진 것 외에는 특이사항이 발견되지 않았다. CT 두부촬영 결과, 뇌실주위와 피질하 백질 과집중subcortical white matter hyperintensities 증상이 두드러지게 나타났다.

✧ 논의

드러커 부인이 나타내고 있는 증후군의 특징을 묘사하기 위해서는 다음 네 가지 질문을 다룰 필요가 있다.

1. 우울 증상과 징후는 증가된 사회적 제약과 기능 제한의 결과에 따른 만성 스트레스에 대한 반응인가(DSM-5: 우울 기분 동반 적응장애)?
2. 인지기능 이상은 우울 증후군의 일과성 측면에 해당되는가(DSM-5: 주요우울장애, 단일 삽화)?
3. 인지손상은 초기 단계의 신경인지장애인가(DSM-5: 경도 신경인지장애), 즉 인지손상은 우울 증후군에 의해 드러나는가, 아니면 두드러지는가(DSM-5: 주요우울장애, 단일 삽화)?
5. 우울증과 인지적 증상들은 근본적인 신경학적 사건에 의한 것으로, 인지 및 기분 네트워크에 영향을 미치면서 치매로는 진행되지 않을 것인가(DSM-5: 다른 의학적 상태로 인한 우울장애)?

이러한 질문들 중 몇 가지는 주의 깊은 임상 평가에 의해 답변이 가능하다. 그러나 다른 질문들은 우울 증상이 진정되거나 장기간 추수치료 후에야 답변이 가능할 것이다.

기능상의 한계와 새롭고 익숙하지 않은 생활양식에 적응할 필요성이 증가할수록, 우울증과 불안 발병 가능성은 커진다. 스트레스로 유발된 반응의 대부분은 기분저하, 눈물 어림 또는 무망감으로 이루어져 있다. 그러나 만성 스트레스에 대한 반응은 우울 증후군의 5개 범주 모두에 속하는 증상들(즉, 기분, 운동성 활동, 순환성 기능, 신체 증상, 관념행위 장해)을 거의 동반하지 않는다. 만성 스트레스에 대한 반응들이 모든 범주에 속하고 경직화된 고통과 기능이상을 유발하는 경우, 환자들은 주요우울장애로 진단되어야 하고, 만성 스트레스는 촉발요인으로 간주되어야 한다.

인지기능 이상은 노년late-life MDD의 필수요소다. 신경인지장애 같은 공존하는 신경학적 증상이 없다면, 노년 우울증의 인지기능 이상은 경도에 속한다. 이때 주의력, 시간검사, 노력이 필요한 인지기능(예 언어적 자유회상)이 가장 심하게 손상되어 있다. 집행기능의 손상 역시 노년 우울증에서 흔히 나타난다. 집행기능

executive function 손상에는 의미 유창성, 의미 조직, 반응 억제, 계획, 직장업무 중단이 포함된다. 집행기능 이상은 우울한 노인 환자의 최대 40%에서 발생하고, 항우울제 치료약물에 대한 반응이 나쁘고 심리치료에도 반응하지 않는 위험요소다. 우울증-집행기능 이상 증후군depression-executive dysfunction syndrome 환자들은 추적 관찰 시, 주요 신경인지장애를 발달시키지 않지만, 집행기능 이상은 종종 우울증이 잠잠해지는 경우에도 지속된다.

그러나 노년 우울증은 신경인지장애와 공존한다. 알츠하이머병이 있는 환자의 20% 이상이 임상 전 국면 또는 치매 초기나 중간 단계에서 MDD를 겪는다. 우울증은 혈관성 또는 혼재성 병인mixed-etiology 신경인지장애, 루이소체 신경인지장애, 전두측두엽 변성frontotemporal lobar degeneration으로 인한 신경인지장애, 또는 파킨슨병으로 인한 신경인지장애 환자에게 훨씬 더 흔히 나타난다. 고도 우울증의 일부로, 일부 노인들에게는 치매 증후군dementia syndrome이 나타나는데, 우울증이 심해지면 그 증상과 징후는 오히려 사라진다. 이 증후군은 양성 '가성치매pseudodementia'로 간주되어 왔다. 그러나 증상 개선은 일반적으로 일시적인 것으로 밝혀진다. 노년 우울증 가성치매 사례의 대부분은 장기 추적관찰이 이루어지는 동안 통상적으로 확인되는 비가역성irreversible 신경인지장애로 이어진다.

이 시점에서 드러커 부인은 DSM-5의 MDD와 경도 신경인지장애 기준을 충족하는 것으로 보인다. 그녀의 경미한 기억장해와 집행기능의 더 심각한 손상은 노년 우울증-집행기능 증후군 장애를 시사한다. 그녀의 혈관성 위험요인(고혈압hypertension, 고지혈증hyperlipidemia), 관상동맥 질환의 병력, 입각 강하, 그리고 백질 과강도는 그녀의 우울증-집행기능 이상 증후군에 혈관이 기여하고 있음을 시사한다.

드러커 부인의 증후군이 정확하게 확인되었다고 가정한다면(MDD와 경도 신경인지장애), 감별진단은 증후군의 가능성이 가장 큰 생리학적 기여요인들에 대해 초점을 맞춰야 한다. 임상검사는 노년 우울증과 경도 인지손상, 즉 초기 단계의 알츠하이머병, 혈관성 치매, 혼재성 병인 치매, 루이소체병, 파킨슨병, 그리고 전두측두엽 치매의 공통적인 원인에 초점을 맞춰야 한다. 흡연, 고혈압, 관상동맥 질환, 입각 강하, 그리고 백질 과강도 과거력은 MDD와 인지 증상 둘 다에 대해 혈관성 요인들이 원인을 제공하고 있음을 시사한다. 정신운동 지연psychomotor retardation과 집행기능 이상은 이러한 가능성을 더욱 뒷받침하고 있다. 왜냐하면 이러한 증상들은 소혈관 질병small-vessel disease으로 인한 의학적 전두엽 및 피질하부 구조의 절충에 의해 발생할 수 있기 때문이다.

또 다른 가능성은 드러커 부인이 초기 단계의 알츠하이머병으로 인한 경도 신경인지장애를 앓고 있다는 것이다. 뇌혈관계 병리cerebrovascular pathology는 알츠하이머의 진행의 임상적 발현을 가속화한다. 실제로, 혼재성 병인의 인지 증후군들은 배타적 혈관성 병인에 의한 인지 증후군에 비해 더 흔히 발생한다. 드러커 부인의 경우, 그녀가 추체외로계extrapyramidal 징후 또는 자율신경계의 불안정성이 없기 때문에 루이소체병과 파킨슨병으로 인한 치매로 진단될 가능성은 없다. 또한 최근에 발생한 성격병리 증상과 행동상의 탈억제 증상이 없는 상태에서 기억장해가 있는 환자는 전두측두엽 치매로 진단될 가능성은 없다.

❖ 진단

- 주요우울장애
- 다중 병인으로 인한 경도 신경인지장애

❖ 읽을거리

Alexopoulos GS: "The depression-executive dysfunction syndrome of late life": a specific target for D3 agonists? Am J Geriatr Psychiatry 9(1):22-29, 2001

Alexopoulos GS: Mechanisms and treatment of late-life depression. Transl Psychiatry 9(1):188, 2019

Alexopoulos GS, Meyers BS, Young RC, et al: The course of geriatric depression with "reversible dementia": a controlled study. Am J Psychiatry 150(11):1693-1699, 1993

Alexopoulos GS, Kiosses DN, Klimstra S, et al: Clinical presentation of the "depression-executive dysfunction syndrome" of late life. Am J Geriatr Psychiatry 10(1):98-106, 2002

Alexopoulos GS, Raue PJ, Banerjee S, et al: Comparing the streamlined psychotherapy "Engage" with problem-solving therapy in late-life major depression. A randomized clinical trial. Mol Psychiatry 26(9):5180-5189, 2021

Taylor WD, Aizenstein HJ, Alexopoulos GS: The vascular depression hypothesis: mechanisms linking vascular disease with depression. Mol Psychiatry 18(9):963-974, 2013

사례 17.5

경직증과 건망증
Stiff and Forgetful

James E. Galvin, M.D., M.P.H.

칼 에스텔Carl Estel(74세, 남, 기혼)은 오른손잡이로, 다년간 경직증, 건망증, 냉담성이 특징적으로 나타나는 쇠퇴를 겪게 되면서 신경정신과 평가를 받기 위해 병원을 찾았다. 그의 아내는 여러 해에 걸쳐 그가 평가를 받아 보도록 하기 위해 애써오다가 결국 절박한 상태가 되어 그의 형제들에게 요청하여 그를 평가에 데려왔다.

에스텔 부인은 남편의 문제가 65세에 배관공사 도급자로서의 일을 그만두면서 시작됐다고 했다. 그는 한 눈에도 '몸이 편치 않은 것'처럼 보였다. 당시 그녀는 이러한 문제로 남편이 우울 상태에 빠지게 되었는지 궁금했다고 한다. 그는 평소답지 않게 잘 잊어 먹었고, 물건을 엉뚱한 곳에 놓았으며, 공과금 납부도 잘 잊곤 했다. 그는 또 약속, 약물복용, 계산을 어려워했다. 그는 이 평가가 있기 수년 전 교통사고를 당하기 전까지 의사의 진찰을 거부했다. 당시, 의사는 심각한 신체적 부상을 발견하지 못했지만, 사고는 부주의와 깊이지각력depth perception 감소로 인한 것이라고 말했다. 그녀는 에스텔 씨에게 더 이상 운전을 하지 말 것을 권했고, 초기 치매에 대한 더 면밀한 평가를 받아 볼 것을 제안했다.

지난해에는 상황이 더욱 악화됐다. 에스텔 씨는 금방 TV로 시청한 스포츠 경기 결과를 기억하지 못하다가 단서를 주면 기억해 내곤 했다. 그는 이전에 즐기던 여행과 사람들과 어울리는 등의 활동 참여를 꺼렸다. 왕년에 운동선수였던 그는 몇 차례 넘어지고 나서는 동네 주변을 걷는 것조차 그만두었다. 그는 이웃 사람들과 즐기던 카드 게임도 규칙이 너무 헷갈린다는 이유로 더 이상 하지 않고 있다. 그는 우울해 보였고, 무관심하게 행동하면서도, 대체로 괜찮다고 했다. 그의 판단력과 문제해결력은 심각하게 저하된 것으로 평가되었다. 한때는 4년제 대학을 졸업하고, 배관공사 도급업자로 일했던 에스텔 씨는 이젠 가전제품을 작동할 수 있는 능력조차 상실한 것처럼 보였다.

이 모든 인지 문제는 악화와 완화를 반복하는 것처럼 보여서 그의 아내는 때로 그가 '그의 예전 모습과 거의 비슷했다'가도, 시간이 지나면 "마치 좀비, 그것도 우울한 좀비와 함께 사는 것 같았다."라고 전했다. 그녀는 또한 그에게 잦은 피로, 주간졸음, 그리고 자주 발작처럼 무언가를 뚫어지게 쳐다보는 증상이 생겼다고 말했다.

남편의 수면에 대해 구체적인 질문을 하자, 에스텔 부인은 두 사람 모두 잠을 잘 못 잔다고 했다. 그 이유는 주로 남편이 '그의 꿈을 행동화하기' 때문이었다. 한 달에 여러 번 발생하는 이러한 삽화 동안, 그는 주먹질하면서 비명을 질러 댔고, 때로 침대 아래로 떨어지곤 했다. 이러한 삽화가 있는 날 아침이면 그녀의 몸에는 멍 자국이 남게 되었고, 그녀는 차라리 소파에서 자는 것이 안전할 것 같다는 결정을 내리게 되었다. 그녀는 이러한 수면 삽화들이 남편이 은퇴하기 직전에 시작되었다고 회상했다. 그녀는 남편이 혹시 외상후 스트레스장애가 있지는 않은가 궁금했지만, 그가 특별한 외상을 겪었다고 생각하지 않았다. 수년 전, 한 친구가 그녀에게 '수면제'를 줘서 남편의 치매에 도움이 되었던 적이 있었다. 그런데 에스텔 씨는 알려지지 않은 약물에 극도의 경직증과 혼돈 증상을 보여, 에스텔 부인은 한밤중에 가까스로 그를 응급실로 옮겨야 했던 일이 있었다.

에스텔 부인은 남편이 정신건강의학적 질환을 앓은 적이 없다고 부인했다. 정신병적 증상에 관한 질문에 대해, 그녀는 아마도 매주 한 차례 이상, 그가 허공에 있는 눈에 보이지 않는 것들을 손으로 잡으려고 했다고 말했다. 그녀는 그가 목소리를 듣거나 의심스러운 느낌을 겪는다고는 생각하지 않았다.

에스텔 씨의 병력은 과콜레스테롤혈증hypercholesterolemia, 스텐트 배치 병력이 있는 심혈관 질환, 그리고 일과성 허혈성 발작transient ischemic attacks과 관련이 있었다. 그의 가족력으로는 어머니가 70대 중반에 치매를 앓은 적이 있었다.

검사에서 에스텔 씨는 구부정하고 경직된 모습으로 발을 끌면서 진료실로 들어왔다. 그의 아내가 대신 그의 병력에 대해 진술하는 동안, 그는 자주 허공을 응시할 뿐, 대화의 내용에는 주의를 기울이지 않는 것 같았고, 오른손을 떨고 있었다. 그는 우울해 보였으나, 이에 대한 질문에는 괜찮다고 답했다. 그의 목소리는 너무 나지막해서 면담자가 가깝게 몸을 기울여도 말을 알아들을 수 없는 경우가 잦았다. 그는 자주 침을 흘렸고, 그의 아내가 턱을 닦아 줄 때까지 알아차리지 못했다.

인지검사를 제안하자, 그는 어깨를 들썩이면서 "몰라요."라고 말했다.

❖ 논의

에스텔 씨는 특히 주의력, 집행 능력, 시공간 기술 영역에 있어서의 점진적 인지 저하로 클리닉을 찾았다. 이러한 증상들은 그의 기초선으로부터 현저한 변화가 있었고, 기능을 저해하고 있다. 그러므로 그는 주요 신경인지장애 또는 치매의 기준에 부합된다.

에스텔 씨의 과거력에 대한 에스텔 부인의 상세한 진술은 에스텔 씨의 신경인지장애에 대해 더 구체적으로 이해할 수 있게 해 준다. 에스텔 씨의 첫 증상은 꿈이 폭력적으로 구현된 수면장해였던 것으로 보인다. 그의 기억력과 집행기능은 현저히 떨어졌지만, 그의 전반적인 인식 수준은 하루 동안에도 악화와 완화를 거듭하고 있다. 기억력 저하가 시작된 지 2년이 지나면서, 그에게 파킨슨병 증상이 생겼다. 그는 주기적인 환시(허공에 있는 것을 손으로 잡으려고 함)를 발달시킨 것으로 보인다. 그는 미상의 '수면제'에 대해 파킨슨 증상의 심각한 강화와 명백한 '혼돈confusion'으로 반응했다. 그러므로 에스텔 씨에게 DSM-5의 '루이소체 주요 신경인지장애major neurocognitive disorder with Lewy bodies(NCDLB)'가 있음이 거의 확실시된다.

NCDLB('루이소체 치매Lewy body dementia'로도 불림)는 비교적 구체적인 세 가지 핵심core 양상과 두 가지 암시적suggestive 양상이 특징이다. 만일 환자가 두 가지 핵심 양상, 또는 한 가지나 그 이상의 핵심 양상과 함께 한 가지의 암시적 양상을 보인다면, '거의 확실한probable' 진단이 된다. '가능성 있는possible' 진단의 경우, 개인이 한 가지 핵심 양상 또는 한 가지 또는 그 이상의 암시적 양상이 있어야 한다.

NCDLB의 첫 번째 핵심 양상은 주의력과 기민성에 있어서의 명백한 변성을 동반한 등락을 거듭하는 인지다. 예컨대, 다른 신경인지장애에서도 볼 수 있는 변성도 있지만, 인지 등락은 알츠하이머병으로 인한 치매보다는 NCDLB에서 더욱 뚜렷이 나타난다. 인지 등락은 단순히 기억에서의 변성이 아니라 의식, 주의력, 또는 집중력에서의 자발적 변화를 나타내는 것이다. 이러한 증상들은 하루에 2시간 미만 동안의 낮잠, 비논리적 또는 조리에 맞지 않는 사고나 대화, 잦은 응시 발작을 비롯한 과도한 주간 졸림 등의 증상들과 함께 분, 시간, 또는 날짜 단위로 등락이 반복된다. 에스텔 부인에 의하면, 에스텔 씨는 거의 그의 '옛 자기'였다가도,

'좀비'가 되어 버리는 때도 있다. 완화와 악화를 거듭하는 인지 외에, 에스텔 씨는 NCDLB가 있는 다른 환자들처럼 단서를 주면 개선되는 기억결손이 있다(스포츠 경기에 관해서 나타난 것처럼). 이는 일반적으로 단서 제공이 기억에 별 도움이 되지 않는 알츠하이머병과는 대조적이다.

두 번째 핵심 양상은 재발성 환시recurrent visual hallucination다. 에스텔 씨는 이 증상이 있음을 부인하고 있다. 그러나 그의 아내에 의하면, 그는 마치 무언가를 보고 있는 것처럼 반복적으로 공중을 향해 손을 흔들곤 한다. 환시(환자들은 흔히 작은 사람들, 아이들, 또는 동물들이 보인다고 한다)는 다른 양상의 환각 증상을 동반하기도 한다.

에스텔 씨는 또한 세 번째 핵심 양상을 나타내고 있다. 그의 파킨슨병 증상은 인지손상보다 2년 뒤에 발달됐다. 만일 이러한 증상들이 역순으로 발달되었다면, 그는 파킨슨병을 앓게 되었을 것이다. 에스텔 씨는 자발성 파킨슨병의 전형적인 양상인 운동완만bradykinesia, 경직성(톱니바퀴 모양 경직 증상 있음 또는 없음), 자세 불안정, 휴식 중 떨림 증상을 보이고 있다.

에스텔 씨는 또한 NCDLB에 대한 두 가지 암시적 양상에 대한 기준을 충족할 수도 있다. 그는 아내가 인지적 어려움을 목격하기 직전에 발달한 '급속안구운동(REM)수면 행동장애rapid eye movement sleep behavior disorder' 기준을 충족하는 것으로 보인다. REM수면장애는 REM 수면 중에 발성과 팔다리 움직임이 특징이다. 에스텔 씨에게서 볼 수 있듯이, 이러한 움직임은 폭력적일 수 있다. REM수면 행동장애는 파킨슨병과 NCDLB에서 흔히 나타나는 전구 증상이다.

마지막 시사적 기준은 항정신병 치료약물에 대한 민감성이다. 에스텔 씨는 남편이 치매 치료제를 복용하고 있는 친구가 건네준 '수면제'를 복용한 이후에 혼돈 증상이 나타났고, 파킨슨병이 악화되었다. 그가 어떤 약물을 복용했는지 확인하기는 어렵지만, 가능성이 높은 주범은 항정신병 치료약물일 것이다. 만일 그렇다면 에스텔 씨는 NCDLB의 '중도 신경이완제 민감성severe neuroreptic sensitivity' 기준에 부합될 것이다. 신경이완제 민감성이 '고전적인' 신경이완제 또는 기타 항도파민성 약물(예 구토방지제antiemetics)에 노출되는 경우, 과도한 경직성이 특징적으로 나타난다. 이러한 영향을 받은 환자들은 신경이완제 악성 증후군도 나타날 위험성이 높아지게 될 것이다.

NCDLB가 가장 가능성이 큰 진단이지만, 다른 가능성도 고려되어야 한다. 알츠하이머병은 가장 흔한 치매에 속한다. 그러나 REM수면 행동장애의 발병은 단서를 제공하면 기억력이 향상되는 NCDLB처럼, 시누클레인병synucleinopathy의 발병 가능성을 나타내고 있다. 에스텔 씨는 파킨슨병 양상을 보이고 있고, REM수면 행동장애 역시 파킨슨병과 관련성이 있다. 그러나 인지적 증상들이 운동장애가 발생하기 전에 시작되었다는 점에서 에스텔 씨에게 파킨슨병이 발병되었을 가능성은 낮다. 뇌혈관 질환cerebrovascular disease은 다소 유사한 증상들을 유발시킬 수 있다. 뇌영상 사진brain imaging상으로는 초점 신경학적 징후 및/또는 비정상성이 확실히 동반된 것으로 보인다. 에스텔 씨는 정신의학적 질환의 과거력은 없는 것 같다. 원발성 정신건강의학적 장애가 만년에 발생할 수 있지만, 그의 증상군—인지, 운동, 수면, 행동—은 우울장애 같은 원발성 정신건강의학적 진단보다는 신경인지장애 진단을 뒷받침하고 있다.

❖ 진단

- 루이소체 주요 신경인지장애
- 급속안구운동(REM)수면 행동장애

❖ 읽을거리

Karantzoulis S, Galvin JE: Distinguishing Alzheimer's disease from other major forms of dementia. Expert Rev Neurother 11(11):1579-1591, 2011

Walaszek A: Behavioral and Psychological Symptoms of Dementia. Washington DC, American Psychiatric Association Publishing, 2020

Walker Z, Possin KL, Boeve BF, Aarsland D: Non-Alzheimer's dementia 2: Lewy body dementias. Lancet 386(10004):1683-1697, 2015

사례 17.6

편집증과 환각

Paranoia and Hallucinations

Lorin M. Scher, M.D.
Collin Shumate, M.D.
Barbara J. Kocsis, M.D.

도로시 프랭클린Dorothy Franklin(54세, 여)은 전직 웨이트리스로, 망상과 환시 발생이 잦아지면서 남편에 의해 정신건강의학과 응급실(ER)을 찾았다. 남편은 그녀가 10여 년간 단편적인 사건/삽화에 따른 동요가 있었고, 약 6개월간은 평소답지 않게 의심이 많아졌으며, 몇 주에서 몇 개월간은 날마다 환각 증상을 호소했다고 말했다. 환자는 자신의 경험을 '나의 악몽my nightmare'이라고 칭했다. 그녀는 겁에 질린 목소리로, "제 앞에 판사가 서 있는 게 보여요. 아주 선명하게요. 그는 좋은 판사이지만, 그는 나를 죽이겠다고 위협하고, 나는 그를 막을 수 없어요. 아무도 그를 볼 수 없다는 것이 믿기지 않아요. 도와주실 수 있나요?"라고 말했다.

프랭클린 씨는 아내가 10여 년 전인 40대 초반까지는 '완벽할 정도로 아무런 이상이 없었다'고 보고하고 있다. 그 시점에서 그는 아내가 자주 동요하고, 편집증적이며, 걱정이 많고, 때로 공격적으로 변했다고 말한다. 그는 그녀를 정신건강 전문의와 내과 전문의에게 데려갔고, 그녀는 만발성 조현병, 양극성장애, 우울증, 편집성 성격, 불안 등 여러 진단을 받았다. 그녀와 그녀의 남편은 그녀가 수년간 처방받은 많은 정신건강의학적 치료약물의 이름을 모두 기억하지는 못했지만, 항우울제, 항정신병약, 항불안제, 기분안정제가 포함되어 있었다는 사실은 기억하고 있었다.

프랭클린 부인은 여러 해 동안 하루에 반 갑 정도의 담배를 피웠지만, 술은 거의 마시지 않았고, 기분전환용 약물은 한 번도 사용한 적이 없었다. 그녀는 20년 동안 웨이트리스로 일했지만, 평가를 받기 10년 전 그만두었다. 그 이유는 너무도 자주 '쟁반을 떨어뜨렸고', 손님의 주문을 기억하지 못했으며, 눈에 띌 정도로 심한 과민성 때문이었다. 당시 그녀는 쇼핑몰에서 '다른 사람을 때린hitting someone' 혐의로 체포되었다. 결국 그녀와 그녀의 남편은 그녀의 스트레스 수준을 낮출 필요가 있다는 결정을 내렸다.

환자에게는 건강하게 장성한 20대 후반의 자녀 2명과 '우울증과 과민성'이 있는 여동생이 있었다. 환자의 어머니는 심각한 치매, 자세 불안정, 비자발성 운동으로 인해 수년간 휠체어 신세를 지다가, 10년 전 70대 초반의 나이로 세상을 떠났다. 환자의 외할아버지는 50대 후반에 '병에 걸려got sick' 62세가 되던 해에 권총으로 자살했다.

ER에서 정신상태검사 당시, 프랭클린 부인은 겁에 질려 있었으나, 협조적이었다. 그녀는 나이에 걸맞아 보였고, 날씬한 체형으로 단정한 의상과 좋은 위생 상태를 보였다. 그녀는 남편 바로 곁에 앉아 그의 손을 잡고 있었고, 면담자가 질문할 때면 남편을 쳐다보곤 했다. 그녀는 경미한 정도의 정신운동 감속slowing이 있었고, 몸통과 상지에 비자발성 '춤추는 것 같은dancelike' 운동이 눈에 띄었다. 그녀의 시선접촉은 간헐적이었지만 강렬했다. 프랭클린 부인은 자신의 기분이 '전혀 좋지 않고', 감정과 반응이 거의 없는 상태라고 말했다. 그녀의 말은 부드럽고 느렸으며, 자발성이 거의 없었다. 그녀의 사고과정은 선형이었지만, 다소 느렸다. 그녀는 편집성 망상과 환시에 사로잡혀 있었고, 면담 중에도 환각 증상이 나타나고 있다고 했다. 그녀는 자살·살해 사고 또는 계획은 없다고 부인했다. 인지검사 당시 그녀는 의식이 뚜렷했고 사람, 장소, 시간에 대한 지남력이 있었다. 그녀의 주의력과 집중력은 좋았지만, 단기 및 장기 기억에 심각한 손상이 있었다. 간편정신상태검사와 시계그리기검사 결과, 계획과 시공간 과업에 있어서 중등도의 손상이 있는 것으로 판명되었다.

ER에서의 종합적인 검사실검사 결과는 정상이었다. 환자는 안전과 정신병적 증상에 대한 후속 정밀검사를 위해 입원환자 정신건강의학과 병동에 입원했다.

논의(제I부)

프랭클린 부인은 근본적인 의학적 또는 신경정신과 병인을 가리키는 병력과 증상학을 가진 정신병적 장애를 발전시켰다. 예컨대, 조현병으로 인한 정신병의 발병은 비교적 늦었고, 그녀는 환시, 조발성 인지결함, 그리고 비특이성 신경 증상군

(서투른 몸동작clumsiness, 무도형 운동choreiform movements, 운동완만bradykinesia)을 가지고 있다. 치료약물 및 불법물질과는 관련이 없어 보인다.

정신병의 일반적인 의학적 원인은 전염성, 신진대사성, 뇌혈관성, 뇌전증, 탈수 질환성, 퇴행성 병인뿐 아니라 물질로 유발된 정신병과 톡시드롬toxidromes 등으로 많다. 일단 약물치료와 불법물질에 의한 것이 아닌 것 같다면, 면밀한 의학적 정밀검사가 요구된다. 프랭클린 부인의 경우, 신경학적 · 점진적 인지손상을 감안할 때, 신경정신과적 원인들에 대해 특별히 주의를 기울여야 한다.

프랭클린 부인의 증상들에 대한 잠재적인 신경정신의학적 상태로는 파킨슨병, 루이소체병을 동반한 치매, 헌팅턴병, 뇌전증, 다발성 경화증 등이 있다.

50세 이상 된 인구의 1%에 영향을 미치는 파킨슨병은 떨림, 운동완만bradykinesia, 경직성, 그리고 일부 환자들의 경우, 치매 증상이 특징적으로 나타나는 질환으로 정의된다. 우울증은 파킨슨병 환자들에게서 흔히 나타나는데, 정신병 역시 그리 드문 것은 아니다. 프랭클린 부인과는 관련이 없지만, 파킨슨병 치료에 사용되는 항콜린제와 도파민 약제들은 정신병을 촉진 또는 악화시키는 것으로 알려져 있다.

파킨슨병 유사 증상과 함께 환시 증상이 특징적으로 나타나는 경우, 루이소체 신경인지장애neurocognitive disorder with Lewy bodies(NCDLB)를 고려해 봐야 한다.

헌팅턴병은 40~50대에서 전형적으로 나타나는 치명적인 상염색체 우성장애로, 인지 저하, 운동 증상, 정신건강의학적 장해가 특징이다. 정신건강의학적 증상은 우울증, 무감동, 과민성, 그리고 정신병으로, 이 병이 진행되는 과정 내내 광범위하게 나타난다.

프랭클린 부인 같은 환자들에게서 뇌전증—특히 복합 부분 발작—은 뇌파전위기록술electroencephalography(EEG)을 통해 배제되어야 한다. 복합 부분 발작은 공황발작 유사 증상들 및 단기 환각 증상과 함께 나타날 수 있다. 그렇지만 오랫동안 뇌전증 증상이 있는 환자들은 만성적이고 끊임없는 정신병적 증상을 겪게 될 수 있다.

여성들에게서 흔히 나타나고 염증을 유발하는 탈수 질환demyelinating disease인 다발성 경화증multiple sclerosis은 우울증, 과민성, 인지적 결함이 특징이지만, 환각과 망상은 그리 흔한 징후는 아니다.

앞의 진단 중 하나라도 프랭클린 씨에게 가능할 수 있지만, 입원 시 그녀의 증상은 명시되지 않는 조현병 스펙트럼 및 기타 정신병적 장애 진단으로 입원할 가능성이 있을 정도로 충분히 구체적이지 않았다.

❖ 입원 시 진단

- 명시되지 않는 조현병 스펙트럼 및 기타 정신병적 장애

❖ 사례(계속)

프랭클린 부인은 정신건강의학과 병동에 입원한 후, 질량병변mass lesions(예 종양 또는 뇌졸중)과 탈수과정demyelinating processes(예 다발성 경화증) 배제를 위해 뇌 자기공명영상brain magnetic resonance imaging(MRI)을 촬영했다. MRI 결과는 정상이었고, 신경과는 경련장애seizure disorder의 가능성을 평가하기 위해 진단 지원과 관리를 위한 자문을 받았다. 그녀가 활발히 환각 상태에 있는 동안, 프랭클린 부인의 뇌전도electroencephalogram는 경련활동에 음성이었다.

프랭클린 부인의 증상 특성과 시간 경과, 치매 가족력, 지연 발병된 정신건강의학적 장해를 고려할 때, 정신건강의학과 및 신경학 팀은 헌팅턴병의 가능성에 대해 우려하게 되었다. 환자와 배우자와의 폭넓은 논의 끝에, 그녀는 헌팅턴병에 대한 유전자 검사를 받기도 동의했고, 검사 결과 44번의 트리뉴클레오티드trinucleotide(CAG) 반복 양성이었다. 후속적인 심리사회적 및 치료약물 투여 관리를 받은 후, 프랭클린 부부는 종합 외래환자 헌팅턴병 클리닉에 의뢰되었다. 외래환자 헌팅턴병 클리닉은 프랭클린 부인의 신경인지 상태를 면밀히 추적할 가능성이 크다.

❖ 논의(제II부)

프랭클린 부인의 종합적 증상과 다른 잠재적인 원인의 배제를 고려할 때, 입원환자 팀은 헌팅턴병의 가능성을 탐색했다. 이 병은 예후가 좋지 않고, 유전자 검사를 통해 확인할 수 있는 상염색체 우성장애라는 점에서 특이하다. 연구 팀이 유전자 검사를 하기 위한 동의를 구하기 전에 프랭클린 부부와 '광범위한 논의'를 하는 것은 확실히 중요할 것이다.

부부가 외래환자 헌팅턴병 클리닉에 참여한 후, 2명의 성인 자녀에게도 비슷한

논의가 제공될 것으로 보인다. 그들은 현재 무증상이지만, 각각의 자녀들은 헌팅턴병 유전자를 물려받을 확률이 50%다. 각 자녀에게 어려운 결정은 그들이 중년에 헌팅턴병에 걸릴 운명이라는 것을 알고 싶은지, 그리고 그들이 실제로 유전자를 보유하고 있다면, 그들이 그것을 그들의 자녀들에게 물려줄 50%의 확률을 알고 싶은지 여부다.

프랭클린 부인과 관련하여, 그녀는 DSM-5 진단을 두 번 받을 것으로 보인다. 그녀의 신경인지 증상은 아직 심하지 않기 때문에 헌팅턴병으로 인한 경도 신경인지장애로 진단될 가능성이 크다. 게다가, 그녀는 헌팅턴병으로 인한 정신병적 장애로 진단될 것이다.

최근의 연구는 헌팅턴병과 정신병을 가진 환자들이 정신병이 없는 헌팅턴병 환자들과는 다른 임상과정을 가질 수 있음을 시사한다. 정신병이 있는 환자는 정신병이 없는 환자보다 인지 · 기능 · 행동 장해가 더 나쁜 것으로 보이고, 독립적으로 기능하지 못하는 경향이 있다. 이는 프랭클린 부인의 질병 경과 전반에 걸쳐 개입이 평가 및 재평가되어야 하기 때문이다.

프랭클린 부인은 그녀의 질환에서 중요한 국면에 있다. 비록 그녀가 심각한 증상을 가지고 있지만, 그녀는 여전히 자신의 상황을 이해하고 있고, 많은 것을 스스로 결정하기 위해 인지 상태를 유지하고 있는 것으로 보인다. 신경인지장애가 진행되고 의료적 · 법적 의사결정 능력을 갖춘 도전을 전개하기에 앞서, 치료 팀이 이번 기회에 환자와의 동맹을 발달시키키고, 필요한 심리적 지원을 제공하며, 재치 있게 삶의 종결 문제를 탐색하는 것은 중요하다. 예컨대, 프랭클린 부인(그리고 남편)이 재정 문제(예 유언장 작성), 돌봄(예 장기돌봄 선호), 그리고 고급 의료 지침(예 미래 코드 상태)에 대한 그녀의 선호도를 명확히 할 수 있도록 돕는 것이 중요할 것이다.

❖ 최종 진단

- 헌팅턴병으로 인한 경도 신경인지장애
- 헌팅턴병으로 인한 정신병적 장애

❖ 읽을거리

Beck BJ, Tompkins KJ: Mental disorders due to another medical condition, in Massachusetts General Hospital Comprehensive Clinical Psychiatry, 2nd Edition. Edited by Stern TA, Fava M, Wilens TE, Rosenbaum JF. Philadelphia, PA, Mosby/Elsevier, 2016, pp 205-228

Connors MH, Teixeira-Pinto A, Loy CT: Psychosis and longitudinal outcomes in Huntington disease: the COHORT Study. J Neurol Neurosurg Psychiatry 91(1):15-20, 2020

Langa KM, Levine DA: The diagnosis and management of mild cognitive impairment: a clinical review. JAMA 312(23):2551-2561, 2014

Scher LM, Kocsis BJ: How to target psychiatric symptoms of Huntington's disease. Current Psychiatry 11(9): 34-39, 2012

사례 17.7

갑작스러운 반항

Suddenly Rebellious

Stuart C. Yudofsky, M.D.
Robert E. Hales, M.D., M.B.A.

부모의 반복적이고 열화와 같은 성화로, 에밀리Emily(19세, 여)는 마지못해 정신건강 전문의를 만나 보기로 했다. 에밀리는 "만나고 싶어 한 사람은 엄마 아빠지 난 아니에요."라고 단호하게 힘주어 말했다. "도움이 필요한 사람은 미친 엄마와 아빠예요." 에밀리는 부모가 자기를 '미치게' 하고 있다는 것 외에 주요 호소문제는 언급하지 않았다. 그녀는 "내 삶은 아무런 문제가 없어요. 친구도 많아서 거의 매일 밤마다 밖에서 항상 즐거운 시간을 보내고 있거든요."라는 말을 덧붙였다.

에밀리가 '소위 말하는 현실세계'와 동떨어져서 시간을 보내는 동안, 그녀의 언니는 듀크대에 재학 중이었고, 남동생은 명문 사립고에서 우수한 성적을 거두고 있었다. 게다가 그녀의 부모는 둘 다 방사선 전문의radiologists로 자신들의 커리어에 만족스러워하는 전문의였다. 에밀리는 "그 정도면 한 가족 내에 노력하는 사람들이 충분히 있는 것 아닌가요?"라고 물었다.

에밀리는 부모와 함께하는 면담에 동의했고, 면담이 진행되었다. 그러나 이들은 서로 다른 이야기를 했다. 에밀리의 부모는 눈물을 흘리며, 딸이 걸핏하면 화를 내고, 비생산적인 행동을 하며, 반항적인 아이가 되었다고 호소했다. 에밀리는 거의 매일 밤 술에 취해 들어왔고, 그나마 주말에는 집에 들어오지 않는 경우가 잦았다. 그녀의 방을 뒤지자, 소량의 대마초, 알프라졸람(자낙스Xanax), 코카인, 처방전이 요구되는 자극제가 나왔다. 에밀리의 부모는 에밀리의 성격 변화를 '청소년기 악몽'으로 표현했고, 에밀리의 친구들을 '아무것도 하지 않고, 머리만 염색하고, 문신을 새기며, 모든 것을 싫어하는 패배자들'로 묘사했다. 에밀리의 태도와 행동은 부모와 다른 형제자매와는 너무 대조적이었다. "딸아이가 자신의 일을 하고, 우리처럼 보수적이지 않은 것은 상관하지 않아요. 그렇지만 딸아이가 무엇이 되고 싶은지조차 모르고 있는 것 같은 것이 마음에 걸립니다." 에밀리의 아버지가 말했다.

부모에 의하면, 에밀리의 '청소년기 악몽'은 4년 전 시작됐다. 에밀리는 생생한 유머감각과 폭넓은 층의 '굉장한 친구들terrific friends'이 있는, 누가 봐도 공부를 열심히 하는 15세 여학생이었다. '거의 하룻밤 사이에', 그녀는 오랜 친구들을 멀리하게 되었고, '학업을 중단하고 불만투성이의 아이들'과 어울리기 시작했다. 그러면서 교통위반 딱지를 떼거나, 학교에서 정학 처분을 받는 횟수가 점점 늘었다. 이전에 눈을 반짝이던 호기심 대신, 에밀리는 전 과목에 대해 흥미를 잃은 것처럼 보였고, 성적은 평균 A에서 D로 급락했다. 이처럼 갑작스럽고 극적인 변화에 에밀리의 부모는 망연자실해했다.

정신건강 전문의는 에밀리의 갑작스러운 학업 수행력 변화의 원인을 파악하기 위해 에밀리에게 일련의 신경심리검사를 받아 볼 것을 제안했다. 검사 결과는 에밀리가 수년 전 사립고교에 지원할 당시에 치른 검사 결과와 비교될 수 있었기 때문이었다. 에밀리는 고교 입학을 위해 받았던 두 가지 검사를 다시 받았다. 하나는 '사정 및 집단평가체제System for Assessment and Group Evaluation'(SAGE)로, 종합적인 학업 및 지각적성을 측정하는 검사이고, 다른 하나는 '변별적성검사Differential Aptitude

Tests'(DAT)로, 추리, 철자, 지각 기술에 초점을 맞춘 검사다.

SAGE 검사 결과에 의하면, 에밀리의 평균 백분위 점수는 13세 기준으로 상위 10%에서 성인 기준으로 하위 10% 수준(13세 기준으로 하위 20%)으로 떨어졌다. 에밀리가 13세 때 DAT 검사를 받았을 때는 9학년에 해당하는 거의 모든 측정치에서 가장 높은 범위에 속하는 점수를 받았다. 그녀는 철자에서 가장 낮은 점수를 받았지만, 이 점수는 두 번째로 높은 수준이었다. 19세인 현재 이 검사를 다시 받자, 모든 측정치에서 고등학교 평균 이하의 점수가 나왔다.

EEG, 뇌 CT, 그리고 T2-가중 뇌 MRI 영상에는 구조적 뇌 손상 증거는 나타나지 않았다. 그러나 유체감쇠반전회복fluid-attenuated inversion recovery(FLAIR) T2-가중 MRI에 의하면, 좌전두피질에 명백한 병변이 나타났다. 이는 이전에 그 부분에 손상이 있었음을 짐작케 했다.

에밀리에게 변화가 생긴 중대한 기간에 관한 후속질문에 대해, 에밀리는 교통사고를 당한 적이 있고, 지금은 헤어진 남자친구 마크와 함께 있었다고 했다. 에밀리는 이 삽화에 대한 기억이 많이 나지는 않지만, 당시에 머리를 세게 부딪쳤고, 그 뒤로 여러 주 동안 심한 두통을 겪었던 기억이 난다고 했다. 에밀리가 피를 흘리지 않았고, 차량도 손상되지 않았기 때문에, 마크와 에밀리는 누구에게도 사고에 대해 알리지 않았다고 했다. 에밀리의 허락을 얻어, 정신건강 전문의는 멀리서 대학에 다니고 있는 마크와 이야기를 나눌 수 있었다. 마크는 기꺼이 면담에 응했고, 당시 상황에 대해 상세히 말해 주었다. 그는 그 사건에 대해 아주 잘 기억하고 있었다. "에밀리가 제 차의 계기판에 머리를 아주, 아주 세게 부딪쳤어요. 에밀리는 완전히 정신을 잃지는 않았지만 무척 어지러워했어요. 약 3시간 동안 에밀리는 말을 아주 천천히 했고, 머리가 너무 아프고 정신이 없다고 했어요. 약 2시간 동안은 자기가 어디에 있는지, 무슨 요일인지, 몇 시까지 집에 들어가야 하는지조차 몰랐어요. 두 차례 토하기도 했고요. 저는 정말 무서웠는데, 에밀리는 엄마 아빠를 걱정시키고 싶지 않아 했어요. 에밀리 부모님은 너무 과잉보호적인 분들이거든요. 그 후 저는 에밀리와 헤어지게 됐고, 그러고는 에밀리와 이야기를 나눈 적이 거의 없어요."

❖ 논의

정신건강 전문의를 만나 보게 하려는 '과잉보호적인' 부모로부터 압박감을 느낀 에밀리는 젊음을 즐기면서 가족의 혹독한 학업적 · 사회적 비난에 반발하고 있는 저성취 어린 여성의 틀에 맞춰 자기 이야기를 전개하고 있다. 이와는 반대로, 에밀리의 부모는 에밀리가 발랄하고 공부도 잘하던 15세 여학생에서 하룻밤 사이에 거칠어졌고, 학업성적이 곤두박질쳤으며, 물질남용을 일삼는 등 '악몽'으로 바뀐 사실을 강조하고 있다. 이런 변화에 대한 감별진단은 광범위하지만, 과거력, 부수적인 정보, 인지검사를 통해 분류될 수 있다.

정확한 진단을 위해 중요한 것은 기분장애, 불안장애, 또는 물질사용장애 발병에 의해 전형적으로 설명되는 것과는 다른 것처럼 보이는 변화에 대한 인식이다. 이러한 인식은 고등학교 적성 및 학업성취검사를 통해 에밀리의 수행력을 재평가하기 위한 결정으로 이어졌다. 그 결과, 에밀리의 검사 점수가 극적으로 하락한 것으로 드러났다. 초점을 맞춘 과거력 탐색을 통해 에밀리의 증상 발달의 이면에 교통사고가 중추적인 역할을 했다는 사실이 밝혀졌다.

그 사고로 인해 에밀리는 외상성 뇌손상traumatic brain injury(TBI)으로 고통을 겪었다. 당시 차량 운전자와 에밀리로부터 수집된 과거력에 의하면, 에밀리는 TBI 진단의 핵심기준 4개 중 2개 증상을 나타냈다. 즉, 그녀는 사고 후 여러 시간 동안 지남력이 없이 혼돈 상태에 있었다. 또 사고에 대해 많은 것을 기억하지 못했다('외상후 기억상실posttraumatic amnesia'). TBI로 진단되려면, 오직 한 가지가 필요하다. 에밀리는 의식을 잃었었고, 과거에 신경학적 징후가 없었다는 점이다. 일상적인 뇌 검사 결과는 정상이었지만, 4년 후에 실시된 FLAIR T2-가중 뇌 MRI 영상에 의하면, 좌측 전두엽 피질에 '고도의 외상을 암시하는' 병변이 발견됐다.

DSM-5에서 '외상성 뇌손상(TBI)으로 인한 신경인지장애'로 진단되려면, 인지기능이 저하되었다는 증거가 있어야 한다. 에밀리는 이 기준에 부합된다. 에밀리의 인지기능 저하는 부모의 관찰, 학교 기록, 고등학교 입학 전후에 치른 적성검사와 학업성취검사 결과로 입증되었다. 에밀리의 신경인지장애 강도가 경도나 주요 어디에 속하는지는 분명치 않다. 더 심각한 범주인 '주요major'는 일반적으로 결핍으로 인해 공과금 납부, 약물치료 관리 등 일상생활의 활동을 방해받는 사람들에게 내려진다. '경도mild' 범주는 보다 보통 정도의 손상이 있는 사람들에게 내려진다. 에밀리에 대한 검사 결과는 상위 10백분위수에서 하위 10백분위수로의 극적인 저하를 나타내고 있다. 에밀리와 그녀의 가족으로서는 점수 하락이 재앙으로 여겨질 것이다. 그럼에도 그녀가 옷을 입을 수 있고, 운전을 할 수 있으며, 사회활동을 할 수 있다는 사실을 고려할 때, 가장 적절한 진단은 '외상성 뇌손상(TBI)으로 인한 경도 신경인지장애'인 것 같다. DSM-5에는 주요 신경인지장애에 행동장해 명시자가 포함되어 있지만, 특별히 경도 신경인지장애에서는 행동장해 명시자의 부호를 사용하지 못하게 하고 있다. 그럼에도 행동장해는 여전히 서면으로 명시되어야 한다.

에밀리의 사례는 신경정신의학적 진단에 있어서 두 가지 특별한 도전을 반영하고 있다. 첫째, 신경정신의학과 장애에 따라서는 갑작스럽고 극적으로 발병되지만, 대다수의 장애는 서서히 진행된다. 사례에 따라서는 — 에밀리의 경우처럼 — 발병이 급격하게 진행되었을 수 있지만, 신경정신의학적 장애와 발생한 증상들 사이의 관련성은 잘 알려져 있지 않다. TBI는 갑작스러운 학업적 · 사회적 후유증을 가져온 충격적인 사건이었지만, 에밀리는 눈에 띌 정도의 부상은 없었고, 언어 기술의 대부분을 유지했다. 결핍에 대한 즉각적인 인식 대신, 학교와 가족들은 에밀리의 파괴적 행동, 학업성적 하락, 성격 변화로 인해 망연자실하고 있었다.

둘째, 에밀리의 증상이 뇌 손상의 직접적 또는 2차적 효과인지, 아니면 이 2가지가 결합된 것인지에 대한 결정은 어려울 수 있다. 에밀리의 전두엽 피질 손상은 현저한 정도의 인지적 충격을 남겼고, 그녀는 더 이상 평소의 기준을 달성할 수 없는 상태에 놓여 있다. 또한 전두엽 피질에 대한 외상은 직접적으로 그녀의 충동조절, 집행기능, 사회적 판단력, 추상적인 개념 이해와 적용 능력에 직접적으로 영향을 미쳤을 수 있다.

그 결과로 생긴 그녀의 학업과 대인관계상의 심각한 문제는 부모, 교사들, 급우들의 눈에 비춰졌던 그녀의 모습에 변화를 가져왔을 뿐 아니라, 그녀가 자신을 보는 방식도 변화되었을 것이다. 자신이 TBI 때문에 고통을 겪게 되었다는 사실을 인식하지 못했던 에밀리는 가족과 또래집단의 '열심히 노력하는 사람들' 사이에서 자신의 위치를 유지할 수 없었다. 대신에 에밀리는 '중퇴자와 불평분자들'이 모이는 남학생 클럽하우스를 발견했다. 이 모임은 그녀가 소속감을 되찾는 데 도움이 되었을 것이다. 에밀리는 거의 동시에 알코올과 불법물질 사용을 시작했다. 이는 다른 질문들로 이어진다. 즉, 그녀는 자신의 인지능력을 끌어올리기 위해(예 자극제로), 불안감소를 위해(예 대마초로), 또는 주로 고양된 기분을 느끼기 위해 그렇게 했을까? 그녀는 자신의 인지와 성격 변화가 자신의 통제하에 있다는 확신을 얻기 위해, 아니면 거의 모두가 필수로 물질을 사용하는 아웃사이더 하위문화에 적응하기 위해 물질을 사용한 것은 아닐까?

달리 말해서, 현상은 무엇이고, 부수적인 현상은 무엇인가? 에밀리의 두드러진 성격 변화는 TBI의 직접적인 결과인가, 아니면 현저한 인지손상에 의해 야기된 심리사회적 스트레스에 대한 역기능적 반응이었는가? 아니면 이러한 변화들 사이에 청소년기 스트레스와 기회의 증가가 동반된 복잡한 상호작용이 있었는가?

에밀리의 현재 상황에 원인을 제공해 왔을 가능성이 있는 제반요인에 대해 상세히 언급하는 것은 어려울 수 있다. 그러나 그녀의 인지결함과 성격 문제를 더욱 악화시킬 수 있는 동반이환 상태를 확인하는 것은 중요하다. 물질사용장애 확인 못지않게 DSM-5의 스펙트럼 전체(특히 기분장애와 불안장애)에 걸친 장애들에 대한 탐색 역시 중요하다. 이러한 문제들에 대해 명료하게 정리하는 것은 이 젊은 여성에 대한 절충적이고 융통성 있는 치료를 위해 중요할 것이다. 그뿐만 아니라 그녀를 염려하고 있는 가족들을 위해서도 중요할 것이다.

❖ 진단

- 외상성 뇌손상으로 인한 경도 신경인지장애, 행동장해 동반
- 알코올사용장애

❖ 읽을거리

McAllister TW: Overview of mild brain injury, in Textbook of Traumatic Brain Injury, 3rd Edition. Edited by Silver JM, McAllister TW, Arciniegas DB. Washington, DC, American Psychiatric Publishing, 2019, pp 583-606

Oldenburg C, Lundin A, Edman G, et al: Cognitive reserve and persistent post-concussion symptoms—a prospective mild traumatic brain injury (mTBI) cohort study. Brain Injury 30(2):146-155, 2016

Silver JM, McAllister TW, Arciniegas DB: Depression and cognitive complaints following mild traumatic brain injury. Am J Psychiatry 166(6):653-661, 2009

Yudofsky SC: Getting help, in Fatal Flaws: Navigating Destructive Relationships With People With Disorders of Personality and Character. Washington, DC, American Psychiatric Publishing, 2005, pp 461–474

Yudofsky SC, Hales RE: Neuropsychiatry: back to the future. J Nerv Ment Dis 200(3):193–196, 2012

CHAPTER 18

성격장애

Personality Disorders

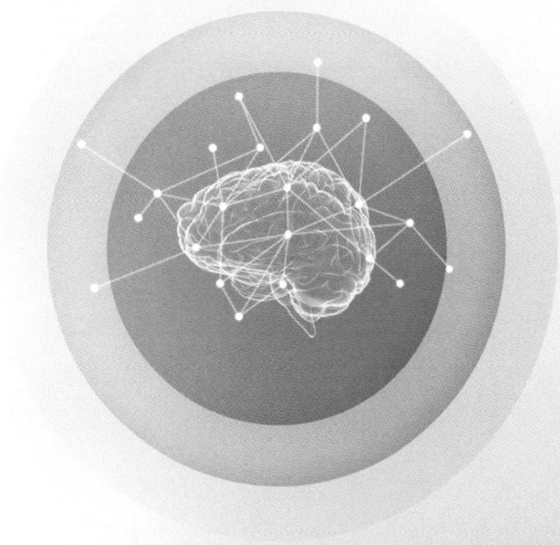

CHAPTER 18 성격장애
Personality Disorders

서문

John W. Barnhill, M.D.

성격personality은 지속적인 행동 패턴과 내적 경험이다. 이는 우리의 생각, 감정, 활동 방식의 기저가 된다. 또한 우리 자신과 주변 사람들에 대한 견해의 틀이 된다. 우리가 누구인가를 생각하는 경우, 우리는 흔히 중심적으로 정의하는 특징으로 성격을 생각하게 된다.

정신건강 전문의들과 기타 정신건강 개업의들은 성격과 역기능적 성격이 개인과 주변 사람들의 고통과 기능이상을 일으키는 방식을 생각하는 데 많은 시간을 보낸다. 성격장애는 어떤 면에서는 인간성처럼 복잡하고, 그 자체로 독특성을 지니고 있으며, 어느 한쪽만 겪게 되는 갈등, 그리고 알 수 없는 복잡성을 지니고 있다.

그러나 많은 다른 복잡한 체계처럼, 성격과 성격장애는 패턴화되는 경향이 있다. 세대를 거듭하면서 다양한 분야의 임상가들과 성격 연구자들은 성배holy grail, 즉 사용하기 단순하고 성격의 미세한 차이와 모순점을 포착하기에 충분할 정도로 세련된 질병분류학적 체계 구축을 모색해 왔다.

전통적으로, 정신건강의학 분야는 뚜렷한 임상 증후군을 반영하여 성격장애를 범주적으로 개념화해 왔다. 또 다른 패러다임에서 성격 특질은 부적응에서 정상에 이르기까지 점진적으로 존재하는 변형으로서 차원적으로 개념화된다. 세 번째 모델은 두 패러다임을 통합한 혼합 범주-차원모델hybrid categorical-dimensional model이다.

사회문화적 맥락은 성격장애의 식별에 추가적인 복잡성 층을 더하고 있다. DSM-5에서는 인지행동적 규준과 마찬가지로, 문화에 따라 마음모델이 어떻게 다른지에 대한 지속적인 연구를 활용하고 있다. 예컨대, 개인주의individualism와 개인적 자율성을 강조하는 사회문화적 맥락은 자기애적 특질을 정상화할 가능성이 더 높을 수 있다.

DSM-5는 본문에 성격장애의 전통적인 범주모델을 계속해서 특징으로 삼고 있다. 이는 일반적으로 성격장애에 대한 '공식적인' 모델로 보인다. 게다가, DSM-5는 제III편('새로 개발된 평가치와 모델Emerging Measures and Models')에 대안적 혼합 범주-차원모델을 포함하고 있다.

이 2개 모델의 유사성과 차이점을 더 잘 이해하기 위해서는 DSM-5의 두 가지 진단체계에서, 예컨대 강박성 성격장애(OCPD)가 있는 환자를 평가하는 방식을 임상가에게 어떻게 권장하고 있는지 탐색해 보는 것이 도움이 될 수 있다. 범주적 관점에서 볼 때, 개인은 특정 기준이 부합될 때, OCPD 진단을 받게 될 것이다. 첫째, 임상가는, 예컨대 융통성을 희생하면서까지 지속적이고 역기능적인 완벽주의 패턴을 확인해야 한다. 그런 다음 7개 증상기준(목록에 대한 집착, 업무할당 불능, 완고함 등) 중 적어도 4개를 확인해야 하고, 동일한 증상들에 대해 책임질 수 있는(그리고 조현병이 OCPD에서 발견되는 것과 유사한 증상의 원인을 제공하는 경우처럼, 다른 진단만 부호화하거나 환자가 다른 성격장애의 기준에도 부합되는 경우처럼 두 가지 진단 모두 부호화하는 방향으로 이어질 수 있는) 장애를 탐색해야 할 것이다. 이 조사는 조현병이 OCPD에서 발견되는 것과 유사한 증상을 유발하는 경우처럼, 다른 진단의 부호화로 이어질 수 있다. 또한 조사는 OCPD와 다른 성격장애의 기준을 충족하는 경우처럼 2개 또는 그 이상의 진단 부호화로 이어질 수 있다.

DSM-5 성격장애 대안모델에서는 10개의 DSM-IV 성격장애 범주를 6개의 재정의한 범주(① 반사회성, ② 회피성, ③ 경계성, ④ 자기애성, ⑤ 강박성, ⑥ 조현형)로 재정비했다. 이 6개 범주 중 각 범주에 대해 혼합모델은 두 가지 평가를 실시하도록 요구하고 있다. 첫 번째는 개인이 네 가지 성격기능 영역(① 정체성, ② 자기주도성, ③ 공감, ④ 친밀감) 중 적어도 두 가지에서 심각한 손상이 있다는 결정이 포함되어야 한다. 여섯 가지 성격장애 중 각 장애에 대한 성격 명시자는 서로 다르다. 예컨대, OCPD에 부합되려면 개인은 성격기능에서 다수의 특정한 어려움(예 경직성과 공감 부족)뿐 아니라, 다수의 성격 특질(예 완벽주의, 인내, 친밀감 회피)을 나타내야 한다.

새로운 혼합모델에서는 5개의 폭넓은 특성 영역 내에 조직되어 있는 성격 특질에 대한 평가를 필수로 요구하고 있다. 〈표 18-1〉에서 보는 바와 같이, 이러한 특성과 특성 영역은 스펙트럼상에 존재한다. 예컨대, 5개 특성 영역 중 한 가지를 보면, 적대성은 스펙트럼의 한쪽 끝에, 다른 한쪽 끝에는 친화성이 위치하고 있다. 이 5개의 광범위한 특성 영역은 많은 정신건강 전문의에게는 새로운 것이지만, 이는 성격 5요인 모형을 토대로 학문적인 심리학 내에서 수십 년간 왕성하게 연구되어 온 것이다. 성격 5요인 모델의 성격 차원으로는 ① 신경증적 경향성neuroticism, ② 외향성extraversion, ③ 친화성agreeableness, ④ 성실성conscientiousness, ⑤ 개방성openness이 있다. 각 성격 차원에 대해서는 관련된 성격 특질 군집들이 있다. 특정인에게 적용하는 경우, 성격 5요인 모델은 각 특성에 대해 백분율 점수를 할당할 수 있다. 예컨대, 이론적으로 OCPD가 있는 사람에 대해 성실성은 95백분위 점수를, 개방성은 5백분위 점수를 줄 수 있다. DSM-5에서는 더 구체적으로 정신건강의학적 장애에 초점을 맞추기 위해 이러한 성격 차원과 특질을 조정했다.

이러한 5개 부정적 특성 영역에는 25개의 특정 병리적 성격 특질이 포함되어 있다. DSM-5와 DSM-5-TR에서는 각 성격장애에 대해 개인이 전형적인 성격 특질의 대부분을 나타내야 함을 필수로 요구하고 있다. 예컨대, OCPD가 있는 환자는 경직된 완벽주의 특성(성실성 특성 영역의 한 가지 측면)이 있음이 입증되어야 한다. 그뿐만 아니라, 다음 세 가지 특성[① 고집증perseveration, ② 친밀감 회피(무심함의 한 측면), ③ 제한된 정서성] 중 적어도 두 가지 증상을 가지고 있음이 입증되어야 한다.

〈표 18-1〉 DSM-5 대안모델: 병리적 성격 특질 영역

□부정적 특질 영역		□긍정적 특질 영역
1. 부정적 정동성Negative affectivity	vs.	1. 정서적 안정성Emotional stability
2. 애착상실Detachment	vs.	2. 외향성Extraversion
3. 적대성Antagonism	vs.	3. 우호성Agreeableness
4. *탈억제Disinhibition	vs.	4. 성실성Conscientiousness
5. 정신병적 경향성Psychotism	vs.	5. 명료성Lucidity

주. *이 영역의 양극단은 병리적인 것으로 간주됨.

또한 대안적인 DSM-5의 혼합모델에는 진단된 성격장애의 일부로 인정되지 않더라도, 구체적인 특성들이 기록될 수 있도록 구체적으로 명시되어 있다. 예컨대, 적대성은 부정적 정동의 특성 영역과 연관된 특성으로, 다른 어떤 DSM-5 장애와 함께 기재될 수 있을 뿐 아니라, 예컨대 반사회성 성격장애와 연관된 특성으로만 고려되지 않는다.

DSM-5의 두 가지 모델은 각기 장단점이 있다. 새로운 DSM-5의 혼합모델은 환자들의 미묘한 차이를 이해하는 데 기여할 수 있을 것이다. 또한 이 접근은 수십 년간 지속되어 온 성격 연구의 가치를 이용하고 있다. 그러나 이 접근의 복잡성으로 인해 경험이 풍부한 임상가들에게조차 적용이 쉽지 않을 전망이어서, 새로운 체계의 사용은 잠재적으로 정신건강의학 내에 현존하는 연구 자료의 유용성을 떨어뜨릴 수 있다.

전통적인 범주 패러다임은 과도한 동반이환과 장애 내적 이질성으로 인해 비판을 받아 왔다. 게다가, 과거에 가장 흔한 성격장애 진단이 '달리 분류되지 않는 성격장애personality disorder not otherwise specified'였다는 사실 역시 비판의 대상이 되어 왔다. 이러한 문제는 DSM-5에서 '달리 명시되는other specified' 성격장애와 '명시되지 않는unspecified' 성격장애라는 용어를 사용함으로써, 아주 미미할 정도로 명료해졌다. 한편, 범주 접근은 비교적 사용하기 쉽고, 많은 정신건강관리 전문가에게 친숙하며, DSM-5의 나머지 부분에서 사용되는 범주 구조를 따르고 있다. 이는 또한 DSM-5 본문의 주요 부분에 포함되어 있는 성격모델이면서, 동시에 성격에 대한 미국정신의학회(APA)의 공식적인 조망방식으로 남아 있다.

✧ 읽을거리

Gore WL, Widiger TA: The DSM-5 dimensional trait model and five-factor models of general personality. J Abnorm Psychol 122(3):816-821, 2013

MacKinnon RA, Michels R, Buckley PJ: The Psychiatric Interview in Clinical Practice, 3rd Edition. Arlington, VA, American Psychiatric Association Publishing, 2015

Michels R: Diagnosing personality disorders. Am J Psychiatry 169(3):241-243, 2012

Ronningstam EF, Keng SL, Ridolfi ME, et al: Cultural aspects in symptomatology, assessment, and treatment of personality disorders. Curr Psychiatry Rep 20(4):22, 2018

Skodol AW, Oldham JM (eds): The American Psychiatric Association Publishing Textbook of Personality Disorders, 3rd Edition. Washington, DC, American Psychiatric Association Publishing, 2021

사례 18.1

성격갈등

Personality Conflicts

Lauren Z. Rynar, Ph.D.
Larry J. Siever, M.D.

프레이저 아처Frazier Archer(34세, 남, 백인)는 독신으로, 기분 및 성격 장애 연구 프로그램에 전화를 걸었다. 그 이유는 전 여자친구가 언젠가 그에게 '경계성borderline'이라고 했고, 아처 씨는 자신의 성격갈등에 대해 좀 더 알고 싶었기 때문이었다.

진단 연구 면담이 진행되는 동안, 아처 씨는 처음에는 자신의 말이 오해를 받거나, 곡해되거나, 자신에게 불리하게 사용될 우려가 있다는 이유로, 개인정보 공유를 꺼렸다. 그의 관계에 대해 질문을 받자, 그는 사람들이 자신에게 거짓말을 하고 있고, 자신이 속고 있다고 확신할 수 있는 증거라면서, 주기적으로 거의 매일 일어나고 있는 상황에 관해 이야기했다. 그는 특히 리더십이 있는 사람들과 심리학을 공부한 사람들을 경계했다. 이들은 '인간의 마음을 이해하기 위해 받은 훈련'을 사람들을 조종하는 데 사용하기 때문이라는 것이 그 이유였다. 주변 사람들과는 달리, 아처 씨는 '쿨에이드 음료를 마시지 않았고', 자신에게는 조종과 속임수 감지 능력이 있다고 믿었다.

아처 씨는 식료품점 체인의 보조 매니저로 고용되었다. 그는 일에 있어서 극도로 꼼꼼한 성향을 가지고 있었고, 업무를 위임하고 완수하는 데 어려움을 겪었다. 그는 동료들이 지속적으로 자신이 원하는 방식으로 작업을 완수하지 못했다고 지적했다. 이는 그가 일상적으로 '그들의 실수를 바로잡는 데' 오랜 시간 일하는 것으로 이어졌다. 그동안 아처 씨가 근무했던 직장의 고용주들은 아처 씨가 지나치게 규칙, 목록, 자잘한 것에 초점을 맞춘다면서, 좀 더 우호적일 필요가 있다고 말해 왔다. 그는 여러 해 동안 수많은 직업을 두루 거쳤다. 그러나 그는 재빨리 "저는 해고당한 횟수만큼 그만둔 적도 많았습니다."라는 말을 덧붙였다.

면담이 진행되는 동안, 그는 많은 사람과는 달리 자신은 생산성보다는 품질의 가치를 이해한다고 강조했다. 그는 자신의 '높은 기준'이 자신의 '나쁜 성미'와 정서적 '기복'의 원인이 되어 왔다고 믿었다. 그는 소수의 지인들과 오로지 '피상적으로만' 어울렸고, 이전의 '소위 말하는 친구와 연인들'이 자신을 배신했던 정확한 순간들을 기억해 냈다. 그는 대부분의 시간을 홀로 지냈다.

아처 씨는 외상, 현재 또는 과거에 물질 사용에 관한 문제, 그리고 두부외상 또는 의식소실에 대한 심각한 병력은 없다고 부인했다. 또 정신건강이나 치료에 대한 과거력도 없지만, 아직 진단되지 않은 정신건강 문제가 있다는 느낌이 든다고 했다. 그는 어린 시절 학업성취에 대한 사회불안과 어려움을 기술했는데, 그는 이를 자신의 높은 기준과 '신뢰할 수 없는' 어린 시절 친구들 탓으로 돌렸다.

정신상태검사 당시, 아처 씨는 잘 차려입었고, 협조적이었으며, 지남력이 있었다. 그의 말은 다양했다. 때도 질문에 답하기 전에 생각에 잠겨 말을 멈췄다가, 아주 느리고 신중하게 답할 때도 있었다. 면담의 다른 부분에서 그는 화를 냈고, 말이 길고, 지엽적인 반응을 했다. 그러나 대체로 일관성이 있어 보였고, 지각장해의 증거는 보이지 않았다. 그의 정동은 때로 부적절했고(예 울고 난 다음에 미소를 지음), 대체로 위축되어 있었다. 그는 사느냐 죽느냐에 관해서는 아무런 관심이 없고, 적극적인 자살사고 또는 살해사고는 없다고 부인했다.

아처 씨는 면담에 대한 피드백은 구두로 받을 수 있지만, 자신이 작성한 질문지와 진단 도구는 돌려받을 수 없다는 말을 듣자, 갑자기 짜증을 내면서 평가 팀원들에게 그 이유에 대해 따졌다. 그는 자신의 개인적인 수첩에다가 평가 팀원들이 자신을 거부했다는 기록을 남겨 놓겠다고 으름장을 놓았다.

❖ 논의

아처 씨는 세상을 대하는 오랜 기간 동안 융통성이 없고, 역기능적 패턴을 기술하고 있다. 그는 지속적인 불신과 의심의 패턴을 보여 주고 있다. 그는 다른 사람들이 자신을 착취 또는 속이고 있다고 믿고, 친구들의 신의를 의심하며, 원한을 품고 있고, 주기적으로 성적 동반자의 정절을 불신하고 있다.

두 번째 성격 특질군은 완벽주의와 통제에 대한 아처 씨의 집착과 관련이 있다. 그는 규칙, 목록, 세부사항에 지나치게 집중한다. 그는 융통성이 없고 위임할 수 없기 때문에 다른, 아마도 더 여유로운 노력을 희생하면서 작업 완수와 완성에 과도한 시간을 소비하게 된다. 아처 씨는 편집성 성격장애paranoid personality disorder(PPD)와 강박성 성격장애obsessive-compulsive personality disorder(OCPD)의 기준을 모두 충족한다.

아처 씨가 두 가지 성격장애의 기준을 충족한다는 것은 그리 놀라운 일이 아니다. PPD를 가진 사람들의 약 75%가 동반성 성격장애를 가지고 있다. 물질사용장애와 공황장애는 PPD와도 자주 동반 발생하지만, 아처 씨에게는 둘 다 문제가 되지 않는 것으로 보인다. PPD는 종종 조현형 성격장애 및 조현병 스펙트럼장애들과 동반 발생하는데, 이는 편집증 관련 기준의 중복으로 인한 것이다. PPD가 '고립된isolated' 장애인 경우는 거의 없고, 현재의 연구는 PPD를 포함한 몇몇 성격장애가 통합되어 더 포괄적인 진단을 만들 수 있다는 가능성을 제시하고 있다. 편집증paranoia은 다른 장애의 명시자 또는 수식어로 간주될 수 있다.

PPD와 OCPD는 과잉통제되는 경향, 감정적으로 제한되는 경향, 새로운 경험에 대한 폐쇄적인 경향, 타인에 대한 엄격한 판단, 인지적 · 행동적으로 엄격한 경향을 포함하여 종합적인 증상을 공유한다. 사람들은 또한 낮은 자존감을 가지고 있고, 위험에 대해 혐오할 수 있다. 아처 씨의 경우처럼, PPD나 OCPD를 가진 사람들도 상당한 직업적 어려움을 겪을 가능성이 크다. 더욱이, 경직된 완벽주의가 OCPD를 정의하는 특질인 반면, PPD를 가진 사람들 역시 자기 지향적 완벽주의

(자신에 대한 완벽 요구)와 타인 지향적 완벽주의(다른 사람들에게 부과되는 완벽주의의 요구)를 포함한 여러 영역에 걸쳐 완벽주의 경향을 입증할 수 있다.

PPD와 OCPD를 조현병 및 강박장애(OCD)와 구별하는 것이 중요하다. PPD는 조현형 성격장애와 마찬가지로 조현병과 관련이 있고, 조현병 스펙트럼상에 있다는 유전적·신경생물학적·역학적·증상적 증거가 있다. 그러나 PPD는 조현병의 전조 증상이 아니고, 그 증상이 조현병의 전구기를 나타내지도 않는다. 조현병의 전구 증상prodrome은 체계적이지 않은 사고와 행동을 포함한 초기 정신병적 증상에 의해 가장 잘 특징지어지는 반면, PPD의 사고 패턴은 일반적으로 망상장애와 관련된 사고장애의 패턴과 더 유사하다.

마찬가지로, OCPD와 OCD의 관계에 대해서도 많은 논쟁이 있었다. 비록 많은 연구자가 조건이 강하게 관련되어 있고 개념적으로 중복될 수 있다는 가설을 세웠고, 일부는 개인이 OCPD의 기준을 충족하는 심각한 OCD의 아형이 있을 수 있다고 제안도 했지만, OCPD와 OCD가 별개의 장애를 구성한다는 일반적인 합의가 있다.

❖ 진단

- 편집성 성격장애
- 강박성 성격장애

❖ 읽을거리

Diedrich A, Voderholzer U: Obsessive-compulsive personality disorder: a current review. Curr Psychiatry Rep 17(2):2, 2015

Dimaggio G, MacBeth A, Popolo R, et al: The problem of overcontrol: perfectionism, emotional inhibition, and personality disorders. Compr Psychiatry 83:71-78, 2018

Gordon OM, Salkovskis PM, Oldfield VB, Carter N: The association between obsessive compulsive disorder and obsessive compulsive personality disorder: prevalence and clinical presentation. Br J Clin Psychol 52(3):300-315, 2013

Lee R: Mistrustful and misunderstood: a review of paranoid personality disorder. Curr Behav Neurosci Rep 4(2):151-165, 2017

사례 18.2

특이한 고립

Oddly Isolated

Salman Akhtar, M.D.

그르제고르즈 부찰스키Grzegorz Buchalski(87세, 남, 백인)는 이상한 냄새가 난다는 이웃 사람들의 신고로 그의 아파트로 출동한 응급구조대원들에 의해 정신건강의학과 응급실(ER)로 실려 왔다. 전하는 바에 의하면, 오랫동안 병환 중이던 90세 된 그의 누나는 며칠 전 세상을 떠났다. 부찰스키 씨는 여러 가지 이유에서 누나의 죽음을 뒤늦게 신고했다. 누나의 건강이 악화되면서, 그는 점차 와해 양상을 보였고, 집주인이 그가 살고 있는 아파트의 지저분한 상태를 쫓아낼 구실로 삼을 것을 염려했다. 그는 청소해 보려고 애썼지만, 할 수 있는 일이라고는 고작해야 물건들을 이리저리 옮겨 놓는 것에 불과했다. 경찰과 응급구조대원들이 들이닥치자, 그는 그렇지 않아도 막 도움을 요청하려던 참이었다고 말했다.

응급실에서 부찰스키 씨는 자신의 행동이 이상했고, 좀 더 일찍 도움을 요청했어야 했다는 점을 인정했다. 그러면서 가끔씩 자신이 처해 있는 상황과 누나의 죽음에 대해 이야기를 하면서 눈물을 흘렸다. 그러다가 갑자기 냉담한 표정으로, 상황에 대해 차분하고 사실 중심으로 말하곤 했다. 또 자신이 살고 있는 아파트가 지저분한 것은 사실이지만, 지저분하게 보이는 것은 그동안 수집해 온 생체발광bioluminescence에 관한 엄청난 양의 논문들 때문이라는 사실을 알리고 싶어 했다. 생체발광은 부찰스키 씨가 수십 년 동안 연구해 오고 있는 주제였다.

면허가 있는 배관공, 전기기사, 자물쇠 제조업자였던 부찰스키 씨는 65세까지 일했다. 그는 세상을 떠난 누나가 항상 '조금 이상한' 행동을 보였다고 했다. 그녀는 한 번도 일을 해 본 적이 없고, 결혼은 짧게 한 차례 한 적이 있었다. 몇 개월간의 결혼을 제외하면, 부찰스키 씨는 누나와 함께 평생을 맨해튼 소재의 방 2개 딸린 아파트에서 살았다. 이들 중 정신건강 전문의를 만난 적이 있는 사람은 없었다.

질문에 대해, 부찰스키 씨는 자신이 다른 이성과 교제하거나 성관계를 한 적이 없다고 답했다. 또 가족들 외에 많은 친구와 사귀거나 사회적 접촉을 한 적이 없다고 했다. 그는 가난한 폴란드계 사람으로, 항상 일해야 했다고 말했다. 그는 '우리가 살고 있는 이상한 세상'을 더 잘 이해하기 위해 야간반을 다녔고, 지적인 관심이 자신에게 큰 만족감을 주었다고 했다. 그는 누나가 세상을 떠나게 될 것이라는 사실을 알게 되었을 때 속이 상했지만, 우울해하기보다는 차라리 '무감각한' 상태였다고 했다. 또한 조증이나 정신병적 증상에 대한 과거력은 없다고 했다. 정신건강의학과 수련의와 함께 시간을 보내고 나서, 부찰스키 씨는 자신이 세상을 떠나면, 의과대학에서 자신의 논문의 일부에 대해 관심을 가져 주기를 바란다고 말했다. 그는 생체발광과 유전학적 테크놀로지가 동물의 피부에 이어 인간의 피부를 미묘한 색상으로 빛나게 함으로써, 사람들이 더 직접적으로 감정을 인식할 수 있게 되는 때가 임박했다고 말했다. 그는 이러한 테크놀로지에 대해 기록해 왔지만, '많은 주석이 달린 너무 긴 공상과학소설'이 되어 버렸다고 했다.

검사 당시, 부찰스키 씨는 야윈 체구에, 단추로 채우게 되어 있는 카키색 옷을 입고 있었다. 그는 무척 세심했고, 자신에 관한 이야기보다 관심 있는 과학에 관해 논의하기를 더 좋아했다. 그의 시선 접촉은 적절했고, 공손하고 즐거운 모습이었다. 그의 말은 조리 있고 목표 지향적이었다. 그의 기분은 '좋았고' 그의 정동은 그가 처한 상황을 고려하면 특이할 정도로 명랑한 상태로 볼 수 있지만, 대체로 적절한 편이었다. 그는 정신병, 우울증, 조증의 제반 증상은 없다고 부인했다. 생체발광에 관한 논평을 제외하면, 망상처럼 들리는 말은 하지 않았다. 그는 인지적으로 이상이 없었다. 또 누나에 관한 일을 경찰에 늦게 신고한 점에 대해서는 손상된 과거력이 있지만, 그의 병식과 판단력은 대체로 좋은 편이었다.

❖ 논의

부찰스키 씨의 냉담하고, 말수가 적으며, 성에 대해 관심 없는 생활방식을 고려할 때, 확실하게 조현성 성격장애schizoid personality disorder의 진단기준에 부합된다. 폴란드 태생으로 가난해서 친구가 없이 지내 왔다는 그의 설명은 심리사회적 결핍에 대한 빈약한 합리화로 여겨진다. 생체발광에 대해 홍미를 갖는 기이함, 자신의 '논문'의 가치에 대한 과대평가, 그리고 거의 평생을 가족 거주지에서 누나와 단둘이 살아왔다는 과거력은 그의 내향성 집착과 사회참여 결여에 대한 추가 증거가 되고 있다. 누나의 죽음에 대한 정서 반응의 현저한 결핍과 어떤 식으로든 장례 절차를 마련할 수 없었던 점은 그의 밋밋한 정서생활과 약한 자아기술을 반영해 주고 있다. 그가 인지적으로 온전하다는 사실은 철수에 대한 치매성 병인이 점진적으로 발병하고 있다는 사실을 배제할 수 있는 한편, 조현성 성격장애 진단이 '확실하다는 점'을 공고히해 주고 있다.

이 진단은 정신건강의학과 정신분석에서 오랜 역사를 지니고 있다. 정신건강의학에서 이 진단의 기원은 유겐 블로일러Eugen Bleuler로 거슬러 올라간다. 블로일러는 개인의 내면생활에는 주의를 집중하되, 외부세계에 대해서는 주의를 멀리하는 성격의 생래적 구성요인을 기술하기 위해 1908년 조현성schizoid이라는 용어를 창안했다. 그는 이처럼 병적으로 과장된 경향성을 '조현성 성격schizoid personality'이라고 명명했다. 이러한 성격을 지닌 사람들은 조용하고, 의심이 많으며, '편안하게 따분한' 특징을 지니고 있다. 이 성격에 대한 블로일러의 묘사는 100년에 걸쳐 더욱 정교하게 다듬어졌고, 더 많은 양상이 추가됐다. 추가된 양상으로는 고독한 생활양식, 애서愛書(책에 대한 사랑), 활동성/운동성athleticism 결여, 자폐적 사고 경향성, 성생활 저조, 그리고 다른 사람들의 정서반응에 대한 은밀하면서도 강렬한 감성이 포함된다. 그러나 마지막에 열거된 양상은 DSM-III와 DSM-IV를 비롯해서 최근으로 오면서 조현성 성격의 특징을 나타내는 범주에서 제외되었다. 다수의 연구자(예 오토 컨버그Otto Kernberg, 존 라이브슬리John Livesley, 그리고 나 자신)의 반대의견에도 불구하고, '친밀관계에 대한 욕구 결여'는 조현성 진단의 가장 중요한 기준이 되었다. 강조되고 있는 다른 요인들로는 성에 대한 무관심, 칭찬/비판에 대한 무관심, 무쾌감증, 정서적 냉담성이 있다. 과민증hypersensitivity 기준과 조현병과의 표면적인 연결은 각각 '회피성 성격장애'와 '조현형schizotypal 성격장애' 범주에 배정되었다.

정신분석에서 조현성 상태는 패어번W. R. D. Fairbairn과 건트립H. Guntrip에 의해 가장 잘 기술되었다. 이들에 의하면, 조현성 병리의 핵심은 사랑과 거부에 대한 강렬한 감성과 대인관계의 관계성으로부터 기꺼이 철수하는 경향성이다. 따라서 개인은 친근함을 바라는 것과 그것에 대한 두려움 사이에서 동요를 일으키게 되어, 고통스러워하고, 자신의 욕구의 기세와 다른 사람들에게 미치는 영향을 두려워하게 되며, 문학과 예술 활동에 매력을 느끼게 된다는 것이다. 문학과 예술 활동은 사람들과 직접 접촉하지 않아도 자기를 표출할 수 있는 통로가 되기 때문이다. 조현형 성격schizotypal personality은 다음과 같이 한 가지 또는 그 이상의 시나리오에서 진화되었다. 이 시나리오에는 ① 두려울 정도의 정서적 기아를 유발한 초기 보호자에 의한 애타게 하는 거절, ② 순응적 무감동과 활력 상실을 초래한 부모의 만성적인 거부, ③ 환상의 세계로 철수하게 한 부모의 지속적인 방임이 포함된다. 이 변수들은 일제히 작동하면서, 비록 미묘하고 지하적subterranean이기는 하지만, 애착attachment과 분리detachment 사이의 갈등, 요소적 호기심elemental curiosity과 방어적 무관심defensive indifference, 그리고 무엇보다도 죽었다가 다시 태어나기를 바라는 생활양식lifestyle을 만들어 냈다.

부찰스키 씨의 아동기에 관한 발달력과 다른 자료가 없기 때문에 그의 조현성 성격에 대한 정신역동적 이해는 쉽지 않다. 발달력은 기술적 진단을 위한 필수기준은 아니다. 이 진단은 무엇보다도 정신역동적 접근을 주로 사용하는 정신건강 전문의들에 의해 활용된다. 대체로 조현성 성격장애의 진단은 부찰스키 씨에게는 합리적인 것 같다. 그렇지만 그가 가지고 있는 흥미의 기이함을 고려한다면, 조현형 성격장애로 진단하는 것이 더 합리적이라고 주장하는 사람들이 있을 수 있다. 만일 후속탐색을 통해 이 환자가 두 가지 성격장애에 부합된다는 정보를 수집할 수 있다면, 이 두 가지 진단 모두 기록되어야 한다.

기타 동반이환에 있어서 가능성이 가장 큰 것은 DSM-5에 새로 등장한 진단명인 '수집장애hoarding disorder'일 것 같다. 부찰스키 씨는 누이가 세상을 떠난 후 곧바로 경찰에 신고하지 않았다. 그 이유는 집주인이 아파트 상태를 퇴거명령의 구실로 삼을 것이 염려됐기 때문이었다. 예컨대, 그는 방대한 양의 생체발광에 관한 자료에 대해 언급하고 있다. 그의 진술은 2피트(60cm) 높이로 쌓여 있는 원고들을 의미할 수 있지만, 다른 한편으로는 아파트 공간이 수십 년에 걸쳐 언젠가는 사용가치가 있을 거라는 생각으로 모아 온 신문, 잡지, 낙서한 메모지가 천정까지 꽉 차 있음을 의미할 수 있다. 이러한 동반이환 상태가 있음을 명료화하는 것은 이 환자의 독립적인 행복감의 가능성을 극대화하기 위한 치료계획 수립에 중요한 부분을 차지할 것이다.

❖ 진단

- 조현성 성격장애

❖ 읽을거리

Akhtar S: Schizoid personality disorder: a synthesis of developmental, dynamic, and descriptive features. Am J Psychother 41(4):499-518, 1987

Akhtar S: The schizoid wish to die and be reborn, in The Damaged Core: Origins, Dynamics, Manifestations, and Treatment. Lanham, MD, Jason Aronson, 2009, pp 49-65

Attademo L, Bernardini F, Spatuzzi R: Suicidality in individuals with schizoid personality disorder or traits: a clinical mini-review of a probably underestimated issue. Psychiatr Danub 33(3):261-265, 2021

Dozier ME, Davidson EJ, Pittman JOE, Ayers CR: Personality traits in adults with hoarding disorder. J Affect Disord 276:191-196, 2020

Triebwasser J, Chemerinski E, Roussos P, Siever LJ: Schizoid personality disorder. J Pers Disord 26(6):919-926, 2012

사례 18.3

걱정과 특이한 집착

Worried and Oddly Preoccupied

Kristin Cadenhead, M.D.

헨리Henry(19세, 남)는 대학 2학년생으로, 이상하고 걱정스러운 모습으로, 무엇엔가 정신이 팔려 있는가 하면, 실험노트를 온통 기괴하고 섬뜩한 그림으로 가득 채워 놓은 광경을 목격한 수업 조교에 의해 학생건강센터에 의뢰되었다.

헨리는 정신건강의학적 진료를 받기 위해 정시에 나타났다. 의뢰된 이유에 대해 의심스러워했지만, 그는 자신이 대체로 '지시에 잘 따랐다'면서, 시키는 대로 하겠다고 말했다. 그는 같은 학과 학생들 몇몇이 자신의 능력을 깎아내리고 있다고 의심해 왔다는 사실을 인정했다. 그러면서 이 학생들이 교수들에게 자기가 '이상한 놈a weird guy'이어서 실험을 함께하고 싶지 않다는 말을 하고 다닌다고 말했다. 정신건강 전문의에게 의뢰된 것도 자신의 인식 상태를 확인하기 위해서라고 했다.

헨리는 2명의 학생이 '동전 던지기' 하는 모습을 보면 게이인지 아닌지를 알 수 있다고 했다. 그는 동전이 자주 미래를 예견할 수 있다고 주장하기도 했다. 그는 언젠가 동전 던지기를 했는데, '윗면'이 나와서 어머니의 병을 예견할 수 있었다고 말했다. 그는 자신의 생각이 자주 실현된다고 믿었다.

헨리는 지방 소재 전문대학에 입학해서 1년을 다니다가 다른 도시 소재의 대학으로 편입했다. 대학편입은 순전히 그의 부모의 생각이었고, 자신을 다른 사람처럼 만들기 위해 파티에 가서 여학생들과 어울려 다니게 하려는 속셈이었지만 이 모든 일은 시간낭비였을 뿐이었다고 했다. 부모는 자신을 기숙사에 입사시키려고 애썼지만, 그는 이를 거부하고는 캠퍼스 밖에 위치한 아파트에서 혼자 살았다고 했다.

헨리의 동의하에, 부수적인 정보 수집을 위해 그의 어머니를 모셔 왔다. 헨리의 어머니는 헨리가 어려서부터 조용하고, 수줍어했으며, 말이 없었다고 했다. 그는 가까운 친구가 없었고, 이성 친구와 사귄 적도 없었으며, 친구를 사귀고 싶어 하지 않았다고 했다. 또한 때로 우울하고 불안한 느낌이 든다는 사실을 인정했으나, 이러한 감정은 다른 사람들과 어울리는 경우에도 별로 나아지지 않았다고 했다. 그는 다른 아이들에게 놀림을 받곤 했는데, 그때마다 화가 나서 집에 돌아오곤 했다. 어머니는 헨리가 다른 아이들과 잘 '어울리지' 못해서 항상 그에 대해 좋지 않은 감정을 가졌었다고 하면서 눈물을 흘렸다. 또한 헨리의 부모는 여러 해 동안 그에게 코치해 주려고 애썼지만, 헛수고였다고 말했다. 어머니는 어떻게 사람이 사회생활 없이 살 수 있을까 궁금해했다고 전했다.

헨리의 어머니는 헨리가 중학교 때부터 유령, 텔레파시, 마법에 매료되었다고 말했다. 그는 지진과 허리케인 같은 사건의 결과를 자기 생각으로 바꿔 놓을 수 있다는 생각을 오래전부터 해 왔다. 그는 지속적으로 물질남용을 한 적이 없다고 했고, 2년 전 실시된 두 가지 약물검사에서 음성 판정을 받았다. 그녀는 자신의 할

아버지가 헨리가 태어나기 여러 해 전에 '정신병원'에서 세상을 떠났는데, 그의 진단명은 잘 모르겠다고 말했다.

검사 당시, 헨리는 키가 크고, 말랐으며, 청바지에 티셔츠를 입고 있었다. 그의 정신은 맑았고, 다소 경계하는 모습을 보였다. 헨리는 자발적이지는 않지만, 질문에 대해 직접적으로 대답했다. 그는 우울 또는 혼돈스러운 느낌은 없다고 부인했다. 그리고 자살사고, 자살계획, 또는 자살시도는 없다고 부인했다. 환청이나 환시, 공황발작, 강박사고, 강박행동, 또는 공포증도 없다고 부인했다. 그의 지적 기술은 평균 이상으로 보였고, 그의 간이정신상태검사 점수는 30점 만점에 30점이었다.

✧ 논의

헨리는 기이함과 인지왜곡을 동반한 사회적·대인관계적 결핍 패턴을 보이고 있다. 이 패턴은 ① 망상 유사 증상들(마법적 사고, 의심, 관계사고, 과장성), ② 기이한 흥미, ③ 금단 증거(친구가 거의 없음, 사회적 접촉 회피), ④ 제한된 정동(정서적 냉담성)을 포함한다. 따라서 헨리는 DSM-5의 조현형 성격장애의 기준을 충족하는 것 같다.

헨리는 또한 다른 사람들이 자신을 음해하고 있고, 우호적인 활동에 대해서도 감춰진 의미를 파악하고자 애쓰며, 원한을 품는가 하면, 자신의 성격적 특성에 대해 공격하는 것으로 인식하는 등 과민한 반응을 보이고 있다. 이러한 증상을 고려한다면, 헨리는 조현형 성격장애 외에도 편집성 성격장애의 기준에 부합된다. 만일 (종종 그렇듯이) 개인이 두 가지 성격장애 기준을 충족한다면, 둘 다 기록되어야 한다.

그러나 헨리는 19세밖에 되지 않았으므로, 유사 증상을 유발할 수 있는 다른 진단에 대해 탐색한 후에 성격장애로 진단되어야 한다. 예컨대, 헨리의 사회적 의사소통과 상호작용 결핍은 지적 손상을 동반하지 않는 자폐스펙트럼장애(ASD) 진단에 부합될 수 있다. 그에게는 초기 발달 시기에 '수줍음' 외에도 보고되지 않은 증상들이 있었을 가능성이 있다. 또한 헨리에 대해 보고되었던 것처럼, ASD가 있는 아동들은 흔히 학교에서 집단 괴롭힘을 겪곤 한다. 그러나 헨리와 어머니는 ASD의 또 다른 특징인 이러한 부류의 제한적이고 반복적인 행동, 흥미 또는 활동 패턴에 대해 언급하지 않고 있다. 만일 이러한 증상들이 없다면, 헨리는 자폐스펙트럼장애로 진단되지 않을 것이다.

헨리는 또한 성인기 초기에 발병되는 정신건강의학적 장애를 가지고 있을 수 있다. 특히 성인기 초기는 우울증, 양극성장애, 불안장애의 정점이 되는 시기다. 이러한 장애들 중 어떤 것이든 기초선 성격 특질을 악화시키고 장애로 보이게 할 수 있다. 그러나 헨리는 현저한 정도의 우울증, 조증, 또는 불안 증상을 나타내고 있는 것 같지 않다.

이 사례에서는 조현병 스펙트럼에 대한 진단이 내려질 가능성이 더 크다. 그러나 헨리가 조현형 또는 조현병으로 진단되려면, 5개 기준(① 망상, ② 환각, ③ 와해된 언어, ④ 극도로 와해된 또는 긴장증 행동, ⑤ 음성 증상) 중 2개 또는 그 이상을 충족해야 하고, 기능이상을 나타내야 한다. 그는 환각을 부인하고, 그의 생각은 선형적이며, 이상한 행동 또는 음성 증상을 가지고 있지 않은 것 같다. 그는 망상을 가지고 있을 수 있고, 미래를 예측하고 영향을 미치는 것에 대한 잘못된 믿음과 그러한 믿음의 타당성에 대한 병식의 정도를 분명히 하는 것이 유용할 것이다.

헨리는 현재 두 가지 성격장애 진단에 가장 적합할 수 있지만, 조현병(또는 다른 정신건강의학적 장애)으로 진행될 위험이 있는 것으로 보인다. 만일 그가 계속해서 조현병을 일으킨다면, 이런 초기 증상들은 조현병의 초기 단계로 간주될 것이다. 이러한 진행은 드물지 않지만 현재로서는 예측할 수 없다. 이 환자 인구에 대한 이해를 높이기 위해 '약화된 정신병 증후군attenuated psychosis syndrome'에 대한 제안된 기준이 DSM-5-TR 제III편의 '추가 연구가 필요한 진단Conditions for Further Study' 장에 제공되어 있다. 약화된 정신병 증후군은 정신병의 문턱을 완전히 넘지 않은 새로운 아증후군subsyndromal 정신병적 증상이 특징이다. 바라는 바는 이 위험에 처한 인구에 대한 연구를 장려함으로써, 조기 개입이 만성 정신건강의학적 장애의 심리적 고통과 장기적인 기능적 결과를 줄일 수 있게 되는 것이다.

❖ 진단

- 조현형 성격장애
- 편집성 성격장애

읽을거리

Boldrini T, Tanzilli A, Pontillo M, et al: Comorbid personality disorders in individuals with an at-risk mental state for psychosis: a meta-analytic review. Front Psychiatry 10:429, 2019

Poletti M, Raballo A: Childhood schizotypal features vs. high-functioning autism spectrum disorder: developmental overlaps and phenomenological differences. Schizophr Res 223:53-58, 2020

Salazar de Pablo G, Radua J, Pereira J, et al: Probability of transition to psychosis in individuals at clinical high risk: an updated meta-analysis. JAMA Psychiatry 78(9):970-978, 2021

사례 18.4

불공정성

Unfairness

Charles L. Scott, M.D.

아이크 크로커Ike Crocker(32세, 남, 백인, 이혼, 목수)는 2주간 근무해 온 대형 건설회사 인사과에 의해 정신건강 평가에 의뢰되었다. 1차 취업 면접에서 크로커 씨는 이 회사에서 일하고 싶다는 의욕을 강하게 드러내면서 자기가 고도의 훈련을 받았고, 고난도 기술을 갖추고 있음을 증명하는 두 장의 목공학교 인증서를 제출했다. 그런데 회사 근무 첫날부터 잦은 말다툼, 무단결근, 형편없는 기량, 수차례의 위험스러운 실수가 그의 직장상사에게 목격되었다. 그는 지적을 받을 때면 이를 무시하면서 '싸구려 목재'와 '형편없는 관리'가 문제라고 지적하는가 하면, 누군가 다친다면 "그것은 그 사람의 우둔함 때문이죠."라는 말을 덧붙였다고 한다.

인사과장이 그의 퇴사 문제를 의논하기 위해 방문하자, 크로커 씨는 그 순간 자신이 주의력결핍 과잉행동장애(ADHD)와 양극성장애가 있다고 둘러댔다. 그러면서 「미국장애인법Americans with Disabilities Act」에 의거하여 숙소를 제공하지 않으면 고소하겠다고 으름장을 놓으면서, 정신건강의학적 평가를 받게 해 달라고 요구했다.

정신건강의학적 평가가 진행되는 동안, 크로커 씨는 회사의 부당함을 강조하면서 자신이 지금까지 존재했던 그 누구보다도 뛰어난 목수라는 사실을 강조했다. 또한 두 차례 결혼을 했지만, 모두 상대방의 질투심 때문에 끝장났다고 했다. 그는 두 번 모두 아내가 "내가 늘 다른 여성들과 함께 있다고 생각했고, 두 아내 모두 판사에게 내가 때렸다고 거짓말을 해서 가처분명령을 얻어 냈다."고 했다. '교도소에서 보낸 시간에 대한 보복'으로, 그는 두 자녀에 대한 양육비를 송금하지 않았다. 또한 두 아들을 만나는 데 관심이 없었는데, 그 이유는 아이들이 한결같이 전 아내들처럼 '어린 거짓말쟁이들'이었기 때문이었다고 했다.

크로커 씨는 자신이 어렸을 때 분명히 '똑똑했었음에 틀림없다'고 말했다. 왜냐하면 강의시간의 반밖에 출석하지 않았는데도 학교에서 C 학점을 받을 수 있었기 때문이라고 했다. 크로커 씨는 14세 때 테니스화와 지갑(실제로는 비어 있었음) 등 '아이들 물건'을 훔치다가 들켜서 소년원 생활을 했고, 15세 때는 학교장이 '차량 절도범으로 누명'을 씌우는 바람에 학교에서 쫓겨났다고 했다. 크로커 씨는 자신의 이러한 역사적 사실이야말로 부당함과 역경을 극복할 수 있었다는 증거라고 힘주어 말했다. 소년보호관찰관juvenile probation officer의 보고서를 검토한 결과, 1학년 때부터 장애가 있는 아이들을 자주 괴롭혔고, 피해아동들이 울 때 미소를 짓는 것이 눈에 띄었으며, 자신의 행위에 대한 후회나 죄책감이 지속적으로 결여되었다고 밝혔다.

물질 사용에 관한 질문에, 크로커 씨는 10대 때 대마초를 피웠고, 술은 처음 결혼했던 22세 때부터 '주기적으로' 마시기 시작했다고 답했다. 그는 이 두 가지 물질 사용이 문제가 된 적은 없었다고 했다.

크로커 씨는 자신에게 '양극성bipolar'과 'ADHD'가 있다는 소견서를 써 달라고 요구함으로써 면담을 종결지었다. 그는 자신이 '기복이 심하고, 불같이 화를 내기' 때문에 '양극성'이지만, 조증의 다른 증상은 없다고 부인했다. 그는 실망스러울 때는 우울해지고, '단기기억'을 가지고 있으며, '두렵고 걱정스러운 상황에서는 빨리 벗어날 수 있다'고 말했다. 또한 수면, 기분, 또는 식욕에는 아무런 어려움이 없다고 했다. 그리고 ADHD에 대해 알게 된 것은 '나의 두 아들 모두에게 이 증상이 있었기' 때문이라고 했다. 크로커 씨는 약물치료를 받게 해 달라면서 면담을 마쳤다. 그러면서 자신에게 잘 듣는 유일한 약물은 자극제('어떤 것이든')이며, 특히 단시간 내에 효과가 나타나는 벤조디아제핀이라는 말을 덧붙였다.

정신상태검사 당시, 크로커 씨는 캐주얼한 옷을 입은 백인 남성으로, 적절한 정도로 시선접촉을 유지했고, 비정상적인 움직임은 없었다. 그의 말은 조리 있었고, 목표 지향적이었으며, 정상 속도를 유지했다. 사고장애나 환각의 증거는 없었다. 단, 다른 사람들에 대한 비난에 사로잡혀 있었고, 비난하는 말은 망상이라기보다는 과대평가된 생각을 나타내는 것으로 보였다. 그는 인지적으로 이상이 없었고, 자신의 상황에 대한 병식이 낮았다.

정신건강의학적 평가가 진행되는 동안, 크로커 씨가 근무했던 회사의 인사과장은 배경 확인을 했다. 통화내용에 의하면, 크로커 씨는 2개의 목공훈련 프로그램에서 퇴출되었고, 두 장의 졸업증명서는 모두 위조된 것이었다. 그는 지역소재 건설회사에서 직장상사와 주먹다짐을 하다가 해고되었고, 또 다른 직장에서는 근무지 무단이탈로 파면됐다. 그가 제출한 서류를 검토한 결과, 똑같은 위조문서였음을 한눈에 알아볼 수 있었다.

❖ 논의

크로커 씨는 갖가지 서로 다른 행위들로 인해 암시되는 것처럼, 다른 사람들의 권리 무시와 침해의 광범위한 패턴을 보이고 있다. 그는 가정폭력으로 두 차례나 구속됐는데, 이는 두 번의 결혼생활에서 각각 한 차례씩 발생했다. 그는 이 사건으로 교도소에서 복역했다. 크로커 씨는 자신의 목수 자격증을 위조했다. 또 직장과 대인관계에서의 반복적인 다툼과 과민성이라는 충분한 증거를 제공하고 있다. 그는 자신의 행위가 직장동료들의 안전에 어떤 영향을 미치는지에 대해 거의 또는 전혀 관심이 없다. 그는 자신의 어린 아들들이 '어린 거짓말쟁이'라는 이유로, 이들을 만나는 일이나 양육비 지급을 거부하고 있다. 그는 자신의 행위가 가족, 직장동료, 또는 고용주들에게 얼마나 부정적인 영향을 미치고 있는지에 대해 후회하는 빛을 보이지 않고 있다. 그는 일상적으로 직장을 그만두고는 새로운 직장을 구하기 위한 사전계획을 하지 못한다. 그는 DSM-5의 반사회성 성격장애antisocial personality disorder(APD)의 7개 증상기준 모두에 해당한다. 규칙위반 행동 때문에 APD가 있는 사람들은 교정인구correctional populations에서 과도하게 대표된다.

APD 진단은 18세 이전에는 내릴 수 없고, 15세 이전에 품행장애의 증거가 필수로 요구된다. 크로커 씨의 과거력에 의하면, 무단결석, 14세 때 절도혐의에 대한 판결, 그리고 15세 때 자동차 절도로 퇴학 처분을 받았다. 게다가, 보호관찰관의 보고서에는 크로커 씨의 품행장애가 10세 이전에 시작되었고(아동기 발병형), 그가 제한된 친사회적 정서를 나타냈으며, 이 두 가지 모두 성인기 APD 발병의 불길한 위험요인이라고 적혀 있었다.

평가를 마칠 무렵, 크로커 씨는 두 가지 잠재적으로 중독성이 있는 약물치료를 요구하고 있다. 그는 고등학교 때 대마초를 피웠고, 20대 때는 많은 양의 술을 마시기 시작했을 수 있다. 그의 물질 사용에 대해 솔직한 설명을 이끌어 내기는 어려울 수 있지만, 크로커 씨에게는 실제로 동반이환된 물질사용장애가 있을 수 있다. 그러나 이 진단은 그를 APD로 진단하는 데는 영향을 미치지 않을 것이다. 왜냐하면 그의 반사회적 행동은 그가 말한 물질 사용 시기 이전에 나타났기 때문이다. 게다가, 그의 반사회적 태도와 행동은 여러 장면에서 나타나고 있고, 단순히 물질 사용의 결과는 아닌 것으로 보인다(예 그의 약물 값을 지불하기 위해 절도를 일삼음).

자신이 ADHD를 가지고 있다는 크로커 씨의 주장은 그가 12세 이전에 손상을 일으킨 과잉활동성, 충동성, 또는 부주의 증상들을 가지고 있다는 증거가 필수로 요구될 것이다. ADHD가 동반이환 상태가 될 수 있고, 그의 충동성의 일부에 대해 설명할 수 있지만, 그의 광범위한 반사회적 행동들에 대해서는 설명하지 못할 것이다.

APD 진단은 또한 행동이 양극성장애 또는 조현병이 진행되는 동안에 한해서 발생하지 않아야 한다는 조건이 있다. 크로커 씨는 자신이 양극성장애를 가지고 있다고 말하고 있지만, 조증(또는 조현병)을 겪었던 적이 있었다는 증거는 제시하지 못하고 있다.

크로커 씨의 대인관계 방식에서는 다른 사람들의 감정에 대한 냉담한 무시와 오만한 자기평정이 특징적으로 나타나고 있다. 이러한 특성들은 자기애성 성격장애를 비롯한 다른 성격장애에서뿐 아니라 APD에서도 흔히 발견된다. 동반이환이 특이한 것은 아니지만, 자기애성 성격장애가 있는 사람들은 동일한 수준의 충동성, 공격성, 그리고 APD에서 흔히 볼 수 있는 속임수를 나타내지는 않는다. 연극성 성격장애 또는 경계성 성격장애가 있는 사람들은 다른 사람들을 조종하려고 하거나 충동적일 수는 있지만, 이들의 행동에 반사회적인 특성은 없다. 편집성 성격장애가 있는 사람들은 반사회적 행동들을 나타낼 수는 있지만, 이들의 행동은 사적인 이익을 위한 것보다는 복수를 위한 편집성 욕구에서 파생되는 경향이 있다. 끝으로, 간헐적 폭발장애(IED)가 있는 사람들 역시 싸움에 휘말리곤 하지만, APD에 만연된 부분인 다수의 착취적인 특성은 없다.

❖ 진단

- 반사회성 성격장애

❖ 읽을거리

Anderson JL, Kelley SE: Antisocial personality disorder and psychopathy: the AMPD in review. Personal Disord 13(4):397-401, 2022

Baliousis M, Duggan C, McCarthy L, et al: Executive function, attention, and memory deficits in antisocial personality disorder and psychopathy. Psychiatry Res 278:151-161, 2019

Nakic M, Stefanovics EA, Rhee TG, Rosenheck RA: Lifetime risk and correlates of incarceration in a nationally representative sample of U.S. adults with non-substance-related mental illness. Soc Psychiatry Psychiatr Epidemiol Aug 28, 2021 [online ahead of print]

Retz W, Ginsberg Y, Turner D, et al: Attention-deficit/hyperactivity disorder (ADHD), antisociality and delinquent behavior over the lifespan. Neurosci Biobehav Rev 120:236-248, 2021

사례 18.5

상처받기 쉽고 화난

Fragile and Angry

Frank Yeomans, M.D., Ph.D.
Otto Kernberg, M.D.

후아니타 델가도Juanita Delgado(33세, 여, 미혼)는 실직 상태의 중남미계 미국인으로, 우울 기분, 만성적 자살사고, 사회적 고립, 낮은 수준의 개인위생 상태에 대한 치료를 받기 위해 병원을 찾았다. 그녀는 지난 6개월간 자신의 아파트에 칩거하면서, 대부분의 시간을 침대에 누운 채 인스턴트 식품을 먹고, TV를 시청하며, 온라인 쇼핑을 통해 지불 능력을 초과하는 액수의 물건을 구입하면서 지냈다. 이러한 생활 패턴은 수차례의 치료에도 불구하고 효과가 없었다.

델가도 양은 중상계층 이민 가족의 세 자녀 중 둘째로, 아버지는 전문가로서의 성취에 가장 큰 가치를 두었다고 했다. 그녀는 학교생활 내내 고립감을 느꼈고, 우울 기분이 재발되곤 했다. 가족 내에서 그녀는 분노폭발angry outbursts로 정평이 나있었다. 그녀는 고등학교 때는 공부를 잘했으나, 대학에서는 룸메이트와 대학 교수에 대한 실망 때문에 대학을 중퇴했다.

그녀는 대학 복학을 염두에 두고 일련의 인턴십과 입문 수준의 일을 하고자 했다. 그러나 그녀는 "직장상사들이 바보천치들이고, 얼핏 보면 대단해 보이는 것 같지만, 자세히 보면 모두 한결같이 꼬여 있기" 때문에 계속해서 일을 그만두게 되었다고 했다. 이러한 '트라우마'는 늘 그녀 자신에 대해 끔찍한 느낌("나는 점원으로서조차 성공할 수 없는 걸까요?")과 자신의 직장상사들에 대한 분노("나는 그곳을 운영할 수 있어요. 아마 그렇게 될 거예요.")가 남아 있었다. 그녀는 어려서부터 남성들과 사귀었으나, 신체적으로 가까이하도록 허락하지는 않았다. 그 이유는 어떤 형태의 친밀감이든 일단 발전이 된다는 느낌이 들 때면 지나칠 정도로 불안해졌기 때문이었다. 그녀의 이웃 친구들 대부분이 '사기꾼이거나 패배자'로 전락한 반면, 그녀는 대학에서 알게 된 몇몇 친구와 '페이스북 친구'로 머물렀고, 그들은 모두 "전 세계적으로 놀라운 일들을 하고 있고, 이들이 마을로 돌아온다면, 이들을 만날 의향이 있다."고 말했다.

델가도 양은 일반적으로 '마음이 울적하고 우울'하다고 했으나, 1~2일간 지속되는 '조증manias'을 10여 차례 겪었다고 했다. 조증 증상이 나타날 때면, 에너지가 넘쳤고, 안절부절못했으며, 밤을 꼬박 새곤 했다. 그러다가 다음 날에는 '추락crash' 하여 12시간 동안 깊은 잠에 빠지곤 했다.

델가도 양은 때로 자신을 칼로 그었지만, '단지 피상적으로만' 했다고 보고했다. 그녀는 죽는 게 나을 거라는 생각을 끈질기게 했고, 과다복용 후 세 차례나 병원 정신건강의학과에 입원했다. 그녀는 심리치료가 특별히 도움이 된 적이 없었고, 기분안정제, 항우울제, 저용량 항정신병 약물이 포함된 약물치료도 마찬가지였다고 말했다.

델가도 양은 캐주얼하게 단장하고 다소 단정하지 못한 여성으로, 면담이 진행되는 동안 협조적이고, 조리 있었으며, 목표 지향적이었다. 그녀는 일반적으로 위축된 정동과 함께 불쾌해했지만, 여러 번 적절하게 미소를 지었다. 그녀는 자신의 낮은 수행력에 대해 수치스럽게 여긴다고 말하면서도, 자신이 "지구상에서 위대한 일을 하게 될 것으로 믿고 있다."고 말했다. 그녀는 아버지가 '대성공을 거둔 사람'이었으나, 그 역시 '항상 사람들을 조종하려고 애썼던 마키아벨리 같은 패배자'였다고 말했다. 그녀는 사람들이 너무 무례해서 일을 그만두었다고 했다. 첫 회기를 마칠 무렵, 면담자가 시계를 보자, 그녀는 갑자기 화를 냈다("아니 벌써 지루하세요?").

❖ 논의

델가도 양은 정서불안, 분노조절 곤란, 불안정한 대인관계, 정체성장해, 자해행동, 공허감, 그리고 일과성 스트레스 관련 편집증을 나타내고 있다. 따라서 그녀는 DSM-5의 경계성 성격장애borderline personality disorder(BPD)의 기준에 부합된다.

BPD가 있는 사람들은 흔히 우울증 및/또는 양극성장애 증상들을 나타내는데, 델가도 양도 예외는 아니다. 그녀가 나타내고 있는 증상으로는 현저한 우울 기분, 흥미 감소, 과식, 무력증, 만성적 자살사고를 들 수 있다. 이러한 증상들은 무기력하게 만들고, 지속되며, 물질사용 또는 의학적 장애가 없는 상태에서 발생하기 때문에, 델가도 양은 DSM-5의 주요우울장애 기준도 충족하고 있다. 만일 추가적인 평가가 이런 우울 증상이 2년간 지속적으로 경험되어 왔음을 나타낸다면, 그녀는 지속성 우울장애 기준도 충족할 것이다.

BPD와 우울증의 동반이환은 흔하다. 델가도 양의 집착은 비난성인 반면, 성격장애를 동반하지 않은 상태에서 우울증을 앓고 있는 사람의 전형적인 집착은 죄책감과 자기비난이라는 사실은 흥미롭다. 델가도 양의 우울 증상들이 그녀가 처음 보고한 것보다 더 삽화적이고 반응적일 가능성을 탐색해 볼 가치가 있을 것이다. 그녀는 평생 우울증에 부합될 가능성이 있는 것 같다. 이는 기분부전장애뿐 아니라 성격장애의 가능성이 있다.

델가도 양은 양극성장애가 있는 사람들에게는 전형적이지 않은 '조증 증상'을 보고하고 있다. 예컨대, 그녀는 자신이 힘이 넘치고 안절부절못하다가 '추락'해서 12시간 동안 수면을 취하게 되는 증상이 1~2일 동안 지속되는 삽화가 수십 가지나 된다고 말하고 있다. 이러한 증상들은 증상이나 지속기간의 측면에서 제I형 양극성장애 또는 제II형 양극성장애의 기준과 일치하지 않는다. BPD의 정서적 불안정성과 정동 폭풍affect storms이 조증 또는 경조증 삽화와 매우 흡사하게 보일 수 있다는 사실은 BPD의 저진단으로 이어질 수 있다. 현저한 정도의 조증 삽화가 있다고 하더라도, 임상가는 정동 안정성, 대인관계 성숙도, 그리고 직장, 대인관계, 자기평가 등 과거력 변인들을 탐색해 봐야 한다. 만일 문제가 발견된다면, BPD에 부합될 가능성이 크다.

DSM-5의 성격장애 기준은 이전의 DSM 판(DSM-IV)으로부터 변경되지 않았다. 그러나 DSM-5-TR의 제III편에 제시된 성격장애 대안모델에서는 차원적 접근dimensional approach, 즉 면담자가 명시적으로 성격기능을 고려하는 방법을 제시하고 있다. DSM-5 대체모델에 사용된 성격 특질 시스템은 연속선상에 존재하는 5개의 다른 특질 영역을 정의하고 있다. 예컨대, '정서적 안정성emotional stability'은 '부정적 정동성negative affectivity'과 대조를 이루고 있는 반면, 스펙트럼에서 '적대성antagonism'의 다른 끝부분에는 '친화성agreeableness'이 있다(이 장의 서문에 있는 〈표 18-1〉 참조).

성격에 대한 이러한 차원적 견해는 컨버그O. Kernberg의 경계성 성격조직borderline personality organization(BPO)의 장기모형과 양립될 수 있다. DSM-5의 BPD 기준에 부합되는 것 외에, 델가도 양은 BPO 기준에 부합된다. 즉, 특징적으로 나타나는 심리적 구조로는, ① 자기와 다른 사람들에 대한 분명하고 일관된 감각 결여(정체성 혼미), ② 분리에 기초한 원시적 방어기제의 빈번한 사용, 그리고 ③ 온전하지만 취약한 현실검증력을 들 수 있다. 자기와 타인에 대한 개인의 표현이 더 통합되고 현실적으로 복잡할수록, 개인은 자신의 정서 상태를 잘 조절·통제할 수 있고, 다른 사람들과 상호작용을 잘할 수 있다.

델가도 양은 자신(우월하고 부적절한 사람)과 다른 사람들(굉장하고 '마키아벨리 같은 패배자'인 아버지)에 대한 모순된 견해에서 정체성 혼미를 보이고 있다. 그녀의 방어양식에는 자신의 적대감을 지속적으로 투사하고 있고, 적개심을 다른 사람들로부터 오는 것으로 인식하는 등, 투사가 특징적으로 나타나고 있다. 그녀가 직장에서 느꼈던 모욕감에서 볼 수 있듯이, 그녀의 현실검증력의 취약성은 만성적인 직업적 기능이상으로 이어지곤 했다.

성격장애가 있는 사람들은 흔히 타인들에게서 들었을 만한 이야기와 일치하는 대인관계에 관한 이야기를 하지 않는다. 그러므로 치료자와 관련된 환자의 행동에 주의를 기울이는 것이 중요하다. 델가도 양의 경우, 그녀가 취약하다는 증거는 치료자가 잠시 시계를 쳐다본 것이 그녀를 좋아하지 않아서 제거해 버리고 싶음을 의미한다는 감각에서 나타나고 있다.

자살경향성suicidality은 우울증과 BPD의 일부에 속한다. 일반적으로 급성 또는 만성 준자살행동은 고도 성격장애의 전형적인 특징이다. 더욱이, 자살경향성은 다양한 환자 사이에서 위기 상황에 처할 때 갑자기 발생할 수 있다. 이는 델가도 양의 경우처럼, 세계와 자신에 대해 취약한 감각을 가지고 있는 사람들 사이에 특히 만연되어 있다.

❖ 진단

- 경계성 성격장애

❖ 읽을거리

Kernberg OF, Yeomans FE: Borderline personality disorder, bipolar disorder, depression, attention deficit/hyperactivity disorder, and narcissistic personality disorder: practical differential diagnosis. Bull Menninger Clin 77(1):1–22, 2013

Skodol AW, Oldham JM (eds): The American Psychiatric Association Publishing Textbook of Personality Disorders, 3rd Edition. Washington, DC, American Psychiatric Association Publishing, 2021
Yeomans FE, Clarkin JF, Kernberg OF: Transference-Focused Psychotherapy for Borderline Personality Disorder: A Clinical Guide. Arlington, VA, American Psychiatric Association Publishing, 2015

사례 18.6

고통스러운 자살경향성

Painful Suicidality

Elizabeth L. Auchincloss, M.D.

카르멘 푸엔테스[Karmen Fuentes](50세, 여, 기혼)는 중남미계 미국인으로, 외래환자 정신건강 전문의에게 애드빌[Advil] 과다사용을 생각해 오고 있다고 말한 직후에 의사의 설득으로 정신건강의학과 응급실을 찾았다.

응급실에서 푸엔테스 부인은 허리 통증 때문에 '죽을 지경[killing]'이라고 말했다. 이 증상은 며칠 전 수년간 일해 온 가족 소유의 식품점에서 넘어지면서 생긴 것이었다. 이로 인해 그녀는 의기소침하고 우울해졌지만, 좋지 않은 기분 외에 다른 우울 증상은 없다고 했다. 그녀는 낙상한 일과 이 사건이 어떻게 수년 전에 낙상했던 일을 떠올리게 하는지에 대해 장황하게 설명했다. 당시 그녀는 신경외과 전문의를 찾아갔는데, 담당의사는 그녀에게 휴식을 취하라는 말과 함께 비스테로이드성 소염제를 복용하도록 했다. 그녀는 의사로부터 '버려진 느낌이 들었고, 전혀 배려 받고 있다는' 느낌이 들지 않았다고 말했다. 통증으로 인해 그녀의 운동 능력은 감소되었고, 그녀는 체중이 불어나는 것에 대해 화가 났다. 넘어진 일과 관련된 사건들에 대해 이야기하는 동안, 푸엔테스 부인은 울기 시작했다.

자살에 대해 말한 것에 관한 질문을 하자, 그녀는 "그리 큰 문제는 아니에요."라고 말했다. 그녀는 이런 말들이 남편에게 교훈을 주기 위한 '단순한 위협'이었다고 했다. 왜냐하면 '남편이 자신에게 동정심을 보이지 않았고', 넘어진 이후에도 지지적이지 않았기 때문이었다고 했다. 그녀는 과다사용에 대한 자신의 말은 다른 의미는 없었다고 했다. 응급실 면담자가 그녀의 자살 가능성에 대해 관심을 표명하자, 그녀는 미소를 지으며, "오, 와우, 그렇게 심각한 것인지 잘 몰랐네요. 다시는 그렇게 하면 안 되겠네요!"라고 말하며, 어깨를 들썩이며 웃었다. 그녀는 여러 명의 의사와 사회복지사 이름을 들먹이면서, 이들이 자신의 이야기를 듣고 싶어 하는 것이 얼마나 '기분 좋고 달콤한지'에 대해 이야기를 계속했다. 또 그녀에게 응급실에서 가장 '옷을 잘 입은 여성'이라고 말해 준 남성 레지던트 면담자에게 추파를 던졌다.

3년 차 된 외래환자 정신건강 전문의에 의하면, 푸엔테스 부인이 자살사고를 표출한 것은 이번 주에 처음이었고, 다음 날 휴가를 떠날 예정이어서 그녀의 상태를 돌볼 수 없는 상황이었다. 푸엔테스 부인의 남편은 "그녀는 자살에 대해 '마치 다른 사람들이 날씨에 대해 불평하는 것처럼' 말해요. 그녀는 내가 걱정하게 하려고 애쓰지만, 더 이상 효과가 없어요."라고 말했다. 그는 그녀에게 응급실에 가 보라는 말을 절대 하지 않는다고 했고, 정신건강 전문의가 과잉반응을 보여 왔다고 생각했다.

47세 때, 푸엔테스 부인은 처음으로 우울 기분과 남편이 지지적이지 않다는 느낌 때문에 외래환자 심리치료를 찾았다. 외래환자 치료를 받게 된 3년 동안, 의사는 푸엔테스 부인에게 설트랄린, 에스시탈로프람, 플루옥세틴, 파록세틴paroxetine을 적절하게 복용해 보도록 처방해 주었다. 그러나 어떤 약물도 도움이 되지 않는 것 같았다.

푸엔테스 부인은 '조숙한 여성'으로 불렸다. 그녀는 고등학교 시절 연상의 남성들과 성적으로 적극적이었다. 그녀는 데이트가 자신이 해 온 일 중 가장 재미있었고, '점프해서 농구 골대를 통과해서' 자신과 잠자리를 하게 되었던 남자들이 그립다고 했다. 그녀는 73세인 남편과 살고 있었다. 25세인 아들은 가까운 곳에서 아내와 어린 아들과 함께 살고 있었다. 푸엔테스 부인은 남편을 '아주 유명한' 음악가로 묘사했다. 그녀는 남편이 집안일이나 자녀양육을 한 번도 도운 적이 없고, 자신이 아들과 손자를 돌보기 위해 많은 일을 하고 있음에도 불구하고 전혀 고맙게 여기지 않는다고 했다.

논의

푸엔테스 부인은 우울증과 자살경향성으로 응급실(ER)을 찾았다. 그러나 그 어떤 증상도 그녀의 과도한 정서성emotionality과 시선 끌기에 대한 지속적인 패턴만큼 현저하지 않다. 응급실 의료진에 대한 그녀의 행동과 낙상 그 자체는 주의와 배려 욕구를 충족시키고 있는 것 같다. 또한 푸엔테스 부부는 둘 다 그녀의 만성적인 자살위협을 처벌과 관심을 유도하기 위한 시도라는 데 의견을 같이하고 있다. 예컨대, 응급실 방문은 담당의사가 휴가를 떠날 무렵의 진료에서 푸엔테스 부인이 첫 번째 자살위협을 하게 되면서 촉발된 것으로, 소외감과 버려진다는 느낌으로 인한 것으로 추정된다.

푸엔테스 부인의 정서는 눈물 어림과 쾌활함 사이를 급속히 오가는 상태로, 그녀는 지속적으로 실질적인 자살위협에 대해서는 언급하지 않고 있다. 대신, 극적인 낙상사고에 집중하면서, 남편과 신경외과 전문의 중 어느 누구도 자신의 고통에 대해 관심조차 없는 것 같다는 자신의 인식에만 초점을 맞추고 있다. 응급실 방문 기간 내내, 그녀는 면담자에게 유혹적인 태도를 보였고, 의료진들에게도 성을 빼고 이름만 부르는 등 특이할 정도로 상냥하게 대했다. 아프고, 다치고, 짐작컨대 단정치 못한 사람들로 북적거리는 등 바쁘게 돌아가는 응급실에서조차, 푸엔테스 부인은 계속해서 신체적 외모에 대해 관심을 보이고 있다. 그녀는 자신의 의상, 몸단장, 체중이 자존감에 핵심적으로 중요하다는 점을 시사하면서, 계속해서 이러한 부분에 대한 관리에 주의를 집중하고 있다.

관찰 결과에 의하면, 푸엔테스 부인의 자살경향성은 주요 정동장애의 일부에 속하지 않는다. 대신 그녀는 DSM-5의 연극성 성격장애histrionic personality disorder(HPD) 진단기준 8개 증상 중 적어도 6개에 부합된다(① 시선의 중심이 되지 않는 경우에의 불편감, ② 유혹적 행동, ③ 강렬하지만, 변화무쌍하고 피상적인 정서성emotionality, ④ 시선을 끌기 위한 신체적 외모 사용, ⑤ 자기극화self-dramatization 및 연극조theatricality, ⑥ 관계를 실제보다 더 친근한 상태로 간주하는 경향성). 푸엔테스 부인은 인상적인 언어와 피암시성suggestibility 같은 HPD의 다른 기준에 대한 명백한 증거는 보이지 않지만, 이러한 증상들은 단순히 사례보고서에 포함되어 있지 않을 가능성이 있다.

HPD가 있는 환자들은 흔히 동반이환된 신체증상장애를 가지고 있다. 그러므로 이러한 장애에 대해 환자를 평가하는 데 면밀한 주의를 기울여야 한다. 푸엔테스 부인은 신체적 불편감에 대해 삽화적으로 집착해 왔다. 후속 평가는 더 확산되어 있고 손상된 신체적 불평 또는 염려 패턴을 보여 줄 수 있을 것이다. HPD가 있는 환자들은 또한 주요우울장애(MDD) 발생률이 높다. 실제로, 푸엔테스 부인은 다수의 우울 기분 징후를 보이고 있다. 더욱이, 푸엔테스 부인은 자살경향성 때문에 응급실로 보내졌다. 푸엔테스 부부는 이러한 위협을 최소화하고 있지만, HPD는 높은 자살시도 위험률과 연관이 있다. 이러한 시도의 대부분은 아치사sublethal 수준일 것이지만, 다양한 자살 '제스처'는 심각한 상해와 반돌발적 사망에 이르게 할 수 있다. 푸엔테스 부인에 대한 임상 작업은 그녀의 자살생각이 주의집중 욕구를 충족시키고 있다는 인식과 실제적인 자해로도 이어질 수 있다는 사실의 알아차림과의 균형 유지가 포함될 것이다.

모든 정신건강의학적 평가에서처럼, 임상가들은 진단을 내리기에 앞서 성격적 쟁점이 문제인지를 반드시 고려해야 한다. 정서표현, 대인관계 행동, 의상 양식의 규범은 문화, 젠더, 연령에 따른 집단들 사이에 현저한 차이가 있다. 또한 기능이상과 고통이 동반되지 않은 변화를 근거 없이 병리적으로 해석하지 않는 것이 중요하다. 잠재적 편견의 예로서, HPD는 젠더와 관계없이 동일하게 발생한다는 연구결과에도 불구하고, 여성들은 더 빈번하게 HPD로 진단된다.

HPD는 흔히 다른 성격장애와 동반이환된다. 푸엔테스 부인은 다른 성격장애에서 흔히 발견되는 특성을 가지고 있을 뿐, 다른 장애는 없는 것 같다. 예컨대, 푸엔테스 부인의 자살위협과 극적인 표현방식은 평가자에게 경계성 성격장애를 고려하게 할 수 있다. 그러나 푸엔테스 부인은 경계성 성격장애에서 흔히 나타나는 대인관계에 있어서 뚜렷한 불안정성, 극도의 자기파괴성, 대인관계에 있어서 분노성 와해, 그리고 만성적 공허감을 보이지 않는다. 푸엔테스 부인은 자신이 원하는 진료를 받지 못하고 있는 것에 대해 호소하고 있지만, 의존성 성격장애의 전형적인 특징인 분리에 대한 두려움과 이러한 부류의 복종적이고 집착적인 행동은 보이지 않고 있다. 마찬가지로, 존중에 대한 과도한 욕구를 가지고 있는 것으로 보이지만, 자기애성 성격장애의 주요 양상인 공감 결여를 보이고 있지는 않다. 끝으로, 그녀는 반사회성 성격장애가 있는 사람들처럼 부분적으로 조종적인 행동을 보이고 있는 반면, 그녀의 행동은 어떤 종류의 이익보다는 시선집중에 대한 욕구에 의해 동기화된 것이다.

❖ 진단

- 연극성 성격장애

❖ 읽을거리

Gabbard GO: Hysterical and histrionic personality disorders, in Psychodynamic Psychiatry in Clinical Practice, 5th Edition. Arlington, VA, American Psychiatric Association Publishing, 2014, pp 545–576

MacKinnon RA, Michels R, Buckley PJ: The histrionic patient, in The Psychiatric Interview in Clinical Practice, 3rd Edition. Arlington, VA, American Psychiatric Association Publishing, 2016, pp 133–172

Roberts LW (ed): The American Psychiatric Publishing Textbook of Psychiatry, 7th Edition. Arlington, VA, American Psychiatric Association Publishing, 2019

사례 18.7

불만족
Dissatisfaction

Robert Michels, M.D.

래리 고라노프Larry Goranov(57세, 남, 독신)는 의과대학과 연계된 정신건강의학과 클리닉에서 지난 7년간 받은 정신건강의학적 치료에 대한 전문가의 검토를 요구했다. 고라노프 씨는 클리닉의 정신건강의학과 원장에게 자신이 수년간 우울증에 시달렸지만, 매주 실시되는 심리치료와 다수의 다른 정신건강의학적 치료약물이 아무런 효과가 없었다고 말했다.

고라노프 씨는 '수십 년 동안' 슬프고, 피곤하고, 좌절감을 느껴 왔다고 보고했다. 그는 거의 아무것도 기대하지 않았다. 3년 전, 그는 마지막 직장을 잃었고, 그로부터 얼마 후에는 여자친구와 헤어졌으며, 그는 자신이 다시 일할 수 있을지 또는 여자친구를 다시 사귈 수 있을지에 대해 의구심이 들었다. 그는 자신이 여전히 80대 어머니와 함께 살고 있다는 사실을 못마땅해했다. 그는 자살에 대한 즉각적인 의도나 계획은 없다고 부인했지만, 어머니가 세상을 떠날 때까지 삶이 나아지지 않는다면, 무엇을 위해 살아갈 것인지 앞이 잘 보이지 않는다고 말했다. 그는 수면, 식욕, 집중력에는 이상이 없다고 부인했다.

임상 기록에 의하면, 고라노프 씨는 플루옥세틴, 에스시탈로프람, 설트랄린, 둘록세틴duloxetine, 벤라팍신venlafaxine, 부프로피온bupropion을 중심으로 약물치료를 잘 받아 왔고, 쿠에티아핀, 아리피프라졸aripiprazole, 리튬, 레보티록신levothyroxine의 복용량이 늘어난 상태였다. 그는 에스시탈로프람을 복용하는 동안 기분이 다소 나아졌으나, 증상이 관해되지(사라지지)는 않았다고 했다. 또 치료 초기에 인지행동치료 과정에 참여했다. 그러나 그는 치료자와 치료에 대해 무시하는 태도를 보이면서, 숙제를 하지 않았고, 회기 사이에 치료를 활용하는 노력을 보이지 않았다. 그는 정신역동적 심리치료를 받은 적은 없었다.

고라노프 씨는 자신의 몸이 별로 나아지지 않는 것, 치료의 성격, 그리고 특정 치료에 대해 실망감을 나타냈다. 그는 자신의 사례가 매년 또는 격년으로 돌아가면서 수련의를 만나야 하는 상황에 있다는 사실에 대해 '굴욕감'이 들었다. 그는 정신건강의학과 레지던트들이 잘 교육받지 못했고, 교양이 없으며, 세련되지 못하다는 생각이 자주 들었다. 게다가, 이들이 자신보다 심리치료에 대해 잘 모른다는 느낌이 들었다. 그는 여성 치료자에게 진료받기를 선호했다. 그 이유는 남성들은 '너무 경쟁적이고, 질투심이 많기' 때문이었다.

고라노프 씨는 25세부터 40세까지 보험중개인으로 근무했다. 그는 "정말 이해할 수 없었어요. 제가 누구보다도 뛰어난 최고의 중개인이었는데, 여전히 직장을 구할 수 없지 뭐예요. 그래서 저는 문제가 그 직업이 거대한 자아들로 가득 차 있어서 그렇다는 생각이 들었고, 이 문제에 대해 가만히 입을 다물고 있을 수가 없어요."라고 말했다. 보험대리점들로부터 '퇴출'된 이후, 고라노프 씨는 자동차 대리점에 채용되기 전까지 5년간 일을 하지 않았다. 그는 자동차를 파는 일은 자신보다 수준이 낮은 일이었지만, 나름 성공적이었고, "채 얼마 지나지 않아, 제가 그곳을 운영하게 되었죠."라고 말했다. 그는 소유주와 언쟁을 벌인 지 몇 개월 지나지 않아 일을 그만두었다. 여러 치료자의 격려에도 불구하고, 고라노프 씨는 취업 신청, 고용재활, 또는 자원봉사를 하지 않았다. 그는 이러한 대안적인 일들이 자신의 역량에 비해 수준이 낮다는 입장을 강하게 드러냈다.

고라노프 씨는 '여성에 대해서는 포기했다'. 그는 젊은 시절 수많은 여성과 사귀었지만, 이들은 대체로 감사할 줄 모르고, '밥만 공짜로 얻어먹으려고만 한다'는 사실을 알게 되었다고 말했다. 클리닉의 심리치료 기록에는 그가 자신에 대한 관심 표현을 의심을 가지고 반응했다는 것이 나타나 있다. 이러한 경향성은 그에게 친구가 되어 주려던 여성과 그에 대한 치료에 관심을 보였던 치료자 모두에게 적용되었다. 고라노프 씨는 자신을 다른 사람들에게 나누어 줄 많은 사랑을 가지고 있는 사람으로 묘사하면서도, 세상은 조종자들로 가득 차 있다는 말을 덧붙였다. 그는 몇몇 친구가 있지만, 진심으로 아끼는 유일한 사람은 어머니뿐이라고 말했다. 그의 부모는 그가 어렸을 때, 동유럽에서 이민을 왔다. 그는 형제자매가 없었고, 그의 아버지는 환자가 41세 때 세상을 떠났다. 그는 수년간 몇몇 친척을 만났다. "그렇지만 그들은 영어를 하지 못해서 저는 그들에게 많은 관심을 기울이지 않았어요." 그는 고급 레스토랑과 '5성 호텔'을 즐겼지만, 더 이상 이러한 것들을 누릴 만큼 여유가 없다는 말을 덧붙였다. 그는 매일 운동을 했고, 자신의 몸 유지에 신경을 썼다. 시간의 대부분은 집에서 TV를 보거나 소설과 전기를 읽으면서 보냈다.

검사 당시, 환자는 단정한 옷차림에, 머리는 올백으로 넘겼고, 20대 남성들이 좋아하는 디자이너가 만든 것처럼 보이는 힙합 의상을 걸치고 있었다. 그는 조리 있게 말했고, 목표 지향적이었으며, 대체로 협조적이었다. 또 슬프고 화가 난다고 했다. 그의 정동은 위축되어 있었고, 무시/경멸적이었다. 그는 자살의도는 없다고 했으나, 무망감이 있고 자살사고를 자주 한다고 했다. 그는 인지적으로 이상이 없었다.

논의

환자가 정신건강 전문의를 찾았을 때, 증상은 일반적으로 가장 쉽게 인식하고 진단될 수 있는 정신병리의 단면을 나타내고 있었다. 불안, 우울, 강박사고, 공포증은 환자와 의사에 의해 유사하게 보이면서, 많은 장애의 중심적으로 정의되는 특징이기도 하다. 그러나 성격장애가 있는 환자들의 경우는 다르다. 이들의 문제점은 흔히 환자 자신에게보다는 타인들에게 더 고통을 안겨 준다. 이들의 증상들은 흔히 모호하면서도, 핵심 문제보다 2차적인 것으로 보이는 경향이 있다. 예컨대, 진단명 결정요인 또는 치료의 초점은 불안이나 우울증이 아니라, 환자가 누구인지, 그가 선택한 삶, 그리고 그의 인간관계 패턴이 된다.

환자의 호소내용이 실제보다 덜 드러날 수 있음은 당연한 결과일 것이다. 환자들과의 진료 면담은 대부분 정보수집과 관찰로 이루어진다. 성격장애가 있는 환자들에 대한 진료는 대부분 관계형성이 이루어진 다음, 그 관계에 대한 의사의 경험과 이해가 필수로 요구된다. 역전이 반응은 중요한 진단적 도구가 될 수 있다. 또한 환자가 임상가와 관련짓는 방식은 환자가 다른 사람들과 관련짓는 방식의 템플릿을 반영한다. 예컨대, 고라노프 씨의 주요 호소내용은 슬픈 기분이다. 그에게 우울장애가 있을 수 있지만, 그는 DSM-5의 우울장애와 관련된 기준의 대부분이 결여된 것 같다. 대신, 그의 기분저하는 만성적인 실망에 대한 반응으로 보인다. 그는 자신이 재주가 많고 매력적인 사람이라고 여기고 있지만, 실직 상태로, 인정받지 못하고 있고, 외톨이로 지내고 있다. 공허한 사기저하는 성격장애에서 흔히 나타나는 증상이다. 고라노프 씨의 경우처럼, 이 증상은 약물치료에 대해 그리 반응적이지 않다.

고라노프 씨는 심각한 우울증을 앓고 있는 사람들에게서 볼 수 없는, 자신의 외모 유지에 상당한 관심이 있는 것으로 보인다. 그의 몸치장, 옷차림, 태도는 자신은 특별하고, 그동안 그 진가를 인정받지 못해 왔다는 점에 대해 당연히 그 가치를 인정받을 자격이 있다는 그의 근본적인 확신을 반영하고 있다.

고라노프 씨에 관한 이러한 이야기는 전형적인 경도에서 중등도 사이의 자기애성 성격장애narcissistic personality disorder(HPD)를 반영하고 있다. 고전적인 양상으로는 과대성, 자신은 특별한 치료를 받아 마땅하다는 신념, 다른 사람들로부터 소원해짐, 뚜렷한 공감능력 감소, 오만하고 무시하는 태도를 들 수 있다. 우울한 정동이 뚜렷이 나타나지만, 이는 근원적인 성격적 정신병리의 2차성 증상일 뿐이다.

이런 환자들은 치료하기 어렵다. 이들은 자신의 문제를 세상이 자신들의 진정한 가치를 인식하지 못하는 것으로 보고 종종 슬픔에 빠진다. 치료동맹therapeutic alliance 구축을 위해서는 환자의 고통, 외로움, 고립에 대해 환자들과 접촉하고, 기능적이고 효과적인 연결고리의 개발이 필요하다. 그러나 고라노프 씨는 자신의 치료자가 자신이 받을 자격이 있다고 느끼는 것을 제공해 주지 않았다고 믿고 있다. 이는 고라노프 씨에게는 익숙한 문제다. 그는 친구들, 고용주, 그리고 중요한 타인들에게 불만을 가지고 있다. 그의 치료자들처럼, 이런 사람들은 그의 가치를 인식하지 못했고, 그를 실망시켰다.

진단

- 자기애성 성격장애

읽을거리

Ackerman RA, Donnellan MB, Wright AGC: Current conceptualizations of narcissism. CurrOpin Psychiatry 32(1):32-37, 2019

Akhtar S: The shy narcissist, in Changing Ideas in a Changing World: The Revolution in Psychoanalysis. Essays in Honour of Arnold Cooper. Edited by Sandler J, Michels R, Fonagy P. London, Karnac, 2000, pp 111-119

Cooper AM: Narcissism and masochism. The narcissistic-masochistic character. Psychiatr Clin North Am 12(3):541-542, 1989

Ronningstam E: Introduction to the Special Issue on Narcissistic Personality Disorder. J Pers Disord 34 (suppl):1-5, 2020

사례 18.8

수줍음

Shyness

J. Christopher Perry, M.P.H., M.D.

마틸다 허버트Mathilda Herbert(23세, 여)는 '자신의 껍질을 깨고 나올 수 있도록' 도움을 받기 위해 정신건강의학적 진료에 의뢰되었다. 최근 그녀는 기업의 실험실 기술자가 되는 공부를 하기 위해 새로운 도시로 이사해서, 연상의 사촌과 함께 생활하게 되었다. 심리치료자인 사촌 역시 그녀가 '밖으로 나와서 젊음을 즐겨야 한다'고 생각했다.

허버트 양은 이전에 불안치료를 위해 약물을 처방받은 적이 있었지만, 자신의 실제 문제는 '수줍음'이라고 했다. 학교생활은 쉽지 않았다. 모든 사람이 늘 '비판적'이었기 때문이었다. 그녀는 수업시간에 지목받는 것을 피하곤 했다. 그 이유는 그렇게 되면 자신이 '무언가 어리석은 말'을 할 것이고, 얼굴이 빨개져서 사람들이 흉볼 거라는 사실을 알고 있었기 때문이었다. 그녀는 큰 소리로 말하기나 전화 통화를 피했다. 자신의 목소리가 어떻게 들릴 것인지 염려되어서였다. 그녀는 남들 앞에서 이야기하는 것을 몹시 두려워했다.

그녀는 마찬가지로 친구들과 말을 잘 하지 않았다. 그녀는 자신이 감정을 감추고, 언제나 생기 있고, 순응적이면서 주의를 기울여 주는 태도로 사람들을 기쁘게 하는 사람으로 지내 왔다고 했다. 그녀에게는 '따스하고 평생 함께할' 친구들이 몇 명 있었다. 최근에 이사하고 나서부터는 외로웠지만, 아직 학교나 이 지역 사람들을 만난 적은 없었다고 했다.

2년 전, 그녀는 첫 남자친구와 헤어졌다. 그는 처음에는 친절하고 인내심이 있었다. 그를 통해 그녀는 간접적으로 사회생활을 접하게 되었다. 그러나 동거를 시작하자, 그는 '분노에 찬 알코올 중독자'로 돌변했다. 그러한 경험을 한 이후로, 그녀는 누구와도 교제하지 않았다.

허버트 양은 대도시 중심가에서 부모와 3명의 언니 오빠와 함께 자랐다. 오빠는

'과잉행동과 반사회성'이 있어서 주변 사람들의 주목을 한몸에 받은 반면, 언니들은 '과잉경쟁적이었고, 완벽'했다. 어머니는 '자기처럼' 걱정이 많고, 순종적인 사람이었다고 했다. 아버지는 크게 성공한 투자매니저였고, 자녀들이 자신의 기대에 따르지 않는 것에 대해 자주 나무랐다. 그는 지지적이기는 했지만, '터프한 낙관론' 옹호자로서, 정서적 불확실성을 무시하는 경향이 있었다. 그녀는 조롱과 경쟁이 집안에 '흠뻑 젖어' 있어서 "나는 어쩔 수 없이 언니들이 다녔던 학교에 다닐 수밖에 없었어요. 이 학교는 언니들이 스타로 추앙을 받았던 곳으로, 모두 다 부자였고, 악의적인 말을 해대는 학생들이 많았어요."라고 말했다. 그녀에게는 비판과 실패에 대해 예리한 민감성이 자리 잡게 되었다.

고등학교 3학년이 되면서 부모님이 이혼했고, 아버지는 곧바로 다른 여성과 재혼했다. 허버트 양은 언니들이 다니는 명문대학에 진학할 계획을 세웠지만, 마지막 순간에 지역의 전문대학을 택했다. 그녀는 모든 경쟁에서 벗어나게 되어 좋았고, 어머니가 지지가 필요했었기 때문이라고 해명했다.

허버트 양의 강점에는 그녀의 전공인 화학에서의 우수한 실력이 포함된다. 특히 한 선임교수가 특별한 관심을 나타내기도 했다. 그녀는 가족 캠핑 여행을 통해 야외활동 기술을 익혔고, 산림생활의 즐거움을 알게 되면서 서서히 독립성을 갖추어 나갔다. 또 아이를 돌봐 주는 일을 즐거워했고, 동물보호소에서 자원봉사를 했다. 그 이유는 아이들과 동물들은 '무언가를 해 주면 고마워하고, 야비하지도 않기' 때문이었다.

허버트 양은 키가 작고 몸치장을 잘한 모습으로, 평가가 진행되는 동안 조리 있게 말했고, 목표 지향적이었다. 그녀는 자주 미소를 지었는데, 특히 화를 낼 만한 대목에서조차 미소를 지었다. 정신건강 전문의가 허버트 양이 현재 겪고 있는 불안을 아버지와의 경험과 연결지으려는 시험적인 논평을 하자, 환자는 아무 말도 하지 않았지만, 눈에 띄게 속상해했다. 이러한 상황이 몇 차례 반복되면서, 정신건강 전문의는 해석적 논평이 비판으로 받아들여질 수 있다고 염려하여 민감한 주제는 피하면서 동향을 살펴야 했다. 염려하는 바에 대해 구체적으로 말을 하게 되면서, 환자와 정신건강 전문의는 다시 편안한 상태가 되었고, 대화도 훨씬 생산적으로 전개되었다.

논의

허버트 양의 수줍음은 지속적인 사회적 회피로 확대되어 스스로 즐거워할 수 있는 능력을 훼손시키고 있다. 학교에서의 학업성적이 저조했던 허버트 양은 주로 인식된 위험감소와 불안회피를 위해 현재 재학 중인 대학(지방 소재 전문대)과 직업(실험실 기술자)을 택한 것으로 보인다. 그녀는 외로움을 느끼면서도 친구들과 연결할 수 있는 능력이 결여되어 있다. 또한 남성들과 데이트하려면 어떻게 해야 하는지 잘 모르고 있다. 그녀에게는 흔히 동반이환되는 두 가지 DSM-5 진단, 즉 회피성 성격장애avoidant personality disorder(AvPD)와 사회불안장애(SAD)가 있는 것으로 보인다. 이 두 장애는 유사한 상태이지만, 서로 다른 개념화로 설명될 수 있다.

회피성 성격장애에서는 지속적인 사회적 억제, 부적절감, 부정적인 평가에 대한 과민증 패턴이 나타난다. AvPD로 진단되려면, 7개 진단기준 중 4개 또는 그 이상의 증상이 필수로 부합되어야 하는데, 허버트 양은 이 기준에 쉽게 부합된다. 그녀는 대인간 접촉을 포함한 직업적 활동을 현저하게 회피하고 있다. 삶의 대부분에 있어서 그녀는 큰 소리로 말하는 것을 주저하고 있고, 가족들에게서조차 비판받거나 조롱당하는 것을 두려워하고 있다. 그녀는 타인들 시선의 중심이 되는 것을 회피하고 있고, 자기회의감self-doubting이 있으며, 쉽게 얼굴이 빨개지곤 한다. 또 새로운 상황을 회피하면서, 다른 사람들이 자신을 좋아할 것이라는 확신이 없다면, 사람들과 어울리기를 꺼리고 있다. 이러한 태도는 그녀의 삶의 모든 측면을 약화시켜 왔다.

회피성 성격장애가 있는 대부분의 사람처럼, 허버트 양은 또한 DSM-5-TR의 사회불안장애를 충족한다. 그녀는 사회적 비판과 부정적 평가에 대한 두려움을 나타내고 있다. 사회적 상황은 감수한다고 하더라도, 그녀는 거의 언제나 불안해하고 있다. 또한 수줍어하여 사회적 상호작용이 없을 것 같은 일을 택하고, 가족들과 함께 살고 싶어 한다.

허버트 양은 어린 시절부터 이러한 증상을 겪어 왔다고 기술하고 있다. 수줍음은 흔히 회피성 성격장애와 사회불안장애가 있는 사람들에게서 보고되고 있지만, 수줍어하는 아동들 대부분은 이러한 장애가 있는 사람들 사이에 만연된 부류의 문제점들(감소된 학업수행력, 고용성, 생산성, 사회경제적 지위, 삶의 질, 전반적인 안녕)까지는 보고하지 않는 경향이 있다.

정신건강 전문의는 면담이 진행되는 동안 당연히 던질 수 있는 질문에 대해서도 허버트 양이 고통을 받고 있고, 스스로 구속하고 있다는 느낌을 감지했다. 달리 말해, 그는 그녀의 감정을 다치게 할까 봐 두려워하는 역전이 반응을 인식했다. 그가 그녀에게 자신의 논평 때문에 비판받고 있다는 느낌이 들게 할 것 같다는 염려를 함께 나누고 나서야, 정신건강 전문의와 환자는 더 편안하게 환자의 과거력을 탐색하고, 치료동맹을 심화시킬 수 있었다. 정신건강 전문의는 강력한 동맹을 기반으로 환자의 고통과 수줍음을 완화시키고 있고, 흔히 나타나는 동반이환에 대해 면밀하게 탐색함으로써, 부드럽게 치료로 이어 갈 가능성을 높이고 있다.

❖ 진단

- 회피성 성격장애
- 사회불안장애

❖ 읽을거리

Di Giuseppe M, Perry JC, Conversano C, et al: Defense mechanisms, gender, and adaptiveness in emerging personality disorders in adolescent outpatients. J Nerv Ment Dis 208(12):933-941, 2020

Perry JC: Cluster C personality disorders: avoidant, obsessive-compulsive, and dependent, in Gabbard's Treatments of Psychiatric Disorders, 5th Edition. Edited by Gabbard GO. Arlington, VA, American Psychiatric Association Publishing, 2014, pp 1087-1116

Sanislow CA, Bartolini EE, Zoloth EC: Avoidant personality disorder, in Encyclopedia of Human Behavior, 2nd Edition. Edited by Ramachandran VS. San Diego, CA, Academic Press, 2012, pp 257-266

사례 18.9

자신감 결여

Lack of Self-Confidence

Raymond Raad, M.D., M.P.H.
Paul S. Appelbaum, M.D.

네이트 어빈Nate Irvin(31세, 남, 백인, 독신)은 '자신감 결여'로 외래환자 정신건강의학과 서비스를 찾았다. 그는 평생 주장적이지 못한 문제로 어려움을 겪어 왔는데, '막다른 골목에 접어든' 현재 직장에서 행정보조원으로 2년간 '정체'되어 있어서 화가 난다고 했다. 그는 누군가가 자신에게 다음에 갈 곳을 말해 줘서 스스로 결정해야 하는 '부담'을 갖지 않아도 되기를 바랐다. 직장에서, 그는 윗사람의 지시에 따르는 것은 쉬운 반면, 사소한 결정조차 독자적으로 내리는 것이 어렵다는 사실을 알게 되었다. 그는 상황이 '우울'하지만, 그렇다고 새로울 것은 하나도 없다고 했다.

어빈 씨는 여성들과의 관계 역시 불만족스럽다고 했다. 그는 지난 10여 년 동안 수개월간 지속되다가 '내가 할 수 있는 모든 것을' 다했음에도 불구하고 깨진 관계에 대해 이야기했다. 그가 가장 최근에 사귀었던 여성은 오페라 가수였다. 그는 특별히 음악을 즐기는 편이 아니었지만, 여자친구를 감동시키기 위해 수차례 오페라를 관람했고, 성악 수업을 수강하기도 했다. 그러나 이 관계도 최근 명확한 이유 없이 끝이 났다. 그는 자신의 기분과 자신감이 이성교제와 묶여 있는 것 같다고 했다. 독신이라는 사실은 그에게 절박함을 가져다주었지만, 절박함은 오히려 여성과의 교제를 더 어렵게 했다. 그는 이러한 소용돌이에서 헤어날 수 없다는 느낌이 들었다. 최근에 마지막 여자친구와 헤어지게 되면서, 그는 너무 슬퍼서 펑펑 울곤 했는데, 그가 치료를 받게 된 것은 바로 이 우울증 때문이었다. 그는 수면 문제, 식욕 및 기력 문제, 자살경향성, 즐길 수 있는 능력에 관한 문제를 비롯한 우울증의 다른 증상은 없다고 했다.

처음에 어빈 씨는 치료약물 복용 사실을 부인했으나, 결국 1년 전 불안치료를 위해 1차 진료 의사가 하루에 알프라졸람 0.5mg을 처방해 주기 시작했다는 사실을 밝혔다. 그러나 복용량이 점차 늘어, 평가 당시에는 하루에 5mg을 복용하고 있었고, 그것도 3명의 의사로부터 각각 약물 처방을 받고 있었다. 약물 복용량을 줄이자, 그는 불안과 '떨림' 증상을 보였다.

어빈 씨는 개인 또는 가족의 정신건강의학적 병력은 물론 외래환자 정신건강의학과 예약도 한 적이 없다고 했다.

어빈 씨의 과거력을 듣고 난 정신건강 전문의는 어빈 씨의 알프라졸람 사용량 증가와 만성적 독립성 곤란이 염려됐다. 정신건강 전문의는 가장 정확한 진단명이 성격장애가 동반이환된 '벤조디아제핀사용장애benzodiazepine use disorder'라고 생각했다. 그러나 이 진단이 환자의 취업과 보험 보상 범위뿐 아니라, 미래의 임상가들이 적용하게 될 치료 방법을 비롯해서 환자에게 미칠 수 있는 의도되지 않은 부정적 효과에 대해 염려했다. 정신건강 전문의는 전자의료기록에 '우울 기분 동반 적응장애adjustment disorder with depressed mood'라는 진단명을 입력했다. 2주 후, 어빈 씨의 보험회사에서 어빈 씨 담당의사에게 전화를 걸어 그의 진단명을 물었고, 의사는 기록한 진단명을 알려 주었다.

❖ 논의

어빈 씨는 누군가 자신을 돌봐 주고, 대신 결정을 내려 주는 것에 대한 과도한 욕구가 있다. 그는 독자적으로 결정내리는 것을 어려워하고 있고, 다른 사람들이 대신 결정해 줬으면 하는 바람을 가지고 있다. 그는 프로젝트를 시작하거나, 독립적으로 일하는 것에 대한 자신감이 결여되어 있다. 또한 일반적으로 혼자 있는 것에 대해 불편해하고, 사소한 일에 대해서조차 반대하기를 꺼린다. 그런가 하면, 관계를 형성 · 유지하고, 다른 사람들로부터 지지와 보살핌을 받기 위해 거의 필사적으로 시간을 끄는 경향이 있다.

따라서 어빈 씨는 DSM-5 의존성 성격장애의 8개 기준 중 적어도 6개에 부합된다(5개만 필수로 요구됨). 진단기준에 부합되려면, 이러한 패턴은 성격장애의 일반기준에도 부합되어야 한다. 즉, 증상이 문화적 기대치와 달라야 하고, 영속적, 고정적, 광범위성, 고통 및/또는 기능 손상과 연관되어 있어야 한다. 어빈 씨의 증상들은 이 기준에 부합된다. 더욱이, 그의 증상들은 지속적이고 심신을 약화시키며,

그의 연령대의 건강한 성인 남성에 대한 표준기대치에서 벗어나 있다.

다수의 정신건강의학적 진단은 의존적 성격 특질을 강화시키거나 의존성 성격장애와 동반이환되기도 한다. 이 환자의 경우, 기분장애 진단을 고려해 보는 것이 특히 중요하다. 그 이유는 최근에 악화된 '우울' 증상을 보이고 있기 때문이다. 기분장애가 있는 환자들 중에는 성격장애를 흉내 낸 증상들을 나타내기도 한다. 그러므로 만일 이 환자가 주요우울삽화가 진행되는 상황에 있다면, 그의 의존적 증상들은 그 삽화에 한정될 수 있다. 그러나 어빈 씨는 우울증의 다른 증상들을 부인하고 있고, 우울장애의 기준에 부합되지 않는 것으로 보인다.

특히 어빈 씨는 알프라졸람을 복용하고 있다. 그는 의도한 것보다 더 긴 기간 동안 점점 더 많은 양의 치료약물을 복용해 오고 있다. 또한 적정량의 약물을 확보하기 위해 3명의 의사에게 각각 처방을 받고 있다. 그에게 내성(복용량 증가를 가져옴)과 금단(불안과 떨림이 나타남) 증상이 생긴 것 같다. 후속 탐색을 통해 임상적으로 현저한 손상 또는 고통이 있음을 확인할 것으로 가정한다면, 어빈 씨는 벤조디아제핀사용장애의 기준에 부합된다. 그의 사용에 대한 과거력과 완전히 투명하지 않은 그의 경향성을 감안한다면, 그가 알코올, 담배, 불법약물, 아편계 같은 다른 물질을 사용하고 있을 가능성을 전략적으로 탐색하는 것이 특히 중요할 것이다.

이 사례에서 정신건강 전문의는 임상적 실제에서 흔히 겪을 수 있는 갈등에 직면해 있다. 임상 차트상의 환자들의 진단기록—그리고 제3자에게 진단 방출—은 때로 환자들의 보험 보장 범위와 장애 상태에 대해 좋지 않은 영향을 미칠 수 있고, 의료보험제도 안팎에서 오점을 남길 수 있다. 이러한 현실을 감안한다면, 정신건강 전문의들은 여러 개의 진단 중 가장 덜 심각한 것만을 기록하거나, 때로는 부정확하지만 오점이 적을 것 같은 장애를 보고하고 싶은 유혹에 빠질 수 있다. 이 사례의 정신건강 전문의는 이 두 가지를 모두 실행에 옮겼다. 환자에게 우울 기분이 있지만, 정신건강 전문의가 기록한 것처럼, 적응장애의 기준에는 부합되지 않는다. 다만, 환자는 의존성 성격장애와 벤조디아제핀사용장애 기준에 부합되는 것 같다. 그러나 이렇게 보다 심각하고 잠재적으로 더욱 큰 오점을 남기게 되는 진단들 중 어떤 것도 차트에 포함되어 있지 않거나 보험회사에 밝히지 않은 상태다.

진단이 의료 차트에 부정확하게 기록되는 경우, 표면적으로는 환자들을 보호하려는 의도가 있지만, 오히려 더 큰 피해를 발생시킬 수 있다. 왜냐하면 차후에 기록을 검토하는 임상가들은 환자들의 증상과 치료에 관한 중대한 정보를 놓칠 수 있기 때문이다. 예컨대, 어빈 씨가 다급하게 벤조디아제핀 처방을 요청한다면, 정신건강 전문의는 환자의 의료 차트로부터 벤조디아제핀 남용 또는 생리적 의존 패턴에 관해 알 수 있는 방법이 없을 수 있다. '해를 입힐' 의도가 있어서는 안 되는 위치에 있는 의사로서, 어빈 씨의 정신건강 전문의는 환자를 보호해 주려고 했지만, 오히려 환자를 의료적 위험에 노출시키는 결과를 초래했다.

의사에게는 환자의 책임을 넘어서는 또 다른 책임이 있다. 의사와 환자가 보험회사로부터의 지불을 수용하기로 동의할 때, 의사에게는 보험회사와 정부 기관에 합리적인 분량의 정직한 임상 정보를 제공해야 할 의무가 있다. 정보 방출의 결여는 사기죄에 버금하는 일이므로 처벌될 수 있다. 게다가, 의료업의 일부가 된다는 것은 많은 특권을 누릴 수 있지만, 다른 한편으로는 그에 대한 책임이 따른다. 진단의 속임수는 악의가 없이 단지 환자를 보호하기 위한 노력인 것처럼 보일 수 있지만, 부정직성은 전문직 전체의 평판, 즉 미래의 환자들에게 치료를 제공할 수 있는 능력에 필수적인 평판에 부정적인 영향을 미치게 된다.

❖ 진단

- 의존성 성격장애
- 벤조디아제핀사용장애

❖ 읽을거리

Appelbaum PS: Privacy in psychiatric treatment: threats and responses. Am J Psychiatry 159(11):1809-1818, 2002

Beauchamp TL: The philosophical dimension, in Psychiatric Ethics, 5th Edition. Edited by Bloch S, Green SA. Oxford, UK, Oxford University Press, 2021, pp 41-76

Disney KL: Dependent personality disorder: a critical review. Clinical Psychology Review 33(8):1184-1196, 2013

사례 18.10

관계 통제

Relationship Control

Michael F. Walton, M.D.

오그든 저드Ogden Judd(24세, 남, 변호사)와 그의 남자친구, 피터 클라인먼Peter Kleinman(22세, 남, 프리랜서 그래픽 디자이너)은 동거 문제를 둘러싼 갈등이 점차 고조되는 문제에 대해 도움을 얻고자 커플치료couples therapy를 신청했다. 클라인먼 씨는 수개월간에 걸쳐 아파트를 구하면서 겪게 된 어려움에 대해 이야기했다. 이 과정에서 클라인먼 씨는 저드 씨의 업무 일정과 '끝없는' 아파트 요구사항 목록으로 인해 '고통을 겪어야 했다'고 말했다. 이들은 지속적인 논의에도 결론에 도달할 수 없다가, 결국 두 사람은 저드 씨의 아파트에서 함께 살기로 결정했다. 클라인먼 씨가 결론을 내린 것처럼, '오그든의 승리'였다.

저드 씨는 남자친구의 소지품을 옮기는 일을 이삿짐센터에 맡기는 것을 반대했다. 그러면서 클라인먼 씨에게 스스로 짐을 꾸리도록 했고, 그의 집에 있는 물건에 대해 일일이 목록을 작성하도록 했다. 이렇게 해서 이틀이면 될 일이 일주일이나 걸렸다. 클라인먼 씨의 모든 짐이 저드 씨의 아파트로 옮겨지자, 물건이 서가의 어떤 부분에 놓여야 하고, 옷장의 옷걸이는 옷장 쪽으로 걸려 있어야 하며, 두 사람의 옷들이 뒤섞여 있어도 되는지 등 저드 씨의 '정신 나간 규칙'에 대해 클라인먼 씨는 불만스러워지기 시작했다. 더욱이 클라인먼 씨는 자신의 소지품을 놓을 공간이 별로 없음에 대해 못마땅해했다. 저드 씨는 절대 물건을 버리는 일이 없었기 때문이었다. "저는 중요한 것을 잃을까 봐 무척 두려워요."라고 저드 씨가 덧붙였다.

이후 여러 주에 걸쳐, 이들은 이삿짐 박스를 열고 짐 정리를 하는 과정에서 밤마다 언쟁을 벌였다. 설상가상으로, 저드 씨는 집에 저녁 9시나 10시가 되어서야 돌아오곤 했다. 그는 항상 하루 중 마지막 시간에 '할 일' 목록은 빈칸으로 남겨 놓는 개인적인 규칙을 정해 놓고 있었기 때문이었다. 클라인먼 씨는 아침 일찍 잠이 깨었을 때, 저드 씨가 얼굴을 잔뜩 찡그린 상태로 선반이나 옷장을 정리하거나 바닥을 청소하는 광경을 자주 목격했다. 이 과정 내내, 저드 씨는 매사에 열심히 일하는 것처럼 보였으나, 스스로 즐거워하지도 일을 제대로 끝마치지도 못했다. 클라인먼 씨는 저드 씨와 함께 살면 살수록, 점점 더 그와 멀어지는 느낌이 들었다.

저드 씨는 우울증과 수시로 나타나는 불안 증상에 대해 부인했다. 그는 담배를 피거나 술을 시험 삼아 마셔 본 적도 없었다고 했다. 그러면서 "저는 통제 불능 상태가 되고 싶지 않았거든요."라는 말을 덧붙이면서, 가족 내에 정신질환을 가진 사람은 없었다고 했다. 저드 씨는 부모가 둘 다 있는 가정에서 자랐고, 고등학교와 대학교 때의 성적은 평균 이상이었다. 그는 외동이고, 대학 신입생 때 처음으로 다른 사람과 방을 함께 쓰게 되었는데, 당시 룸메이트와의 갈등 때문에 무척 힘들었다고 말했다. "룸메이트는 도대체가 정리할 줄을 몰랐어요. 저는 물건이 항상 정리된 상태에 있어야 한다고 생각하거든요." 그는 그해 중반 1인용 기숙사로 방을 옮겼고, 클라인먼 씨가 들어올 때까지 누구와도 방을 함께 쓰지 않았다. 저드 씨는 직장상사의 신임을 얻었고, 2년 동안 세 차례나 '이달의 직원employee of the month'으로 표창을 받았다. 동료와 부하 직원들의 피드백은 덜 적극적이어서, 그가 공동 프로젝트에서 미시적 관리자micromanager(***역자 주**. 아주 사소한 것까지 챙기려고 하는 관리자)였고, 종종 동료들의 노력에 비판적이었음을 알 수 있었다. 또한 따분한 사람이라는 평판을 얻었는데, 이는 동료들의 답변에 대해 반복적으로 질문했던 파티 이벤트 해피 아워에서 비롯된 것 같았다.

검사 당시, 저드 씨는 마른 체구에 안경을 쓰고 있었고, 머리에는 젤을 발랐으며, 클라인먼 씨와 함께 소파에 앉아 있었다. 그는 깔끔한 옷차림에, 면담에 협조적이었다. 그러면서 남자친구가 이야기하는 동안 조용히 앉아 있었고, 몇 차례 남자친구의 말을 끊고 반박하기도 했다. 그의 말의 속도와 어조는 정상이었고, 정동은 과민한 상태였지만, 우울증 증거는 없었다. 그는 특정공포증은 없고, 공황발작을 경험한 적이 없다고 생각한다고 말했다. 진료를 마칠 무렵, 저드 씨는 "제가 좀 어려운 성격이라는 것을 알아요. 그렇지만 저는 진짜 이 문제를 해결하고 싶어요."라고 힘주어 말했다.

✣ 논의

커플치료couples treatment는 두 남성 중 한 사람보다는 관계에 초점을 맞출 것이다. 그러나 사례보고서에서는 관계를 어렵게 만든 저드 씨의 기여요인에 초점을 맞추고 있다. 저드 씨는 통제적이고, 완벽을 추구하며, 융통성이 없는 '일 중독자workaholic'로 비치고 있다. 그는 소유물에 대해 과도한 집착을 보이고 있고, 자신의 아파트에 새로운 물건을 들여놓기 어려워하며, 그저 책장에 놓으면 되는 책들을 혼자서 정리하느라 많은 시간을 보내고 있다. 그는 의욕이 넘치고, 자신의 일을 다른 사람에게 맡기지 못한다. 이러한 특성은 어떤 상황에서는 적응에 문제가 없지만, 다른 한편으로는 남자친구 및 직장 동료들과 함께하는 상황에서는 고통과 기능이상을 야기하고 있다. 따라서 저드 씨는 DSM-5의 강박성 성격장애obsessive-compulsive personality disorder(OCPD)의 진단기준에 부합되는 것으로 보인다.

OCPD와 강박장애(OCD)는 동반이환될 수 있지만, 이 두 가지 상태는 보통 따로 존재한다. 중요한 감별요인은 OCPD가 과도한 통제와 융통성 결여가 특징인 부적응적 행동 패턴으로 간주되는 반면, OCD는 실질적인 강박사고와 강박행동이 특징이다.

그러나 OCD와 OCPD 사이에 행동상 현저하게 중첩되는 부분이 있을 수 있다. 예컨대, 수집행동은 이 두 가지 진단에서 흔히 나타날 수 있다. OCPD에서 수집장애hoarding disorder의 원인은 질서와 완결성에 대한 욕구다. 저드 씨는 중요한 것을 잃을까 봐 몹시 두렵다고 했다. 현재 남자친구와 자신의 아파트에서 함께 살게 된—그래서 공간이 좁다는 느낌이 들게 된—현실을 보완하기 위해 저드 씨는 밤까지 혹독할 정도로 일을 함으로써 그의 책장과 옷장은 지나칠 정도로 정리 정돈된 보통의 표준 상태를 유지하고 있다. OCD에서는 수집의 원인이 짐스러운 강박적 의식의 회피 또는 불완전성, 피해, 그리고 오염에 대한 강박적이고, 흔히 비합리적인 두려움인 경향이 있다. 행동은 전형적으로 원하는 것이 아니고 고통을 야기하는 것으로, 잘라 낸 손톱이나 썩은 음식같이 특이한 잔해들을 모으는 행동으로 이어지는 경향이 있다. DSM-5의 새로운 진단인 수집장애의 초점은 질서에 대한 욕구 또는 강박사고와 강박행동보다는 오히려 소유물을 버리거나 남에게 주는 것을 지속적으로 어려워하는 것에 맞추어져 있다.

저드 씨의 수집행동의 가능성을 평가하려면, 그의 축적의 범위와 그의 수집행동이 구체적이고, 특히 고통을 야기하거나 침습적 사고를 약화시키는지 구체적으로 탐색하는 것이 유용할 것이다. 그의 목록 작성과 정리 행동이 OCD의 강박행동 기준을 충족시키려면, 이러한 행동들이 시간이 많이 걸려야 하고, 고통을 야기하며, 지나치게 반복적이어야 하고, 의식적이어야 하며, 긴장, 그리고 이완의 어려움이 동반되어야 한다. DSM-5에서는 OCPD, OCD, 수집장애 사이를 구분하기 위해 노력할 것을 권장하고 있지만, 이 세 장애는 동시에 발생할 수 있다.

이 장의 서론에서 논의된 바와 같이(〈표 18-1〉 참조), 제III편에 제공된 DSM-5 성격장애 대안모델에는 다섯 가지 성격장애의 특질 영역[① 부정적 정서성negative emotionality, ② 애착상실detachment, ③ 적대성antagonism, ④ 탈억제disinhibition(vs. 성실성conscientiousness), ⑤ 정신병적 경향성psychoticism]이 포함되어 있다. 이러한 요인 중 몇 가지는 OCPD 진단과 관련이 있다. 예컨대, 저드 씨의 남자친구 및 직장 동료들과의 대인관계 방식은 융통성이 없는 애착상실과 제한된 친화성 수준이 특징인 것 같다. 그는 현저한 정도의 부정적 정서성을 나타내고 있다. 이는 유용성을 느끼는 시점을 넘길 때까지 계속해서 일을 하는 그의 가혹할 정도의 끈기에서 찾아볼 수 있다. 끝으로, 저드 씨의 강박성은 극도의 성실성과 경직된 완벽주의가 특징으로, 그의 이야기 전체에 내재되어 있다.

❖ 진단

- 강박성 성격장애

❖ 읽을거리

Cain NM, Ansell EB, Simpson HB, Pinto A: Interpersonal functioning in obsessive-compulsive personality disorder. J Pers Assess 97(1):90-99, 2015

Hays P: Determination of the obsessional personality. Am J Psychiatry 129(2):217-219, 1972

Liggett J, Sellbom M: Examining the DSM-5 alternative model of personality disorders operationalization of obsessive-compulsive personality disorder in a mental health sample. Personal Disord 9(5):397-407, 2018

Pozza A, Starcevic V, Ferretti F, et al: Obsessive-compulsive personality disorder co-occurring in individuals with obsessive-compulsive disorder: a systematic review and meta-analysis. Harv Rev Psychiatry 29(2):95-107, 2021

CHAPTER 19

변태성욕장애

Paraphilic Disorders

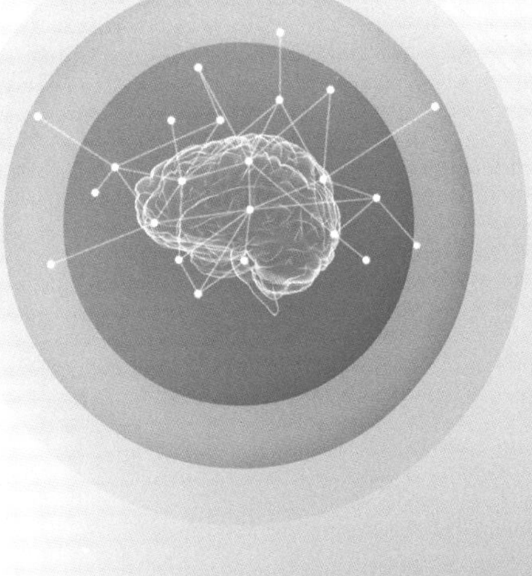

CHAPTER 19 변태성욕장애

Paraphilic Disorders

서문

John W. Barnhill, M.D.

변태성욕증paraphilias은 표현형질(***역자 주**. 유전자와 환경의 영향에 의해 형성된 생물의 형질)상 정상인 동의하는 성인들과의 전희와 성기 자극 외의 강렬하고 지속적인 성적 관심으로 정의된다. 변태성욕장애paraphilic disorder의 필수요건으로는 변태성욕적 충동 증상과 고통, 기능이상, 및/또는 충동에 따른 행위의 실천을 들 수 있다(서문의 후반부에 보다 상세하게 기술되어 있다). '변태성욕증'의 정의는 확인된 변태성욕증과 변태성욕장애에 대한 것만 하더라도 수십, 수백 가지가 될 만큼 광범위하면서도 모호하고 논란의 여지가 많다. DSM-5의 변태성욕장애 군에는 여덟 가지 장애(① 관음장애voyeuristic disorder, ② 노출장애exhibitionistic disorder, ③ 마찰도착장애frotteuristic disorder, ④ 성적피학장애sexual masochism disorder, ⑤ 성적가학장애sexual sadism disorder, ⑥ 소아성애장애pedophilic disorder, ⑦ 물품음란장애fetishistic disorder, ⑧ 복장도착장애transvestic disorder)만 제시되어 있다.

변태성욕증은 이례적인 활동이 특징인 장애(예 성적 피학증sexual masochism)와 이례적인 표적이 특징인 장애(예 물품음란증fetishes)로 나뉠 수 있다. 변태성욕증은 또한 피해자가 없는 장애(예 복장도착증transvestism)와 실행에 옮기면 필연적으로 희생이 수반되는 방식으로 정의되는 장애(예 성적 가학증sexual sadism, 소아성애장애pedophilic disorders)로 나뉠 수 있다.

예컨대, 사람에 따라서는 무생물(예 신발)을 대상으로 사용하거나, 생식기 외의 신체 부위(예 발)에 초점을 맞춤으로써, 반복해서 강렬한 성적 흥분을 경험한다. 만일 연관된 환상, 충동 또는 행동이 개인의 '정상적으로 좋아하는normophilic' 성적 관심과 행동을 뛰어넘는다면, 그에게는 특정 변태성욕증, 즉 물품음란증이 있다고 말할 수 있다. 그렇지만 물품음란증의 정도가 강렬하지도 지속적이지도 않고, 다만 성기 자극을 위해 간헐적으로 광범위한 성적 활동 소재들 중의 일부로만 사용되는 경우에는 변태성욕장애에 해당하지 않는다. 만일 물품음란증으로 인해 개인이 기능이상(예 동반자와 임상적으로 관련된 성적 어려움) 또는 고통(예 임상적으로 관련된 수치심)을 겪게 된다면, 그 사람(물품음란증이 있는 사람들은 거의 대부분 남성임)은 물품음란장애로 진단될 것이 거의 확실하다.

DSM-5에 수록된 변태성욕증의 일부는 이러한 행위를 실행에 옮길 경우 필연적으로 희생이 따르기 때문에 채택되었다. 관음증voyeurism은 변태성욕증 중 가장 흔히 나타난다. DSM-5의 관음증은 우연히 본 지나가는 행인에게 추파를 던지거나 선택적으로 옷을 입지 않아도 되는 해변에서 '몰래 엿보는' 행위를 통해 성적 흥분감을 느끼는 사람들을 의미하지 않는다. DSM-5의 관음장애에는 범죄 행위가 그런 것처럼, 동의하지 않은 사람들이 포함된다. 이 장애는 관음적 충동이 되풀이되어 실행에 옮겨지고, 사회적, 직업적, 또는 기타 기능의 중요한 영역에 있어서 고통 또는 현저한 손상을 일으키는 경우에 진단된다. 범죄 활동과 연관된 모든 변태성욕증에 관한 사례에서처럼, 이 장애는 또한 개인이 고통과 기능 손상을 부인하는 경우에도 범죄적으로 현저한 변태성욕적 행동 패턴이 있는 한 진단된다. 다른 잠재적 범죄성 변태성욕증처럼, 관음장애 역시 자신의 욕구에 따라 행동하지 않고, 다만 충동 또는 환상으로 인해 사회적, 직업적, 또는 기타 기능 영역에서 임상적으로 현저한 고통 또는 손상을 일으키는 사람에게도 진단될 수 있다.

이러한 변태성욕증의 일부는 특히 가중스러운 범죄와 연관된다. 법의학적 관점에서 보면, 소아성애장애는 사춘기 이전의 아동들에 대한 지속적인 성적 관심을 실행에 옮기는 사람들(거의 대부분 남성임)을 구별하고 있다. 법의학적 관점에서 볼 때, 이 진단은 일반적으로 다양한 성적 환상 중, 10대들을 매력적으로 보고 있지만, 법을 위반하지는 않고, 대인관계상의 어려움도 없으며, 환상 때문에 생활에 곤란을 느끼지 않는 남성들을 대상으로 하지는 않는다. DSM-5에서도 소아성애장애로 진단되려면 아동은 13세 미만이어야 하고, 가해자는 적어도 16세로 피해자보다 5세가 많아야 한다고 명시되어 있다. 법의학의 1차적 관심은 전형적으로 성이 의미하는 것을 넘어서서 포식과 사회병리로 빠져드는 행동에 있다. 그러나 DSM-5에서는 사춘기 이전의 아동들에 대한 성적 관심이 실행되지 않고, 다만 충동 또는 환상으로 인해 뚜렷한 고통 또는 대인관계의 어려움을 유발하는 경우에도 소아성애장애 진단을 내릴 수 있다.

마찬가지로, 성적가학장애는 두 가지 서로 다른 임상적 모집단을 구분하고 있는 것으로 보인다. 이 두 집단 모두에서 개인은 환상, 충동 또는 행동에 의해 나타나는 것처럼, 상대의 고통으로부터 반복적이고 강렬한 성적 흥분을 경험하게 된다. 법의학의 1차적 관심은 동의하지 않은 아동과 성인들을 가해자의 성적 흥분 추구의 일환으로, 강제로 신체적 · 생리적 고통을 경험하도록 하는 사람들에게 있다. 이러한 상황에서 성적가학장애는 흔히 재판을 기다리고 있는 동반이환된 반사회성 성격장애가 있는 남성들에게 적용되기도 한다. 성적가학장애 진단은 또한 자신의 가학적 충동에 따라 행동하지 않거나 행동에 있어서 동의하지 않은 피해자를 개입시키지 않지만, 고통 또는 손상을 경험하는 사람들을 기술하는 데 사용된다. 성적가학장애는 성행동과 환상이 BDSM(① 결박bondage, ② 지배domination/훈육discipline, ③ 가학증sadism/복종submission, ④ 피학masochism)의 폭넓은 범위 내에 속하는 대다수의 사람에게는 적용되지 않는다. BDSM과 연관된 행위를 하는 대다수의 사람의 경우에는 상호 합의와 동의가 전제되기 때문이다. 환상과 특정 행동에는 통제, 고통, 및/또는 굴욕감을 주는 행위들이 포함될 수 있지만, 이러한 행위를 하는 사람들은 동의한 성인들이고, 대부분은 연관된 고통 또는 손상을 어려움으로 여기지 않는 것 같다.

변태성욕장애의 진단기준은 DSM-5의 진단기준들 중에서도 다소 특이하다. 예컨대, 관음증, 소아성애증pedophilia, 성적 가학증sexual sadism은 개인이 고통, 기능이상, 성적 홍분, 또는 행위 참여 사실조차 부인하는 경우에도, 변태성욕증과 관련된 지속적인 성적 홍분의 가능성을 암시하는 증거만 있으면 진단될 수 있다. 마찰도착증frotteurism(동의하지 않은 사람의 몸을 만지거나 문지르는 행위)과 노출증exhibitionism(동의하지 않은 사람에게 성기를 노출하는 행위)을 비롯해서 범죄행동으로 이어지는 경향이 있는 모든 변태성욕증에 대해서는 이 정의가 합당하다. 정신건강의학적 평가(환자의 과거력, 임상적 관찰, 정신상태검사 결과의 결합 포함)와 관계없이 외적인 증거를 기반으로 결론을 내릴 수 있다는 관념은 법체계에서는 전형적이지만, 대부분의 정신건강의학적 평가에서는 그렇지 않다. 외적인 증거를 포함시키는 것 역시 변태성욕증 정의의 일부로 포함되지 않는다. 이 장애의 정의 역시 형사사법제도의 것을 따르지 않고 있다.

변태성욕증은 흥미로운 궁금증을 불러일으킨다. 첫 번째는 문화적 규범의 영향을 받고 있고, 개인에게는 거의 또는 전혀 고통과 기능이상으로 이어지지 않는 성행동에 대해 정신건강의학적 명명법이 관여해야 하는지에 관한 것이다. 예컨대, 사춘기 이전의 아동들을 성적으로 학대하는 사람들 집단을 나타내는 진단(소아성애증)은 법체계와 치료 프로그램을 개발하는 임상가들에게는 유용할 수 있다. 만일 청소년들에 대한 성적 관심에 초점을 맞추는 증상을 포함시키는 것까지 확대한다면(청소년성애증hebephilia, DSM-5에 포함시키는 것이 고려되었으나 결국 포함되지 않음), 변태성욕증은 인간 성숙, 그리고 주, 국가, 시대에 따라 법적 · 문화적으로 수용 가능한 성행동에 대한 기준이 너무 다르다는 현실적인 문제에 봉착되어 있다.

변태성욕증을 질병분류학nosology의 관점에서 볼 때, 행동을 장애로 바뀌게 하는 주요 요인은 정확하게 무엇인가라는 중요한 의문이 제기된다. 이는 비전형적인 것인가? 개인의 고통인가(예 누군가 피해를 입었다면 죄책감)? 특별히 피해자가 포함된 변태성욕증 사례에서, 이는 가해자의 반응 또는 의도와 관계없이 단지 행위(예 아파하는 사람)의 결과인가? 이는 강박적이면서도 의욕이 넘치는 성격의 행동인가? 역사적으로, 정신건강의학 분야는 정상적인 인간의 성 발달의 일부로 간주될 수 있는 특징과 행동에 대해 자신만만했다. 그러나 21세기에 들어서서, 성적 정상성 정의에 대해 뜨거운 논쟁이 벌어지고 있다. 예컨대, DSM에서는 변태성욕증의 범주에 더 이상 동성애homosexuality를 포함시키지 않는 반면, 피해자가 없고 기능이상 또는 고통을 유발하지 않는 기타 성행동들(예 물품음란증, 복장도착증 등)은 포함시키고 있다. 변태성욕적 행동의 경계는 계속해서 변하고 있다. 또한 정신건강의학 분야에서 성적 발달과 행동의 수많은 비전형적 패턴이 전문직 내에서,

그리고 광범위한 문화를 통해 점차 정상적인 변화로 간주되고 있음을 어떻게 받아들일 것인지는 계속해서 목격될 것이다.

업데이트된 DSM-5-TR은 변태성욕장애에 대한 기준을 실질적으로 변경하지 않았다. 논의 부분에 대한 편집은 주로 문화적 다양성을 상기시키고, 증거를 업데이트하는 정도였다.

문화적 상대주의cultural relativism와 관련하여, DSM-5-TR에서는 독자들에게 집단적으로 받아들여지는 영적 · 사회적 실천 중 발생하는 자해행동과 성적 자극을 위해 행해지는 가학피학적sadomasochistic 행동을 구별할 것을 상기시키고 있다. 예컨대, DSM-5-TR에서는 자학self-flagellation 및 갈고리에 매달리는 등의 의식을 가리킨다.

연구는 우리의 지식 기반을 계속해서 향상시키고 있다. 예컨대, 성적가학장애로 수감된 사람들 중 대다수가 남성이라는 것은 오랫동안 인식되어 왔다. 그러나 최근의 모집단 표본은 남성이 여성보다(장애와는 반대로) 성적 가학성 행동을 보고할 가능성이 약간 더 높음을 나타내는 것으로 보인다.

DSM-5-TR에서 논의된 다른 증거는 이해의 확대를 반영하고 있다. 예컨대, 소아성애장애를 가진 사람들의 집단은 이질적이고, 아동들과 특별한 정서적 · 인지적 친화성을 느끼는 사람들의 하위 집합을 포함하며, 아동들과의 정서적 일치emotional congruence로도 알려져 있다. 이들은 아동들과 함께 있는 것을 선호할 수 있고, 성인들보다 아동들과 더 많은 공통점을 가지고 있다고 느낄 수도 있으며, 아이들과 시간을 보낼 수 있는 직업 또는 자원봉사 활동을 선택할 수도 있다.

끊임없는 변화와 논쟁에도 불구하고, 현재 변태성욕장애에 대한 진단적 접근은 아주 명확한 두 가지 각도에서 고려될 수 있다. 하나는 주로 법적 측면이다. 만일 희생자가 다른 사람의 비규범적인 성행동으로 인해 피해를 입는다면, 변태성욕장애가 있을 가능성이 있다(반사회성 성격장애의 동반이환 가능성도 있음). 다른 하나는 법체계와는 무관한 관점이다. 만일 개인이 지속적이고 비규범적인 성행동 패턴, 충동 또는 환상을 암시한다면, 변태성욕증으로 볼 수 있다. 만일 변태성욕증이 직접적으로 고통 또는 기능이상을 유발한다면, 장애로 진단될 수 있다. 그리고 이러한 복잡성을 통해, 진단이 전문가의 주의를 집중시킬 만한지의 여부에 대한 임상적 판단을 내릴 일만 남게 된다.

❖ 읽을거리

Balon R: Controversies in the diagnosis and treatment of paraphilias. J Sex Marital Ther 39(1):7-20, 2013

De Block A, Adriaens PR: Pathologizing sexual deviance: a history. J Sex Res 50(3-4):276-298,2013

Joyal CC: Defining "normophilic" and "paraphilic" sexual fantasies in a population-based sample: on the importance of considering subgroups. Sex Med 3(4):321-330, 2015

Seto MC: The motivation-facilitation model of sexual offending. Sex Abuse 31(1):3-24, 2019

사례 19.1

가학피학증

Sadomasochiism

J. Paul Fedoroff, M.D.

레이븐 런드퀴스트Raven Lundquist(24세, 여 she/her, 레이븐으로 불리기를 선호함)는 철학과 대학원생으로, 오빠의 권유로 정신건강의학적 평가를 위해 정신건강의학과 클리닉을 찾았다. 두 남매는 함께 살았고, 오빠는 그녀가 '도움'을 받지 않으면, 소액 신탁small trust으로부터의 수당을 주지 않겠다고 위협했다.

레이븐은 그녀의 오빠가 그녀가 '가학피학증적인' 것에 대해 걱정하고 있었다고 설명했다. 사람들 앞에서 그는 단지 그녀가 알코올 중독자이고, 통제 불능 상태가 될까 봐 염려된다고 말할 수 있겠지만, 그녀는 그가 자신의 'BDSM'(① 결박bondage, ② 지배domination/훈육discipline, ③ 가학sadism/복종submission, ④ 피학masochism)에 대한 관심을 좋아하지 않는다고 생각했다.

그녀는 릴리Lilly와 약 1년간 연인관계였다고 말했다. 두 사람은 스스로를 '레즈비언'보다 덜한 정도의 오명인 퀴어queer라고 밝혔다. 어느 날 저녁, 오빠와 술을 마신 후, 레이븐은 그에게 자신과 릴리가 결박 파티bondage parties에 가는 것을 즐긴다고 말했다. 그곳에서 그녀와 릴리는 꽉 끼는 가죽 옷을 입고 하이힐을 신고, '여주인 · 노예 장면'을 연기하면서, 릴리는 레이븐을 채찍질하고 경멸적이거나 굴욕적인 이름을 부르곤 했다. 레이븐은 사람들 앞에서 공개적으로 성적피학증자로 보이는 것은 괜찮았지만, 사적으로는 일반적으로 책임자가 되는 것을 즐겼다.

레이븐은 정신건강 전문의에게 "모든 것을 병적으로 다루는 정신건강 전문의이신가요?"라고 물었다. "물론, 당신은 내 오빠 같지는 않겠죠. 그는 변태적 성행위와 관련된 것에 대해 지나치게 민감하게 받아들이죠. 하지만 그게 그의 문제이지요, 그렇죠, 박사님? 그의 걱정이 단지 동성애 공포증에 불과하다는 사실에 동의하지 않으세요?" 그녀는 정신건강 전문의가 드 사데 후작(Marquis de Sade, 1740~1814)의 『쥐스틴Justine』을 읽었는지 물었고, "이것은 『로리타Lolita』만큼 잘 된 것은 아니지만, 심금을 울리는 작품이지요. 그건 그렇고, 릴리는 제 독서 선택을 비웃으며 저를 '낡은 학교 변태old-school perv.'라고 부른답니다."라고 말했다.

다른 BDSM 활동에 대한 질문에 레이븐은 릴리가 모르는 사이에 때때로 릴리에게 약을 먹였다고 말했다. 그녀는 통제감이 성적으로 극도로 흥분된다는 것을 알았다. 레이븐은 릴리가 가학피학증자sadomasochist라고 밝히고, 종종 레이븐이 그녀를 묶도록 내버려 두었던 것을 감안할 때, 릴리가 알게 되어도 개의치 않을 것이라고 생각한다고 말했다. 레이븐은 그녀가 이전의 성관계 파트너들에게 몰래 약을 먹였지만, 오직 한 명만이 그것에 대해 불평했고, '그녀가 내 카메라에서 사진을 발견했을 때만'이었다는 사실을 인정했다. 그 연인은 즉시 관계를 끊었고, '사진이 그렇게 당혹스러운 것이 아니었다면' 경찰에게까지 갔을 거라고 주장했다.

그녀의 알코올 사용에 대한 오빠의 우려에 대해 묻자, 레이븐은 즉각적으로 '불법 마약, 담배, 심지어 대마초weed도 하지 않는다'고 말했다. 추가적인 질문에, 그녀는 알코올 문제가 있을 수 있다고 말했다. 그녀는 종종 술 한 잔만 마시려고 했지만, 일반적으로 상당히 취하게 된다고 말했다. 그녀는 일반적으로 릴리와 오빠와 잘 지내지만, 모두가 '정말 취하게 되면' 종종 언쟁을 했다고 말했다. 그녀는 종종 '폭식'을 즐겼는데, 유일한 문제는 숙취 때문에 이른 아침 수업에 빠지는 것이었다고 말했다. 그녀는 범죄 이력이 없었다.

레이븐의 어린 시절 과거력은 어렸을 때 어머니에게 버림받은 것이 주목할 만하다. 그녀와 그녀의 오빠는 그녀가 '침습적이었지만, 좋게 말해서 가짜 엄마'라고 부르는 여성에게 입양되기 전까지는 친척들과 양부모 가정에서 살았다. 그 여자는 이 둘을 위한 소액의 신탁 기금을 남기고 작년에 세상을 떠났다. 레이븐은 어린 시절부터 기억공백이 있었고, 그녀가 성추행을 당했을 수도 있다고 생각했다. "학대 이야기가 말이 되겠죠, 그렇지 않나요? 하지만 정말 기억이 안 나요." 레이븐의 병력은 척추 측만증scoliosis을 앓았던 것과 관련이 있었다. 어린 시절, 그녀는 해링턴 막대Harrington rod를 삽입하고 입원 기간을 연장하는 등의 치료를 받았다.

레이븐은 남성과 여성 모두에 대해 성적 매력을 느끼지만, 여성을 더 선호하는데, 이는 '여성이 전형적으로 더 순종적이기 때문'이라고 기술했다. 그녀가 자위를 할 때, 그리고 성적 파트너들에게 마약을 하게 할 때, 그녀는 '권력power과 통제control', 특히 원치 않는 파트너들을 성추행하는 것에 대한 환상을 품었다.

그녀는 성적 통제 상태에 있을 때와 술에 취했을 때 평온함을 느꼈지만, 그렇지 않으면 '무척 불안한' 느낌이 든다고 말했다. 이전의 정신건강 전문의들은 그녀를 범불안장애로 진단했는데, 이로써 그녀는 벤조디아제핀benzodiazepine을 처방받았다. 이 또한 그녀가 성적 파트너에게 약물 투여를 위해 사용한 약물이었다.

레이븐은 때로 마음이 울적하고 우울하지만, '임상적 우울증clinical depression'을 앓은 적은 없다고 생각한다고 말했다. 종종 불안해한 적은 있지만, 그녀는 공포증이나 공황 상태에 빠진 적은 없다고 부인했다. 그녀는 자살충동을 느낀 적이 없지만, 가끔 약물에 취한 성적 파트너를 죽이는 것에 대해 생각해 본 적이 있다고 인정하면서, "당신도 확실히 알고 있듯이, 저는 결코 실제로 그렇게 하지는 않을 겁니다."라면서 부인했다. 그녀는 강박사고, 강박행동, 망상, 그리고 환각을 부인했다. 그녀는 지적이었고 인지적으로 온전했다.

❖ 논의

레이븐은 자신의 성적 활동과 알코올 사용이 통제 불능이고 상처 줄 것을 우려한 오빠의 강권으로 정신건강의학적 평가를 받기 위해 정신건강의학과 클리닉을 찾았다.

레이븐은 BDSM 파티에서 피학증적 역할극을 즐긴다. 그녀는 DSM-5 성적피학장애의 기준을 충족하는가? 그녀는 굴욕을 당하고, 매를 맞고, 묶이고, 및/또는 고통을 받게 되는 행위로부터 흥분하는 것으로 보이고, 적어도 6개월 동안 그렇게 해 왔다. 그녀는 첫 번째 기준을 충족시키는 것처럼 보인다. 그러나 모든 DSM 진단에 적용되는 것처럼, 장애는 기능이상의 발현을 필수로 필요로 하며, 그녀의 피학증적 활동은 사회적, 직업적, 또는 다른 중요한 기능 영역과 관련하여 고통 또는 손상을 야기하는 것으로 보이지 않는다. 그녀가 이 두 번째 기준을 충족하지 못하기 때문에, 레이븐은 성적피학장애 진단을 받지 않을 것이다.

레이븐의 가학적인 활동은 조금 다르다. 전형적으로, BDSM을 즐기는 사람들은 동의를 강조한다. 활동은 종종 활동을 즉시 종료하는 방법(예 안전한 말safe words)을 포함하여 사전에 명확하게 설명되는 경향이 있다. 그러나 레이븐의 경우, 그녀는 파트너들에게 말하지 않고 그녀의 파트너에게 약물을 투여하고, 그녀의 행동은 상당한 파장을 일으켰다(이전 연인이 사진을 발견하고는 관계를 끊었고, 경찰에 가겠다고 위협했음).

레이븐은 DSM-5 성적가학장애의 기준을 충족하는가? 그녀는 2개 기준 중 첫 번째 기준을 충족한다[개인은 적어도 6개월 동안 다른 사람들의 고통(심리적 또는 육체적)으로부터 성적 흥분을 경험해야 함]. 두 번째 기준은 변태성욕적 관심(가학증)을 넘어 각성이 정신건강의학적 장애로 간주되어야 하는지에 초점을 맞춘다. DSM-5에서는 기준 충족을 위해 개인은 동의하지 않는 사람과 함께 이러한 충동에 따라 행동했거나 충동이나 환상이 상당한 손상 또는 고통을 야기했어야 한다. 레이븐은 원치 않는 사람과 함께 이러한 충동에 따라 행동했고, 이는 그녀의 전 여자친구와 그녀 자신 모두에게 고통을 주었다. 그러므로 그녀는 두 번째 기준을 충족한다. 특히 대부분의 법원에서는 피해자가 사전에 동의했더라도 무의식 상태에 있는 피해자와의 성적 활동은 불법으로 간주하고 있다. 법원의 관점에서 동의는 취소되어야 하고, 무의식 상태의 피해자는 동의를 취소할 수 없다.

누군가가 가학피학증적인 관심사를 어떻게 발달시키는지에 대한 확실한 이해를 발전시키는 것은 종종 어렵다. 레이븐은 어릴 때 장기간 입원하여 척추측만증의 외과적 치료를 받은 적이 있다고 보고하고 있다. 이러한 경험이 결박 및/또는 통제에 대한 그녀의 관심에 기여할 수 있었을까? 아마도. 마찬가지로, 그녀는 어렸을 때 여러 가정을 전전했고 자신이 성추행을 당한 기억을 차단했는지 궁금해했다. 그녀가 말했듯이, “학대 이야기는 말이 될 것이다. 그렇지 않을까?” 아마도.

변태성욕장애를 가진 환자를 포함하여 모든 환자를 대상으로 작업하는 경우, 이러한 연결고리를 찾는 것이 유용할 수 있지만, 성인의 복잡성을 설명하는 간단한 방정식만 검색하는 것은 그렇지 않을 수 있다.

DSM-5에서는 성적가학장애를 위한 2개의 명시자를 제공하고 있다. 첫 번째 명시자, '통제된 환경에서in a controlled environment'는 개인이 가학적인 성적 행동을 할 기회가 제한된 감옥과 같은 환경에서 살고 있는 상황에 적용된다. 두 번째 명시자, '완전 관해 상태'는 통제되지 않은 환경에서 5년 동안 개인이 기준을 충족하지 못한 상황을 말한다. 달리 말해서, 가학적인 행동의 기회가 제한되었을 것이기 때문에 5년간 독방에 수감된 사람은 '완전 관해 상태in full remission' 기준을 충족할 수 없었다. 이러한 명시자들은 모두 레이븐에게 적용되지 않는다.

다른 진단과 관련하여, 레이븐은 자주 과음하고, 섭취량을 조절할 수 없으며, 술의 후유증으로 인해 아침 수업에 결석하고, 중독과 직접적인 관련이 있는 것으로 보이는 대인관계 갈등을 가지고 있다고 인정하고 있다. 그녀는 알코올사용장애에 대한 DSM-5 진단기준을 충족한다. 그녀는 또한 범불안장애 진단을 받았다고 기술하고 있다. 이전의 의사들은 그녀에게 벤조디아제핀을 처방해 주었는데, 그녀는 분명히 그것을 성적 파트너를 진정시킬 뿐 아니라, 불안 감소를 위해 사용하는 것으로 보인다. 불안장애 진단을 명확히 하기 위해서는 추가적인 평가가 필요할 것이다.

❖ 진단

- 알코올사용장애

❖ 읽을거리

Fedoroff JP: The Paraphilias: Changing Suits in the Evolution of Sexual Interest Paradigms. Oxford, UK, Oxford University Press, 2019

Nabokov V: Lolita. New York, Knopf, 1992

Rosner J: Looking for Mr. Goodbar. New York, Simon & Schuster, 1975

The Marquis De Sade: The Complete Justine, Philosophy in the Bedroom, and Other Writings. Translated and compiled by Seaver R, Wainhouse A. New York, Grove Press, 1990

사례 19.2

관계 문제
Relationship Problems

Richard Balon, M.D.

테리 나자리안Terry Najarian(65세, 남)은 대기업의 세일즈맨으로, 아내가 그의 곁을 떠나겠다고 위협한 이후에 정신건강의학적 평가를 받기 위해 병원을 찾았다. 그는 낯선 사람과 자신의 문제를 논의하기가 몹시 난처하다면서, 여성의 속옷에 대한 성적 관심에 대해 사무적인 태도로 털어놓았다. 이러한 관심은 수년 전 표면 위로 떠올랐는데, 평가를 받기 6주 전, 자위를 하다가 아내에게 들킬 때까지는 아무런 문제가 없었다. 여성 팬티와 브래지어를 걸치고 있는 그의 모습을 목격한 그의 아내는 그가 바람을 피우고 있는 걸로 생각하고는 '미친 듯이 날뛰었다'. 그는 만나고 있는 사람이 없다고 해명했지만, 아내는 '등을 돌리고'는 거의 아무 말도 하지 않았다. 이들 부부가 언쟁을 벌이게 되면서, 아내는 그에게 '변태pervert'라고 부르며 '도움을 받지' 않으면 이혼할 거라고 딱 잘라 말했다.

나자리안 씨의 습관은 아내가 심한 관절염과 우울증에 가까운 증상을 겪게 되면서 전반적인 활동 수준을 크게 떨어뜨렸고, 특히 성관계에 대한 관심을 약화시킴으로써 시작되었다. 그의 '물품음란fetish' 증상은 잦으면서도 그렇지 않으면 끔찍할 뻔했던 출장 기간의 한 줄기 빛이었다. 그는 또한 집에서 자위를 하곤 했는데, 대부분 아내가 집을 비울 때까지 기다렸다가 했다. 그의 특별한 패턴은 일주일에 두 차례 수년간 수집해 온 브래지어와 팬티를 사용해서 자위하는 것이었다. 그는 아내와의 성관계가 점차 '1～2개월에 1회'로 줄어들었으나, 서로 만족스러워했다고 말했다.

환자는 결혼한 지 30년 이상이 되었고, 두 사람 사이에는 장성한 자녀 둘이 있었다. 나자리안 씨는 그해 후반에 편안하게 은퇴할 계획이었다. 그러나 만일 2가지 선택이 '재산을 나누거나, 온종일 변태로 불리면서 집 주위에 앉아 있어야 한다'면, 은퇴를 해서는 안 되는 상황이었다.

그는 자신의 결혼생활에서의 어려움에 대해 이야기할 때, 얼굴에 불안한 기색이 역력했다. 그는 최근 들어 잠들기 어려워했고, 결혼생활에 대해 '계속해서 염려했지만', 다른 정신건강의학적 문제는 없다고 했다. 그는 여섯 벌 정도의 여성 속옷을 버리는 쇼를 벌였고, 이를 통해 아내는 다소 안심하는 것 같았다. 그러나 자신이 '아끼는 것들'은 그대로 남겨 두었고, '항상 더 많이 구입하곤 했다'. 그는 자신이 혼합된 마음 상태였다고 했다. 즉, 결혼의 종지부를 찍고 싶지 않았고, 자신이 하고 있는 새로운 형태의 자위행위가 해로울 것이 없다고 보았다. "내가 신뢰를 저버리거나 나쁜 일을 하고 있지는 않잖아요."라고 그는 말했다. "이렇게 하는 것이 나를 흥분시키고, 아내는 갑자기 일주일에 수차례 성관계를 하고 싶어 하지 않아요."

나자리안 씨는 성기능과 관련된 어려움은 없다고 하면서, 발기 상태를 유지할 수 있고, 여성의 속옷이 없어도 오르가슴을 느낄 수 있다는 말을 덧붙였다. 그는 10대 때 여성의 속옷을 만졌을 때 흥분된 나머지 그 경험을 떠올리면서 반복적으로 자위했던 경험에 대해 말했다. 이 환상은 아내와 적극적으로 성관계를 하면서 사라지게 되었다. 그는 정신질환에 대한 개인사 또는 가족력이 없다고 부인했다.

❖ 논의

나자리안 씨는 수년간 여성의 속옷에 의해 성적으로 흥분하는 과거력이 있다. 그의 행동은 물품음란증의 정의에 부합된다. 즉, 물품음란증은 무생물 대상의 사용(예 여성의 속옷) 또는 성기를 제외한 신체 부위(예 발)에 구체적으로 초점을 맞춤으로써 발생하는 지속적이고 강렬한 성적 흥분으로 정의된다. 변태성욕증은 흔히 활동 또는 활동의 표적을 기초로 나뉜다. 물품음란증은 소아성애증과 복장도착증 같은 변태성욕증과 함께 '이례적인 표적' 행동의 예로 간주될 것이다.

그러나 변태성욕증paraphilias은 고통을 유발하거나, 위험이 수반되거나, 잠재적으로 다른 사람들에게 해를 입히기 전까지는 DSM-5의 변태성욕장애로 간주되지 않는다. 나자리안 씨의 사례에서 그의 행동은 자아친화적ego-syntonic이었고, 그가 여성의 속옷을 입은 것이 아내에 의해 발견되기 전까지는 그에게 아무런 어려움을 주지 않았던 것으로 보인다. 그 시점에서 나자리안 씨는 고통을 경험하기 시작하게 되어 정신건강의학적 평가로 이어졌고, DSM-5의 물품음란장애로 진단될 것이다. 만일 그의 아내가 그의 물품음란증을 수용 · 인정하게 되어 그의 고통이 사라진다면, 그는 더 이상 장애를 가진 것으로 간주되지 않을 것이다.

나자리안 씨의 상황에 대한 더 많은 측면을 탐색하는 것이 도움이 될 것이다. 첫째, 그는 정신건강 전문의에게 증상을 나타낼 것이다. 그 이유는 그가 도움을 원해서가 아니라, 이혼당하고 싶지 않기 때문이다. 그러므로 그가 자신의 문제를 축소시키고 있을 가능성이 있다. 그는 자신이 10대 때 가졌던 여성의 속옷에 대한 관심은 아내의 질병 발생의 맥락에서 다시 나타났다고 말하고 있다. 그러나 변태성욕증(이 장애는 나자리안 씨의 경우처럼, 보통 청소년기에 시작됨)은 지속적인 경향이 있다. 그는 수십 년간 이러한 행동을 중단했을 수 있지만, 아내에게는 이해가 되지 않는 방식으로 이야기를 짜 맞출 수도 있다. 게다가, 변태성욕증이 있는 많은 사람은 한 가지 이상의 변태성욕증을 가지고 있는 경향이 있다. 그가 특정한 연령층에 한정된 속옷(예 어린 여자아이 또는 나이 많은 여성이 입는 속옷)을 선택하고 있는가? 그는 단순히 속옷에 의해 흥분되지는 않았고, 다만 속옷을 입는 것으로 흥분감을 느꼈다. 그가 이성의 옷을 입고 있는가, 아니면 자위의 맥락을 벗어나서 여성의 속옷을 입음으로써 흥분감을 느끼는가? 만일 그렇다면, 그의 행동은 복장도착증에 부합될 것이다. 그가 여성의 속옷을 사용하는 경우, 그의 자위행위에 관해 좀 더 탐색할 필요가 있다. 예컨대, 그가 다른 남성과 성관계를 하는 상상을 할 수 있다. 만일 그렇다면, 그는 수치심 때문에 또는 그의 아내가 그의 성적인 다른 측면에 대해 (미처) 알지 못하기 때문에 그의 동성애적인 감정(또는 행동)에 대한 논의를 꺼릴 수도 있을 것이다.

나자리안 씨의 행동이 DSM-5의 재발성 및 강렬한 성적 흥분 기준에 부합되는지는 명확하지 않다. 그는 자신이 아내와 좋은 성 경험을 하고 있고, 아내가 신체적으로 약화된 이후에 여성의 속옷에 관심을 갖게 되었다는 사실을 내비치고 있다. 여성의 속옷에 대한 그의 관심이 그가 '정상적으로 좋아하는' 성적 관심과 행동보다 더 큰지에 대한 탐색이 잠재적으로 도움이 될 것이다.

나자리안 씨는 오랫동안 양호한 기능 상태를 유지하고 있고, 상황 특정형 불안과 염려를 제외하고는 정신질환이 없다고 말하고 있다. 이는 그가 동반이환 없이 단일 변태성욕증을 가지고 있다는 사실을 암시하고 있다. 나자리안 씨는 자신의 이야기를 이런 방식으로 틀을 구성하고 싶겠지만, 다른 가능성을 탐색해 보는 것이 도움이 될 것이다. 예컨대, 그는 자발적으로 언급하지 않았던 불안, 우울증, 또는 물질사용장애를 가지고 있지 않은가? 그는 자신이 곧 은퇴하게 될 60대 중반이라는 사실, 은퇴가 가까워진 현실, 그리고 부인이 만성 질환을 가지고 있는 것에 대해 어떻게 느끼고 있는가? 노화에 대한 스트레스는 많은 정신의학적 문제의 원인이 되곤 하는데, 변태성욕증이 유독 가장 명백한 것일 수 있다.

진단

- 물품음란장애

읽을거리

Balon R (ed): Practical Guide to Paraphilia and Paraphilic Disorders. Switzerland, Springer International Publishing, 2016

Balon R, Segraves RT (eds): Clinical Manual of Sexual Disorders. Arlington, VA, American Psychiatric Publishing, 2009

Seto MC, Curry S, Dawson SJ, et al: Concordance of paraphilic interests and behaviors. J Sex Res 58(4):424–437, 2021

사례 19.3

성폭력

Sexual Offenses

Nancy J. Needell, M.D.

밴스 오렌 Vance Orren(28세, 남)은 시스젠더cisgender(***역자 주.** 생물학적 성과 성 정체성이 일치하는 사람) 이성애자로, 낯선 사람을 지하철역으로 진입하는 전동열차로 밀친 혐의로 경찰에 붙잡혔다. 그는 경찰에게 그 사람이 '모든 사람에게 내가 동성애자faggot라고 소문을 내려고 한다'고 생각했다고 말했다. 또한 '동성애자들의 음모'로부터 자신을 보호하기 위해 애쓰고 있다고 했다.

오렌 씨는 사건 당시, 정신병적 장애, 코카인사용장애, 그리고 약물치료와 심리치료 명령을 준수하지 않은 과거력이 있었다. 그는 무직 상태였다. 법정에서 오렌 씨는 정신질환을 이유로 무죄임을 주장하는 청원서('정신이상 방어' 청원서insanity defense)를 제출했고, 그의 성생활에 대한 과거력과 욕구에 대한 평가를 포함하여 일련의 정신건강의학적 평가를 받았다.

그의 법적 판례의 일부로, 오렌 씨는 체계적인 성범죄자 평가를 받았다. 그는 그의 첫 성적 접촉에 대해 12세 때 그의 삼촌과 18세의 남자 사촌이 그가 위탁 양육을 받는 동안 그에게 '그 짓을 했다did things'고 보고했다. 그는 또 그러고 나서 그들이 그를 맥도날드로 데려가곤 해서, "그래서 괜찮았어요."라고 말했다. 또한 14~15세 무렵에는 '10~30대'의 다양한 연령대 남성, 여성과 주기적으로 성관계를 했다는 말을 덧붙였다.

그는 성적 접촉이 늘 상호동의하에 이루어졌는지는 답하지 않았다. 다만, "경찰에 신고한 사람은 아무도 없었어요."라고 말했다. 성인이 되자, 그는 '나이 어린 여자아이들'과의 성관계를 선호하게 되었다고 했다. 그 이유는 '그들은 다투지 않기' 때문이라고 답했다. 그는 보통 성인들과 성관계를 한다고 했다. 또한 접대부를 고용하거나 돈이나 약물을 받는 대신, 스스로 접대부의 역할을 하기도 하면서 오로지 성인들과 성관계를 맺었다고 말했다. 그러면서 때로 약물에 취한 상태가 되면, "잘 기억이 나지 않는 짓을 했을 수도 있다."고 말했다.

오렌 씨에게 구조화된 성범죄자 평가가 시행되었다. 이 평가에는 음경혈량측정법penile plethysmography, 즉 시각반응시간(성적으로 자극적인 상황을 나타내는 특정 사진이나 기타 시각적 표현에 시선을 집중하는 시간의 양 측정치)을 이용하여 시각적 반응시간 측정, 그리고 성행위에 대한 심층면담이 포함되어 있다. 이 평가를 통해 그가 주로 8~13세 여자아이들에게 성적 매력을 느낀다고 결론을 내렸다.

오렌 씨의 개인사로는 7세 때 수차례 아동기 붕괴 증상으로 위탁보육시설에 수용되었던 적이 있었다. 9세 때는 그의 첫 보모가 그의 반복적인 장난감 절도와 다른 아이들을 괴롭히는 행위를 제지하였던 적이 있었는데, 보모가 그를 나무라자, 벽돌로 그녀의 머리를 내리쳐서 정신을 잃게 한 적이 있었다. 이 사건으로 그는 두 번째 위탁보육시설로 옮겨졌다. 11세 때, 그는 약물과 알코올을 사용하기 시작했다. 오렌 씨는 13세 때 처음 구속되었는데, 그 이유는 대마초 구입을 위한 돈을 마련하기 위해 전자제품 매장에서 물건을 훔치다가 들켰기 때문이었다. 당시 그는 다시 외할머니와 살게 되었고, 그 이후로 외할머니는 그에게 삽화적으로 가정을 제공한 셈이 되었다. 그 이후로 그는 15년간 적어도 열두 차례 정도 경찰에 붙잡혔는데, 대부분 마약소지 때문이었다.

오렌 씨는 8학년에 학교를 그만두었는데, 이때가 생애 처음으로 정신건강의학과 환자 병동에 입원한 시기이기도 했다. 당시, 입원은 '목소리를 멈추게 하기 위해' 자신의 머리를 벽에 부딪친 것이 계기가 되었다. 그는 DSM-IV의 '달리 분류되지 않는 정신병' 진단을 받아, 리스페리돈 치료를 받았고, 일주일 후에 퇴원했다. 퇴원하자마자, 그는 항정신병 약물치료를 중단했다.

15~28세에 오렌 씨는 주기적으로 코카인과 알코올을 남용하면서 다른 약물도 손에 닿는 대로 사용했다. 검거될 무렵, 그는 환청과 피해망상persecutory delusion(보통 성적인 내용으로)으로 적어도 일곱 차례 정신건강의학과 병동에 입원했다. 그가 이러한 정신병 삽화 이전과 중간에 어떤 물질을 사용했는지 또는 이러한 물질들이 정신건강의학적 증상의 발달과 연관성이 있는지는 명확하지 않다. 그는 또한 알코올을 구할 수 없는 기간 동안 금단을 겪은 후, 알코올 해독을 위해 두 차례 입원한 적이 있었다. 그는 지속적으로 어떤 형태의 외래환자 치료에 성실하게 임하지 않았다. 그는 병원 또는 교도소에 수감되어 있을 때만 약물에 취해 있지 않았다. 진료를 담당한 정신건강 전문의로부터 연락을 받았을 때, 그의 할머니는 오렌 씨가 항상 "무모하고, 정직하지 않으며, 화가 나 있어요. 저는 그 아이가 다른 사람에게 사과하는 소리를 한 번도 들어 본 적이 없어요. 그 아이를 사랑하지만, 그 아이는 아마도 갖은 이유로 교도소에 있을 거예요."라고 말했다.

✧ 논의

짧은 사례보고서에는 오렌 씨의 긴 정신질환의 과거력에 대한 완전한 탐색 내용이 기록되어 있지 않지만, 그는 몇 가지 DSM-5 장애 기준을 충족하는 것으로 보인다. 예컨대, 그는 다수의 물질을 남용하고 있어서 알코올사용장애와 코카인사용장애 기준을 거의 확실히 충족한다. 그는 이전의 임상가들에 의해 종종 '조현정동장애schizoaffective disorder'로 불렸던 정신병 병력이 있다. 망상과 환청이 가장 두드러진 증상으로 보이며, 우울증과 조증 증상에 관한 언급은 없다. 오렌 씨가 DSM-IV의 조현정동장애의 임상 기준을 충족했는지는 분명하지 않다. 이 장애의 기준은 DSM-5에서는 훨씬 덜 엄격하다. 그의 환각과 망상 병력이 적어도 부분적으로 그의 물질 사용에 영향을 미쳤는지의 여부 역시 명확하지 않다. 추가 정보가 수집되기 전까지는 오렌 씨의 정신병 증상들은 아마도 명시되지 않는 정신병적 장애로 가장 잘 개념화될 것이다.

오렌 씨는 또한 반사회성 성격장애antisocial personality disorder(APD) 기준을 충족한다. 그의 보고 내용과 그의 할머니에 의하면, 그는 만성적으로 부정직하고, 화를 잘 내며, 무모하고, 뉘우침이 결여되어 있다. 또한 반복적으로 미성년자와의 성행위, 성매매, 마약에 관한 법률을 반복적으로 위반하고 있는 것으로 보여, 이로 인해 APD의 7개 기준 중 필수요건 3개 기준을 쉽게 충족한다. 오렌 씨는 또한 15세 이전의 품행장애 증상에 대한 필수요건을 충족한다. 끝으로, DSM-5에서는 반사회성 행동이 조현병 또는 양극성장애의 경과 중에만 나타나서는 안 된다고 규정하고 있다. 오렌 씨는 이전에 조현정동장애로 진단된 적이 있지만, 이 진단은 불확실하고, 그의 반사회적 행동의 상당 부분은 조증이나 정신병과는 무관해 보인다. DSM-5에서는 또한 사회병리적 행동이 불법약물 취득과 관련이 있는 경우, APD로 진단하지 않도록 경고하고 있다. 오렌 씨의 반사회적 행동의 일부는 불법적이고, 종종 고액의 물질 취득에 기인할 수도 있지만, 그는 가장 최근의 체포로 이어진 범죄(누군가를 지하철 플랫폼에서 밀친 것)를 포함하여 마약 취득과 관련이 없는 여러 가지 다른 행동을 하고 있다.

다른 정신건강의학적 진단 외에도, 오렌 씨는 아동들에 대해 강한 성적 관심을 가지고 있다. 소아성애장애pedophilic disorder에서 흔히 있는 일이지만, 그는 체포되기 전까지 자신의 지속적인 성적 관심을 문제로 여긴 적이 없었고, 치료를 요청한 적도 없었으며, 다수의 동반이환comorbidities을 가지고 있다.

오렌 씨의 아동들에 대한 성행동에 대한 진단평가는 몇 가지 요소가 있다. 첫 번째 필요성은 그가 소아성애적 변태성욕증pedophilic paraphilia을 가지고 있는지 여부를 판단하는 것인데, 이는 사춘기 이전의 아동들과 관련된 성적으로 자극적인 환상, 충동, 또는 행동 패턴으로 정의된다(기준 A). 이러한 정보는 특히 교도소에 있는 누군가에 의해 기꺼이 누설되지 않는 경우가 많기 때문에, 오렌 씨는 구조적인 성범죄자 평가를 받았다. 이 평가의 초점은 개인의 환상 대상을 결정하는 것이다. 이 평가를 위한 도구로는 '음경혈량측정법'(피검자가 특정한 시각적, 청각적 또는 정서적 단서에 노출될 때 음경의 흥분 상태 변화를 측정하는 기법)뿐만 아니라 '시각반응시간 visual reaction time'(피검자가 성적 자극을 제공하기 위한 목적으로 제작된 서로 다른 시각적 이미지들을 응시하는 시간의 길이)이 있다. 오렌 씨의 경우, 이 검사들은 그가 8~13세 사이 여자아이들의 이미지에 노출되었을 때, 가장 강한 성적 자극을 받았음을 보여 주었다.

평가의 두 번째 부분은 오렌 씨의 소아성애적 변태성욕증이 소아성애장애의 기준을 충족하는지에 초점을 맞추고 있다. 그는 성적 충동에 따라 행동했거나 성적 충동이나 환상에 이어 현저한 고통 또는 대인관계의 어려움을 경험했을 것이다(기준 B). 오렌 씨는 자신의 성행동에 대해 고통스러워하거나 죄책감을 느끼지 않는 것 같다. 또한 미성년자일 때부터 미성년자 남녀 아이들과 성관계를 가져왔던 것으로 보인다. 성인이 되어서도, 그는 "나이가 어린 여자아이들은 잘 다투지 않기 때문에" 아이들과의 성관계를 선호한다고 말했다. 사례보고서에는 '어린 여자아이들'이 실제로 사춘기 이전에 속하는 아이들이었는지는 명확하게 기록되어 있지 않지만, 이러한 사실을 시사하고 있는 것으로 보인다. 자신의 충동에 따라 행동하고 후회나 고통을 느끼지 않는 남성들을 치료하는 일은 극도로 어렵다. 왜냐하면 이들이 오로지 심각하게 관심을 갖는 것은 자신들이 곤란에 처하지 않게끔 하는 것이기 때문이다.

평가의 세 번째 부분은 소아성애장애 진단이 16세 미만인 사람, 또는 사춘기 이전의 아동 또는 아동들보다 연상이지만 5세 이상 연령차가 나지 않는 사람에게는 적용되어서는 안 된다(기준 C)는 배제 요건에 초점을 맞추고 있다. 이러한 예외사항은 전 세계의 많은 지역에서 흔히 정상으로 간주되는 비교적 일반적인 행동을 병리적 증상으로 처리할 가능성을 줄이는 데 도움이 된다. 오렌 씨는 이미 14~15세 때 10세 아이들과 성관계를 갖기 시작한 것으로 보인다. 문제는 있었겠지만, 당시 그의 행동은 변태성욕장애 기준을 충족시키지 못했을 것이다. 그러나 만일 그가 16세가 된 이후에도 사춘기 이전의 아동들과 계속 성관계를 가졌다면, 그는 기준을 충족시켰다고 말했을 것이다.

때로, 소아성애장애는 정신의학의 범위 밖에 두어야 하고, 성범죄자들은 사법제도 증후군criminal justice syndrome에 의해 다루어져야 한다는 논쟁이 벌어진다. 한 가지 염려스러운 일은 정신건강의학적 진단에 대해 의지를 갖는 것이 아동을 성폭행한 사람들에 대해 무죄를 입증하는 설명을 제공하여 정신이상 방어insanity defense로 이어질 가능성이다(현재는 정신이상 방어에 속하지 않는다). 흔히 행동 손상이 뚜렷하게 나타나는 다른 진단들처럼, 소아성애장애는 유사한 행동, 충동, 감정으로 고통 및/또는 기능이상 상태에 있는 식별 가능한 일련의 사람들에 대한 진단을 체계화하려는 목적이 있다. 소아성애장애가 있는 사람들에 대한 사회의 반응—가능한 치료와 처벌을 포함해서—은 DSM-5에서 결정될 사안이 아니다.

❖ 진단

- 명시되지 않는 조현병 스펙트럼 및 기타 정신병적 장애
- 코카인사용장애
- 알코올사용장애
- 반사회성 성격장애
- 소아성애장애, 비배타적 유형, 성적으로 양성 모두 선호

❖ 읽을거리

Blanchard R: The DSM diagnostic criteria for pedophilia. Arch Sex Behav 39(2):304-316, 2010

Gerwinn H, Weiss S, Tenbergen G, et al: Clinical characteristics associated with paedophilia and child sex offending—differentiating sexual preference from offence status. Eur Psychiatry 51:74-85, 2018

사례 19.4

몇몇 변태적 성행위

A Few Kinks

John W. Barnhill, M.D.

월러스 피커링Wallace Pickering(29세, 남)은 "저는 이전에 정신과 치료shrink를 받아 본 적은 없지만, 우연히 DSM-5를 읽었어요. 저는 변태성욕증 여섯 가지, 성격장애 두 가지, 물질사용장애 한 가지를 포함해서 총 10가지 진단에 해당되고, 아마도 또 다른 것이 더 있는 것 같았어요."라는 주요 호소내용으로 외래환자 치료를 위해 병원을 찾았다. 환자는 자신을 "몇 가지 이상한 점이 있는 평범한 시스젠더 게이cisgender gay"인 변호사라고 소개했다. 그는 지난 2년간 대학 동창과 사귀었던 적이 있었다. 미국 중서부의 작은 도시 출신인 피커링 씨는 정치적으로나 종교적으로 보수적인 가정에서 부모와 두 동생과 함께 자랐다. 피커링 씨의 아버지와 할아버지는 꽤 번창한 사업체를 운영했고, 그의 가족은 지역사회에 아주 깊이 관여하고 있었다. 피커링 씨는 명문대와 로스쿨을 다녔다. 졸업 후, 그는 제법 큰 규모의 로펌에서 일했다. 그는 적어도 부분적으로는 정신건강 전문의가 되기 위한 수련의 마지막 학년에 있었던 남자친구 때문에 그의 진단에 관심이 있다는 말을 덧붙였다.

피커링 씨는 자신의 문제는 '섹스와 약물'에 관한 것이고, "나는 로큰롤rock and roll에 대해서는 흥미를 느껴 본 적이 없어요."라고 말했다. 고등학교 때부터, 그는 무작위적인 성적 만남에 흥미가 있었다고 했다. 그는 "자기애적이어서가 아니라—나의 진단 중 하나이기는 하지만—내가 좀 화끈하기는 해요. 그럴 만한 상대와는 화끈하게 놀지요."라고 말했다. 이러한 이유로 그는 쉽사리 매력적이고 익명의 섹스 파트너와 연결될 수 있는 터키탕과 술집에 드나들었다. 그는 다른 사람들이 성관계를 하는 광경을 지켜볼 때 흥분된다고 말했다. 이 습관은 그가 로스쿨에 입학했을 때 중단되었지만, 그는 이전에 자신의 성관계를 누군가 지켜볼 때 스릴 넘쳤었다는 말을 덧붙였다. 20세 이후, 그는 거의 한 달에 한 번은 섹스파트너를 '낚았다hooked up'. 그는 자신의 남자친구 외에 다른 사람들과 안전하지 않은 섹스를 한 적은 없었다고 말했다. 이는 그의 또 다른 '진단'인 고무에 대한 물품음란증/페티시즘적 관심에 대해 털어놓는 계기가 되었다. 그는 콘돔이 바이러스 침투를 방지해 주고, 사정을 지연시키며, 냄새가 아주 탁월해서 너무 좋다고 했다. 콘돔에 대한 관심은 그가 완전히 고무로만 된 의상을 장만하는 계기가 되었다. 그는 그 옷이 신체결박 클럽에서 히트 쳤지만, 너무 땀을 많이 흘려서 딱 한 번 입고는 남자친구가 보기 전에 버렸다고 했다. 그는 COVID가 사람들을 고립시켰고 끔찍했지만, "적어도 그는 한동안 공공장소에서 라텍스 장갑을 착용할 기회를 얻었고, 그것은 그 자체로 흥분되었다."고 말했다.

그는 또한 성행위 도중에 남자친구를 묶어, 완전히 통제하에 두는 느낌을 즐겼다고 했다. '가학적 상위sadistic top'가 되는 것 외에, 그는 또 '하위bottom'가 되는 것도 좋았지만, 성적 흥분감이 전혀 들지 않았던 적이 있었다고 했다.

피커링 씨는 간헐적으로 익명의 성관계를 추구하는 동안, 두 차례 '중독 습관toxic habbit'을 실행했다. 즉, 파티에 나갈 때마다, 그는 코카인 몇 줄을 흡입하고는 맥주 4~6잔을 들이키곤 했다. 그는 남자친구가 출장을 떠났을 때, 그리고 회복할 시간이 확보되었을 때면, 이러한 '저승으로의 여행trips to the underworld'을 떠나는 시간을 맞추어 놓곤 했다. 그는 1~2일간의 코카인 금단 증상은 "정말 별로예요really sucks." 라는 말과 함께, 아마도 자신에게 '코카인 금단과 관련된 기분장애'가 있는 것 같다는 말을 덧붙였다. 그는 계획하는 일이 점차 복잡해져서 지난해에는 클럽에 두 차례 정도만 갈 수 있었다고 했다. "사회생활은 실제로는 아주 따분했어요. 우린 친구는 많지만, 일종의 결혼한 지 오래된 부부 같잖아요. 저의 유일하면서도 실질적으로 나쁜 행동vice은 흡연이에요. 몇 년간 노력해 보았지만, 하루에 반 갑 이하로는 줄일 수가 없네요. 아함(하품하는 소리)."

자신에 대해 좀 더 이야기해 보라고 했을 때, 피커링 씨는 "맞아요, 거의 잊어버릴 뻔 했는데, 저는 근무시간에 집착하는 경향이 있어요. 저는 일을 너무 꼼꼼하게 챙겨서 매달 사무실에서 최고의 청구서 작성자로 인정받고 있답니다. 그리고 저는 늘 프로젝트를 제날짜에 완성하죠. 잠을 못 자게 되더라도 말이죠. 저의 이론은 제 내면이 아무리 혼잡한 상황이라 할지라도, 이것이 강하고 완벽한 느낌에 대한 나의 욕구의 일부라는 것이죠." 피커링 씨는 잠시 말을 멈추고는 미소를 지었다가 다시 말을 이었다. "이런 것들 때문에 제가 강박증이나 자기애뿐 아니라, 변태성욕증과 관련된 장애를 모두 가지고 있는 것은 아닐까 하는 생각이 들었어요. 아, 그리고 성욕항진hypersexuality이 진단이라면, 난 정말 끝장입니다."

초기 면담을 끝마칠 무렵, 정신건강 전문의는 "이러한 행동들이 진단에 필요한지는 확신이 서지는 않지만, 저는 당신이 어떤 느낌이 들지 염려되네요."라고 말했다. 그러자 피커링 씨는 눈물을 왈칵 쏟으면서 지금까지 슬픔과 외로움 속에서 살아 왔다고 말했다. 그는 가족들이 자신에 대해 거의 아무것도 모르고 있고, 마찬가지로 거주지를 뉴욕으로 옮긴 레즈비언 사촌만이 자기가 게이라는 사실을 알고 있다는 말을 덧붙였다. 검사 당시, 피커링 씨는 옷을 잘 차려입은 매력적인 젊은이로, 조리 있게 말했고, 목표 지향적이었다. 그는 기꺼이 미소를 지었고, 적절한 정동 범위를 보였다. 그는 자살경향성, 혼돈, 정신병은 없다고 부인했다. 그는 인지적으로 매우 총명했고, 그의 병식과 판단력은 이상이 없어 보였다.

✣ 논의

피커링 씨의 호소내용은 답변만큼이나 많은 의문점을 불러일으킨다. 그는 'DSM-5를 읽었기' 때문에 첫 정신건강의학적 진료를 받게 되었다고 한다. 그는 왜 이 특정 시점에 진료를 받으려고 하는가? 그는 자유롭고 즐겁게 자신의 성적 관심, 물질 사용, 성격 스타일에 관해 이야기하고 있다. 그는 이러한 것들이 실질적으로는 자신을 괴롭히고 있지 않다고 하면서 이들에 대해 장애 명칭을 붙이고 싶어 한다. 그는 왜 고통과 기능이상을 부인하고 있으면서 진단을 받으려고 하는가? 피커링 씨의 많은 진술은 몇 가지 병식을 제공하고 있지만, 그의 호소내용에는 명확한 질병과 과거력이 빠져 있다.

피커링 씨는 자주 자신이 치료자를 만날 필요가 있는 이유에 관한 몇 가지 이론을 제시하고 있다. 그는 자신에게 '변태성욕증'이 있는지에 대해 궁금해하고 있다. 변태성욕증은 DSM-5에서는 "정상적으로 좋아하는 성적 관심보다 더욱 강하거나 동일한 정도의 성적 관심"으로 정의된다. 그는 변태성욕증과 연결된 에로틱한 관심(고무, 결박, 관음증, 노출증)이 있다. 또한 추가적인 과거력에 의하면, 그는 한두 가지 변태성욕증이 있다는 말을 들었을 것이다. 그러나 변태성욕증은 장애가 아니다. DSM-5 전체에서 일반적으로 장애에 해당되는 것처럼, 변태성욕장애로 진단되려면 개인에 대한 고통이나 손상 및/또는 자신이나 타인에 대한 피해가 필수로 나타나야 한다. DSM-5에서는 규범적인 성행동과 비규범적인 성행동 사이의 차이에 관한 규정을 수정하지 않았다. 그러나 비규범적인 성행동은 반드시 병리적인 것은 아니라고 선을 긋고 있다. 임상가들은 평가에 자신의 편견을 끼워 넣고 싶은 유혹이 들 수 있지만, DSM-5에서는 변태성욕증이 문제가 되지 않는다면 장애가 아니라는 점을 분명히 밝히고 있다.

피커링 씨는 불법물질인 코카인을 사용하고 있고, 다량의 술을 마시고 있을 가능성이 있다. 그는 자신이 아무 탈 없이 매달 이 두 가지 물질을 사용하고 있다고 보고하고 있다. 생각해 보면, 그는 물질 사용과 성적 모험의 빈도수를 줄이고 있다. 기능이상이 없다면, 그의 물질 사용은 물질사용장애 기준에 부합되지 않는다. 그러나 그의 물질 사용을 하찮은 것으로 평가 절하하기에 앞서, 임상가는 피커링 씨가 자신의 '중독 습관'을 그의 삶의 다른 부분으로부터 구분할 수 있는 능력이 있는지 탐색해 봐야 한다. 물질 사용은 최소화할 수 있으므로, 후속 질문을 통해 물질로 유발된 기분장애('코카인 흡입으로 인한 금단')의 가능성 탐색뿐 아니라, 그의 코카인과 알코올 사용의 범위에 대해 면밀히 검토해 봐야 한다. 만일 피커링 씨가 클럽에서 코카인을 사용한다면, 그가 MDMA(엑스터시ecstasy), 메스암페타민methamphetamine(크리스탈 메스crystal meth), 케타민ketamine(스페셜 K), 아질산아밀amyl nitrite(폭죽poppers) 같은 다른 '클럽 마약club drugs'도 사용한 사실은 그리 놀랄 일은 아닐 것이다. 알코올은 벤조디아제핀 및 아편계와 같은 자극제로부터 안정을 취하는 데 도움을 얻기 위해 사용되었을 것이다. 암페타민amphetamines은 코카인 크래시cocaine crash(단기 집중적인 코카인 사용)를 동반함으로써, 특히 과도한 업무에 종사해야 하는 사람들의 저하된 기력, 기분 및/또는 주의력을 개선할 수 있을 것이다. 그는 끊으려고 노력했음에도 불구하고 여전히 담배를 피우고 있고, 담배를 끊을 수 없었다. 상세한 내용은 빠져 있고, 흡연은 피커링 씨의 두드러진 관심사에 속하지도 않지만, 그는 담배사용장애 기준에 부합되는 것 같다.

피커링 씨는 또한 자신에게 자기애성 성격장애 또는 강박성 성격장애가 있는지 궁금해한다. 증거 자료에서 볼 수 있듯이, 그는 뛰어난 업무 수행과 로펌에서의 순위 관리에 깊은 관심을 기울이고 있다. 정신병리를 평가하려면, 반드시 문화적 · 하위문화적 규범에 대한 주의가 필요하다. 피커링 씨는 몇 가지 하위문화에 속해 있는데, 그중 하나가 그의 직업이다. 그는 일반인에 비해 과도하게 업무에 혼신의 힘을 다하고 있다. 그렇지 않고, 만일 그가 매달 청구 가능한 시간에 다소 '강박적인 생각'을 가지고 있지 않다면, 그는 바로 로펌의 주변인으로 전락하고 말았을 것이다. 더 많은 정보가 유용하겠지만, 피커링 씨는 DSM-5의 성격장애 기준에 부합되는 것 같지 않다.

또 다른 고려사항은 피커링 씨에게 주요우울장애(MDD)가 있는지의 여부다. 그는 불쾌감을 호소하지만, 가능성 있는 우울 증상에 대해서는 언급하지 않고 있다. 피커링 씨는 자주 밤을 새운다고 보고하고 있다. 이는 경조증, 물질사용장애 및/또는 수면장애를 반영하는 것일 수 있지만, 긴 근무시간은 그의 근무 환경에서는 규범적인 것일 수 있다. 후속 정보가 없다면, 이러한 진단들은 가능성이 없는 것 같다.

담배사용장애와는 별개로, 명백하게 해당하는 DSM-5 진단이 없음에도 불구하고, 피커링 씨는 자신을 결함이 많고, 고독하며, 슬픈 사람으로 보고 있다. 이처럼 특이한 상황에 대한 한 가지 가능한 단서는 피커링 씨가 레즈비언 사촌에게만 자신의 동성애에 대해 언급했다는 사실이다. 이는 그의 '보수적인' 원가족에게 말하기에는 편안한 느낌이 들지 않음을 암시하고 있다. 이는 동성애에 대한 그의 견해가 무엇인지, 게이로 커밍아웃하는 것과 관련하여 어떤 진전이 있었는지, 그리고 그가 게이와 레즈비언에 대한 사회의 부정적인 시선을 얼마나 통합했을지에 대한 의문점을 갖게 할 수 있다. 피커링 씨는 자신이 '성욕항진장애hypersexuality disorder'를 가지고 있는지 궁금해하지만, 특히 빈번하거나, 강박적이거나, 피해 입히는 성행동에 관여하는 것에 대해서는 언급하지 않고 있다. 아마도 그는 모든 동성애적 행동을 성욕항진hypersexual과 비정상적인 것으로 보고 있을 수 있다. 만일 그렇다면, 그는 자신의 수많은 업적에도 불구하고 영속적으로 부적절감을 느끼게 될 수 있다.

피커링 씨의 슬픈 기분, 성행동, 그리고 그의 물질 사용의 정도는 진단의 역치에 도달하지 않은 것 같다. 성적 지향성에 대한 그의 양가감정은 DSM-5의 진단에 속하지 않는다. 피커링 씨는 비판을 도출하거나, 자신의 삶에서의 고독한 슬픔으로부터 면담자의 시선을 따돌리기 위한 노력의 일환으로, 다중진단을 위한 극적인 사례를 만들고 있을 수 있다. 향후 회기에서는 이러한 문제들을 탐색해 보는 것이 도움이 될 것이다. 피커링 씨의 유일한 DSM-5 진단은 경도의 담배사용장애

tobacco use disorder이지만, 그는 여전히 심리치료가 절실히 필요한 최적의 후보자일 것이다.

❖ 진단

- 담배사용장애, 경도

❖ 읽을거리

Goldsmith SJ: Oedipus or Orestes? Homosexual men, their mothers, and other women revisited. J Am Psychoanal Assoc 49(4):1269–1287, 2001

Levounis P, Drescher J, Barber ME: The LGBT Casebook. Washington DC, American Psychiatric Publishing, 2012

Lyonga F: Shades of homophobia: a framework for analyzing negative attitudes toward homosexuality. J Homosex 68(10):1664–1684, 2021

찾아보기

인명

내용

편저자 및 역자 소개

편저자 소개

John W. Barnhill, M.D.

드윗 월러스[DeWitt Wallace] 상임 학술위원이자 웨일 코넬[Weill Cornell] 의과대학 임상정신의학 및 공중보건학 교수이고, 뉴욕 장로교 병원/웨일 코넬 메디컬센터 자문연결 서비스 최고책임자다. 뉴욕시 소재 컬럼비아 대학교 정신분석 훈련 · 연구센터 교수로 활동하고 있다.

역자 소개

강진령 姜鎭靈/Jin-ryung Kang, Ph.D. in Counseling Psychology

미국 인디애나 대학교 상담심리학 석사(M.S.) · 박사(Ph.D.)
미국 일리노이 주립대학교 임상인턴
한국청소년상담원 상담교수
미국 플로리다 대학교 초빙교수
경희대학교 대학원 교육학과 상담심리전공 교수 역임
현 강진령상담연구원 원장

<주요 저서>

특수아 상담(2023, 학지사)
쉽게 풀어 쓴 심리학개론(2023, 학지사)
쉽게 풀어 쓴 상담이론과 실제(2023, 학지사)
학생 생활지도와 상담(2022, 학지사)
상담연습: 치료적 대화 기술(2판, 2022, 학지사)

상담과 심리치료: 이론과 실제(2판, 2022, 학지사)

상담심리학(2020, 학지사)

집단상담의 실제(3판, 2019, 학지사)

집단상담과 치료: 이론과 실제(2019, 학지사)

상담연습: 치료적 의사소통 기술(2016, 학지사)

학교상담과 생활지도: 이론과 실제(2015, 학지사)

학교 집단상담(2012, 학지사)

상담자 윤리(2009, 학지사)

상담심리 용어사전(2008, 양서원) 외 다수

<주요 역서>

APA 논문작성법(원서 7판, 2022, 학지사)

DSM-5 아동・청소년 정신건강 가이드북(2018, 학지사)

DSM-5 노인 정신건강 가이드북(2018, 학지사)

DSM-5 진단사례집(2018, 학지사)

DSM-5 가이드북(2018, 학지사)

학교상담 핸드북(2017, 학지사)

상담심리치료 수퍼비전(2017, 학지사)

DSM-5 Selections(전 6권, 2017, 학지사)

학교에서의 DSM-5 진단(2017, 시그마프레스)

DSM-5 평가문항집(2017, 학지사)

DSM-5 임상사례집(2016, 학지사)

APA 논문작성법(원서 6판, 학지사)

간편 정신장애진단통계편람/DSM-IV-TR: Mini-D(2008, 학지사)

DSM-5-TR
임상사례집
DSM-5-TR®
CLINICAL CASES

2024년 3월 10일 1판 1쇄 인쇄
2024년 3월 20일 1판 1쇄 발행

엮은이 • John W. Barnhill
옮긴이 • 강진령
펴낸이 • 김진환
펴낸곳 • (주) 학지사
04031 서울특별시 마포구 양화로 15길 20 마인드월드빌딩
대 표 전 화 • 02)330-5114 팩스 • 02)324-2345
등 록 번 호 • 제313-2006-000265호

홈 페 이 지 • http://www.hakjisa.co.kr
인스타그램 • https://www.instagram.com/hakjisabook

ISBN 978-89-997-3055-9 93510

정가 35,000원